中医药畅销书选粹·医经索微

# 温病求真

## ——叶天士、吴鞠通温病学说研究

编著　柴中元

协编　孙建立　金六卯　李森荣

中国中医药出版社·北京

**图书在版编目（CIP）数据**

温病求真：叶天士、吴鞠通温病学说研究/柴中元编著.
—北京：中国中医药出版社，2012.4（2012.10 重印）

（中医药畅销书选粹. 医经索微）

ISBN 978 - 7 - 5132 - 0721 - 8

Ⅰ.①温…　Ⅱ.①柴…　Ⅲ.①温病学说 - 研究
Ⅳ.①R254.2

中国版本图书馆 CIP 数据核字（2011）第 277706 号

中 国 中 医 药 出 版 社 出 版

北京市朝阳区北三环东路 28 号易亨大厦 16 层

邮政编码　100013

传真　010 64405750

北京市泽明印刷厂印刷

各地新华书店经销

*

开本 880×1230　1/32　印张 22.625　字数 603 千字

2012 年 4 月第 1 版　2012 年 10 月第 2 次印刷

书　号　ISBN 978 - 7 - 5132 - 0721 - 8

*

定价 38.00 元

网址　www.cptcm.com

# 出版者的话

　　中国中医药出版社作为直属于国家中医药管理局的唯一国家级中医药专业出版社，自创办以来，始终定位于"弘扬中医药文化的窗口，交流中医药学术的阵地，传播中医药文化的载体，培养中医药人才的摇篮"，不断锐意进取，实现了由小到大、由弱到强、由稚嫩到成熟的跨越式发展，短短的 20 多年间累计出版图书 3600余种，出书范围涉及全国各级各类中医药教材和教学参考书；中医药理论、临床著作，科普读物；中医药古籍点校、注释、语译；中医药译著和少数民族文本；中医药政策法规汇编、年鉴等。基本实现了"只要是中医药书我社最多，只要是中医药教材我社最全，只要是中医药书我社最有权威性"的目标，在中医药界和社会上产生了广泛的影响。2009 年我社被国家新闻出版总署评为"全国百佳图书出版单位"。

　　为了进一步扩大我社中医药图书的传播效应，充分利用优秀中医药图书的价值，满足更多读者，尤其是一线中医药工作者的需求，我们在努力策划、出版更多更好新书的同时，从早期出版的专业学术图书中精心挑选了一批读者喜欢、篇幅适中、至今仍有很高实用价值和指导意义的品种，以"中医药畅销书选粹"系列图书的形式重新统一修订、刊印。整套图书约100种，根据内容大致分为七个专辑："入门进阶"主要是中医入门、启蒙进阶类基础读物；"医经索微"是对中医经典的体悟、阐释；"名医传薪"记录、传承名医大家宝贵的临证经验；"针推精华"精选针灸、推拿临床经验；"特技绝活"展现传统中医丰富多样的特色疗法；"方药存真"则是中药、方剂的精编和临床应用；"临证精华"汇集临床各科精妙之法。可以说基本涵盖了中医各主要学科领域，对于广大读者学习中医、认识中医和应用中医大有裨益。

今年是"十二五计划"的开局之年，我们将牢牢抓住机遇，迎接挑战，不断创新，不辱中医药出版人的使命，出版更多、更好的中医药图书，为弘扬、传播中医药文化知识作出更大的贡献。

中国中医药出版社

2011 年 12 月

# 内 容 提 要

　　本书包括"吴（鞠通）氏温病条辨笺正"、"叶（天士）氏温病论案新编"、"作者研究温病文选"三部分。"笺正"结合了作者临床经验，通过理性思辨，对《温病条辨》中的条文予以客观评价；"新编"则对叶氏医案著作中有关温病论案作研究，案论结合，彰明叶氏论温真旨；"文选"则为作者研究叶、吴温病学说之心得，有补于阐明前两部分未尽之义。

　　该书通过作者观点的提出，将促进中医学术研究探讨，有助于温病学说之研究并有益于临床应用。本书适合中医临床医疗、教学、科研工作者阅读。

# 前　言

## （一）

温病，什么叫温病？

这个问题很容易回答，但也很不容易回答。

之所以说容易，因为温病概念，在全国中医院校统编教材《温病学》编写时就已定义："温病是由温邪引起的以发热为主证，具有热象偏重、易化燥伤阴等特点的一类急性外感热病。"如是学生应考答题，照这回答，包打满分，这不是很容易么？

那为什么又说很不容易呢？因为从"求真"角度来说，《温病学》的说法很有些问题，就拿最受清后医家推崇的叶、吴温热学说来说吧！叶氏治春温，虽主张一开始就"苦寒直清里热"，说这是正法，但他却认定春温属伏气、病因是寒邪，只不过从病理上来说，是"寒邪深伏，已经化热"罢了；至于吴氏，他说温病有九，秋燥占一格，而"寒暑六入，暑统风、火，寒统燥、湿"，"燥气寒化，为燥气之正"。湿姑不论，寒、燥都是阴邪，阴邪自然不是温邪。若进而考之，叶、吴之说，非出杜撰。叶氏之说，秉之于《内经》，这有原文可核；吴氏也有明文："古人谓燥为小寒也。"由此论之，说温病都由温邪引起还得打问号。再就温病名实论：古人所说之温病，异于今人所说之温病，如《难经》以"伤寒"为外感之总名，下又分为伤寒、中风、温病、热病、湿温。这就像是五金为总名，下又分为金、银、铜、铁、锡一样。而在今人，温病、热病，早已混合而不分，统称为温热病，湿温也早已堂堂正正地纳入到了温病中。考在扩大温病内涵方面起了极大影响的医家，亦首推叶、吴，如叶氏把伤风、肺胀等前人根本不以之为温病的一些疾病也阑入到了温病中。所以，持"病之治疗，古今或容有异，若以病状定病名，此不可违古而妄更。"

"症状可复核，病名当统一"这种观点者，尝不客气地予以批评，谓"叶、吴之所谓湿温，可谓悬牛头，卖马脯矣。"（章太炎语）或竟尖锐地予以抨击，说"叶天士为混淆温病名实之祸首。"（谢诵穆语）我说温病名实，有沿有革，以热病、湿温、温疟、温燥为温病，这些观念，今已约定成俗，不妨从俗，如必欲循寻古义，一一甄别，恐难免"治丝而益棼。"唯须明了：叶、吴所说之温病，包含甚广，特别是鞠通，他不但把伤风、肺胀等一些由叶氏阐入到温病范畴的"手太阴肺病"，当作了温病的主体，而且把《临证指南》中疟疾、痢疾、黄疸、痹证，甚至悬饮、关格、痄腮、内燥、湿阻、阳衰等医案，或稍删数字、或略加（减）数证，均纂写成为温病的"条"文，这样一来，温病不但几乎成了外感热病的总名，而且，由于一些与温病实不相及的疾病的阐入，遂跨越外感病之领域，使温病的内容，"丰富"到了前所未有的范围。吴鞠通不但说"温病，桂枝汤主之"，这是《伤寒论》原文，而且一口咬定仲景书只论狭义伤寒、吴又可竟用达原饮治不关湿邪之温病，藉此以广论他的其余五气所致的大量的"温病"，同时构建了一个用来与六经辨证大法相对抗的新辨证体系——三焦辨证法，并把他的那些所谓的温病，统统纳入到他那先犯上焦手太阴，后传中焦，再传下焦，以后再"上行极而下，下行极而上"，像火车循轨道兜圈运行一样的想象规律中，对这一点，鞠通表述的极明确，他明文指出，就是疟疾，也应"从上焦阅来路，从下焦阅归路。"鞠通这些方面的有关理论和从叶案等著作中抄摘来的一些方子，在实践中被广泛地运用着，而其著《温病条辨》，随着颂扬声的日渐增高，目前已被医者推为中医四大经典著作之一种（此为一说）。而我从受业伊始，经历了学习、遵信、实践、迷惑、渐疑、求索、研究的漫长过程之后，最后终于明悟，深感其书多伪，竟得出了与通论截然相反的观点，谓不去其伪难以求真，不激此浊无法扬清，认为这个课题，作为中医文献方面的科研来说，对提高中医临床治效、促使中医通过探讨研究、活跃学术空气、走出学术低谷来说，应该是很有意义的，锲而不舍，坚持搞这一课题，正是基于以上之认识。

（二）

"求真"，怎么个求法？

"求真"，我说与"探宝"同义。我们不是常说："中国医药学是一个伟大的宝库"吗？观中医于疾病之分类，大别之，不外外感、杂病两种。叶、吴之温病，既已几成外感热病之总名，则不妨看作大宝库中两间房子之一间。入手研究其学，好比入库寻宝，至于能否寻到，关键就在于"求"字，"求"，是要讲究方法的，方法对头，自能如愿；方法不对，很可能见了美璞当顽石，碰见鱼目作夜光。清后宗叶、吴之学者极夥，而不少人竟奉糟粕作家珍，且浸成一大时弊，根子就在"求"的方法有问题，基此认识，现谈谈自己的"求真"法，或许能供同道作参考。

我的"求"法，要言之，约有三端：

1. 先寻源后评断　"寻源评断"这是《圣经》评断学中的一个专有名词，"评断"是指不带丝毫成见，对文献典籍进行非常客观的研究与分析，"评断"以"寻源"为前提，故《圣经》研究者致力于《圣经》内容、成书过程、历史背景等方面的考证。我则借鉴这种研究法，致力于《温病条辨》条文、方子等的出处来源、形成过程诸方面的考证。我认为应将条文、方子、引文、自辨文的来龙去脉等搞清楚之后，再"评断"，这往往可大大增强说服力，使"评断"在学术争论中避免浮浅之弊。本书"笺正"部分，主要就是通过这种方法写成的。"评断"要胸无城府，"寻源"须拨去浮云。王安石诗有云："不畏浮云遮望眼"，眼无浮云遮蔽，才能看得真切，看得真切了，"评断"才能中肯，而这就取决于"寻源"的功力。《温病条辨》的寻源评断，我已发表过专文，其文现附于书末，此处不再复赘。

2. 先跳出后钻入　叶氏学说是叶氏发明的，就叶氏学说论叶氏，叶氏已登峰造极了，顾景文、吴鞠通、章虚谷、王孟英学叶氏，他们在叶学方面的学问就比叶氏低了一层，后人学顾、吴、章、王，学问就又低了一层，照这个样子下去，只能每况愈下，中医能不渐渐后继乏人乏术，那才怪。可近代之自诩叶派者，竟不懂这个道理，所以，他们往往尚未了解叶学之皮毛，就把叶氏当作了顶礼膜拜的偶像，一开始就跳进了叶学之圈子，昧于叶派学说之大体，看不清叶学的瑕疵和真谛，所以，研究叶氏学说，最忌把叶氏当偶像来崇拜。至于研究某一家的文论或医案，尤须时时顾及其整体，就像中医看病一样，要把它放到整体画面中去考察、去研究、去衡其得失、判其是非。对拙见，姜春华先生生前十分赞成，他曾给我来信说，对叶、吴之学，"所见大同，细密过之。"又尝为拙作《热病衡正》写序说："柴君学术思想主张百家争鸣，反对一家独霸，有感于医坛为叶天士学派独占垂二百年，近且弥漫全国，医学院校悉遵叶氏为宗，一若医学之发展至叶氏为极，又若叶氏唯一正确无误，苟不破除此种思想，学术难期进步。余极韪其言。"其实，姜老之于各家学说，是探海得鲸者，彼不自持雄才足傲而转夸我更细密，颇显长者奖掖之厚意。我之研究叶、吴学说，先跳出叶派之圈子，用鸟瞰法升到空中，像看江河大海一样，先看它的大势，后再扎进去，向里钻，但钻时仍时时注意顾及其整体，本书"新编"部分，特取睽离孤处之论、案互为印证，并"见是说是、见非说非"，不为叶氏讳失，不没叶氏之长，就是采用了这种"求真"法。

3. 先狂妄后谦虚　"求真"法也就是治学法，也就是做学问法，或者说是读书法。

四川以前曾出过一个以创"厚黑学"出名的奇人李宗吾，他"每读古人书，无在不疑，因定下读书三诀。"三诀大意是：第一步，以古为敌：读古人书，逐处寻他缝隙，凡能扫荡之者，决不盲目信从；第二步，以古为友：将自己读书见解和主张，与古人的见解、主张抗衡比较，觉得己说胜，则按己说继续向前研究，觉得互有短长，就并存两说，共同切磋；第三步，以古为徒：把古人当学生，看书就像是审视学生交上来的卷子，看见好就赞他，看见不好就批他。此三诀与我的"求真"治学可谓大同而小异。李氏法虽有三步，但他自己说："想达第二步，还未达到。至于第三步，自量终生无达到之一日。"诚若是，第三步原是空话，究实顶多二步，我的"求真"治学也是二步：第一步是先狂妄，先把古人书当敌人讼词驳，当学生答卷看，如自信驳得倒你，批得在理，你应听我，我怎反能信你；第二步是后谦虚，读了古人书，寻不着他缝隙，找不出他罅漏，自己拿不出比他更好的办法，还能不服贴？这时要老老实实做学生，以古为师，听从教诲，不但自己认真学，而且要介绍要发扬，希望别人和我一起规规矩矩去照着做。对叶、吴学说，从总的来说，我就是按着这个治学方法去"求真"的。我现在将自己的治学方法、思想方法、工作方法和盘托出，是或否？供作解剖。

## （三）

"求真"，"真"以什么为标准？

显然，"真"是一个与"伪"相对立而存在的概念。"真"，就是"是"，"伪"，就是"非"。真伪是非的判断标准，我想只能是这样两个方面：一是说得通，二是行得通。"说得通"，是说理论上能自圆，能服人，也就是说，即使尚属假说，也是言之成理。"行得通"，是说实践中能有效，可重复，也就是说，疗效即使不理想，也不比别法差。就拿桂枝汤治温病来说罢，在理论上，吴氏是提出了这样二条：一、"温病，桂枝汤主之"，是《伤寒论》原文，这是仲景说的，我有依据。二、"温自内发，风寒从外搏，成内热外寒之证"，自然用辛温解肌法。第一条经不起查核，故无论是古之推崇者，还是今之推崇者，都是避而不谈的，但是第二条，连称赞用桂枝（倍桂）汤治温病正是鞠通高明之处的近人金寿山先生，也说理论上有矛盾。其实，道理原很简单，"非寒时而感寒气"，"症见恶风寒时"，用了桂枝汤辛温解肌，治好了病，偏不说这病是中风，偏要说这病是温病，全背"求真"原则，理论上的谬误十分明显。类此论辩，除了给中医理论添乱，毫无他益。后来又有另一种奇谈怪论，说桂枝汤不能治温病，但当时守旧派医家的压力太大，所以鞠通只好以此作掩饰。这真令人发噱。对学术争论的是非真伪，古人陈修园确实提出过一条判断标准："众言淆惑衷于圣"。但随着时代进步，这个标准目前已很少有人遵信了。

我之所以主张对桂枝汤治温病这类真伪问题，定要抓住不放、辨个水落石出，无意吹求死人，旨在追求真理。因为医学直接关系到病人生命，则这类学术论争，自莫可小看。就实践论，前人何廉臣早就说过："风温误投桂枝汤，在上者轻则失音，重则咳血；在下者轻则泄泻，重则痉厥。此由鞠通之作俑也，为其所欺以误人者，数见不鲜。"王叔和也曾有过"桂枝下咽，阳盛则毙"的告诫，这"数见不鲜"的教训本早已给医者敲响了警钟，可有些人偏说在危害病人的规律性资料尚不足时不能否定；也有人说鞠通自患暑风，自处桂枝汤，桂枝一剂用到八两，只服半剂，病就好了；又有人说，病越重，用药越轻灵、越神奇，这都是实践中得来的可贵经验，这使我想到了郢书燕说的故事，韩非子说：郢人叫人写信时，天黑了，就喊："举烛"，写书人就写上了"举烛"，书送给燕相后，燕相莫名其妙，想了好久，说道："举烛"是尚明，尚明是任用贤人，于是向燕王建议，燕王照办，国遂大治。虽说是实践有效，毕竟是无关原意，故郢书燕说之实践，不足为判断真伪之标准，何况鞠通书中捏造处颇多，重用桂枝愈暑风这一孤证是真是假尚难定论，故我说要"能重复"。要说我的真伪标准观，就是如此。

## （四）

"温病求真"的成书经过和尚有一些意犹未尽的话，现拉杂写下，以为前言之后殿。

中国的传统医学以其历史悠久、成就辉煌而著称于世，这是极可尊敬的，但辉煌的成就加悠久的历史并不足以说明中医学说是赤足的纯金，因此，只有用历史唯物主义观和辩证唯物主义观来审视传统，这才是对传统所应有的科学态度。对中医学来说，我们在反对民族虚无主义的同时，也要反对国粹主义。我自己作为一个自幼学徒出身的中医，既热爱自己的专业，热爱自己的事业，也十分赞成祝味菊先生的观点："若终日肆言己长，实非中医之幸。"为振兴中医，从某种意义上来说揭示缺点比挖掘优点更发人深省，特别是在那些貌似真理的谬误被医者奉为圭臬的时候，冒大不韪而揭伪扬稗，这正是真正热爱中医者所应具有的勇气，我也正是基于此种认识，才针对被人推为经典之"条辨"，开始作我的"笺正"，自我的有关论文陆续在医刊发表后，有人说我对《温病条辨》在做破坏性工作，也有人指责说我是在摧残中国医学，于是，便有好心的友人来函规劝，说"别再搞这课题了"。但我同意前一种说法而心中抵触后一种说法。我的"笺正"，对尊奉《温病条辨》为经典、推崇鞠通为亚圣，确实有其破坏性。但我认为：有破坏、才有建设，旧房子确实不行，就不必再粉饰，只能推倒拆除，"重起炉灶"，否则建不好新房子，笺正"条辨"固是拆除旧房，而"新编"目的，就是再建新房，用叶氏以四时伏气新感论温之框架来替代吴氏以三焦分证论温之框架，就是拆了旧房建新房，从这个意义来说，吴氏之《温病条辨》似可称为"温病旧条辨"。而"新编"不妨称为"温病新条辨"。就取叶案为条，下加按语作为注文这一点来说，两"条辨"做法大同，所不同者：①"旧辨"之"条"，虽是叶案，时有篡改，且不注明出处，有剽窃作伪之嫌；"新辨"之"条"，同是叶案，悉存原貌，且均注明出处，示决无杜撰之意。②"旧辨"按三焦分证论温框架类归叶案；"新辨"按四时伏气新感论温框架类归叶案。③"旧辨"改写成温病之条的不少案，有些原非温病案；"新辨"所择的案不但全是温病案，而且决不随意摭拾，均系精选。④"旧辨"编时，连《幼科要略》都不一阅；"新辨"编时，不仅璧合论、案，且时时顾及叶学之整体。

从开始作"笺正"到完成《温病求真》稿，寒来暑往，竟经历了十余年，真所谓是"十年磨一剑"，历尽了艰辛。"笺正"工作肇始于80年代初，但时当不久就接受了绍兴市中医学会整理《潜厂医话》及撰写何廉臣生平及学术思想等一些任务，遂使得"笺正"一度中辍，当时我曾戏谑说："我参加了互助组，荒废了自留地"。直到1984年，我终于完成了"笺正"稿。到1991年，又完成了"新编"（最初起名《温病论案》）稿，在完稿前后的近十年里，已将书中某些内容，写成专文，在全国各地医刊上陆续发表了数十篇。并在《上虞医学》上刊出了部分样稿，这些专文和样稿的发表，如石投水，也曾掀起波澜、引起过争鸣，也曾获得许多前辈的热情支持，许多同道的极力赞许。也曾受到过严厉的指斥。而全稿由于学术性太强，经与数家出版社联系，均因考虑到销售量不会太多，未被接纳，直到经刘晖桢同志说项牵线，才碰上好运，得到了中国中医药出版社的大力支持，获得了付梓出版的机会。值拙作即将面世之际，我感慨千万，也不胜感佩，我感谢有关同志的热情帮助，也佩服中国中医药出版社在当前的市场经济形势下，出书标准不是唯独垂青孔方兄，这对埋头做学问的"求真"者，实是一个很大的鼓舞。至于对拙作质量的自我评估，我现在的心情如同欧阳修："不怕老先生骂，只怕后生可畏。"若后之来者，能抉瑕剔疵，甚至于彻底地驳倒它、踏倒它，我虽畏而欣慰，且愿师事之，能否如此？拭目以待！

柴中元
于上虞市中医院

# 凡　例

○温病学说是中医药学宝库中的重要组成部分，但由于历史的原因，其内容精华与糟粕往往混杂难分，按照"批判地继承"原则，今从激浊扬清、去伪存真着眼编著本书，故命其书名曰《温病求真》；又因本书研究对象为叶、吴温病之学，故加"叶天士、吴鞠通温病学说研究"之副题。

○本书共分三大部分，其一为"吴氏温病条辨笺正"；其二为"叶氏温病论案新编"；其三为"作者研究温病文选"。

○医书有关病人之性命，著作固难，读亦不易，章虚谷说："夫言以载道"，"而言之显然悖理者，人皆能辨之，犹不足以害道。若夫似是而实非，似真而实伪者，其为害道也大矣。"经10余年潜心之求索，作者发觉《温病条辨》一书，内多似是实非、似真实伪之糟粕，注家随文生训，甚至曲为粉饰，世医乐其浅近，相率尊奉推崇，渐而捧其为经典，遂成奉糟粕作家珍之弊窦，作者有见于此，故秉着"三要"（要提倡思辨，要勇于反省，要敢于破旧）"三不"（不人云亦云，不盲从旧论，不迷信权威）精神，对"条辨"之文，从揭伪笺正入手，诚如玉工治玉，其着眼点在其瑕疵而去之，此不独利于开展争鸣、活跃学术空气和拓扩医者之眼界，实亦旨在为继承精华、发扬光大打好基础。

○笺正"条辨"时，作者借鉴了圣经评断学的"寻源评断法"，尽可能在搞清条文来龙去脉基础上加以分析和评论，此乃亦"辨彰学术，考镜源流"之古法。作者认为，运用中医这一传统的科研法，通过推衍论证，当亦可起发皇古义，促使学术兴旺发达之作用。

○笺正部分之体裁：先录原文、继以笺正，或殿选注，删除旁注（问心堂本原有朱氏等注文），增辑旧文，保存原貌，故鞠通原序亦附。计笺正共得200余条，选注30余家、70余条，而评批重点放在三焦篇。

○作者治学，以李渔"好与古战，不安其愚"为座右铭，读者于"笺正"，若不以"排击鞠通，持论偏激"见诮，谅作者痛千针砭之苦心，则幸甚！若有未当处，热心赐教，则感甚！

○叶氏在温病学上虽贡献卓著，影响很大，但他有关温病的医论及医案，散在诸书各门，迄今未见有人予以较为全面的系统整理和对照研究。经顾景文、王孟英诸家整理而成之《温热论》及《三时伏气外感篇》，都是有论无案；吴鞠通之《温病条辨》，只取部分医案，不取有关医论，且不注明出处而又时加纂改，颇多失真，最是所病。论、案暌离孤处，难以互为发明。有鉴于此，今特将有关论、案，按病类归，颜曰新编，以便印证。

○叶氏论温，以四时伏气外感为大纲。四时伏气外感诸证，曰春温，曰风温；曰暑热，曰暑湿；曰秋燥，曰伏暑；曰冬温，曰伤寒。新编即按此八证类归其论案。但因此八证俱为类病名，其内涵与痧、惊、喘、疟、痢、疫等每相重叠，故又将痧、惊等有关之病连累而及，分附于四时伏气外感八病之后，以便比观研究，并利于对指导临床之参考。

○叶氏"温邪上受，首先犯肺"等新感温病之论，世医重之，莫不遵奉，而其伏气论案，人多忽之，迄未昌明。因此，新编时特将叶案中乏春夏秋冬字样，而按四时分类为难之伏温案，裒集成一卷，附于四时伏气新感论案之后，以俾医家便于开展对其伏温学说之研究。

○新编重在彰明叶氏四时伏气新感论温之大法，故只取有关论案以作对照和研究，并非取所有叶氏温病医案作类编，故对伏气新感难判之案，不轻入选，以免牵强误会之诮。

○叶氏医案性著作，传世者甚多，托名者亦众，真伪参半，辨之为难。有鉴于此，新编时选论取案，只采较为可信之三种，即《临证指南》、《未刻本叶氏医案》及《清代名医医案大全·叶天士医案》。为便查核，每案均注明出处，但为省篇幅，采自《临证指南》者，只标其篇名，对采自余二书者，分别标一"未"字与"清"字以别之。

〇新编之法，先录医论，继采医案，末殿选注，而按语间出于其中，冀能发微烛幽。但治学总须自具识见，注书最忌迷信古人，叶氏是人不是神，其温热之学，亦有他历史的局限性，故注疏时，凡遇不同意见，咸直抒胸臆，不为讳饰，对过去医家之贬斥叶氏欠当处，亦加辨正，目的在提供一隅之见，以资研究，非敢轻诋前贤，渡越先哲。

〇新编归为八卷。卷一为四时伏气外感概论，卷二至卷五为四时伏气外感论案，卷六为叶氏伏邪温病类案，卷七为叶氏治温方方论。卷八为叶氏《温热论》评注。

〇"笺正"和"新编"中的按语文多简略，而作者发表的有关论文可补此缺憾，故将研究叶、吴温病学说关系较为密切的 55 篇专论选录汇集为第三部分，以俾利于读者作认真的研究。研究其他各家外感热病之学的一些已发表论文，只作题录附后，每篇论文均注明发表刊物及年份，以供查证。

# 目　录

# （一）吴氏《温病条辨》笺正

# 卷　首

## 引　言

《温病条辨》是一部在中医学领域里具有很大影响的名著。早在 30 年代时，就有人说："近百余年来，世之治温病者，莫不奉《温病条辨》为金科玉律。"近之信奉者则尤多，评价越来越高。如过去中医界以《内经》、《伤寒论》、《金匮要略》、《神农本草经》为四大经典，很少有异议。而近人璧合"伤寒"、"金匮"，或去掉"本经"，以"条辨"代之。这样一来，《温病条辨》就俨然成了一本中医论治外感热病的权威性专著。但我认为，世之注此书者，竞尚推崇，随文生训，其通病为缺乏深入之研究。此种弊病之产生，原因在于对传统的学说不敢怀疑，对权威的理论盲目信从，而这正是影响中医学进步的巨大惰性力。

中医要发展，学术要变革。因循旧章，不许触动前人学说，是很难顺应世界新技术革命的浪潮，与之同步、加速发展的。诚如尼采所说："现在是重新估量一切事物价值的时代。"对《温病条辨》这本所谓的"经典"，我认为有必要作一较为客观的分析和评价。因为这本书，无论是理法方面，还是方药方面，事实上存在着不少的错误和缺憾。如讳饰瑕疵，人云亦云，一味拔高其地位，褒则类捧，相率成风，这是很不利于中医学发展的。祝味菊在"改进中医程序之商榷"一文中曾说："鄙以为振兴中医之法，须注意从短处下手，若终日肆言己长，实非中医之幸。"从部分人崇奉鞠通为亚圣之热忱来看，这话是有他一定见地的。

对待历史文化遗产，我们的原则，是批判地继承。按我的理解，所谓批判，不是要我们去挑剔那些已被人们认识并唾弃了的渣滓，因为由于社会历史条件的限制，一部多好的古医籍，也不免会夹杂有一定糟粕的，如对这方面内容刺刺不休地纠缠，未免求全责备、苛求古人。故所谓批判，其矛头无疑是应指向那些似是而非、似真实伪的内容，如果这些内容又与临床密切相关，那就成了中医理论研究的当务之急，这方面的理论研究倘若上不去，中医的辨证论治水平就提不高，时弊也无法衡正，学术又谈何发展？所以，对那些被今人奉为圭臬，而实则值得商榷的重大理论性问题，必须紧紧抓住，加以认真的分析，作为辨析的重点，借以拓宽理论研究的思路，使之成为促进中医学术发展的动力。从这个意义上来说，对《温病条辨》中似是而非内容作一次前所未有的全面、系统的分析和笺正，是有其重大意义的。当然，由于学术观点的不同，一种新见解的提出，尤其是要着手去批判那些已为许多人普遍接受了的传统理论，难免会引起争论，甚至是争执（事实如此，数言难尽，此中甘苦，知者自知）。但引起争鸣是好事，不是坏事，它不但可活跃学术空气，而且诚如章虚谷所说，"理虽无穷，是非一定，故愈驳辨则理愈明。"理愈明则似是而非的内容就日益为人们认识并扬弃，这符合中医学术发展之规律。回顾金元医学蓬勃发展的历史，我们便可知道：进行论辩，开展争鸣，借以发挥自己的学术见解，这正是一条促使中医学术研究兴旺发达的成功经验。从这个角度说，本书之选题，对促进外感热病学术理论研究的深入和温病学这一新学科的建立及发展，是有利的，对中医事业的振兴，自然也是有益的，以上这些想法，就是我写本书之初衷。

对《温病条辨》这本书，过去医家，也曾提出过一些批评，如王孟英说："吴氏此书，不过将温热暑湿各案穿插而成，惜未将《内经》、《难经》、《伤寒论》诸书溯本穷源，即叶氏《温热论》、《幼科要略》亦不汇参，故虽曰发明叶氏，而实未得其精奥也。至采附各方，不但剪裁未善，去取亦有未当。"叶子雨之批评则更为尖锐，他指斥鞠通，取一叶案，即造一方名，略改数字，便以为己撰，是剽窃，并指出："《临证指南》乃叶氏门诊底簿，为其门人汇集成书，是否治效，抑或偾事，不得而知，故瑕瑜互见，何可作为后学之矜式者！"但综而观之，昔日医家之砭，虽各有所见，惜一鳞半爪，即子雨"新评"，亦有欠系统和全面，而士锷"增评"，不免肤浅，下此则多不足观，再由于门户成见的干扰和先入为主之积习，渐而禾稗莫辨，是非无判，竟人共一调，竞趋颂扬，遂至赋砆美璞，媸妍不分，鱼目夜光，漫无抉择，"著作汗牛充栋，而医学晦盲否塞"（恽铁樵语）。令人不胜扼腕。在这种情况之下，如能深入、全面地剔疵扬稗，这较之随众喧喝，邯郸学步，显然是更加有意义。基于这种认识，从"贵创、博证、致用"目的出发，作者也就极其自然地将撰写之着眼点，放到了"攻错扬稗，正人视听，力求言人之所未言"上，所以，倘求全责备，"索垢求疵"之诮，知所难免，但只要本书对促进百家争鸣能起抛砖引玉的作用，知我罪我，也就悉凭于当世了。

柴中元

岁末重修

# 黄序——喜读《温病条辨笺正》

　　振兴中医之道，不外两端：一为活跃学术空气，二为提高人才素质。此两者均有赖于国策的正确和稳定。

　　近年来，振兴中医学术，已立为国家的大政方针之一，形势在逐渐改善，中医学术风尚开始活跃，不同学术见解，得以交流。柴中元医师撰编的《温病条辨笺正》一书，正是在近年医坛百花竞开的大好形势下初放的一株蓓蕾。初读《温病条辨笺正》之后，启迪较深。盖明清以来，温病学说蓬勃兴起，为羽翼伤寒，完善急性热病的辨证论治体系，已完成了其伟大的历史使命。但温病之说问世以后，由于受到历史条件的局限，其论其治，均有未尽之处，古有先贤陆九芝，近有名医姜春华等，曾对此提出了不少的待商榷之处。究其寓意，均在继承发扬，使近代的温病学说，能反映出时代的特色和水平。新近更有不少新见，柴中元医师近著的《热病衡正》和《温病条辨笺正》，在这方面进行了有益的尝试，是良好的开端，应当鼓励。望能通过这样的探讨和交流，对促进温病学术的发展，起到积极的影响。

黄星垣<br>山城重庆

# 主要参考文献

1. 叶子雨．《新评温病条辨》
2. 赵洪钧．《中西医比较热病学史》
3. 谢诵穆．《温病论衡》
4. 王孟英．《归砚录》
5. 王孟英．《温热经纬》
6. 谢安之．"吴氏《温病条辨》上焦篇之评议"，《医界春秋》七八期，1933
7. 罗燮元．"《温病条辨》评议"，《光华医药杂志》九期，1936
8. 何廉臣．《重订全国名医验案类编》
9. 张锡纯．《医学衷中参西录》
10. 陈苏生．《温病管窥》
11. 金寿山．《温病释要》
12. 宫曙园．"评太阳中暍与清暑益气汤"，《中医杂志》（上海中医学会发行）十二期，1924
13. 张山雷．"陆九芝犀角膏黄辨第一篇书后"，《绍兴医药学报》十一卷五号
14. 时逸人．《中医伤寒与温病》
15. 张破浪．"章师太炎杂病新论"，《三三医报》一卷二八期，1924
16. 邓可则．"《温病条辨》宣痹汤重名订正之商榷"，《中医杂志》二三期，1927
17. 章虚谷．《医门棒喝》
18. 雷少逸．《时病论》
19. 章巨膺．《温热辨惑》
20. 陆九芝．《世补斋医书》

21. 陆士锷．《增评温病条辨》
22. 柳宝诒．《温热逢源》
23. 包识生．"温病辟谬"，《神州医药学报》第三年，第四期
24. 恽铁樵．《温病明理》

# 附：1.《温病条辨·吴鞠通自序》

夫立德立功立言，圣贤事也，瑭何人斯，敢以自任？缘瑭十九岁时，父病年余，至于不起，瑭愧恨难名，哀痛欲绝，以为父病不知医，尚复何颜立天地间，遂购方书，伏读于苫块之余，至张长沙"外逐荣势，内忘身命"之论，因慨然弃举子业，专事方术。越四载，犹子巧官病温，初起喉痹，外科吹以冰硼散，喉遂闭，又遍延诸时医治之，大抵不越双解散、人参败毒散之外，其于温病治法，茫乎未之闻也，后至发黄而死。瑭以初学，未敢妄赞一词，然于是证，亦未得其要领。盖张长沙悲宗族之死，作《玉函经》，为后世医学之祖，奈《玉函》中之《卒病论》，亡于兵火，后世学者，无从仿效，遂至各起异说，得不偿失。又越三载，来游京师，检校《四库全书》，得明季吴又可《温疫论》，观其议论宏阔，实有发前人所未发，遂专心学步焉。细察其法，亦不免支离驳杂，大抵功过两不相掩，盖用心良苦，而学术未精也。又遍考晋唐以来诸贤议论，非不珠璧琳琅，求一美备者，盖不可得，其何以传信于来兹！瑭进与病谋，退与心谋，十阅春秋，然后有得，然未敢轻治一人。癸丑岁，都下温疫大行，诸友强起瑭治之，大抵已成坏病，幸存活数十人，其死于世俗之手者，不可胜数。呜呼！生民何辜，不死于病而死于医，是有医小若无医也，学医不精，不若不学医也。因有志采辑历代名贤著述，去其驳杂，取其精微，间附己意，以及考验，合成一书，名曰《温病条辨》，然未敢轻易落笔。又历六年，至于戊午，吾乡汪瑟庵先生促瑭曰：来岁己未湿土正化，二气中温厉大行，子盍速成是书，或者有益于民生乎！瑭愧不敏，未敢自信，恐以救人之心，获欺人之罪，转相仿效，至于无穷，罪何自赎哉！然是书不出，其得失终未可见，因不揣固陋，黾勉成章，就正海内名

贤，指其疵谬，历为驳正，将万世赖之无穷期也。淮阴吴瑭
自序。

## 2. 《温病条辨·凡例》

○是书仿仲景《伤寒论》作法，文尚简要，便于记诵。又恐简则不明，一切议论，悉于分注注明，俾纲举目张，一见了然，并免后人妄注，致失本文奥义。

○是书虽为温病而设，实可羽翼伤寒。若真能识得伤寒，断不质疑麻桂之法不可用；若真能识得温病，断不致以辛温治伤寒之法治温病。伤寒自以仲景为祖，参考诸家注述可也，温病当于是书中之辨似处究心焉。

○晋唐以来诸名家，其识见学问工夫，未易窥测，瑭岂敢轻率毁谤乎！奈温病一证，诸贤悉未能透过此关，多所弥缝补救，皆未得其本真，心虽疑虑，未敢直断明确，其故皆由不能脱却《伤寒论》蓝本，其心以为推戴仲景，不知反悔仲景之法。至王安道始能脱却伤寒，辨证温病，惜其论之未详，立法未备。吴又可力为卸却伤寒，单论温病，惜其立论不精，立法不纯，又不可从。惟叶天士持论平和，立法精细，然叶氏吴人，所治多南方证，又立论甚简，但有医案散见于杂证之中，人多忽之而不深究。瑭故历取诸贤精妙，考之《内经》，参以心得，为是编之作。诸贤如木工钻眼，已至九分，瑭特透此一分。作圆满会耳，非敢谓高过前贤也。至于驳证处，不得不下直言，恐误来学。《礼》云："事师无犯无隐，"瑭谨遵之。

○是书分为五卷：首卷历引经文为纲，分注为目，原温病之始；二卷为上焦篇，凡一切温病之属上焦者系之；三卷为中焦篇，凡温病之属中焦者系之；四卷为下焦篇，凡温病之属下焦者系之；五卷杂说、救逆、病后调治。俾阅者心目了然，胸有成局，不致临证混淆，有治上犯中，治中犯下之弊。末附一卷，专论产后调治与产后惊风，小儿急慢惊风、痘证，缘世医每于此证，惑于邪说，随手杀人，毫无依据故也。

○经谓先夏至为病温，后夏至为病暑，可见暑亦温之类，暑自温而来，故将暑温、湿温，并收入温病论内。然治法不能尽与温病相同，故上焦篇内第四条，谓温毒、暑温、湿温不在此例。

○是书之出，实出于不得已。因世之医温病者，毫无尺度，人之死于温病者，不可胜记。无论先达后学，有能择其弊窦，补其未备，瑭将感之如师资之恩。

○是书原为济病者之苦，医医士之病，非为获利而然，有能翻板传播者听之，务望校对真确。

○《伤寒论》六经由表入里，由浅及深，须横看。本论论三焦由上及下，亦由浅入深，须竖看，与《伤寒论》为对待文字，有一纵一横之妙。学者诚能合二书而细心体察，自无难识之证，虽不及内伤，而万病诊法，实不出此一纵一横之外。

○方中所定分量，宜多宜少，不过大概而已，尚须临证者自行斟酌。盖药必中病而后可，病重药轻，见病不愈，反生疑惑；若病轻药重，伤及无辜，又系医者之大戒。古人治病，胸有定见，目无全牛，故于攻伐之剂，每用多备少服法；于调补之剂，病轻者日再服，重者日三服，甚则日三夜一服。后人治病，多系捉风捕影，往往病东药西，败事甚多；因拘于约方之说，每用药，多者二三钱，少则三、五分为率，遂成痼疾。吾见大江南北，用甘草必三、五分。夫甘草之性最为和平，有国老之称，坐镇有余，施为不足，设不假之以重权，乌能为功，即此一端，殊属可笑！医并甘草而不能用，尚望其用他药哉！不能用甘草之医，尚足以言医哉，又见北方儿科于小儿痘证，自一二朝用大黄，日加一二钱，甚至三、五钱，加至十三、四朝，成数两之多，其势必咬牙寒战，灰白塌陷，犹曰此毒未净也，仍须下之，有是理乎？《经》曰："大毒治病，十衰其六；中毒治病，十衰其七；小毒治病，十衰其八；无毒治病，十衰其九，食养尽之，勿使过剂。"医者全在善测病情，宜多宜少，胸有确见，然后依经训约之，庶无过差也。

○此书须前后互参，往往义详于前，而略于后，详于后，而略于前。再，法有定而病无定。如温病之不兼湿者，忌刚喜柔；愈后胃阳不复，或因前医过用苦寒，致伤胃阳，亦间有少用刚者；温病之兼湿者，忌柔喜刚；湿退热存之际，乌得不用柔哉！全在临证者善察病情，毫无差忒也。

○是书原为温病而设，如疟、痢、疸、痹，多因暑温、湿温而成，不得不附见数条，以粗立规模，其详不及备载，以有前人之法可据，故不详论，是书所详论者，论前人之未备者也。

○是书着眼处全在认证无差，用药先后缓急得宜，不求识证之真，而妄议药之可否，不可与言医也。

○古人有方即有法，故取携自如，无投不利。后世之失，一失于测证无方，识证不真，再失于有方无法。本论于各方条下，必注明系用《内经》何法，俾学者知先识证，而后有治病之法，先知有治病之法，而后择用何方，有法同而方异者，有方似同而法异者，稍有不真，即不见效，不可不详察之。

○大匠诲人，必以规矩，学者亦必以规矩。是书有鉴于唐宋以来，人自为规，而不合乎大中至正之规，以至后学宗张者非刘，宗朱者非李，未识医道之全体；故远追《玉函经》，补前人之未备，尤必详立规矩，使学者有阶可升，至神明变化出乎规矩之外，而仍不离乎规矩之中，所谓从心所欲不逾矩。是所望于后之达士贤人，补其不逮，诚不敢自谓尽善又尽美也。

# 原 病 篇

（笺正8条，选注2家、3条）

**【原文】**

一、《六元正纪大论》曰：辰戌之岁，初之气，民厉温病；卯酉之岁，二之气，厉大至，民善暴死；终之气，其病温。寅申之岁，初之气，温病乃起；丑未之岁，二之气，温厉大行，远近咸若。子午之岁，五之气，其病温。巳亥之岁，终之气，其病温厉。

叙气运，原温病之始也。每岁之温，有早暮微盛不等，司天在泉，主气客气，相加临而然也。细考《素问》注自知，兹不多赘。

按吴又可谓温病非伤寒，温病多而伤寒少，甚通。谓非其时而有其气，未免有顾此失彼之诮。盖时和岁稔，天气以宁，民气以和，虽当盛之岁亦微；至于凶荒兵火之后，虽应微之岁亦盛，理数自然之道，无足怪者。

**【笺正】**

此非《内经》原文。

读本书一法：凡遇引文，当取原文细核，则讹误不难发现。惜历来之注该书读该书者，多不能如是，故承讹传误，随文顺释，为其所愚。

**【原文】**

二、《阴阳应象大论》曰：喜怒不节，寒暑过度，生乃不固。故重阴必阳，重阳必阴，故曰：冬伤于寒，春必病温。

上节统言司天之病，此下专言人受病之故。

细考宋元以来诸名家，皆不知温病伤寒之辨。如庞安常之《卒病论》，朱肱之《活人书》，韩祗和之《微旨》，王实之《证治》，刘守真之《伤寒医鉴》、《伤寒直格》，张子和之

《伤寒心镜》等书，非以治伤寒之法治温病，即将温暑认作伤寒，而疑麻桂之法不可用，遂别立防风通圣、双解通圣、九味羌活等汤，甚至于辛温药中加苦寒，王安道《溯回集》中辩之最详，兹不再辩。论温病之最详者，莫过张景岳、吴又可、喻嘉言三家。时医所宗者，三家为多，请略陈之：按张景岳、喻嘉言皆著讲寒字，并未理会本文上有"故曰"二字，上文有"重阴必阳、重阳必阴"二句，张氏立论出方，悉与伤寒混，谓温病即伤寒，袭前人之旧，全无实得，固无足论。喻氏立论，虽有分析，中篇亦混入伤寒少阴、厥阴证，出方亦不能，外辛温发表，辛热温里，为害实甚。以苦心力学之士，尚不免智者千虑之失，尚何怪后人之无从取法，随手杀人哉！甚矣学问之难也！吴又可实能识得寒温二字，所见之证，实无取乎辛温辛热甘温，又不明伏气为病之理，以为何者为即病之伤寒，何者为不即病待春而发之温病，遂直断温热之原非风寒所中，不责己之不明，反责经言之谬。瑭推原三子之偏，各自有说：张氏混引经文，将论伤寒之文，引证温热，以伤寒化热之后，经亦称热病故也，张氏不能分析，遂将温病认作伤寒。喻氏立论，开口言春温，当初春之际，所见之病，多有寒证，遂将伤寒认作温病。吴氏当崇祯凶荒兵火之际，满眼温疫，遂直辟经文"冬伤于寒、春必病温"之文。盖皆各执己见，不能融会贯通也。瑭按伏气为病，如春温、冬咳、温疟，《内经》已明言之矣。亦有不因伏气，乃司天时令现行之气，如前列《六元正纪》所云是也。此二者，皆理数之常者也。更有非其时而有其气，如又可所云戾气，间亦有之，乃其变也。惟在司命者善察其常变而补救之。

【笺正】

1. 庞安常有《总病论》无《卒病论》，"卒"字是"总"字之误。

2. 《内经》是说痎疟，鞠通改成温疟，不明经旨。

【选注】

叶子雨：上节言外感之温热，将《六元正纪论》断章取义，为温病立说而不涉他证，犹可，此节论伏邪，安能割裂经文，删去春伤于风，夏生飧泄；夏伤于暑，秋必痎疟；秋伤于湿，冬生咳嗽之二十四字，是全不达经旨矣。

赵洪钧：吴氏曾批评他人"遵经太过，死于句下"，但他更主张遵经，以为"必不可不遵经，不遵经则学无根柢，或流于异端。"故温病学至吴瑭风格大变，开篇引经为据，弥缝掩饰，驳斥创见。其书辩则辩矣，却全失吴又可之精神。遵经太过之弊约有以下三端。

1. 据运气说立论：开篇即引《六元正纪大论》云伏暑以子、午、丑、未之年为独多，全凭司天为说，宋代陋习未去。考其自序云，"癸丑岁，都下温疫大行"，未知能否据推运得出？又预测"来岁巳未湿土正化，二气中温厉大行"，亦未知果验否，若不验，何必崇运气。

2. 曲护旧说：吴氏论温病，《内经》"冬伤于寒，春必病温"，"藏于精者，春不病温"，"先夏至日为病温，后夏至日为病暑"三说并引，通解三说，为伏邪张目，字面上可通，而无法证诸实际。又据运气说为新感制法，则温病即是时行～温疫，然而已非吴又可所指之温疫，吴瑭以吴又可批判"冬伤于寒，春必病温"为固执己见，不知非如此不能有戾气说吴瑭曲护《内经》，遂使其书未为戾气说留余地。

吴氏又将《内经》五脏热病经文全部引出，为其三焦辨证服务。然《内经》热病皆伤寒之类，引经乃任择所需，其注释尤牵强。

3. 死守运气：吴瑭特重秋燥，然《内经》不言燥为何病。吴氏不知《内经》病因说发展过程，竟指《内经》于此有脱简，而力辟方中行"无病无燥火"之论，显系吴氏死守运气。

【原文】

三、《金匮真言论》曰：夫精者身之本也，故藏于精者，春不病温。

《易》曰：履霜坚冰至。圣人恒示戒于早，必谨于微。记曰：凡事豫则立。经曰：上工不治已病治未病，圣人不治已乱治未乱。此一节当与月令参看，与上条冬伤于寒互看，盖谓冬伤寒则春病温，惟藏精者足以避之。故《素问》首章《上古天真论》，即言男女阴精之所以生，所以长，所以枯之理；次章紧接《四气调神大论》，示人春养生以为夏奉长之地，夏养长以为秋奉收之地，秋养收以为冬奉藏之地，冬养藏以为春奉生之地。盖能藏精者一切病患皆可却，岂独温病为然哉！《金匮》谓五脏元真通畅，人即安和是也。何喻氏不明此理，将冬伤于寒作一大扇文字，将不藏精又作一大扇文字，将不藏精而伤于寒，又总作一大扇文字，勉强割裂《伤寒论》原文以实之，未免有过虑则凿之弊。不藏精三字须活看，不专主房劳说，一切人事之能摇动其精者皆是，即冬日天气应寒而阳不潜藏，如春日之发泄，甚至桃李反花之类皆是。

【笺正】

1. "《伤寒论》"三字应是"《内经》"两字之误。

2. 正气与邪气在一定条件之下，都可以是疾病发生的决定性因素，不能片面强调一面而忽视另一面。鞠通说"能藏精者一切病患皆可却"，后又说"正气存内，邪不可干"二句已尽《内经》论避疫之语意，这种忽视邪气在发病中有重要作用的见解，不合《内经》发病学说之大旨，此如赵晴初所喻，是一种说"君子满座，小人自无容身之地"的迂腐观点。喻昌论伤寒，根据《内经》有关文字，将邪气起决定性作用者为一类，正气起决定性作用者为一类，邪气盛与正气虚共同起决定性作用者为一类，这符合《内经》正胜则安，邪胜则病的发病学说之本意，且有所发展，鞠通批评前人学说多不中肯，此为一例。

【原文】

四、《热论篇》曰：凡病伤寒而成温者，先夏至日者为病温；后夏至日者为病暑，暑当与汗出，勿止。

温者，暑之渐也。先夏至，春候也。春气温，阳气发越，阴精不足以承之，故为病温。后夏至，温盛为热，热盛则湿动，热与湿搏而为暑也。勿者，禁止之词。勿止暑之汗，即治暑之法也。

【笺正】

1."暑当与汗出"之"汗"字后脱落一"皆"字。

2.《内经》以伤寒为热病之因，热病为伤寒之形，故曰："热病者，皆伤寒之类也。"冬伤于寒而发于夏至前者为春温病。发于夏至后者为夏暑病，此春温与夏暑，均是伏气。伏温病发，若无正气大虚之的据，皆当以清透为大法，不可惑于鞠通之"精不足"说而泛用滋阴法。

【原文】

五、《刺志论》曰：气盛身寒，得之伤寒；气虚身热，得之伤暑。

此伤寒暑之辨也。经语分明如此，奈何世人悉以治寒法治温暑哉！

【原文】

六、《生气通天论》曰：因于暑，汗，烦则喘喝，静则多言。

暑中有火，性急而疏泄，故令人自汗。火与心同气相求，故善烦（烦从火从页，谓心气不宁，而面若火烁也）。烦则喘喝者，火克金故喘，郁遏胸中清廓之气，故欲喝而呻之。其或邪不外张而内藏于心，则静；心主言，暑邪在心，虽静亦欲自言不休也。

【原文】

七、《论疾诊尺篇》曰：尺肤热甚，脉盛躁者，病温也；其脉盛而滑者，病且出也。

此节以下，诊温病之法。

经之辨温病分明如是，何世人悉谓伤寒，而悉以伤寒足三阴经温法治之哉！张景岳作《类经》，割裂经文，蒙混成章，由未细心绅绎也。尺肤热甚，火烁精也；脉盛躁，精被火煎沸也；脉盛而滑，邪机向外也。

【笺正】

1."尺肤热甚，脉盛躁"是邪气盛。"脉盛而滑"是正未虚，此时宜顺应病势，急清其热，热清邪透，阴即可保，若因烁精之说而重滋轻清，难期截断逆转。若误施黏腻，恐反致恋邪。

2. 景岳《类经》，多有发明，并无蒙混，若诮其割裂圣经，则薛生白辨之审矣。如此书引经，断章分句者，不知凡几，独不谓之割裂乎，何矛盾若是耶（采叶子雨说）。

【原文】

八、《热病篇》曰：热病三日，而气口静人迎躁者，取之诸阳五十九刺，以泻其热而出其汗，实其阴以补其不足者。身热甚，阴阳皆静者，勿刺也；其可刺者，急取之，不汗出则泄。所谓勿刺者，有死征也。热病七日八日动喘而弦者，急刺之，汗且自出，浅刺手大指间。热病七日八日脉微小，病者溲血，口中干，一日半而死，脉代者一日死，热病已得汗出而脉尚躁，喘，且复热，勿刺肤，喘甚者死。热病七日八日脉不躁，躁不散数，后三日中有汗，三日不汗，四日死；未曾汗者，勿腠刺之。热病不知所痛，耳聋不能自收，口干，阳热甚，阴颇有寒者，热在骨髓，死不可治。热病已得汗而脉尚躁盛，此阴脉之极也，死；其得汗而脉静者生。热病者，脉尚躁盛而不得汗者，此阳脉之极也。死（阳脉之极，虽云死征，较前阴阳俱静有差，此证犹可大剂急急救阴，亦有活者。盖已得汗而阳脉躁甚，邪强正弱，正尚能与邪争，若留得一分正气，便有一分生理，只在留之得法耳。至阴阳俱静，邪气深入下焦阴分，正无捍邪之意，直听邪之所为，不死何待）。脉盛躁，得汗静者生。热病不可刺者有九：一曰汗不出，大颧发赤，哕者死。二曰泄而腹满甚者死。三曰目不明，热不已者死。四曰老人婴儿，热而腹满者死。五曰汗大出，呕，下血者死。六曰舌本烂，热不已者死。七曰咳而衄，汗不出，出不至足者死。八曰髓热者死。九曰热而痉者死，腰折、瘛疭、齿噤龄也。凡此九者不可刺也。太阳之脉色荣颧骨，热病也，与厥阴脉争见者，死期不过三日。少阳之脉色荣颊前，热病也，与少阴脉争见者，死期不过三日。

此节历叙热病之死征，以禁人之刺，盖刺则必死也。然刺固不可，亦间有可药而愈者。盖刺法能泄能通，开热邪之闭结最速；至于益阴以留阳，实刺法之所短，而汤药之所长也。

热病三日而气口静人迎躁者，邪机尚浅，在上焦，故取之诸阳以泄其阳邪，阳气通则汗随之；实其阴以补其不足者，阳盛则阴衰，泻阳则阴得安其位，故曰实其阴，泻阳之有余，即所以补阴之不足，故曰补其不足也（实其阴以补其不足，此一句，实治温热之吃紧大纲。盖热病未有不耗阴者，其耗之未尽则生，尽则阳无留恋，必脱而死也。真能体味此理，思过半矣。此论中治法，实从此处入手）。

身热甚而脉之阴阳皆静，脉证不应，阳证阴脉，故曰勿刺。

热病七八日动喘而弦，喘为肺气实，弦为风火鼓荡，故浅刺手大指间，以泄肺气，肺之热痹开则汗出。大指间，肺之少商穴也。

热证七八日脉微小者，邪气深入下焦血分，逼血从小便出，故溲血；肾精告竭，阴液不得上潮，故口中干；脉至微小，不惟阴精竭，阳气亦从而竭矣，死象自明。倘脉实者可治，法详于后。

热病已得汗，脉尚躁而喘，故知其复热也；热不为汗衰，火热克金故喘，金受火克，肺之化源欲绝，故死。间有可治，法详于后。

热病不知所痛，正衰不与邪争也；耳聋，阴伤精欲脱也；不能自收，真气惫也；口干热甚，阳邪独盛也；阴颇有寒，此寒字，作虚字讲，谓下焦阴分颇有虚寒之证，以阴精亏损之人，真气败散之象已见，而邪热不退，未有不乘其空虚而入者，故曰热在骨髓，死不治也。其有阴衰阳盛而真气未至溃败者，犹有治法，详见于后。

热病已得汗而脉尚躁盛，此阴虚之极，故曰死，然虽不可刺，犹可以药沃之得法，亦有生者，法详于后。

脉躁盛不得汗，此阳盛之极也。阳盛而至于极，阴无容留之地，故亦曰死。然用药开之得法，犹可生，法详于后。

汗不出而颧赤，邪盛不得解也；哕，脾阴病也。阴阳齐病，治阳碍阴，治阴碍阳，故曰死也，泄而腹满甚，脾阴病重也，亦系阴阳皆病。目不明，精散而气脱也。经曰：精散视歧，又曰气脱者目不明。热犹未已，仍铄其精而伤其气，不死得乎！老人婴儿。一则孤阳已衰，一则稚阳未足，既得温热之阳病，又加腹满之阴病，不必至于满甚，而已有死道焉。汗不出为邪阳盛，呕为正阳衰；下血者，热邪深入不得外出，必逼迫阴络之血下注，亦为阴阳两伤也，舌本烂，肾脉胆脉心脉皆循喉咙系舌本，阳邪深入，则一阴一阳之火结于血分，肾水不得上济，热退犹可生，热仍不止，故曰死也。咳而衄，邪闭肺络，上行清道，汗出邪泄可生，不然则化源绝矣。髓热者，邪入至深至于肾部也。热而痉，邪入至深至于肝部也。以上九条，虽皆不可刺，后文亦间立治法，亦有可生者。太阳之脉色荣颧骨为热病者，按手太阳之脉，由目内眦斜络于颧，而与足太阳交，是颧者两太阳交处也，太阳属水，水受火沸，故色荣赤为热病也；与厥阴脉争见，厥阴，木也，水受火之反克，金不来生木反生火，水无容是之地，故死速也。少阳之脉色荣颊前为热病者，按手少阳之脉，出耳前，过客主人前（足少阳穴），交颊至目锐眦而交足少阳，是颊前两少阳交处也，少阳属相火，火色现于二经交会之处，故为热病也；与少阴脉争见，少阴属君火，二火相炽，水难为受，故亦不出三日而死也。

**【笺正】**

本条错讹殊多，试逐一析论之如次：

1. "热病七日八日动喘而弦者"一句"动"字前脱落"脉口"两字。"弦"一本作"短"，作"弦"解不可从，详叶子雨说。

2. "未曾汗者，勿腠刺之"之后，有如下文字脱落："热病先肤痛，窒鼻充面，取之皮，以第一针，五十九，苛轸鼻，索皮于肺，不得索之火，火者，心也。热病先身涩，倚而热，烦悗，干唇口嗌，取之皮，以第一针，五十九，肤胀口干，寒热出，索脉于心，不得索之水，水者，肾也。热病嗌干多饮，善惊，卧不能起，取之肤肉，以第六针，五十九，目眦青，索肉于脾，不得索之木，木者，肝也。热病面青脑痛，手足躁，取之筋间，以第四针，于四逆，筋躄目浸，索筋于肝，不得索之金，金者，肺也。热病数惊，瘛疭而狂，取之脉，以第四针，急泻有余者，癫疾，毛发去，索血于心，不得索之水，水者，肾也。热病身重骨痛，耳聋而好瞑，取之骨，以第四针，五十九刺，骨病不食，啮齿耳青，索骨于肾，不得索之土，土者，脾也。"

3. "热在骨髓，死不可治"一句，原文无"骨"字，其后有如下文字脱落："热病头痛，颞颥目瘛脉痛，善衄，厥热病也，取之以第三针，视有余不足，寒热痔。热病体重，肠中热，取之以第四针，于其腧及下诸指间，索气于胃络，得气也，热病夹脐急痛，胸胁满，取之涌泉与阴陵泉，取以第四针，针嗌里。热病而汗且出，及脉顺可汗者，取之鱼际、太渊、大都、太白，泻之则热去，补之则汗出，汗出太甚，取之内踝上横脉以止之。"以上两段脱落之文，在章虚谷之《灵素节注类编·卷七热病》有较好解释，读者可参考。

4. "五日汗大出"一句，"大"字是"不"字之误。

5. "太阳之脉色荣颧骨"以下一段，并非《热病篇》之文，而是从《刺热篇》割取而来，但原文是："太阳之脉，色荣颧骨，热病也，荣未交，曰今且得汗，待时而已。与厥阴脉争见者，死期不过三日，其热病内连肾。少阳之脉色也。少阳之脉，色荣颊前，热病也，荣未交，曰今且得汗，待时而已。与少阴脉争见者，死期不过三日。"鞠通在剪割移接时，删除了以上有重点号的三十六字。章虚谷认为："太阳之脉，色荣颧骨"以下一段经文，旨在"明外感、伏气互发之证"，"荣未交，今且得汗，待时而已者，言太阳经脉之邪，与荣血伏夹之邪尚未相交，今且令其得汗，先解外邪，其内伏之邪后发，可待脏气旺时而已。如肾热病待壬癸日得大汗而已也，或如前节所云，见赤色者刺之，亦可也。倘与厥阴脉病证争见，则肾肝皆有热邪，势必与太阳外邪连合而不可解救，则死期比前两感之病更速，不过三日也，盖两感病起于经，必待胃气尽，六日方死，此则其热病内连肾脏，本元即绝，故死速也。"因

"荣未交"一段是上节经文中的要语，故章氏又特意指出："大抵内外之邪，先后而发，尚可解救，若内外齐发，邪必交结而死，故要紧在荣未交一句，下文《评热病论》云：病名阴阳交，交者死，即是荣已交之义也。"此书引经，字数或脱落、或多出、或引错、或删除，这样子的拼拼凑凑，蒙混成章，大失经文之旧，何况本条所删，竟是紧要之语，这一缺点，不可讳饰。

6. 《热病篇》说："热病三日，而气口静人迎躁者，取之诸阳"，《热论篇》说："伤寒一日，巨阳受之，故头项痛腰脊强。二日阳明受之，阳明主内，其脉夹鼻络于目，故身热目疼而鼻干，不得卧也。三日少阳受之，少阳主胆，其脉循胁络于耳，故胸胁痛而耳聋。三阳经络皆受其病，而未入于藏者，故可汗而已。"两两对照，热病三日，邪在三阳，其治当取诸阳足经之旨甚明，鞠通今移于上焦，意在太阴手经，如此注经，实属"强经文之意以就我说。"试想若在太阴手经，何以不刺太阴手经以出汗？何以反取阳经足经以出汗？诸如此类，莫可究诘。

7. 释厥阴脉争见一段，拉杂生克，尤属不通，金本不生木，何以说"金不来生木"？在五行学说中，也从无金生火之说，对"金不来生木反生火"之说，明者讶其"荒谬若是"，而昧者竟云"名言叠出"，真不知何所见而云然。经查上海广益书局石印之《温病条辨》，"金不来生木"之"木"为"水"字之误。但上海鑫记书局印行之《叶氏新评温病条辨》，"水"亦作"木"，金生木不通，近翻刻本作木似是循鑫记本之讹。

【选注】

叶子雨：按《素问》有喘脉，喘而短者，谓脉之喘动于寸口，而不及于尺，故知热邪在气分，刺少商，泄肺邪，使之汗解也，以短易弦，强解大误。

【原文】

九、《评热病论》：帝曰：有病温者，汗出辄复热，而脉

躁疾，不为汗衰，狂言不能食，病名为何？岐伯曰：病名阴阳
交，交者死也。人所以汗出者，皆生于谷，谷生于精。今邪气
交争于骨肉而得汗者，是邪却而精胜也。精胜则当能食而不复
热。复热者，邪气也；汗者，精气也。今汗出而辄复，热者，
邪气胜也；不能食者，精无俾也；病而留者，其寿可立而倾
也，且夫《热论》曰：汗出而脉尚躁盛者死。今脉不与汗相
应，此不胜其病也，其死明矣。狂言者，是失志，失志者死。
今见三死，不见一生，虽愈必死也。

　　此节语意自明，经谓必死之证，谁敢谓生，然药之得法，
有可生之理，前所谓针药各异用也，详见后。

**【原文】**

　　十、《刺热篇》曰：肝热病者，小便先黄，腹痛多卧，身
热。热争则狂言及惊，胁满痛，手足躁，不得安卧，庚辛甚，
甲乙大汗，气逆则庚辛日死。刺足厥阴、少阳，其逆则头痛员
员，脉引冲头也。

　　肝病小便先黄者，肝脉络阴器；又肝主疏泄，肝病则失其
疏泄之职，故小便先黄也。腹痛多卧，木病克脾土也。热争，
邪热甚而与正气相争也。狂言及惊，手厥阴心包病也，两厥阴
同气，热争，则手厥阴亦病也。胁满痛，肝脉行身之两旁，胁
其要路也。手足躁不得安卧，肝主风，风淫四末，又木病克
土，脾主四肢，木病热，必吸少阴肾中真阴，阴伤，故骚扰不
得安卧也。庚辛金日克木，故甚。甲乙肝木旺时，故汗出而
愈。气逆谓病重而不顺其可愈之理，故逢其不胜之日而死也。
刺足厥阴、少阳，厥阴系本脏，少阳，厥阴之腑也。并刺之
者，病在脏，泻其腑也。逆则头痛以下，肝主升，病极而上升
之故。

　　自庚辛日甚以下之理，余脏仿此。

**【原文】**

　　十一、心热病者，先不乐，数日乃热。热争则卒心痛，烦
闷善呕，头痛面赤无汗；壬癸甚，丙丁大汗，气逆则壬癸死。
刺手少阴、太阳。

心病先不乐者，心包名膻中，居心下代君用事，经谓膻中为臣使之官，喜乐出焉，心病故不乐也。卒心痛，凡实痛，皆邪正相争，热争，故卒然心痛也。烦闷，心主火，故烦，膻中气不舒，故闷。呕，肝病也，两厥阴同气，膻中代心受病，故热甚而争之后，肝病亦见也，且邪居膈上，多善呕也。头痛，火升也。面赤，火色也。无汗，汗为心液，心病故汗不得通也。

**【原文】**

十二、脾热病者，先头重，颊痛，烦心，颜青，欲呕，身热；热争则腰痛，不可用俯仰，腹满泄，两颔痛；甲乙甚，戊已大汗，气逆则甲乙死。刺足太阴、阳明。

脾病头先重者，脾属湿土，性重，经谓湿之中人也，首如裹，故脾病头先重也。颊，少阳部也，土之与木，此负则彼胜，土病而木病亦见也。烦心，脾脉注心也。颜青欲呕，亦木病也。腰痛不可用俯仰，腰为肾之腑，脾主制水，肾为司水之神，脾病不能制水，故腰痛；再脾病胃不能独治，阳明主约束而利机关，故痛而至于不可用俯仰也。腹满泄，脾经本病也。颔痛，亦木病也。

**【原文】**

十三、肺热病者，先淅然厥，起毫毛，恶风寒，舌上黄，身热；热争则喘咳，痛走胸膺背，不得太息，头痛不堪，汗出而寒；丙丁甚，庚辛大汗，气逆则丙丁死。刺手太阴、阳肺病先恶风寒者，肺主气，又主皮毛，肺病则气贲郁不得捍卫皮毛也。舌上黄者，肺气不化则湿热聚而为黄苔也（按苔字，方书悉作胎。胎乃胎包之胎，特以苔生舌上，故从肉旁。不知古人借用之字甚多，盖湿热蒸而生苔，或黄、或白、或青、或黑，皆因病之深浅、或寒、或热、或燥、或湿而然，如春夏间石上土坂之阴面生苔者然。故本论苔字，悉从草不从肉）。喘，气郁极也。咳，火克金也。胸膺，背之腑也。皆天气主之，肺主天气，肺气郁极，故痛走胸膺背也，走者，不极也。汗出而寒，毛窍开，故汗出，汗出卫虚，故恶寒，又肺本恶寒也。

**【原文】**

十四、肾热病者，先腰痛，胻痠，苦渴数饮，身热；热争则项痛而强，胻寒且痠，足下热，不欲言，其逆则项痛，员员淡淡然；戊己甚，壬癸大汗，气逆则戊己死。刺足少阴、太阳。

肾病腰先痛者，腰为肾之腑，又肾脉贯脊会于督之长强穴。胻，肾脉入跟中，以上腨内，太阳之脉亦下贯腨内，腨即胻也；痠，热烁液也。苦渴数饮，肾主五液而恶燥，病热则液伤而燥，故苦渴而饮水求救也。项，太阳之脉，从巅入络脑，还出别下项；肾病至于热争，脏病甚而移之脏，故项痛而强也。胻寒且痠，胻义见上，寒，热极为寒也；痠，热烁液也。足下热，肾脉从小指之下：邪趋足心涌泉穴，病甚而热也。不欲言，心主言，肾病则水克火也，员员淡淡，状其痛之甚而无奈也。

**【原文】**

十五、肝热病者，左颊先赤；心热病者，颜先赤；脾热病者，鼻先赤；肺热病者，右颊先赤；肾热病者，颐先赤。病虽未发，见赤色者刺之，名曰治未病。

此节言五脏欲病之先，必各现端绪于其部分，示人早治，以免热争则病重也。

**【原文】**

十六、《热论篇》：帝曰：热病已愈，时有所遗者，何也？岐伯曰：诸遗者，热甚而强食之，故有所遗也。若此者，皆病已衰而热有所藏，因其谷气相薄，两热相合，故有所遗也。帝曰：治遗奈何？岐伯曰：视其虚实，调其逆从，可使必已也。帝曰：病热当何禁之？岐伯曰：病热少愈，食肉则复，多食则遗，此其禁也。

此节言热病之禁也，语意自明。大抵邪之着人也，每借有质以为依附，热时断不可食，热退必须少食，如兵家坚壁清野之计，必俟热邪尽退，而后可大食也。

**【笺正】**

"热邪尽退，而后可大食"之"大"字欠妥，热病后如气阴一时未复，亦当先饮稀糜，由次渐进，若大食恐伤脾而适犯食复之戒。

**【原文】**

十七、《刺法论》：帝曰：余闻五疫之至，皆相染易，无问大小，病状相似，不施救疗，如何可得不相移易者？岐伯曰：不相染者，正气存内，邪不可干。

此言避疫之道。

按此下尚有避其毒气若干言，以其想青气想白气等，近于祝由家言，恐后人附会之词，故节之。要亦不能外"正气存内、邪不可干"二句之理，语意已尽，不必滋后学之惑也。

**【笺正】**

"正气存内，邪不可干"与"避其毒气"为中医防疫之两大原则，前两句不能尽"避其毒气"之语意，《刺法论》将欲入于疫室时的避疫法，有先做气功，强中以御邪法，有先服小金丹预防法，均具实际意义，亦含有一定的科学道理。鞠通不懂气功，故以想青气想白气等语为祝由家言。如此注经，彼曰为免滋后学之惑，实则反启来者之疑。

**【原文】**

十八、《玉板论要》曰：病温虚甚死。病温之人，精血虚甚，则无阴以胜温热，故死。

**【原文】**

十九、《平人气象论》曰：人一呼脉三动，一吸脉三动而躁，尺热曰病温，尺不热脉滑曰病风，脉涩曰痹。

呼吸俱三动，是六七至脉矣，而气象又急躁，若尺部肌肉热，则为病温。盖温病必伤金水二脏之津液，尺之脉属肾，尺之穴属肺也，此处肌肉热，故知为病温。其不热而脉兼滑者，则为病风，风之伤人也，阳先（原为光，据上海广益、鑫记等本改）受之，尺为阴，故不热也。如脉动躁而兼涩，是气有余而血不足，病则为痹矣。

# 卷一　上　焦　篇

（笺正63条，选注21家、30条）

## 风温　温热　温疫　温毒　冬温

【原文】

一、温病者：有风温、有温热、有温疫、有温毒、有暑温、有湿温、有秋燥、有冬温、有温疟。

此九条，见于王叔和《伤寒例》中居多，叔和又牵引《难经》之文以神其说。按时推病，实有是证，叔和治病时，亦实遇是证。但叔和不能别立治法，而叙于《伤寒例》中，实属蒙混，以《伤寒论》为治外感之妙法，遂将一切外感悉收入《伤寒例》中，而悉以治伤寒之法治之。后人亦不能打破此关，因仍苟简，千余年来，贻患无穷，皆叔和之作俑，无怪见驳于方有执，喻嘉言诸公也。然诸公虽驳叔和，亦未曾另立方法，喻氏虽立治法，仍不能脱却伤寒圈子，弊与叔和无二，以致后人无所遵依。本论详加考核，准古酌今，细立治法，除伤寒宗仲景法外，俾四时杂感，朗若列眉；未始非叔和有以肇其端，东垣、河间、安道、又可、嘉言、天士宏其议，而瑭得以善其后也。

风温者，初春阳气始开，厥阴行令，风夹温也。温热者，春末夏初，阳气弛张，温盛为热也。温疫者，厉气流行，多兼秽浊，家家如是，若役使然也。温毒者，诸温夹毒，秽浊太甚也。暑温者，正夏之时，暑病之偏于热者也。湿温者，长夏初秋，湿中生热，即暑病之偏于湿者也。秋燥者，秋金燥烈之气也。冬温者，冬应寒而反温，阳不潜藏，民病温也。温疟者，阴气先伤，又因于暑，阳气独发也。

按诸家论温，有顾此失彼之病，故是编首揭诸温之大纲，而名其书曰《温病条辨》。

**【笺正】**

1. 自《难经》五十八难出，伤寒遂生广狭两义。自本条文出，温病亦有广义与狭义。本条"温病者"之"温病"，属广义；"有温热"之"温热"，即是狭义之温热病。鞠通责诸家论温有顾此失彼之病，然于广义温病下分列温病为九种，其说蒙混，弊与诸家同。观《原病篇》、《中焦篇》均论及春温，春温为温病之一（而且是较为重要之证型），又全书将伏暑与九种温病相等列（伏暑亦狭义温病中较为重要之一种），说明温病不止九种。本条旨在提揭诸温之大纲，今竟置此两个重要的温病而不论，则大纲实不足以为纲。或为之辩，说此条所言乃新感，而春温、伏暑属伏气，故不列入。然则《原病篇》明云温疟为伏气病，又何以列入？准此，此条指新感之辩，其说不能成立。笔者对此，有专文评析，文题附书末，读者可参①。

2. 在医界于温病究以分几种为宜尚乏比较一致认识的情况下，论温首揭诸温之大纲，确有必要，惜鞠通分划不清，又不进一步申述分九种为宜之理由，反去责怪叔和诸家治法之欠妥，致自注文繁不切，离条空辩，没有针对性。

3. 本书凡例说："是书原为温病而设，如疟、痢、疸、痹，多因暑温、湿温而成，不得不附见数条。"既如此，便不应再列温疟为狭义温病之一种，若温疟可占九种温病之一格，热痢、热痹及阳黄便亦尽可与其他温病相等列，若此，温病就更不止九了。这说明鞠通对温病类型之分划，认识模糊，故造成了此书著作体例上的前后不统一。

4. 暑温、湿温，条文并列之，各占九种温病之一格，应是两个病。然其自注说，暑之偏于热者为暑温；暑之偏于湿者为湿温。同篇伏暑下又说："暑兼湿热，偏于暑之热者为暑温，多手太阴证而宜清；偏于暑之湿者为湿温，多足太阴证而宜温；湿热并等者两解之，各宜分晓，不可混也。"准此，暑温、湿温又成了暑病的两个证，若说暑温、湿温既是病名，又是证名，然则湿热并等者，又当以何名之？再观其辨温疫与温毒，一云多兼秽浊，一云秽浊太甚，无怪乎章巨膺批评说："自条自辨，还是辨不清。"

5. 本书说"燥气寒化，乃燥气之正"，又说"燥为小寒"，"寒统燥湿"。而近人均说温病由温邪所引起，且托名叶、吴，示有所本。不思温邪属阳，燥邪属阴，何以全不顾及其论之矛盾？或为之辨，说燥之对化为热，据燥之复气、标气，自可以秋燥为温病。然则以此论，即冬日之正伤寒，应亦可据其复气、标气而列之为温病，若是，便抹杀了伤寒、温病之区别。此书既立秋燥为温病，又处处强调寒温之对勘，从中亦反映出该派学说理论上之纰漏。

**【原文】**

二、凡病温者，始于上焦，在手太阴。伤寒由毛窍而入，自下而上，始足太阳。足太阳膀胱属水，寒即水之气，同类相从，故病始于此（古来但言膀胱主表，殆未尽其义。肺者，皮毛之合也，独不主表乎。按人身一脏一腑主表之理，人皆习焉而不察。以三才大道言之：天为万物之大表，天属金，人之肺亦属金，肺主皮毛。经曰皮应天，天一生水；地支始于子，而亥为天门，乃贞元之会；人之膀胱为寒水之腑；故俱同天气，而俱主表也），治法必以仲景六经次传为祖法。温病由口鼻而入，自上而下，鼻通于肺，始手太阴。太阴金也，温者火之气，风者火之母，火未有不克金者，故病始于此，必从河间三焦定论。再寒为阴邪，虽《伤寒论》中亦言中风，此风从西北方来，乃觱发之寒风也，最善收引，阴盛必伤阳，故首郁遏太阳经中之阳气，而为头痛身热等证，太阳阳腑也，伤寒阴邪也，阴盛伤人之阳也。温为阳邪，此论中亦言伤风，此风从东方来，乃解冻之温风也，最善发泄，阳盛必伤阴，故首郁遏太阳经中之阴气，而为咳嗽自汗口渴头痛身热尺热等证。太阴阴脏也，温热阳邪也，阳盛伤人之阴也。阴阳两大法门之辨，可了然于心目间矣。

夫大明生于东，月生于西，举凡万物，莫不由此少阳、少阴之气以为生成，故万物皆可名之曰东西。人乃万物之统领也，得东西之气最全，乃与天地东西之气相应。其病也，亦不能不与天地东西之气相应。东西者，阴阳之道路也。由东而往，为木、为风、为湿、为火、为热，湿土居中，与火交而成暑，火也者，南也。由西而往，为金、为燥、为水、为寒，水也者，北也。水火者，阴阳之征兆也；南北者，阴阳之极致也。天地运行此阴阳以化生万物，故曰天之无恩而大恩生。天地运行之阴阳和平，人生之阴阳亦和平，安有所谓病也哉！天地与人之阴阳，一有所偏，即为病也。偏之浅者病浅，偏之深者病深；偏于火者病温、病热，偏于水者病清、病寒，此水火两大法门之辨，医者不可不知。烛其为水之病也，而温之热之；烛其为火之病也，而凉之寒之，各救其偏，以抵于平和而已。非如鉴之空，一尘不染，如衡之平，毫无倚着，不能暗合道妙，岂可各立门户，专主于寒热温凉一家之论而已哉！瑭因辨寒病之原于水，温病之原于火也，而开及之。

**【笺正】**

1. 鞠通著此书，以叶氏学说为宗，但不知叶氏论温之大旨。《幼科要略》，明谓春温一证，系冬寒内状，藏于少阴，入春发于少阳，寒邪深伏，已经化热，黄芩汤直清里热，苦味坚阴，乃其正治，知温邪忌散，不与暴感门同法。叶氏门人多知此旨，华岫云说："春温冬时伏寒藏于少阴，遇春时温气而发，非必上受之邪也。"他如章虚谷、王孟英诸家，也都作如是观，唯鞠通谬解，以为一切温病，初起均始于手太阴，全不顾叶氏春温发于少阳，夏暑发自阳明之诸说。后之脱离临床实际者必欲把中暑、疟疾、痄腮、黄疸、痢疾乃至"乙脑"、"肠伤寒"等病统统纳入到"必先犯肺"的主观想象中，这是欲使疾病如火车之行轨道，不准有丝毫的溢出，实属可笑。伏气温病难以必其初发只在手太阴，明甚。即新感温病，亦如谢诵穆所说，大别之有肺胃二系，从鼻入而犯肺，从口入而犯脾，入肺入胃，明分二路，胃系温病也不能无端移置于上焦。时逸人亦云："如外感初起，并无呼吸器的症状，一概认为在手太阴，故未免无的放矢。"治外感热病而为首先犯肺说印定眼目，必有"理论与实际脱节的舛误。"作者对此，曾有专文驳辨，文附书末，读者可参②。

2. 外邪伤人，说其邪自外入里，则通。说其邪自下而上，或自上而下，则凿。今以自下而上、自上而下说分寒、温，则谬。如"燥为小寒"，此为鞠通所自言，"燥证，感而即发者，诚如沈目南先生所云，与伤寒同法。"此亦鞠通所自言，既然寒轻为燥，燥重为寒，二者属阴，性质相同，何以凉燥之发，病先在肺？此外，谓温病必从河间三焦定论，乃承叶氏之讹，陆九芝已直揭其妄。如谓西北风伤人则病中风，东风伤人则病风温，则属奇谈，不知东北风伤人，南风伤人又病何？又如谓寒水之气同类，病发故在属水之膀胱，然则热火之气亦同类，病发何以不在属火之小肠？又如谓温为火气，火必克金，故温病病发必在肺，然则寒为水气，水必克火，何以伤寒病发不在心？诸如此类，在在不可究诘，是皆不可通。"病清"二字亦欠酌。

【选注】

谢诵穆：肺胃两字，为解析温病之锁匙，叶氏所谓犯肺传心包，用辛凉轻剂者，为呼吸系病；入募原不用辛凉轻剂者，为消化系病。叶氏所谓温病，乃包含肺胃两系而言（即温疫不在内，亦有两系可分），研究温病者，于温病初期，但注意叶氏之肺之一系，而忽略其胃之一系，实为大误。

王孟英：夫温热究三焦者，非谓病必从上焦始，而渐及于中下也。伏气自内而发，则病起于下者有之；胃乃藏垢纳污之所，湿温疫毒，病起于中者有之，暑邪夹湿者亦犯中焦；又暑属火而心为火脏，同气相求，邪极易犯，虽始上焦，亦不能必其在手太阴一经也。

谢安之：人身一小天地也，大别之为阴阳二界，然则东西之地位，何以为阴阳之道路？人违阴阳，确能致病，而亟之于东西之气，是臆说也，不可宗之。

【原文】

三、太阴之为病，脉不缓不紧而动数，或两寸独大，尺肤热，头痛，微恶风寒，身热自汗，口渴，或不渴而咳，午后热甚者，名曰温病。

不缓，则非太阳中风矣；不紧，则非太阳伤寒矣；动数者，风火相煽之象，经谓之躁；两寸独大，火克金也。尺肤热，尺部肌肤热甚，火反克水也。头痛、恶风寒、身热、自汗，与太阳中风无异，此处最足以相混，于何辨之？于脉动数，不缓不紧，证有或渴、或咳、尺热、午后热甚辨之。太阳头痛，风寒之邪，循太阳经上至头与项，而项强头痛也。太阴之头痛，肺主天气，天气郁，则亦痛也，且春气在头，又火炎上也。吴又可谓浮泛太阳轻者，臆说也。伤寒之恶寒，太阳属寒水而主表，故恶风寒。温病之恶寒，肺合皮毛而亦主表，故亦恶风寒也。太阳病则周身之阳气郁，故身热；肺主化气，肺病不能化气，气郁则身亦热也。太阳自汗，风疏卫也；太阴自汗，皮毛开也，肺亦主卫。渴，火克金也。咳，肺气郁也。午后热甚，浊邪归下，又火旺时也，又阴受火克之象也。

**【笺正】**

1. 此条讲太阴温病初起的脉证，后人由于相信"温病初起，必先犯肺"，认为它对温病初起的脉证具有纲领性意义，这是缺乏临床经验的缘故。从临床来看，发于少阳的春温，发于阳明的夏暑，发于足太阴经的湿温等许多温病，因为病本不在上焦手太阴，自然不具备手太阴温病的脉证。

2. 古人所说之温病，异于后人所说之温病，《内经·论疾诊尺篇》说："尺肤热甚，脉盛躁者，病温也。"据此脉证，可见古人所说温病，热度较高，是一种发高热的疾病。而手太阴温病，大多指伤风感冒、肺痈、肺胀之类，这些病古人不称为温病，初起亦很少发高热，鞠通将古人所说之温病脉证和手太阴病初起的脉证牵强凑合，演成为本条之脉证，"皆为迁就后步要用银翘、桑菊之地位"，但就临床实际来说，手太阴病初起之适宜用银翘散、桑菊饮、桂枝汤三方时，很少见有发高烧的。

3. 本条对病理的自注，是臆测，且不通。如太阳之自汗，自然也是皮毛开，倘玄府闭塞，汗从何而出？太阴之自汗，亦是风疏卫，据鞠通自云，太阳中风是感寒风，太阴风温是感温风，寒风能疏卫，温风自然更能疏卫。外感初起之自汗，不论中风、风温，均系风疏卫而皮毛开，故汗出。今从皮毛开与风疏卫相对立论，借以来区别太阴自汗和太阳自汗，诚属中医病理学说之魔障。

**【选注】**

罗萝元：《伤寒论》太阳上篇第一条，本属伤寒有五之总纲，其后无汗为伤寒，有汗为中风，但热不寒而渴者为温病，均隶于此条之下，以严辨证治疗之极，则条例井然，何等明显，今吴氏不从此处着手，反将伤寒温病各条，错综其词，易太阳为太阴而定为温病之总纲，自注伤寒头痛，是病在太阳之经；温病头痛，是病在太阴之肺。伤寒恶寒，膀胱主寒水也；温病恶寒，肺主皮毛也。凡此强词夺理，皆为迁就后步要用银翘、桑菊之地位，由是而病之浅者，幸而获愈，病之重者，不可问也。陆氏所谓欲成一家之言，翻尽千古之局，锻炼周内，病者不能呼冤也，诚非苛论。是太阴肺为一部分之病，不足为温病之纲领，明矣。

**【原文】**

四、太阴风温、温热、温疫、冬温，初起恶风寒者，桂枝汤主之；但热不恶寒而渴者，辛凉平剂银翘散主之。温毒、暑温、湿温、温疟，不在此例。

按仲景《伤寒论》原文："太阳病（谓如太阳证，即上文头痛身热恶风自汗也），但恶热不恶寒而渴者，名曰温病，桂枝汤主之"。盖温病忌汗，最喜解肌，桂枝本为解肌，且桂枝芳香化浊，芍药收敛阴液，甘草败毒和中，姜、枣调和营卫，温病初起，原可用之。此处却变易前法，恶风寒者主以桂枝，不恶风寒主以辛凉者，非敢擅违古训也。仲景所云不恶风寒者，非全不恶风寒也，其先亦恶风寒，追既热之后，乃不恶风寒耳，古文简质、且对太阳中风热时亦恶风寒言之，故不暇详耳。盖寒水之病，冬气也，非辛温春夏之气，不足以解之，虽曰温病，既恶风寒，明是温自内发，风寒从外搏，成内热外寒之证，故仍旧用桂枝辛温解肌法，俾得微汗，而寒热之邪皆解矣。温热之邪，春夏气也，不恶风寒，则不兼寒风可知，此非辛凉秋金之气，不足以解之。桂枝辛温，以之治温，是以火济火也，故改从《内经》"风淫于内，治以辛凉，佐以苦甘"法。

### 桂枝汤方

桂枝六钱　芍药（炒）三钱　炙甘草二钱　生姜三片　大枣（去核）二枚

煎法服法，必如《伤寒论》原文而后可，不然，不惟失桂枝汤之妙，反生他变，病必不除。

### 辛凉平剂银翘散方

连翘一两　银花一两　苦桔梗六钱　薄荷六钱　竹叶四钱　生甘草五钱　芥穗四钱　淡豆豉五钱　牛蒡子六钱

上杵为散，每服六钱，鲜苇根汤煎，香气大出，即取服，勿过煎。肺药取轻清，过煎则味厚而入中焦矣。病重者，约二时一服，日三服，夜一服；轻者三时一服，日二服，夜一服；病不解者，作再服，盖肺位最高，药过重，则过病所，少用又有病重药轻之患，故从普济消毒饮时时清扬法。今人亦间有用辛凉法者，多不见效，盖病大药轻之故，一不见效，随改弦易辙，转去转远，即不更张，缓缓延至数日后，必成中下焦证矣。胸膈闷者，加藿香三钱、郁金三钱，护膻中；渴甚者，加花粉；项肿咽痛者，加马勃、元参；衄者，去芥穗、豆豉，加白茅根三钱、侧柏炭三钱、栀子炭三钱；咳者，加杏仁利肺气；二三日病犹在肺，热渐入里，加细生地、麦冬保津液；再不解，或小便短者，加知母、黄芩、栀子之苦寒，与麦、地之甘寒，合化阴气，而治热淫所胜。

### 方论

按温病忌汗，汗之不惟不解，反生他患。盖病在手经，徒伤足太阳无益；病自口鼻吸受而生，徒发其表亦无益也。且汗为心液，心阳受伤，必有神明内乱、谵语癫狂、内闭外脱之变。再误汗，虽曰伤阳，汗乃五液之一，未始不伤阴也。《伤寒论》曰："尺脉微者为里虚，禁汗。"其义可见。其曰伤阳者，特举其伤之重者而言之耳。温病最善伤阴，用药又复伤阴，岂非为贼立帜乎？此古来用伤寒法治温病之大错也。至若吴又可开首立一达原饮，其意以为直透膜原，使邪速溃，其方施于藜藿壮实人之温疫病，容有愈者，芳香辟秽之功也；若施于膏粱纨绔，及不甚壮实人，未有不败者。盖其方中首用槟榔、草果、厚朴为君：夫槟榔，子之坚者也，诸子皆降，槟榔苦辛而温，体重而坚，由中走下，直达肛门，中下焦药也；草果亦子也，其气臭烈大热，其味苦，太阴脾经之劫药也；厚朴苦温，亦中焦药也。岂有上焦温病，首用中下焦苦温雄烈劫夺之品，先劫少阴津液之理！知母、黄芩，亦皆中焦苦燥里药，岂可用乎？况又有温邪游溢三阳之说，而有三阳经之羌活、葛根、柴胡加法，是仍以伤寒之法杂之，全不知温病治法，后人只谓其不分三焦，犹浅说也。其三消饮加入大黄、芒硝，惟邪入阳明，气体稍壮者，幸得下而解，或战汗而解，然往往成弱证，虚甚者则死矣。况邪有在卫者，在胸中者，在营者，入血者，妄用下法，其害可胜言耶？岂视人与铁石一般，并非气血生成者哉？究其始意，原以矫世医以伤寒法治温病之弊，颇能正陶氏之失，奈学未精纯，未足为法，至喻氏、张氏多以伤寒三阴经法治温病，其说亦非，以世医从之者少，而宗又可者多，故不深辩耳。本方谨遵《内经》"风淫于内，治以辛凉，佐以苦甘；热淫于内，治以咸寒，佐以甘苦"之训（王安道《溯洄集》，亦有温暑当用辛凉不当用辛温之论，谓仲景之书，为即病之伤寒而设，并未尝为不即病之温暑而设。张凤逵集治暑方，亦有暑病首用辛凉，继用甘寒，再用苦泄酸敛，不必用下之论。皆先得我心者）。又宗喻嘉言芳香逐秽之说，用东垣清心凉膈散，辛凉苦甘。病初起，且去入里之黄芩，勿犯中焦；加银花辛凉，芥穗芳香，散热解毒；牛蒡子辛平润肺，解热散结，除风利咽；皆手太阴药也。合而论之，经谓"冬不藏精，春必温病"又谓"藏于精者，春不病温"，又谓"病温虚甚死"，可见病温者，精气先虚，此方之妙，预护其虚，纯然清肃上焦，不犯中下，无开门揖盗之弊，有轻以去实之能，用之得法，自然奏效，此叶氏立法，所以迥出诸家也。

【笺正】

1. 鞠通将风分为寒风、温风，说本书所论之风"乃解冻之温风"，即阳风。他在《伤寒注论》中批评柯琴以桂枝汤治阳风，在二五条下又明文说温病"只许辛凉解肌，辛温又不可用。"然在此竟说桂枝本为解肌，"温病初起，原可用之。"立论矛盾，竟至于此。

2. 本书分三焦论治，屡戒上焦病忌用中下焦药，说"黄连、甘草，纯然里药，"温病初起，不可用之，全不思其所出治温病初起诸方，无一方无甘草，且不说大枣、芍药是否上焦药，单就甘草论，其治上犯中药禁论之矛盾，已见一斑。笔者对此，曾有专文，文附书末，读者可参②。

3. 叶氏谓"卫之后方言气，营之后方言血，在卫汗之可也，到气才可清气……否则前后不循缓急之法，虑其动手就错。"此说咸为学从叶、吴者所宗法，然桂、芍俱系血分药，温病初起在卫，何以可以用之?

4. 鞠通深不满"专以陶氏六书看病"之医风，认为治温病用足六经药，每每杀人，《温病起手太阴论》力辟用足经药之非，然所谓足六经药，无非指《伤寒论》中麻、桂诸方，今既用桂枝汤治手太阴病，并用麻杏甘石汤治"纯然肺病"之热饮，这又是一个矛盾。

5. 《伤寒论》无桂枝汤治温病之文。桂枝汤原方桂、芍之量相等，今桂倍于芍，近乎桂枝加桂汤，宜改称桂枝倍桂汤，不应冒桂枝汤之名。

6. 对"虽曰温病，既恶风寒，明是温自内发，风寒从外搏，成内热外寒之证……"一段，连推崇称赞用桂枝汤治温病的金寿山氏也认为："自注确实有漏洞。因按吴氏所说，本条属伏气内发之温病。这非但与前文自相矛盾，且桂枝汤是断然不可用的了，而应用黄芩汤之类。这里吴氏犯了逻辑错误。"

7. 鞠通所说之温毒，异于古人所说之温毒。古之温毒，以发斑为主证，病在阳明，多不合用银翘散，吴氏所说温毒，考其症状，为发颐之类，在十一条下，吴氏说银翘散有败温毒之功，发颐类温毒用银翘散加减以清郁热，败温毒，本属可用。可用者偏说"不在此例"；不可用者偏说主之，且假托仲景，示有所本。若是之类，难为讳失。

8. 批又可，说厚朴、知母、黄芩皆中焦苦燥里药，治上焦温病不可用。自用厚朴治上焦温病时又辩说："厚朴皮也，虽走中焦，究竟肺主皮毛，以皮治皮，不为治上犯中。"且治肺疟首方杏仁汤亦用黄芩、知母、甘草等药，上焦篇诸方均屡用之，类似矛盾，书中颇多，随文生训，何以自圆？

9. 赵能谷说："温病、伤寒，《内经》统谓之热病"。《内经》中"冬不藏精，春必病温"，"温病虚甚死"这些话，并不是专对后世所说之温病说，吴氏用上述经文以证温病要护阴，伤寒要护阳，是不知《内经》之伤寒即热病。至仲景著《伤寒论》，以麻、桂、四逆诸方治寒病，以膏、黄、黄芩诸方治热病，开后世寒温分治之法门，不善学者，竟以热药治温病，但此不当归咎于仲景。医著中，立辛温法，倍辛温药以治温者，《温病条辨》之外，殊属少见。吴达说："目见上海辛巳年，遍地春温，豆卷、桂枝之方，盛行于市，不出一候，无不发斑而告毙。"（《医学求是》）桂枝治温之流弊，鞠通不能辞其咎。

10. 论银翘散之妙，引精气先虚之说，谓妙在预护其虚，未免迂回立说，舍近而就远，若银翘散治温之妙在护虚，则白虎涤热，可以保阴；承气急下，可以存阴；黄芩苦寒，可以坚阴，此仲景治温诸方又何如？

11. 达原饮为疫邪在膜原者设，鞠通无端移膜原之邪于上焦，据此以责又可用药治上犯中，又可不能任其咎。据近人报导："前几年笔者对此病（按：指'流感'）一般皆用治疗普通感冒的通常方法，予以荆防败毒散、银翘散、桑菊饮等方剂治疗。考虑到此病的症状表现为热毒炽盛，而增加清热解毒药的比重，但疗效不够理想。""试用达原饮，结果疗效显著"（见《山东中医杂志》1984年6期12页）。这说明达原饮对呼吸系病亦有其一定的适应证。鞠通忽视又可治疫之经验，欲以银翘散替代达原饮治疫，谬误百出，作者对此，曾有专文，文附书末④，读者可参。

【选注】

何廉臣：风温误投桂枝汤，在上者轻则失音，重则咳血，在下者轻则泄泻，重则痉厥，此由鞠通之作俑也，为其所欺以误人者，数见不鲜。

叶子雨：仲景《伤寒论》原文，桂枝之禁谨严，而叔和有桂枝下咽，阳盛则毙之诫，但温病内藏伏邪，由里达外，故发热不恶寒，若因外寒抑遏，用麻黄以石膏监制，尚可。若误与桂枝，未有不死者。

【原文】

五、太阴温病，恶风寒，服桂枝汤已，恶寒解，余病不解者，银翘散主之；余证悉减者，减其制。

太阴温病，总上条所举而言也。恶寒已解，是全无风寒，止余温病，即禁辛温法，改从辛凉。减其制者，减银翘散之制也。

【笺正】

1. 温病可否用桂枝汤？这个问题已争论了数十年，至今尚在继续，如金寿山说："温病初起有桂枝证便用桂枝汤，这正是吴鞠通的高明之处，可贵之处？"我认为关键在于应弄清桂枝汤证是中风还是温病，这个问题在《伤寒论》中是十分明白的，有桂枝汤的证，就用桂枝汤治，治而病愈，这叫中风；有麻黄汤的证，就用麻黄汤治，治而病愈，这叫伤寒；如见到桂枝汤证，用桂枝汤治疗而病愈，不说是中风反说是温病。请问：如见到麻黄汤证，用麻黄汤治愈，是否也可说不是伤寒是温病？这种指鹿为马做法之所以不可取，就在他先从根本上混淆了中风、伤寒、温病之区别。

2. 温病误投桂枝倍桂汤，不能愈病，必然增病，比时宜即禁辛温，改从辛凉，但辛凉剂之使用不可为银翘散一方印定眼目，如热虽增高而表未罢寒未除，越婢汤、麻杏甘石汤之属仍可用，温热派医家治外感，畏麻黄如虎，即敢用者亦不过数分，此属治术上之退化，须知麻黄配石膏，治温病表寒未罢者，自有扬长抑短之妙。如恶寒解而热增高，亦以用白虎汤为有力。

3. 手太阴病主要是呼吸系病，其初起辨证有寒热之分，如适宜用桂枝汤、麻黄汤、杏苏散等方辛温解表治疗的，便不当称之为温病。如适宜用银翘散、桑菊饮等方辛凉解表治疗的风热感冒类病，在古人并不称之为温病，但在叶吴一派，竟认作为温病之主体，这类病初起以卫分症状为主，伴高热者较少，如伴有高热，用麻杏甘石汤、清解汤、凉解汤诸方比银翘、桑菊两方更有力。

【原文】

六、太阴风温，但咳，身不甚热，微渴者，辛凉轻剂桑菊饮主之。

咳，热伤肺络也。身不甚热，病不重也。渴而微，热不甚也。恐病轻药重，故另立轻剂方。

**辛凉轻剂桑菊饮方**

杏仁二钱　连翘一钱五分　薄荷八分　桑叶二钱五分　菊花一钱　苦梗二钱　甘草八分　苇根二钱

水二杯，煮取一杯，日二服。二三日不解，气粗似喘，燥在气分者，加石膏、知母；舌绛暮热，甚燥，邪初入营，加元参二钱、犀角一钱；在血分者，去薄荷、苇根，加麦冬、细生地、玉竹、丹皮各二钱；肺热甚加黄芩，渴者加花粉。

**方论**

此辛甘化风、辛凉微苦之方也。盖肺为清虚之脏．微苦则降，辛凉则平，立此方所以避辛温也。今世金用杏苏散通治四时咳嗽，不知杏苏散辛温，只宜风寒，不宜风温，且有不分表里之弊。此方独取桑叶、菊花者：桑得箕星之精，箕好风，风气通于肝，故桑叶善平肝风；春乃肝令而主风，木旺金衰之候，故抑其有余，桑叶芳香有细毛，横纹最多，故亦走肺络而宣肺气。菊花晚成，芳香味甘，能补金水二脏，故用之以补其不足。风温咳嗽，虽系小病，常见误用辛温重剂消烁肺液，致久嗽成痨者不一而足。圣人不忽于细，必谨于微，医者于此等处，尤当加意也。

【笺正】

1. 桑菊饮所治的太阴风温，"系小病"。这个小病，就是"身不甚热，病不重"的伤风感冒，它与古人所说的风温病完全不同，而且原来不属于温病之范畴，后世失察，混滥不别，以此等方药治重病大病，并以之作为处理一切温病初起之常规，此所以流弊无穷矣。

2. 伤风感冒而用桑菊饮，即使不效，也不致产生逆传心包，神昏谵语等变化，若遇重病大病而仍用这种方药，自难免入营入血，步步加重。从桑菊饮原方加减来看，吴氏治小病固用此方，即某些重病大病，亦用此方，但常有日益加重之变，后人应悟此种加重是病重药轻、疲药塞责所致，不可因近人个别之例案，竟以偶然为必然。

3. 此条药法系取《临证指南》风温数案而成，唯独无取叶氏喜用之象贝及沙参，故虽出之于叶案，但已有异于叶法。

【选注】

叶子雨：仲景所谓之风温，系言温病误汗后之变证，非为风温叙证也，若经误会，贻害非轻，鞠通不明仲景之旨，疑风温为内风，又不敢从内风治，故方论以桑叶、菊花为补金水两脏之品，然则杏、桔、翘、薄，果治内风之药乎？咳嗽恶风发热，果内风之形证乎？内风之为病，果在手太阴乎？似是而非，殊不足取。加减法为辨卫气营血间，脉证不清，亦未尽然。

【原文】

七、太阴温病，脉浮洪，舌黄，渴甚，大汗，面赤，恶热者，辛凉重剂白虎汤主之。

脉浮洪，邪在肺经气分也。舌黄，热已深。渴甚，津已伤也。大汗，热逼津液也。面赤，火炎上也。恶热，邪欲出而未遂也。辛凉平剂焉能胜任，非虎啸风生，金飚退热，而又能保津液不可，前贤多用之。

**辛凉重剂白虎汤方**

生石膏（研）一两　知母五钱　生甘草三钱　白粳米一合

水八杯，煮取三杯，分温三服，病退，减后服，不知，再作服。

**方论**

义见法下，不再立论，下仿此。

【笺正】

1. 仲景心法：热盛而津未伤，则用白虎；热盛而津已伤，必加人参，今渴甚津伤而用白虎，大失仲景之心法。

2. 白虎为阳明清热之主方，但仲景并不拘经以限药，吴氏借用以治太阴温病之热炽者，未尝不可，但石膏其性重坠，若真"上焦如羽，非轻不举"，又何以用此？笔者经验：外感热病初起热高者，生石膏可用 60 ~ 90 克，若吴氏之用 30 克，再分温三服，未免太轻。

【原文】

八、太阴温病，脉浮大而芤，汗大出，微喘，甚至鼻孔扇者，白虎加人参汤主之；脉若散大者，急用之，倍人参。浮大而芤，几于散矣，阴虚而阳不固也。补阴药有鞭长莫及之虞，惟白虎退邪阳，人参固正阳，使阳能生阴，乃救化源欲绝之妙法也。汗涌，鼻扇，脉散，皆化源欲绝之征兆也。

**白虎加人参汤方**

即于前方内，加人参三钱。

【笺正】

鞠通说人参为补阳药，修园说人参为补阴药，医家于此，每执一说，迄未统一。值得指出：论方不当单议药，人参配知母、石膏，即具清补养阴之作用；配附子、干姜，即具温补养阳之作用。若单用，以景岳六阳四阴，补气为主而兼能生津说为可宗。

【选注】

谢诵穆：脉浮大而芤，汗大出微喘，甚至鼻孔扇……此种证候，以麻杏石甘为最得当。白虎退热，为暂时劫止，于病无损，总无补于病机，惟麻杏石甘，为能挽救，即虑其汗大出而脱，则以强心药和入麻杏石甘汤中，决无虚脱之变也。喘促当清，知用麻杏石甘，此鞠通一隙之明也，然迟迟之于下焦，而不用于上焦篇第八条用白虎加人参汤之际，病机一失，遂不可收拾。其后玉女煎、犀角地黄汤、银翘散、清宫汤等，皆于病无损者也，而病者从此绝望矣。

【原文】

九、白虎本为达热出表，若其人脉浮弦而细者，不可与也；脉沉者，不可与也；不渴者，不可与也；汗不出者，不可与也，常须识此，勿令误也。

此白虎之禁也。按白虎慓悍，邪重非其力不举，用之得当，原有立竿见影之妙，若用之不当，祸不旋踵。懦者多不敢用，未免坐误事机；孟浪者，不问其脉证之若何，一概用之，甚至石膏用之斤余之多，应手而效者固多，应手而毙者亦复不少。皆未真知确见其所以然之故，故手下无准的也。

【笺正】

清后叶、吴之学大行，时医但遵"条辨"、不观"医案"，忽视吴氏晚年于白虎一方，学术观大变，故临床应用，恒恪守"四禁"。近人又从"四禁"复演成"四大"（身大热、脉洪大、口大渴、汗大出）说。殊不知口大渴本属白虎加人参汤之治范；且身大热而汗不出者，服白虎亦可使汗，何可例禁，《温疫论·下后脉复沉》说："更下后脉再浮者，仍当汗解，宜白虎汤。"《下后脉浮》说："里证下后，脉浮而微数，身微热，神思或不爽，此邪热浮于肌表，里无壅滞也，虽无汗，宜白虎汤加人参，覆杯则汗解。"又可之论，鞠通未审，吾人治"尺肤热甚，脉盛躁"之温病，当勿为"四禁""四大"说所惑。

【选注】

张锡纯：用白虎汤之定例，渴者加人参，其不渴者即服白虎汤原方，无事加参可知矣。吴氏以为不渴者不可与，显与经旨相背矣。且果遵吴氏之言，其人若渴者即可与以白虎汤，而亦无事加参矣，又不显与渴者加人参之论旨相背乎？至其谓汗不出者不可与也。夫白虎汤三见于《伤寒论》，惟阳明篇中所主之三阳合病有汗，其太阳篇所主之病及厥阴篇所主之病，皆未见有汗也。仲圣当日未见有汗即用白虎汤，而吴氏则于未见有汗者禁用白虎汤，此又不显与经旨相背乎？且石膏原具发表之性，其汗不出者不正可借以发其汗？且即吴氏所定之例，必其人有汗且兼渴者始可用白虎汤。然阳明实热之证，渴而兼汗出者，十人之中不过一二人，是不几将白虎汤置之无用之地乎？

**【原文】**

十、太阴温病，气血两燔者，玉女煎去牛膝加元参主之。气血两燔，不可专治一边，故选用张景岳气血两治之玉女煎。去牛膝者，牛膝趋下，不合太阴证之用。改熟地为细生地者，亦取其轻而不重，凉而不温之义，且细生地能发血中之表也。加元参者，取其壮水制火，预防咽痛失血等证也。

**玉女煎去牛膝熟地加细生地元参方**（辛凉合甘寒法）

生石膏一两　知母四钱　元参四钱　细生地六钱　麦冬六钱

水八杯，煮取三杯，分两次服，渣再煮一盅服。

**【笺正】**

玉女煎是阳明少阴药，经此加减，仍难以说即成上焦方。麻杏甘石汤应是上焦方，鞠通却列之于下焦篇。又如泻肺火之黄芩，竟列为治上犯中之禁药。诸此例子，说明对三焦药物的分划，鞠通自己也混淆不清，故三焦辨证的理论虽可以参考，三焦用药的界线却不可拘泥。

**【选注】**

陈苏生：所谓三焦分治者，概指心肺属上焦，脾胃属中焦，肝肾属下焦而言。但实际应用，很多混淆不清之处。上焦所现之证，中焦亦有之。中焦所用之药，下焦亦用之。同样一种疟疾，也硬分上中下三焦。陆九芝在《世补斋医书》中，已痛诋其自条自辨之俗，痛诋其捏造病目，颠倒三焦之非，这虽然是一种"文人相轻"的表现，但是由于三焦分治的界线，划得不够明确，三焦应用的药物，也不能单独使用于一部。此因虽有三焦分治之名，并无三焦分治之实。所以三焦名称，在实际应用上，并没有起了什么经纬的作用。

　　事实亦然如此。任何一种疾病的发展，它的影响所及，必然是整体的。病灶所在，固然可以划分为三个区域，但是临床下药，就很难横截三段了。

　　【原文】

　　十一、太阴温病，血从上溢者，犀角地黄汤合银翘散主之。其中焦病者，以中焦法治之。若吐粉红血水者，死不治；血从上溢，脉七八至以上，面反黑者，死不治，可用清络育阴法。

　　血从上溢，温邪逼迫血液上走清道，循清窍而出，故以银翘散败温毒。以犀角地黄清血分之伏热，而救水即所以救金也。至粉红水非血非液，实血与液交迫而出，有燎原之势，化源速绝。血从上溢，而脉至七八至，面反黑，火极而似水，反兼胜己之化也，亦燎原之势莫制，下焦津液亏极，不能上济君火，君火反与温热之邪合德，肺金其何以堪。故皆主死。化源绝，乃温病第一死法也。仲子曰：敢问死？孔子曰：未知生，焉知死。瑭以为医者不知死，焉能救生。细按温病死状百端，大纲不越五条。在上焦有二：一曰肺之化源绝者死；曰心神内闭，内闭外脱者死。在中焦亦有二：一曰阳明太实，土克水者死；二曰脾郁发黄，黄极则诸窍为闭，秽浊塞窍者死。在下焦则无非热邪深入，消铄津液，涸尽而死也。

　　**犀角地黄汤方**（见下焦篇）

　　**银翘散**（方见前）

　　已用过表药者，去豆豉、芥穗、薄荷。

　　【笺正】

　　近代治疗败血证、流行性出血热等病，有时采用银翘散败温毒并配合犀角地黄汤凉血化瘀的治法，但银、翘等清热解毒药是大剂量使用，这种治法，从实际出发，突破了"肺药取轻清，过煎则味厚入中焦矣"，"上焦如羽，非轻不举"，治上焦手太阴温病投银翘散，宜时时轻扬法的戒律，是可取的。

临证治病，必须对病之重轻作出判断，轻病而用重药，牛刀宰鸡，弄不好还可能损正；重病泛投轻剂，杯水车薪，难免"防入气而即入气，防入营而即入营，入血痉厥，步步深入"，致"防其医"之诮。须知前四条下所说的时时轻扬法，只可用于伤风、扁桃体炎之类的轻病小病，若治重病大病，必须从实际出发，突破其理论上之束缚，轻剂重用，方克有济。

【原文】

十二、太阴温病，口渴甚者，雪梨浆沃之；吐白沫黏滞不快者，五汁饮沃之。

此皆甘寒救液法也。

**雪梨浆方**（甘冷法）

以甜水梨大者一枚薄切，新汲凉水内浸半日，时时频饮。

**五汁饮方**（甘寒法）

梨汁　荸荠汁　鲜苇根汁　麦冬汁　藕汁（或用蔗浆）

临时斟酌多少，和匀凉服，不甚喜凉者，重汤炖温服。

【笺正】

温病渴甚者服雪梨浆、五汁饮但可治其标，不能治其本，此两方只能作为辅助．应积极治其病本。至于五汁、四汁，无须拘泥，鲜麦冬不加水同捣很难取汁，若必欲遵方如法，病家办药，恐不胜焦头烂额。在凉性水果中，取汁易而清热生津作用佳者，推西瓜为第一，故凡有西瓜时，可饮西瓜汁以代替上两方。

【原文】

十三、太阴病得之二三日，舌微黄，寸脉盛，心烦懊侬，起卧不安，欲呕不得呕，无中焦证，栀子豉汤主之。

温病二三日，或已汗，或未汗，舌微黄，邪已不全在肺中矣。寸脉盛，心烦懊侬，起卧不安，欲呕不得，邪在上焦膈中也。在上者因而越之，故涌之以栀子，开之以香豉。

### 栀子豉汤方 （酸苦法）

栀子 （捣碎） 五枚　香豆豉六钱

水四杯，先煮栀子数沸，后纳香豉，煮取二杯，先温服一杯，得吐止后服。

**【笺正】**

本方是否涌吐剂？历来意见不同，如张锡驹说："本草并不言栀子能吐，此因瓜蒂散内用香豉二合而误传之也。"徐灵胎则说："古方栀子皆生用，故入口即吐，后人作汤，以栀子炒黑，不复作吐，全失用栀子之意。"统编教材《方剂学》说："方中栀子原书生用，因服后易作吐，如为炒用，可无此弊。"这在近代多以之为清热剂的情况下，肯定了徐氏之说。以我的经验：说生用入口即吐，未免夸大。栀子之吐与不吐，与剂量、病情和不同个体有关，有人服之确有恶心欲吐感，但很少大吐，有人服之并无欲吐感。对后者，可用鹅毛探喉助吐，但不必期待大吐或促使其大吐。因取吐之法，有如发汗，发汗以微似有汗为佳，大汗容易损正；取吐亦然。对气郁不利，心烦懊憹之证，得微微欲呕，或小吐，便可缓解，若促其大吐，反伤胃气，亦失却用栀子豉汤取吐之义 （误食毒物，必反复借吐以涤胃者不在此例）。本方源出《伤寒论》，原方剂量栀子为十四枚，虽古今权衡不同，然论个数当无异，栀子小剂量服之，可起健胃作用；大剂量在脾弱者易致腹泻，说明剂量不同作用亦有异，今将栀子量从十四枚减至五枚，用作催吐，是否妥当，值得怀疑。

**【原文】**

十四、太阴病得之二三日，心烦不安，痰涎壅盛，胸中痞塞欲呕者，无中焦证，瓜蒂散主之，虚者加参芦。

此与上条有轻重之分，有有痰无痰之别。重剂不可轻用，病重药轻，又不能了事，故上条只用栀子豉汤快涌膈中之热，此以痰涎壅盛，必用瓜蒂散急吐之，恐邪入包宫而成痉厥也。瓜蒂、栀子之苦寒，合赤小豆之甘酸，所谓酸苦涌泄为阴，善吐热痰，亦在上者因而越之方也。

### 瓜蒂散方（酸苦法）

甜瓜蒂一钱　赤小豆（研）二钱　山栀子二钱

水二杯，煮取一杯，先服半杯，得吐止后服，不吐再服。

虚者加人参芦一钱五分。

【笺正】

瓜蒂散原方是瓜蒂、赤小豆各一分，个别捣筛，为散合治，取一钱匕，以香豉一合煮作稀糜，取汁和散，温顿服之。鞠通引用第二手资料，不核原文，不辨讹误，致此方有其名而失其实，为示与瓜蒂散、一物瓜蒂汤两方别异，此方宜改称三物瓜蒂汤。

【选注】

叶子雨：甜瓜蒂，本草言苦寒有毒，能上吐痰涎，下泻水湿，其性猛烈，故仲景《伤寒论》中瓜蒂散炒黄，与赤小豆等分，每服一钱匕，两物合今秤数分，况以豆豉煮作稀粥调服，且一部《伤寒论》，用吐者，只两三证，复列医吐之过者数条，盖吐则伤中焦之胃气，故不轻用也。《金匮》用以泻皮中水湿，一物瓜蒂汤，也只二至七个，每个约重三厘，每剂也只四五分，先圣用药之权衡，其慎重如此，鞠通于仲景之书，想未细读，瓜蒂生用一钱，真属孟浪。

谢安之：仲景瓜蒂散，以瓜蒂赤小豆各捣为散，复以香豉煎汁和服，而吴氏今去豉加栀，一同煎服，大失制方之义，且药方分量固不相等，而反以虚者加人参芦，失却仲景诸亡血者，不可予服之戒。

【原文】

十五、太阴温病，寸脉大，舌绛而干，法当渴，今反不渴者，热在营中也，清营汤去黄连主之。渴乃温之本病，今反不渴，滋人疑惑；而舌绛且干，两寸脉大，的系温病。盖邪热入营蒸腾，营气上升，故不渴，不可疑不渴非温病也，故以清营汤清营分之热，去黄连者，不欲其深入也。

### 清营汤（见暑温门中）

**【笺正】**

鞠通一说芩、连里药，病未至中焦不得用，又说"黄连、黄柏但走中下。"本条论太阴温病，为贯彻其治上不可犯中的主张，故云"去黄连，不欲其深入也。"全不思黄芩泻肺火，黄连泻心火，原是上焦热病之要药，鞠通论治上犯中药禁之矛盾，随处可见，此又一例。以清营汤治气营两炽之热，黄连不必去之。若阴津已伤，畏其化燥，可参黄连阿胶汤法。

**【原文】**

十六、太阴温病，不可发汗，发汗而汗不出者，必发斑疹，汗出过多者，必神昏谵语。发斑者，化斑汤主之；发疹者，银翘散去豆豉，加细生地、丹皮、大青叶、倍元参主之。禁升麻、柴胡、当归、防风、羌活、白芷、葛根、三春柳。神昏谵语者，清宫汤主之，牛黄丸、紫雪丹、局方至宝丹亦主之。

温病忌汗者，病由口鼻而入，邪不在足太阳之表，故不兰伤太阳经也。时医不知而误发之，若其人热甚血燥，不能蒸汗，温邪郁于肌表血分，故必发斑疹也。若其表疏，一发血汗出不止，汗为心液，误汗亡阳，心阳伤而神明乱，中无所主，故神昏。心液伤而心血虚，心以阴为体，心阴不能济阳，则心阳独亢，心主言，故谵语不休也。且手经逆传，世罕知之，手太阴病不解，本有必传手厥阴心包之理，况又伤其气血乎！

**化斑汤方**

石膏一两　知母四钱　生甘草三钱　元参三钱　犀角二钱　白粳米一合

水八杯，煮取三杯，日三服，渣再煮一盅，夜一服。

**方论**

此热淫于内，治以咸寒，佐以苦甘法也。前人悉用白虎汤作化斑汤者，以其为阳明证也。阳明主肌肉，斑家遍体皆赤，自内而外，故以石膏清肺胃之热，知母清金保肺而治阳明独胜之热，甘草清热解毒和中，粳米清胃热而保胃液，白粳米阳明燥金之岁谷也。本论独加元参、犀角者，以斑色正赤，木火太过，其变最速，但用白虎燥金之品，清肃上焦，恐不胜任，故加元参启肾经之气，上交于肺，庶水天一气，上下循环，不致泉源暴绝也，犀角咸寒，禀水木火相生之气，为灵异之兽，具阳刚之体，主治百毒蛊疰，邪鬼瘴气，取其咸寒，救肾水，以济心火，托斑外出，而又败毒辟瘟也；再病至发斑，不独在气分矣，故加二味凉血之品。

**银翘去豆豉加细生地丹皮大青叶倍元参方**　即于前银翘散去豆豉，加：

细生地四钱　大青叶三钱　丹皮三钱　元参加至一两

**方论**

银翘散义见前。加四物，取其清血热；去豆豉，畏其温也。

按：吴又可有托里举斑汤，不言疹者，混斑疹为一气也。考温病中发疹者，十之七八；发斑者，十之二三。盖斑乃纯赤，或大片，为肌肉之病，故主以化斑汤，专治肌肉；疹系红点高起，麻、瘄、沙皆一类，系血络中病，故主以芳香透络，辛凉解肌，甘寒清血也。其托里举斑汤方中用归、升、柴、芷、穿山甲，皆温燥之品，岂不畏其灼津液乎？且前人有痘宜温、疹宜凉之论，实属确见，况温疹更甚于小儿之风热疹乎！其用升、柴取其升发之义，不知温病多见于春夏生发之候，天地之气，有升无降，岂能再以升药升之乎？且经谓"冬藏精者，春不病温"，是温病之人，下焦精气久已不固，安庸再升其少阳之气，使下竭上厥乎！经谓"无实实，无虚虚，必先岁气，无伐天和"，可不知耶？后人皆尤而效之，实不读经文之过也。

再按：时人发温热之表，二三日汗不出者，即云斑疹蔽伏，不惟用升、柴、羌、葛，且重以山川柳发之。不知山川柳一岁三花，故得三春之名，俗转音三春为山川，此柳古称柽木，诗所谓"其柽其椐"者是也。其性大辛大温，生发最速，横枝极细，善能入络，专发虚寒白疹，若温热气血沸腾之赤疹，岂非见之如雠仇乎？夫善治温病者，原可不必出疹，即有邪郁二三日，或三、五日，既不得汗，有不得不疹之势，亦可重者化轻，轻者化无，若一派辛温刚燥，气受其炎而移于血，岂非自造斑疹乎？再时医每于疹已发出，便称放心，不知邪热炽甚之时，正当谨慎，一有疏忽，为害不浅。再疹不忌泻，若里结须微通之，不可令大泄，致内虚下陷。法在中焦篇。

### 清宫汤方

元参心三钱　莲子心五分　竹叶卷心二钱　连翘心二钱　犀用尖（磨冲）二钱　连心麦冬三钱

### 加减法

热痰盛加竹沥、梨汁各五匙；咯痰不清，加瓜蒌皮一钱五分；热毒盛加金汁、人中黄；渐欲神昏，加银花三钱，荷叶二钱、石菖蒲一钱。

### 方论

此咸寒甘苦法，清膻中之方也。谓之清宫者，以膻中为心之宫城也。俱用心者，凡心有生生不已之意，心能入心，即以清秽浊之品，便补心中生生不已之生气，救性命于微亡也。火能令人昏，水能令人清，神昏谵语，水不足而火有余，又有秽浊也。且离以坎为体，元参味苦属水，补离中之虚；犀角灵异味咸，辟秽解毒，所谓灵犀一点通，善通心气，色黑补水，亦能补离中之虚，故以二物为君。莲心甘苦咸，倒生根，由心走肾，能使心火下通于肾，又回环上升，能使肾水上潮于心，故以为使。连翘象心，心能退心热。竹叶心锐而中空，能通窍清心，故以为佐。麦冬之所以用心者，本经称其主心腹结气，伤中伤饱，胃脉络绝，试问去心，焉能散结气，补伤中，通伤饱，续胃脉络绝哉？盖麦冬禀少阴癸水之气，一本横生，根颗连络，有十二枚者，有十四五枚者，所以然之故，手足三阳三阴之络，共有十二，加任之尾翳，督之长强，共十四，又加脾之大络，共十五，此物性合人身自然之妙也，惟圣人能体物象，察物情，用麦冬以通续络脉。命名与天冬并称门冬者，冬主闭藏，门主开转，谓其有开合之功能也。其妙处全在一心之用，从古并未有去心之明文，张隐庵谓不知始自何人，相沿已久而不可改，瑭遍考始知自陶弘景始也，盖陶氏惑于诸心人心，能令人烦之一语，不知麦冬无毒，载在上品，久服身轻，安能令人烦哉！如参、术、芪、草，以及诸仁诸子，莫不有心，亦皆能令人烦而悉去之哉？陶氏之去麦冬心，智者千虑之失也。此方独取其心，以散心中

秽浊之结气，故以之为臣。

### 安宫牛黄丸方

牛黄一两　郁金一两　犀角一两　黄连一两　朱砂一两　梅片二钱五分　麝香二钱五分　珍珠五钱　山栀一两　雄黄一两　金箔衣　黄芩一两

上为极细末，炼老蜜为丸，每丸一钱，金箔为衣，蜡护。脉虚者人参汤下，脉实者银花、薄荷汤下，每服一丸。兼治飞尸卒厥，五痫中恶，大人小儿痉厥之因于热者。大人病重体实者，日再服，甚至日三服；小儿服半丸，不知再服半丸。

### 方论

此芳香化秽浊而利诸窍，咸寒保肾水而安心体，苦寒通火腑而泻心用之方也。牛黄得日月之精，通心主之神。犀角主治百毒，邪鬼瘴气。珍珠得太阴之精，而通神明，合犀角补水救火。郁金草之香，梅片木之香（按冰片，洋外老杉木浸成，近世以樟脑打成伪之，樟脑发水中之火，为害甚大，断不可用），雄黄石之香，麝香乃精血之香，合四香以为用，使闭固之邪热温毒深在厥阴之分者，一齐从内透出，而邪秽自消，神明可复也。黄连泻心火，栀子泻心与三焦之火，黄芩泻胆、肺之火，使邪火随诸香一剂俱散也。朱砂补心体，泻心用，合金箔坠痰而镇固，再合珍珠、犀角为督战之主帅也。

### 紫雪丹方（从《本事方》去黄金）

滑石一斤　石膏一斤　寒水石一斤　磁石水煮二斤　捣煎去渣后入药　羚羊角五两　木香五两　犀角五两　沉香五两　丁香一两　升麻一斤　元参一斤　炙甘草半斤

以上八味，并捣锉，入前药汁中煎，去渣后入药。

朴硝、硝石各二斤，提净，入前药汁中，微火煎，不住手

将柳木搅，候汁欲凝，再加入后二味。

辰砂（研细）三两　麝香（研细）一两二钱　入煎药拌匀。合成退火气，冷水调服一二钱。

**方论**

诸石利水火而通下窍。磁石、元参补肝肾之阴，而上济君火。犀角、羚羊泻心、胆之火，甘草和诸药而败毒，且缓肝急。诸药皆降，独用一味升麻，盖欲降先升也。诸香化秽浊，或开上窍，或开下窍，使神明不致坐困于浊邪而终不克复其明也。丹砂色赤，补心而通心火，内含汞而补心体，为坐镇之用。诸药用气，硝独用质者，以其水卤结成，性峻而易消，泻火而散结也。

**局方至宝丹方**

犀角（镑）一两　朱砂（飞）一两　琥珀（研）一两　玳瑁（镑）一两　牛黄五钱　麝香五钱

以安息重汤燉化，和诸药为丸一百丸，蜡护。

**方论**

此方荟萃各种灵异，皆能补心体，通心用，除邪秽，解热结，共成拨乱反正之功。大抵安宫牛黄丸最凉，紫雪次之，至宝又次之，主治略同，而各有所长，临用对证斟酌可也。

**【笺正】**

1. 论药失真，用药好奇之病，此条中可见一斑，如说"归、升、柴、芷、穿山甲皆温燥之品。"殊不知当归性润，升、柴、穿山甲性微寒，医界于此，所见略同，鞠通立异，并无理由。近之《温病条辨白话解》随文生训，承误传讹。又如桎柳为治麻疹透发不畅之要药，《本草正义》说"治麻疹之不能透发者甚效。"《广笔记》亦盛推其透疹之功。笔者经验：麻疹热毒炽盛而疹出不顺者最为危候，急宜紫草、石膏、绿豆、银花配桎柳以清热解毒、凉血透邪，投之疹子顺利发出，便是吉象。诚如谢诵穆说："麻疹之发疹透出与否，与预后之险夷有相当关系，其事实为吾侪所熟知。"因疹出顺利，为伏邪热毒外透之象，故透疹泄毒，成为中医治麻疹最要之大法。

日药物之用，诚如徐灵胎所说：有取其性者，有取其用者，有
取其味者，有弃性而取用者，有取性而弃味者，有性用之兼取
者。且通过妥当配伍，药物原可扬长抑短，鞠通为诋废柽柳透
疹之实用，竟谓"善治温病者，原可不必出疹"。此说误人，
实是不浅，清后受其说之影响者，于升、柴、柽柳之类，多不
敢用（该派中人对麻黄、葛根之类，亦多视如蛇蝎，不敢轻用）至流于轻淡
一支，用药路子日窄，人尝以治术衰退责之，正是为此。至于
清宫汤之药全部用心，则属好奇，如连翘以蒴果入药，有子而
无心，即使以子代心，亦如食橘而弃肉嗜皮，荒诞不经，玄参
以块根入药，尤无所谓心，鞠通不独玄参用心，并谓参、芪、
术、甘之类俱有心，且说理怪僻，谓用心"便补心中生生不
已之生气"，然则所谓心中生生不已之生气，无非心气而已，
然清宫汤诸药并无一物具补心气之作用。鞠通于补心气、补心
体、补肾水等套语，率多滥用，如说至宝丹"荟萃各种灵异，
皆能补心体"，然五脏以体用分阴阳，体阴而用阳，心以阴为
体，然方中实无一药具补心阴之作用。又如谓犀角"补水"，
亦属臆说，本草从无犀角能补之记载，《本经逢源》且谓其
"能耗散气血"，《本草正》亦有真阴不足而用之，乃不得已，
当兼补剂中用之之说。又如麦冬不去心尚可，独用心亦奇，实
则清宫汤一方，药肆无法配付，此种内容，纯系脱离实际之空
谈，非从经验所得。笔者对此，尝有专文剖析，文附书末，读
者可参⑤。

2. 银翘散原方无玄参，十六条谓倍玄参，三八、四十诸
条，复云去玄参，医界为此曾生有无玄参之争论，殊不知此书
疵谬矛盾处不一而足，诸如此类，并无争论之必要。

3. 肺病传心一项，叶氏之前，有所忽视，逆传之论，足
资参考，但神昏谵语，究以胃热蒸脑，腑闭窍蒙者居多，今执
变诋常，创本有必传之说，不合临床之实际。

4. 紫雪丹方论，"诸石利水火"一语不通。

【选注】

何炎燊：仲景处方用药，一丝不苟，法垂千古。吴氏侈言

"是书仿仲景《伤寒论》作法"，试观其冠《条辨》诸方之银翘散是如何仿法。银翘散由十味药组成，方中原无玄参。如上焦篇第 4 条，银翘散方加减法曰："项肿咽痛者加马勃、玄参。"中焦篇 22 条："阳明温病，下后疹续出者，银翘散去豆豉，加细生地、大青叶、元参、丹皮汤主之，"银翘散中确无元参甚明。然上焦篇第 16 条："……发疹者，银翘散去豆豉，加细生地、丹皮、大青叶，倍元参主之。"所列方药标明，"元参加至一两"，如此则银翘散原有元参五钱矣。又上焦篇第 40 条："太阴伏暑，舌白、口渴、有汗，或大汗不止者，银翘散去牛蒡子、元参、芥穗，加杏仁、石膏、黄芩主之。"则银翘散又应有元参矣。忆 60 年代，医学杂志曾有银翘散究竟有无元参之争。余意此实吴氏粗疏之过，后人无需争议。

**【原文】**

十七、邪入心包，舌蹇肢厥，牛黄丸主之，紫雪丹亦主之。

厥者，尽也。阴阳极造其偏，皆能致厥。伤寒之厥，足厥阴病也。温热之厥，手厥阴病也。舌卷囊缩，虽同系厥阴现证，要之舌属手，囊属足也。盖舌为心窍，包络代心用事，肾囊前后，皆肝经所过。断不可以阴阳二厥混而为一，若陶节庵所云："冷过肘膝，便为阴寒"，恣用大热。再热厥之中亦有三等：有邪在络居多，而阳明证少者，则从芳香，本条所云是也；有邪搏阳明，阳明太实，上冲心包，神迷肢厥，甚至通体皆厥，当从下法，本论载入中焦篇；有日久邪杀阴亏而厥者，则从育阴潜阳法，本论载入下焦篇。

**牛黄丸。紫雪丹方**（并见前）

**【笺正】**

此条泛言阴阳，竟似《伤寒论》中无热厥，实则不如是。且温病之厥，亦有手足经之分，如下焦篇三甲复脉汤及小定风珠所治之厥，非足经而何，可见温病病在手经，伤寒病在足经之论点，不能成立。

**【原文】**

十八、温毒咽痛喉肿，耳前耳后肿，颊肿，面正赤，或喉不痛，但外肿，甚则耳聋，俗名大头温、虾蟆温者，普济消毒饮去柴胡、升麻主之，初起一二日，再去芩、连，三四日加之佳。

温毒者，秽浊也。凡地气之秽，未有不因少阳之气而自能上升者，春夏地气发泄，故多有是证；秋冬地气，间有不藏之时，亦或有是证；人身之少阴素虚，不能上济少阳，少阳升腾莫制，亦多成是证；小儿纯阳火多，阴未充长，亦多有是证。咽痛者、经谓"一阴一阳结，谓之喉痹"。盖少阴少阳之脉，皆循喉咙，少阴主君火，少阳主相火，相济为哭也。耳前耳后颊前肿者，皆少阳经脉所过之地，颊车不独为阳明经穴也。面赤者，火色也。甚则耳聋者，两少阳之脉，皆入耳中，火有余则清窍闭也。治法总不能出李东垣普济消毒饮之外。其方之妙，妙在以凉膈散为主，而加化清气之马勃、僵蚕、银花，得轻可去实之妙；再加元参、牛蒡、板蓝根，败毒而利肺气，补肾水以上济邪火；去柴胡、升麻者，以升腾飞越太过之病，不当再用升也，说者谓其引经，亦甚愚矣！凡药不能直至本经者，方用引经药作引，此方皆系轻药，总走上焦，开天气，肃肺气，岂须用升、柴直升经气耶？去黄芩、黄连者，芩、连里药也，病初起未至中焦，不得先用里药，故犯中焦也。

**普济消毒饮去升麻柴胡黄芩黄连方**

连翘一两　薄荷三钱　马勃四钱　牛蒡子六钱　芥穗三钱　僵蚕五钱　元参一两　银花一两　板蓝根五钱　苦梗一两　甘草五钱

上共为粗末，每服六钱，重者八钱。鲜苇根汤煎，去渣服，约二时一服，重者一时许一服。

**【笺正】**

1. 普济消毒饮以升、柴之升散，配芩、连之苦降，组方开合得宜，清热解毒作用很好，鞠通之加减，大失东垣之方义。本病病位在少阳，去柴胡何以枢转少阳之邪？且升麻、芩、连，功擅清热解毒，俱为方中之要药，若无端减去，作用减弱，效果必受影响。且犯中药禁，本属不通，故用是方者，勿为其说所惑。若真一二日须去之，三四日加之佳，岂本病三四日必入中焦耶？无是理也！有临床经验者自知之。

2. 前用玉女煎时去牛膝，亦因牛膝趋下，恐治上而犯中。实则上病下治，古有是法，不可谓上部之病不能用下走之药。以余之经验，凡咽喉肿痛，用土牛膝根大剂煎饮，效果不错；又治血灌瞳神，在当用方内加入牛膝、大黄、三七以止血化瘀、导血下行，每收佳效。忆1983年，有何某介绍其亲属女来余处诊治，患者先在县人民医院求诊，已告眼内出血量多，视力将受一定程度之影响，然经余重用上三药（与通腑凉血化瘀品合用），仅三剂，即视力增进到1.5。

**【选注】**

谢诵穆：鞠通所说之温毒，即俗所谓鸬鹚瘟，或名发颐，或名痄腮，西名耳下腺炎，耳聋为炎症并发之中耳炎，鞠通谓俗名大头瘟，则又非是，大头瘟另有一种症状，为丹毒之一症，亦不得伪袭也。

贾揾清：普济消毒饮去升、柴、芩、连，实即前第四条银翘散去豆豉、竹叶，加玄参、马勃、僵蚕、板蓝根也。前第四条银翘散，标明温毒不在此例，而此条治温毒诸症，仍用银翘散法，前后自相矛盾，殊堪诧异。

陆士锷：此证风热壅遏，以致络气不通，头肿如斗，升麻实为要药，考本经，升麻气味甘平苦，微寒无毒，主解百毒，辟温疫邪气，入口皆吐出，中恶腹痛，时气毒疠，诸毒喉痛口疮，故仲景治阳毒阴毒，升麻鳖甲汤，特以升麻为主药，今鞠通畏升柴之升腾飞越，一并除去，虽加牛蒡、马勃，而上壅之温毒，何从宣泄？此方之升麻，犹之画龙点睛，精神全在此一点。士锷诊治大头瘟，无一证不用升麻，无一证不收全效，确有所见，非理想空谈也。

金寿山：吴鞠通的上述方解，暴露了一些温病学家的两大偏见：一是勿用柴、葛、升麻，恐其升散或竭阴；二是过多地避用芩、连，恐其凉遏冰伏或引邪深入。在我看来，治温毒，普济消毒饮全方可用，该方配合得很合理，方中柴胡、升麻本不是引经之用，而是用其升散之性，以利于发散热毒，且与芩、连相配，可监制其凉遏之弊。芩、连清热解毒，与病相宜，更毋庸去之。当然，如只用芩、连，而不用柴胡、升麻，是有苦寒冰伏之虑的。吴鞠通把普济消毒饮中的柴、升、芩、连均弃之不用，这样该方的清热解毒发散作用就减弱多了，用于温毒轻证尚可，用于温毒重证就不甚胜任了。

**【原文】**

十九、温毒外肿，水仙膏主之，并主一切痈疮。

按：水仙花得金水之精，隆冬开花，味苦微辛，寒滑无毒，苦能升火败毒，辛能散邪热三结，寒能胜热，滑能利痰，其妙用全在汁之胶黏，能拔毒外出，使毒邪不致深入脏腑伤人也。

**水仙膏方**

水仙花根，不拘多少，剥去老赤皮与根须，入石臼捣如膏，敷肿处，中留一孔出热气，干则易之，以肌肤上生黍米大小黄疮为度。

**【笺正】**

水仙为石蒜科植物，有毒，记无毒是承讹传误。此物若误服，可发生呕吐等中毒症状，膀宜注意，不可因无毒、胜热、利痰之说而轻易内服。其根开入药，鳞茎捣敷痈肿疮毒，有消肿散毒作用，如无水仙，用石蒜亦可。

**【原文】**

二十、温毒敷水仙膏后，皮旧有小黄疮如黍米者，不可再敷水仙膏，过敷则痛甚而烂，三黄二香散主之。

三黄取其峻泻诸火，而不烂皮肤，二香透络中余热而定痛。

**三黄二香散方** （苦辛芳香法）

黄连一两　黄柏一两　生大黄一两　乳香五钱　没药五钱

上为极细末，初用细茶汁调敷，干则易之，继则用香油调敷。

**【原文】**

二一、温毒神昏谵语者，先与安宫牛黄丸、紫雪丹之属，继以清宫汤。

**安宫牛黄丸、紫雪丹、清宫汤**（方法并见前）

**【笺正】**

自叶氏用"三宝"治手太阴温病逆传心包引起的昏谵痉厥之后，鞠通宗其法、广其用，直至几乎不论病种之异，凡一切温病之神昏谵语者，悉唯"三宝"是赖，后之追随者，迷信"三宝"者有之，偏执"三宝"者有之，甚至救治热病之昏谵痉厥，只知以"三宝"塞责"盖顶"，形成风气，这种治术，其合理性需要探讨。鞠通所说之温毒，考其症状，是即痄腮，痄腮与犯肺无予，也很少引起神昏谵语，即使引起神昏谵语，治方亦难与风温之逆传心包者同。且温病之神昏谵语，热盛灼津化痰动风而致者有之；热聚于胃，胃热蒸脑者亦有之；热毒不泄，地道不通，上窍蒙蔽者亦有之，凡此种种，机异治异，俱当详辨，未许竟以犯肺逆传一端以括之。今一见昏谵，悉投"三宝"，治病之法，易固易矣，然实效不可问矣！在叶氏之前，中医治热病之神昏谵语，以撤胃热、通地道为大法，至鞠通之后，悉用"三宝"，浸成风气，陆九芝有慨于此，发神昏谵语悉属阳明之论，虽不免矫枉过正之失，但毕竟抓住了温病昏谵治法的重点和关键。

# 暑　温

**【原文】**

二二、形似伤寒，但右脉洪大而数，左脉反小于右，口渴甚，面赤，汗大出者，名曰暑温，在手太阴，白虎汤主之；脉芤甚者，白虎加人参汤主之。

此标暑温之大纲也。按温者热之渐，热者温之极也。温盛为热，木生火也。热极湿动，火生土也。上热下湿，人居其中而暑成矣。若纯热不兼湿者，仍归前条温热例，不得混入暑也。形似伤寒者，谓头痛、身痛、发热恶寒也。水火极不同性，各造其偏之极，反相同也。故经谓水极而似火也，火极而似水也。伤寒，伤于水气之寒，故先恶寒而后发热，寒郁人身卫阳之气而为热也，故仲景《伤寒论》中，有已发热或未发之文。若伤暑则先发热，热极而后恶寒，盖火盛必克金，肺性本寒，复恶寒也。然则伤暑之发热恶寒虽与伤寒相似，其所以然之故实不同也，学者诚能究心于此，思过半矣。脉洪大而数，甚则芤，对伤寒之脉浮紧而言也。独见于右手者，对伤寒之左脉大而言也，右手主上焦气分，且火克金也，暑从上而下，不比伤寒从下而上，左手主下焦血分也，故伤暑之左脉反小于右。口渴甚面赤者，对伤寒太阳证面不赤，口不渴而言也；火烁津液，故口渴，火甚未有不烦者，面赤者，烦也，烦字从火后页，谓火现于面也。汗大出者，对伤寒汗不出而言也。首白虎例者，盖白虎乃秋金之气，所以退烦暑，白虎为暑温之正例也，其源出自《金匮》，守先圣之成法也。

**白虎汤、白虎加人参汤方**（并见前）

**【笺正】**

1. 仲景以六淫伤人，俱从太阳始（笔者对此，尝有专文，文附书末，读者可参⑥。）故《金匮》有太阳中暍之明文，叶桂见仲景以白虎治中暍，彼认白虎为阳明病专药，故其论伏气，有"夏暑发自阳明"之说。然《临证指南》暑门诸案，论新感者，亦言暑从上入，首先犯肺。至王肯堂，又以心为火脏，谓"暑先入心"。鞠通杂采诸说，并无剖白，故前后颇显矛盾。此条"暑从上下"云云，仍在贯彻第二条之论旨，但经文明云太阳，鞠通说在手太阴，若说仲景之太阳即为鞠迪之手太阴，何以反诋仲景不及论温暑，亦不应以暑从上下，寒自下上之说相对立论以示寒温之区别。且脉洪大、口渴甚、汗大出、面赤身热，此为阳明病之症状，若无咳喘胸痛等症，亦不得断其在手太阴。

2. 暑热伤气，脉盛右部，此乃宗王安道之说，"然不合攘为已有，又不明经义，而以上焦下焦辨之，谬矣。"人之两手，左右俱分寸、关、尺三部，寸部主上，尺部主下，右寸主肺，左寸主心，右尺命门，左尺肾水，若以左右分气血，则可，今以左右分上下，则奇，岂命门可属上焦，心反属之下焦耶。

**【原文】**

二三、《金匮》谓太阳中暍，发热恶寒，身重而疼痛，其脉弦细芤迟，小便已，洒然毛耸，手足逆冷，小有劳身即热，口开前板齿燥。若发其汗，则恶寒甚；加温针，则发热甚；数下，则淋甚，可与东垣清暑益气汤。

张石顽注，谓太阳中暍，发热恶寒身重而疼痛，此因暑而伤风露之邪，手太阳标证也。手太阳小肠属火，上应心包，二经皆能制金烁肺，肺受火刑，所以发热恶寒似足太阳证。其脉或见弦细，或见芤迟，小便已，洒然毛耸，此热伤肺胃之气，阳明本证也（愚按：小便已，洒然毛耸，似乎非阳明证，乃足太阳膀胱证也。盖膀胱主水，火邪太甚而制金，则寒水来为金母复仇。所谓五行之极，反兼胜己之化）。发汗则恶寒甚者，气虚重夺（当作伤）其津（当作阳也）。温针则发热甚者，重伤经中之液，转助时火，肆虐于外也。数下之则淋甚者，劫其在里之阴，热势乘机内陷也。此段经文，本无方治，东垣特立清暑益气汤，足补仲景之未逮。愚按：此言太过。仲景当日，必有不可立方之故，或曾立方而后世脱简，皆未可知，岂东垣能立而仲景反不能立乎？但细按此证，恰可予清暑益气汤，曰可者，仅可而有所未尽之词，尚望遇是证者，临时斟酌尽善。至沈目南《金匮要略注》，谓当用辛凉甘寒，实于此证不合。盖身重疼痛，证兼寒湿也。即目南自注，谓发热恶寒身重疼痛，其脉弦细芤迟，内暑而兼阴湿之变也。岂有阴湿而用甘寒柔以济柔之理？既曰阴湿，岂辛凉所能胜任！不待辩而自明。

**清暑益气汤方**（辛甘化阳酸甘化阴复法）

黄芪一钱　黄柏一钱　麦冬二钱　青皮一钱　白术一钱五分

升麻三分　当归七分　炙草一钱　神曲一钱　人参一钱　泽泻一钱

五味子八分　陈皮一钱　苍术一钱五分　葛根三分　生姜二片

大枣二枚

水五杯，煮取二杯，渣再煎一杯，分温三服。虚者得宜，实者禁用；汗不出而但热者禁用。

【笺正】

1. 将《金匮》条文置于上焦篇并补以东垣之清暑益气汤，此与三焦分证用药之旨，格格不入。既然暑从上下，在手太阴，既然治上焦病不可用中下焦里药，何以开首即用黄柏之类？且只知推倒前人之说，谓"非阳明证，乃足太阳膀胱证。"何以足太阳膀胱证竟移置于上焦？由此可见，此书逻辑之混乱，有如治丝而益棼，后人欲融贯其说，实无法理清其端绪。

2. 《金匮》此段经文，诸家咸谓本无方治，然据桂林古本《伤寒杂病论》，"数下之则淋甚"之后，尚有"白虎加桂枝人参芍药汤主之"一句，其方为："知母六两，石膏一斤，炙甘草二两，粳米六合，桂枝一两，人参三两，芍药二两。"因此本行世较晚，诸家所见乃王氏蠹注中发现之残本，彼各凭揣度臆测，致议论纷纷，今真相已白，不可再为鞠通说所愚。笔者对此，尝有专文，文附书末，读者可参⑦。

3. 仲景治暑，以涤热养阴与清心利水为两大法门，因伤寒为实，伤暑为虚，本条为热炽气虚之证，故用白虎涤热，合人参益气津，是为主药，然暑伤太阳，兼有恶寒身疼，故复加桂芍以和营卫，其方以白虎加桂枝、白虎加人参二方化裁而出之，与证情可谓丝丝入扣，赵氏、方氏辈尝主白虎加人参，贾氏主以白虎加桂枝，虽所见大旨不误，究不及原方之周匝。以东垣方治本证，为诖中之下驷，但东垣方治长夏湿热困胃而见四肢困倦，精神短少，懒于动作，胸满气促，肢节沉痛等证，亦有殊功，须知误在移东垣方治仲景证，东垣方之证，与本条之证自别，故不可离证议方，妄诋东垣之方为无用。

【选注】

宫曙园：太阳中暍者，酷暑骤中太阳也……乃东垣、石顽、鞠通辈，必欲以杂乱之清暑益气汤予之，意何居乎？石顽谓其暑而伤风露之邪，鞠通以为兼有阴湿之变，二家于中喝之义，且未了解，无惑乎用药鲜当也。

**【原文】**

二四、手太阴暑温，如上条证，但汗不出者，新加香薷饮主之。

证如上条，指形似伤寒，右脉洪大，左手反小，面赤口渴而言。但以汗不能自出，表实为异，故用香薷饮发暑邪之表也。按香薷辛温芳香，能由肺之经而达其络。鲜扁豆花，凡花皆散，取其芳香而散，且保肺液，以花易豆者，恶其呆滞也。夏日所生之物，多能解暑，惟扁豆为最，如无花时，用鲜扁豆皮，若再无此，用生扁豆皮。厚朴苦温，能泄食满，厚朴皮也，虽走中焦，究竟肺主皮毛，以皮从皮，不为治上犯中。若黄连、甘草，纯然里药，暑病初起，且不必用，恐引邪深入。故易以连翘、银花，取其辛凉达肺经之表，纯从外走，不必走中也。

温病最忌辛温，暑病不忌者，以暑必兼湿，湿为阴邪，非温不解，故此方香薷、厚朴用辛温，而余则佐以辛凉云。下文湿温论中，不惟不忌辛温，且用辛热也。

**新加香薷饮方**（辛温复辛凉法）

香薷二钱　银花三钱　鲜扁豆花三钱　厚朴二钱　连翘二钱

水五杯，煮取二杯。先服一杯，得汗止后服；不汗再服；服尽不汗，再作服。

**【笺正】**

1. 暑必兼湿为叶桂之论，鞠通盲目遵信，孟英驳之有理。

2. 温而燥不独当清，并宜润，故甘寒之法最合；温而湿不独当清，并宜燥，故寒之法甚适。今谓温病夹湿便可用温。如此偏执谈理，试问置温热，一面于何地？暑而兼湿非寒而兼湿之比，"湿为阴邪，非温不解"，此语就暑湿言，未免重湿而轻暑，鞠通既云"温病最忌辛温"，复云"暑病不忌"，似乎暑病非温病，值若笑谈。

**【选注】**

王孟英：暑乃天之热气，流金烁石。纯阳无阴。或云阳邪为热，阴邪为暑者，甚属不经。《经》云：热气大来，火之胜也。阳之动，始于温，盛于暑，盖在天为热，在地为火，其性为暑，是暑即热也，并非二气。或云暑为热兼湿者，亦误也，暑与湿原是二气，虽易兼感，实非暑中必定有湿也。譬如暑与风功；多兼感，岂可谓暑中必有风耶？若谓热与湿合始名为暑，然则寒与风合又将何称？

贾芬：香薷饮发暑邪之表也此语，误人不浅。香薷辛温，兼泄宿水，为夏月感受寒邪而汗不出者设，乃是发寒邪之表，非发暑邪之表也。

【原文】

二五、手太阴暑温，服香薷饮，微得汗，不可再服香薷饮重伤其表，暑必伤气，最令表虚，虽有余证，知在何经，以法治之。

按伤寒非汗不解，最喜发汗；伤风亦非汗不解，最忌发汗，只宜解肌，此麻桂之异其治，即异其法也。温病亦喜汗解，最忌发汗，只许辛凉解肌，辛温又不可用，妙在导邪外出，俾营卫气血调和，自然得汗，不必强责其汗也。若暑温、湿温则又不然，暑非汗不解，可用香薷发之，发汗之后，大汗不止，仍归白虎法，固不比伤寒伤风之漏汗不止，而必欲桂附护阳实表，亦不可屡虚其表，致令厥脱也，观古人暑门有生脉散法，其义自见。

【笺正】

1. 伤寒也罢，暑温也罢，如发汗之后，大汗不止，均有寒热之辨，如热退身凉，属卫阳失固，宜桂、附护阳实表；如热盛口渴，属阳明热炽，宜白虎涤热保阴．不能误认为伤寒发汗，漏汗不止，必欲佳、附；暑温发汗，漏汗不止，必欲白虎。如徐洄溪尝治一人暑病热极，大汗不止。脉微肢冷，面赤气短，舌润，断为热甚汗出亡阳，急进参、附，一剂而汗、止身温得寐。此案若误用白虎，必死无疑。所以，暑温发汗，大汗亡阳而投白虎，与伤寒发汗，大汗热炽而投桂、附，与落井下石，并无二致。暑温大汗，仍归白虎；伤寒大汗，必：欲桂附，这一成见，对临床实属有害。

2. 《伤寒论》中之中风，鞠通直接称之为伤风，然后世所说之伤风，是否即《伤寒论》中之中风，值得探讨，伤风病在手太阴，常有咳嗽而少有头项强痛；中风病在足太阳，症有头项强痛而无须有咳嗽。也就是说：伤风、中风的判断依据~症状~不同，故汪必昌在《医阶辨证》中作"春令外感七证辨"说："太阳中风：其状头项强，腰脊痛，发热，自汗，恶风，脉浮缓。伤风之状：头痛身热，咳嗽鼻塞，声音重，涕唾稠黏，脉洪大。"又说："太阳中风，风伤卫，故恶风自汗，与（伤）寒证异。伤风，为春病，咳嗽鼻塞，声重，风壅于肺也。"就治疗来说，中风属风寒，治宜辛温、而伤风既有风寒，亦有风热，治有辛温、辛凉二法。就常用方来说，如见中风脉症，用桂枝汤最合适；如见伤风脉症，则多用桑菊饮、杏苏散之类，于桂枝汤一方较为少用。由是而论，伤风、中风，未可等视。鞠通既称温病在手经，伤寒在足经，谓麻桂为足经药，治温病不得用之。又混中风、伤风为一体，并以桂枝汤治温病，处处矛盾，在在不可究诘，后人于此等处，不直率抉举其瑕疵，反曲为粉饰，谬加赞词，堪称桂枝汤为千古治温之祖方，由此徒增驳辨，而宗其学者好固执己见，从而造成了温病学理论认识之混乱，实可浩叹！

【选注】

叶子雨：暑为天日之热邪，何得非汗不解，其所以无汗者，热为寒遏也，香薷辛温达表，然必芩、连、杏、朴之苦降以监制，庶无呕逆之变。

【原文】

二六、手太阴暑温，或已经发汗，或未发汗，而汗不止，烦渴而喘，脉洪大有力者，白虎汤主之；脉洪大而芤者，白虎加人参汤主之；身重者，湿也，白虎加苍术汤主之；汗多脉散大，喘渴欲脱者，生脉散主之。

此条与上文少异者，只已经发汗一句。

### 白虎加苍术汤方

即于白虎汤内加苍术三钱。

汗多而脉散大，其为阳气发泄太甚，内虚不司留恋可知。生脉散酸甘化阴，守阴所以留阳，阳留，汗自止也。以人参为君，所以补肺中元气也。

### 生脉散方（酸甘化阴法）

人参三钱　麦冬（不去心）二钱　五味子一钱

水三杯，煮取八分二杯，分二次服，渣再煎服，脉不敛，再作服，以脉敛为度。

【笺正】

拘经限药，以白虎为阳明病专药的认识，不合临床之实际。但须知白虎毕竟为阳明病之主剂，阳明属中焦，若分三焦用药，白虎当不属于上焦，今屡用中下焦方药治上焦病，又必欲按三焦论证，分三焦用药，致论理划方，处处如凿枘之不相入，由是可见鞠通三焦药法理论之缺憾。

【原文】

二七、手太阴暑温，发汗后，暑证悉减，但头微胀，目不了了，余邪不解者，清络饮主之。邪不解而入中下焦者，以中下法治之。

既曰余邪，不可用重剂明矣，只以芳香轻药清肺络中余邪足矣。倘病深而入中下焦，又不可以浅药治深病也。

### 清络饮方（辛凉芳香法）

丝瓜皮二钱　鲜竹叶心二钱

水二杯，煮取一杯，日二服。凡暑伤肺经气分之轻证皆可用之。

【笺正】

用心则味味用心，用鲜则味味用鲜，这是用药好奇的一种表现，清络饮一方，药虽平易，但因味味用鲜品，药肆无备，若农村地区，尚可对付，城市恐不胜采办之苦，治轻病小病，尤不可不注意及此。处今中西医并存之世，中医若不多为方便病家着想，则无异为渊而逐鱼。

**【原文】**

二八、手太阴暑温，但咳无痰，咳声清高者，清络饮加甘草、桔梗、甜杏仁、麦冬、知母主之。

咳而无痰，不嗽可知，咳声清高，金音清亮，久咳则哑，偏于火而不兼湿也。即用清络饮，清肺络中无形之热，加甘、桔开提，甜杏仁利肺而不伤气，麦冬、知母保肺阴而制火也。

**清络饮加甘桔甜杏仁麦冬汤方**

即于清络饮内，加甘草一钱，桔梗二钱，甜杏仁二钱，麦冬三钱。

**【笺正】**

方名太繁，似可改称清络饮加甘桔杏麦汤。但结合条文所论，本方尚应有知母，鞠通著书，甚为粗疏，此又系漏写。

**【原文】**

二九、两太阴暑温。咳而且嗽，咳声重浊，痰多不甚渴，渴不多饮者，小半夏加茯苓汤再加厚朴、杏仁主之。

既咳且嗽，痰涎复多，咳声重浊，重浊者土音也，其兼足太阴湿土可知。不甚渴，渴不多饮，则其中之有水可知，此暑温而兼水饮者也。故以小半夏加茯苓汤，蠲饮和中；再加厚朴、杏仁，利肺泻湿，预夺其喘满之路；水用甘澜，取其走而不守也。

此条应入湿温，却列于此处者，以与上条为对待之文，可以互证也。

**小半夏加茯苓汤再加厚朴杏仁方**（奉温淡法）

半夏八钱　茯苓块六钱　厚朴三钱　生姜五钱　杏仁三钱

甘澜水八杯，煮取三杯，温服，日三服。

**【笺正】**

小半夏加茯苓汤原为仲景治痰饮方，属于"以温药和之"的治法。鞠通一面狭隘《伤寒论》之内涵，说其书只论狭义伤寒；一面又无限地扩大温病之内涵，将《伤寒杂病论》中治杂病的内容，揽入到温病治疗中，殊觉欠妥。

其自注说"此条应入湿温"，然则暑温、湿温各占九种温病之一格，若说暑温兼水饮就是湿温，未免混二病为一病。且兼湿也罢，兼饮也罢，暑温、湿温，毕竟是温病，治疗温病，不能单用"温药和之"之大法，若暑温、湿温。为其夹湿夹饮，便要以温化为大法，则清化一法，又用于何时？此条以温化方治温病，方证与理论不合，不足为后人法。

**【原文】**

三十、脉虚夜寐不安，烦渴舌赤，时有谵语，目常开不闭，或喜闭不开，暑入手厥阴也。手厥阴暑温，清营汤主之；舌白滑者，不可与也。

夜寐不安，心神虚而阳不得入于阴也。烦渴舌赤，心用恣而心体亏也。时有谵语．神明欲乱也。目常开不闭，目为火户，火性急，常欲开以泄其内：入，且阳不下交于阴也；或喜闭不喜开者，阴为亢阳所损，阴损则恶见阳光也。故以清营汤急清宫中之热，而保离中之虚也。若舌白滑，不惟热重，湿亦重矣，湿重忌柔润药，当于湿温例中求之，故曰不可与清营汤也。

**清营汤方**（咸寒苦甘法）

犀角三钱　生地五钱　元参三钱　竹叶心一钱　麦冬三钱　丹参二钱　黄连一钱五分　银花三钱　连翘（连心用）二钱

水八杯，煮取三杯，日三服。

**【原文】**

三一、手厥阴暑温，身热不恶寒，精神不了了，时时谵语者，安宫牛黄丸主之，紫雪丹亦主之。

身热不恶寒，已无手太阴证，神气欲昏，而又时时谵语，不比上条时有谵语，谨防内闭，故以芳香开窍、苦寒清热为急。

**安宫牛黄丸、紫雪丹**（方义并见前）

**【笺正】**

1. 暑温很易发生"热盛蒸脑"，故积极撤热实为防止昏谵痉厥发生之首着，若阳明腑实，热、结并存，地道不通，致神明被蒙，此时攻下泄热，尤为开上窍之要着。但鞠通之治温病神昏痉厥，不论病属暑温、温毒或其他温病，亦不论在上焦在中焦或下焦，轻则清营、清宫，重则悉用"三宝"，于撤热攻下之法，反有所忽视。

2. 用"时有谵语"与"时时谵语"表谵语之多少，用词不够贴切，但读者知"时有谵语"为偶有谵语意即可。

【选注】

张山雷：神昏之由，其热在胃，毫无疑义，但胃为受盛之腑，无性灵之作用，何以胃家蕴热而神为之昏，颐谓心为神明之主，胃中热盛，上熏于心，神明为之不安，其所以昏者，病诚在心。惟所以使之昏者，其因在胃耳。斯时之心，尚是受胃之熏灼，而非心之自有蕴热。所以清泄其胃而心自安，昏自醒，若叶派之动辄犀角、生地、牛黄、脑、麝，则心脏本无实热，而反引胃热以入心，且胃中实热仍无去路，而又专泄元气以耗心神，于是胃之闭者愈闭，而心之不脱者反脱，此叶氏《温热论》、吴氏《条辨》之所以不能起病而适以送命也。仲景于神昏诸证，悉隶于阳明条下，最是医林正鹄。

【原文】

三二、暑温寒热，舌白不渴，吐血者，名曰暑瘵，为难治，清络饮加杏仁、薏仁、滑石汤主之。

寒热，热伤于表也；舌白不渴，湿伤于里也；皆在气分，而又吐血，是表里气血俱病，岂非暑瘵重证乎？此证纯清则碍虚，纯补则碍邪，故以清络饮清血络中之热，而不犯手；加杏仁利气，气为血帅故也；薏仁、滑石，利在里之湿，冀邪退气宁而血可止也。

**清络饮加杏仁薏仁滑石汤方**

即于清络饮内加杏仁二钱，滑石末三钱，薏仁三钱，服法如前。

【笺正】

1. 暑瘵为难治之重证，清络饮为清肺络中余邪之轻剂，重病而用轻药，实是疲药塞责。叶氏论温，有"入血便恐耗血动血，直须凉血散"之说，治暑瘵吐血，于此未可不以为意，且暑瘵吐血，有多有少，吐多者当以止血为第一法，吐少者亦当消瘀宁血，今丝毫不用血药，竟全不以吐血为念，岂是医法。张凤逵经验：治暑瘵"宜四物汤、黄连解毒汤、二陈汤三方内去川芎、白芍、黄柏，以贝母易半夏，加桔梗以抑之，薄荷以散之，麦冬、五味以敛之，自愈，或加童便、藕汁干黄连香薷饮一二剂亦可"。雷少逸主张分虚实论治，"如初起体实者，宜以清宣金脏法（牛蒡子、川贝、马兜铃、杏仁、瓜蒌壳、桔梗、冬桑叶、枇杷叶）加枯芩、黑栀治之；体弱者，宜以却暑调元法（石膏、滑石、茯苓、半夏、东洋参、麦冬、甘草、粳米）去石膏、半夏、粳米，加鲜地、鲜斛、鲜藕节治之。如未止，再加丹皮、旱莲草可也"。此两家之药法，较清络饮之轻描淡写为有力，可资参考。

2. 血络中之热即是血热，血热吐血，必须凉血止血。但吐血、咯血，证治各异，鞠通混称，实宜甄别，若病在太阴，血从肺出，谓之咯血，咯血者，痰带血丝，痰血之来，虽由心肾，而治肺之痰，又是治咯血之捷法。若在阳明，血从胃出，谓之吐血，治与咯血有异，岂可混作一谈，唯清络饮一方，全属气分之药，实无一味能清血热，故无论吐血咯血，投之均无止血效。"不犯手"一句亦不通。

**【选注】**

金寿山：暑温寒热，舌白不渴，且吐血（咳血），名为暑瘵，是难治的病。既然断其为暑瘵，这里显然缺少应有的病史。肺有痨病（如肺结核、支气管扩张等）已久，暑月出现咳血之症，方为暑瘵。可见诊断暑瘵，其病史依据是主要的。

**【原文】**

三三、小儿暑温，身热，卒然痉厥，名曰暑痫，清营汤主之，亦可少与紫雪丹。

小儿之阴，更虚于大人，况暑月乎！一得暑温，不移时有过卫入营者，盖小儿之脏腑薄也。血络受火邪逼迫，火极而内风生，俗名急惊，混与发散消导，死不旋踵，惟以清营汤清营分之热而保津液，使液充阳和，自然汗出而解，断断不可发汗也。可少与紫雪者，清包络之热而开内窍也。

**【笺正】**

暑痫又名暑痉，亦称暑风。在小儿多系热极生风，痰火阻窍引起，治以清热祛痰息风为要，有时须釜底抽薪、攻下泄热方效。若偏执清营、紫雪，忽视最重要之阳明，徒守上焦，这是自陷于狭隘，对于这一问题之意见，余于二一、三一诸条下已述，不多赘论。

**【原文】**

三四、大人暑痫，亦同上法。热初入营，肝风内动，手足瘛疭，可于清营汤中。加钩藤、丹皮、羚羊角。

**清营汤、紫雪丹**（方法并见前）

**【笺正】**

肝风内动属足厥阴，以足厥阴病列置上焦篇，复以手太阴病（麻杏甘石汤证）、手少阴病（黄连阿胶汤证）列置下焦篇，说明本书有三焦分篇之名，无三焦分篇之实；肝风内动之暑痉。亦温热之厥之一证，温病之厥既明有属足厥阴者，则十七条以温热之厥尽属手经不通；肝风内动之暑痉。羚角钩藤汤尽可择用，今不论手经、足经，概用清宫、紫雪，似于舍此无他，实属所见不广。

**【选注】**

张破浪：近世言温病者，犹渭伤寒传经，温病不传经，又变其说为伤寒传足不传手，温病传手不传足。伤寒自足太阳至足阳明。温病自手太阴至手厥阴，大使温病不传足经，则脾胃肝肾皆不得受病，彼亦自知其难通也。

# 伏 暑

（按暑温伏暑，名虽异而病实同，治法须前后互参，故中下篇不另立一门。）

**【原文】**

三五、暑兼湿热，偏于暑之热者为暑温，多手太阴证而宜清；偏于暑之湿者为湿温，多足太阴证而宜温；湿热平等者两解之。各宜分晓，不可混也。

此承上启下之文。按暑温、湿温．古来方法最多精妙，不比前条温病毫无尺度，本论原可不必再议，特以《内经》有先夏至为病温、后夏至为病暑之明文，是暑与温，流虽异而源则同，不得言温而遗暑，言暑而遗湿。又以历代名家，悉有蒙混之弊，盖夏日三气杂感，本难条分缕晰。惟叶氏心灵手巧，精思过人，案中治法，丝丝入扣，可谓汇众善以为长者，惜时人不能知其一二；然其法散见于案中，章程未定，浅学者读之，有望洋之叹，无怪乎后人之无阶而升也。故本论撷拾其大概，粗定规模，俾学者有路可寻，精妙甚多，不及备录，学者仍当参考各家，细绎叶案，而后可以深造。再按：张洁古云："静而得之为中暑，动而得之为中热；中暑者阴证，中热者阳证"。呜呼！洁古笔下如是不了了，后人奉以为规矩准绳，此医道之所以难言也。试思中暑，竟无动而得之者乎？

中热，竟无静而得之者乎？似难以动静二字分暑热。又云"中暑者阴证"，暑字从日，日岂阴物乎？暑中有火，火岂阴邪乎？暑中有阴耳，湿是也，非纯阴邪也。"中热者阳证"，斯语诚然，要知热中亦兼秽浊，秽浊亦阴类也，是中热非纯无阴也。盖洁古所指之中暑，即本论后文之湿温也；其所指之中热，即本论前条之温热也。张景岳又细分阴暑，阳暑，所谓阴暑者，即暑之偏于湿，而成足太阴之里证也；阳暑者，即暑之偏于热，而成手太阴之表证也。学者非目无全牛，不能批隙中窾。宋元以来之名医，多自以为是，而不求之自然之法象，无怪乎道之常不明，而时人之随手杀人也，可胜慨哉！

【笺正】

1. 湿温、暑温各占九种温病之一格，暑温、伏暑名不同而病亦异。这是三个不同的病。从时令上来说，暑温多见于夏季，湿温多见于长夏，伏暑多见于秋季。所谓伏暑，是夏季感受暑邪，伏而不发，至秋因新感等原因引动伏气而发，故名伏暑。鞠通对此，认识模糊，承朱肱之误而不知察，故前谓暑温兼水饮应归入湿温，是将暑温与湿温混，今复出此条，又将伏暑与暑温、湿温混，确乎如人所说是"愈辨愈不清"。

2. 新感温病，病邪从外入里；伏气温病，病邪从里出外，其病机不同，故治疗有异。伏暑为伏气温病中很为重要之一种，徐灵胎认为：《临证指南·暑门》"所列诸案，皆平素伏暑之症为多"，从暑门池、丁、张、范案以及疟门胡、咳嗽门某等有关医案来看，清、化、透、疏，为叶氏治伏暑之正法，至于伏暑已解，病伤元气，而用三才汤之类，则属治伏暑之变法。鞠通诟时人不能知其一二，而己实毫无所得，故其治伏暑法，虽曰学宗叶氏而实与叶氏法风马牛不相及，此所以余有"叶氏温热学说存真"、"叶天士治伏暑药法"之探讨诸文之撰述。从《吴鞠通医案·伏暑门》周姓案来看，初治即误于撤热不力，此失即由不明叶氏治伏暑重清热之药法所致，对周姓案药法之剖析，附文于书末，读者可参考之[8]。

3. 夏季气候炎热，人多贪凉饮冷，暑日感受寒湿为病者多有之，医家以大顺散等温燥药治疗，治未尝误。将此等阴证称为阴暑，意为暑季之阴证，原无不可，但洁古以动静分阴阳，东垣已表异议，鞠通附李驳张，谓"暑字从日，日岂阴物乎。"此下一段，固属正论，惜与二四条自注文自相抵牾。要之，暑而兼湿，非纯阴之可比，治疗不可只顾湿不顾暑，亦不可只治暑不治湿，辛热、温化诸法，只可治暑季之阴证，不可竟用于暑温、伏暑、湿温等温病，二四条之论及二九条之方，非治温病法，暑温夹饮（或夹湿），及伏暑、湿温是湿热证非寒湿证（有湿重于热，热重于湿之辨），鞠通爱引辛热、温化以治暑，不独辨病不清，即辨证亦蒙混。暑温兼湿，古人尝以白虎加苍术汤之类治之，此为可宗之正法。

4. 洁古将避暑热于深堂大厦，病见头痛恶寒，身形拘急，肢节疼痛而烦心，肌肤大热而无汗者，称为中暑，其命名确乎欠当，但用大顺散治此种外寒内湿，遏郁周身、阳气不得伸越之证，大法不误，鞠通说洁古之中暑，"即本论后文之湿温"，又非是。

**【原文】**

三六、长夏受暑，过夏而发者，名曰伏暑。霜未降而发者少轻，霜既降而发者则重，冬日发者尤重，子、午、丑、未之年为多也。

长夏盛暑，气壮者不受也；稍弱者但头晕片刻，或半日而已；次则即病；其不即病而内舍于骨髓，外舍于分肉之间者，气虚者也。盖气虚不能传送暑邪外出，必待秋凉金气相搏而后出也，金气本所以退烦暑，金欲退之，而暑无所藏，故伏暑病发也。其有气虚甚者，虽金风亦不能击之使出。必待深秋大凉初冬微寒相逼而出，故尤为重也。子、午、丑、未之年为独多者，子、午君火司天，暑本于火也；丑、未湿土司天，暑得湿则留也。

**【笺正】**

医家对邪气伏藏处，说法不一，王叔和谓藏于肌肤；巢元方谓藏于肌骨，吴又可谓伏于募原，叶天士谓阻于气分，喻嘉言谓藏于骨髓。柳宝诒谓藏于少阴，鞠通之说，亦就诸家所言游离其词而已。实则病异邪异，邪气伏藏之处，殊难实指何地，唯"虚处伏邪"之说，空灵活泼，最为可宗。

**【选注】**

叶子雨：伏暑一证，以子、午、丑、未年为多，杜撰。

**【原文】**

三七、头痛微恶寒，面赤烦渴，舌白，脉濡而数者，虽在冬月，犹为太阴伏暑也。

头痛恶寒，与伤寒无异；面赤烦渴，则非伤寒矣，然犹似伤寒阳明证；若脉濡而数，则断断非伤寒矣。盖寒脉紧，风脉缓，暑脉弱，濡则弱之象，弱即濡之体也。濡即离中虚，火之象也；紧即坎中满，水之象也。火之性热，水之性寒，象各不同，性则迥异，何世人悉以伏暑作伤寒治，而用足六经羌、葛、柴、芩每每杀人哉！象各不同，性则迥异，故曰虽在冬月，定其非伤寒而为杀伏暑也。冬月犹为伏暑，秋日可知。伏暑之与伤寒，犹男女之别，一则外实中虚，一则外虚中实，岂可混哉!

【笺正】

1. 伏暑之发，多由"新感唤出伏邪"，为其有新感，故症见头痛恶寒等表证。为其系伏气，故初发即表证与里证同见。因暑多夹湿，故伏暑之发，每表证、里热与夹湿症状并见。鞠通对伏暑病机缺乏认识，故自注文拉杂附会，侈谈八卦，既不切于病理，亦无俾于实用。

2. 虚指正气，实指邪气，须知虚人伤寒，其脉亦弱；伏暑初发，症多属实。且伏暑之邪，从里出外，邪在里，不得反云外实。伤寒之邪，从外入里，邪在外，不得反云中实。若谓伤寒外虚，何以反用麻黄？麻黄轻可去实，正是治其外实。且脉居四诊之末，临床于虚实之辨，必须胸无城府，症脉合参，若先存寒实暑虚之成见，就难免误诊。

【选注】

叶子雨：四时皆有伏气，非冬寒夏暑为然。伏暑多夹湿，脉色必滞，口舌必腻，或有微寒，或单发热，热时脘痞气窒，渴闷烦冤，每午后则甚，入暮更剧，天明得汗稍缓，至午后又甚，似疟无定时，此邪从内发，非由皮毛口鼻吸受之外感，岂银翘散轻剂可治，又岂丹、地、冬、芍滋腻所宜，治法未能妥善。尤可奇者，忽以紧濡二脉配坎离，在鞠通意借此欺世，不独精医理而又明易理也，夫紧脉以转索之无常，乃外寒搏结里热也。濡脉如帛衣浮于水中，湿之象也，谓濡即离火，紧即坎水，拉杂附会，无俾实用，徒眩后学，而况内发伏暑，未必在手太阴，更未必遵奉鞠通排定道路，由上而中而下也。

【原文】

三八、太阴伏暑，舌白口渴，无汗者，银翘散去牛蒡、元参加杏仁、滑石主之。

此邪在气分而表实之证也。

【笺正】

此下四条，二条云"舌白"，二条云"舌赤"，请问："舌"是指"苔"？指"本"？如指舌苔，决无赤苔；如指舌本，决无白本。读者于此等处，当学而思之。

**【原文】**

三九、太阴伏暑，舌赤口渴，无汗者，银翘散加生地、丹皮、赤芍、麦冬主之。

此邪在血分而表实之证也。

**【原文】**

四十、太阴伏暑，舌白口渴，有汗，或大汗不止者，银翘散去牛蒡子、元参、芥穗，加杏仁、石膏、黄芩主之。脉洪大，渴甚汗多者，仍用白虎法；脉虚大而芤者，仍用人参白虎法。

此邪在气分而表虚之证也。

**【原文】**

四一、太阴伏暑，舌赤口渴汗多，加减生脉散主之。

此邪在血分而表虚之证也。

**银翘散去牛蒡子元参加杏仁滑石方**

即于银翘散内，去牛蒡子、元参，加杏仁六钱，飞滑石一两。服如银翘散法。胸闷加郁金四钱，香豉四钱；呕而痰多，加半夏六钱，茯苓六钱；小便短，加薏仁八钱，白通草四钱。

**银翘散加生地丹皮赤芍麦冬方**

即于银翘散内，加生地六钱，丹皮四钱，赤芍四钱，麦冬六钱。服法如前。

**银翘散去牛蒡子元参芥穗加杏仁石膏黄芩方**

即于银翘散内，去牛蒡子、元参、芥穗，加杏仁六钱、生石膏一两、黄芩五钱。服法如前。

**白虎法、白虎加人参法**（俱见前）

**加减生脉散方**（酸甘化阴）

沙参三钱　麦冬二钱　五味子一钱　丹皮二钱　细生地三钱

水五杯，煮二杯，分温再服。

**【笺正】**

鞠通由于对伏暑病机缺乏正确认识，所以辨证抓不住要领。因为伏暑并非新感温病，故辨证要点不在表虚表实，也不在气分血分。伏暑辨证，重点在辨热重湿重以及表邪兼夹与否及轻重。按叶氏治伏暑法，热重者清热为主，用石膏、黄芩、山栀之类，如《临证指南》暑门池案，疟门丁案；湿重者化湿为主，用半夏、厚朴、通草之类，如暑门张案，疟门胡案；邪郁不透及兼表邪者透邪为要，用薄荷、连翘、桑叶之类，如咳嗽门某案，以及暑门池、范诸案；气滞不灵者灵其气机以利伏邪外透，药用杏仁、郁金、橘红之类。以上四种药法，叶氏常相机参用，但以清热为主，化湿、轻透、疏理斟酌配合，很可宗法，鞠通于叶氏治伏暑之旨，茫然未知，误以叶氏治伏暑之变法为常法，故将暑门金又案，改写成上四十一条，以柔药配甘寒化阴治伏暑，并悉用银翘轻清之法治上焦，实大背叶氏之药法，叶子雨之批评甚是。

【原文】

四二、伏暑、暑温、湿温，证本一源，前后互参，不可偏执。

【笺正】

就辨病论，伏暑、暑温、湿温不可互混。就辨证论，暑温有夹湿者，亦有不夹湿者，伏暑则多夹湿，而无湿不成其为湿温，故此三病均有热重湿轻、湿重热轻及湿热并重之辨，然鞠通谓暑温湿重即是湿温，湿温热重即是暑温，实有病、证分辨不清之嫌。

## 湿温 寒湿

【原文】

四三、头痛恶寒，身重疼痛，舌白不渴，脉弦细而濡，面色淡黄，胸闷不饥，午后身热，状若阴虚，病难速已，名曰湿温。汗之则神昏耳聋，甚则目瞑不欲言，下之则洞泄，润之则病深不解，长夏深秋冬日同法，三仁汤主之。

头痛恶寒，身重疼痛，有似伤寒，脉弦濡，则非伤寒矣。舌白不渴，面色淡黄，则非伤暑之偏于火者矣。胸闷不饥，湿闭清阳道路也。午后身热，状若阴虚者，湿为阴邪，阴邪自旺于阴分，故与阴虚同一午后身热也。湿为阴邪，自长夏而来，其来有渐，且其性氤氲黏腻，非若寒邪之一汗而解，温热之一凉则退，故难速已。世医不知其为湿温，见其头痛恶寒身重疼痛也，以为伤寒而汗之，汗伤心阳，湿随辛温发表之药蒸腾上逆，内蒙心窍则神昏，上蒙清窍则耳聋目瞑不言。见其中满不饥，以为停滞而大下之，误下伤阴，而重抑脾阳之升，脾气转陷，湿邪乘势内渍，故洞泄。见其午后身热，以为阴虚而用柔药润之，湿为胶滞阴邪，再加柔润阴药，二阴相合，同气相求，遂有锢结而不可解之势。惟以三仁汤轻开上焦肺气，盖肺主一身之气，气化则湿亦化也。湿气弥漫，本无形质，以重浊滋味之药治之，愈治愈坏。伏暑湿温，吾乡俗名秋呆子，悉以陶氏《六书》法治之，不知从何处学来，医者呆，反名病呆，不亦诬乎！再按：湿温较诸温，病势虽缓而实重，上焦最少，病势不甚显张，中焦病最多，详见中焦篇，以湿为阴邪故也，当于中焦求之。

### 三仁汤方

杏仁五钱　飞滑石六钱　白通草二钱　白蔻仁二钱　竹叶二钱厚朴二钱　生薏仁六钱　半夏五钱

甘澜水八碗，煮取三碗，每服一碗，日三服。

### 【笺正】

1. 本书论湿温之条文，几乎全部由叶案改写而成，对此，有三点值得指出：一是采他人之案为己作，难免掠美之责，后人著作，不可效法。二是《临证指南》湿门医案并不均是湿温病，鞠通所采也并非全是湿温案，案本非湿温病案，后人因鞠通之作俑，竟作为治湿温病之圭臬而宗法，就难免误事。其三诚如叶子雨所批评："不知《临证指南》，乃叶氏门诊底薄，为其门人汇集成书，是否治效，抑或偾事，不得而知，故瑕瑜互见，何可作为后学之矜式哉。"所以，即使有些医案确是湿温病案，也要进行分析，如原案药法合理，自可参考，如原案药法欠当，自难效法。

2. 四三、四四两条据湿门冯、张、王三案改写而成，伯用药略有加减，医案为临证之实录，不能有半点的虚假，如叶案的某些用药欠妥，可以分析指出，进行讨论，今剽窃叶案，改头换面，造一方名，以为己撰欺世，叶子雨对此严词批评，不能以"深刻苛求"目之。就事实论，《临证指南》，是叶氏经验之实录，而《温病条辨》，实是一撮扭曲了叶氏经验的医案，故要获叶学之真谛，明鞠通之篡误，宜当从叶氏原著细探求。

3. 湿热病邪自口鼻直趋中道，并不首先犯肺、必先上焦，《湿热病篇》认为，中气实则病在阳明，中气虚则病在太阴。病在二经之表者，多兼少阳三焦，病在二经之里者，每兼厥阴风木。然所云表者，乃足太阴足阳明之表，太阴之表四肢也，阳明之表肌肉也，故胸痞、四肢倦怠、肌肉烦疼为本病必有之证。《湿热病篇》之湿热，即鞠通所云之湿温，此湿温为胃系温病之一种，难以纳入到"首先犯肺"的轨道中。叶氏治湿热、湿温、寒湿等湿证，在崇土制水，淡渗利水之同时，常从肺主一身之气化和开上闸启支河着眼，参用宣疏肺气之药，形成一种着眼整体、三焦同治的特色，华岫云据叶案，认为湿阻上焦者，则用开肺气，佐淡渗通膀胱；脾阳不运者，则用术朴姜半之属以温运之，以苓泽腹皮滑石等渗泄之。鞠通据此而将叶案分属三焦，然四三条（即冯三一案）本届三焦同治，且淡渗为主，治偏中下，置之上焦，殊觉牵强。须知湿温以脾胃为病变之中心，但因三焦气化，与水湿代谢息息相关，故治疗用药，难以横分三截。

4. 近代所说之湿温，相当于西医之肠伤寒，宗鞠通之学者，好以三仁汤治疗，然以三仁汤治肠伤寒，源于误会，因三仁汤即湿门冯案加厚朴、米仁而成，但细究冯案，实难断其为肠伤寒，就临床实际论，三仁汤治湿阻多有效，治肠伤寒则无效。过去聂云台治肠伤寒不分三焦、不崇淡渗，一开始就用大黄，效果不错，说明中医治肠伤寒，有很多值得发掘的经验。今之临床医师，在西医治肠伤寒已有对症抗生素的情况下，若不"勤求古训，博采众方"，囿于一家之学，奉三仁汤为圭臬，以之治肠伤寒，必然碰壁，直至为现实所淘汰。

5. 论温病之专著，以寒湿为目，欠妥当。

【选注】

时逸人：湿温初起，有表邪者，藿香正气散加减用之，颇少捷效。吴氏惟先用三仁汤，亦未能认为满意。

【原文】

四四、湿温邪入心包，神昏肢逆，清宫汤去莲心、麦冬，加银花、赤小豆皮，煎送至宝丹，或紫雪丹亦可。

湿温著于经络，多身痛身热之候，医者误以为伤寒而汗之，遂成是证，仲景谓湿家忌发汗，发汗则病痉。湿热相搏，循经入络，故以清宫汤清包中之热邪，加银花、赤豆以清湿中之热，而又能直入手厥阴也。至宝丹去秽浊复神明，若无至宝即以紫雪代之。

**清宫汤去莲心麦冬加银花赤小豆皮方**

犀角一钱　　连翘心三钱　　元参心二钱　　竹叶心二钱　　银花二钱
赤小豆皮三钱

**至宝丹、紫雪丹方**（并见前）

【笺正】

1. 此即由湿门张妪案改写而成，唯去石菖蒲，加竹叶心有异，原案用玄参，鞠通改成玄参心，不识药，又好奇，逐成话柄。

【原文】

四五、湿温喉阻咽痛，银翘马勃散主之。

肺主气，湿温者，肺气不化，郁极而一阴一阳（谓心与胆也）之火俱结也。盖金病不能平木，木反夹心火来刑肺金，喉即肺系，其闭在气分者即阻，闭在血分者即痛也，故以轻药开之。

**银翘马勃散方**（辛凉微苦法）

连翘一两　　牛蒡子六钱　　银花五钱　　射干三钱　　马勃二钱
上杵为散，服如银翘散法。不痛但阻甚者，加滑石六钱。

桔梗五钱，苇根五钱。

**【笺正】**

此取湿门周案改写而成。但原案有金汁。其加减法取自某二九案。此二案用药，对上呼吸道感染之咽痛喉闭、扁桃体炎等症，很可参考，原案书写较朴实，经鞠通一注，反引后学入迷津，此病与金不平木、木火刑金无关，侈谈五行，全不切病情。

**【原文】**

四六、太阴湿温，气分痹郁而哕者（俗名为呃），宣痹汤主之。

上焦清阳膹郁，亦能致哕，治法故以轻宣肺痹为主。

**宣痹汤**（苦辛通法）

枇杷叶二钱　郁金一钱五分　射干一钱　白通草一钱　香豆豉一钱五分

水五杯，煮取二杯，分二次服。

**【笺正】**

1，呃门某案，与湿温无涉，"肺气膹郁，当开上焦之痹"，此为叶氏治呃之经验，就《吴鞠通医案》观之，吴氏自己亦不用此法治湿温，盲从者若宗《温病条辨》治湿温，未有不误人者。原案尚有川贝，减去不知何意。

2. 古人制方，多较严谨，君臣佐使，认真考虑。鞠通制方，何等容易，任取一案，即名一方，然著作粗疏，不同之药，亦同一名，此所以为医界病。

**【选注】**

邓可则：《温病条辨》之瑕瑜姑勿论，其方名之重而药异者，则不可不先为订正，孔子云，名不正则言不顺，言不顺则事不成。医事何独不然，今也以药品不同之二宣痹汤，分列于上中焦两篇，果何故欤，此无他，良由定名时，未经注重耳。夫上焦篇之痹，痹郁于气分，为病因；中焦篇之痹，湿痹于经络，为病证，其病情自不同，故用药亦各殊，虽法皆取乎苦辛通，究竟方名难以雷同，若以法同而名亦可重，则全部《温病条辨》，可以数方了之矣。

**【原文】**

四七、太阴湿温喘促者，千金苇茎汤加杏仁、滑石主之。

《金匮》谓喘在上焦，其息促。太阴湿蒸为痰，喘息不宁，故以苇茎汤轻宣肺气，加杏仁、滑石利窍而逐热饮。若寒饮喘咳者，治属饮家，不在此例。

**千金苇茎汤加滑石杏仁汤**（辛淡法）

苇茎五钱　薏苡仁五钱　桃仁二钱　冬瓜仁二钱　滑石三钱杏仁三钱

水八杯，煮取三杯，分三次服。

**【笺正】**

1. 苇茎汤为治肺痈之名方，叶氏治肺痹喘急、风温肺胀亦喜用之，鞠通以治肺之方移治胃系之湿温，此虽系取叶案化裁而出之，但已非叶氏之经验，故不可盲从。如为温病初起必先犯肺之说所惑，以为湿温初起亦宜从肺治，实谬。

2. 苇茎汤原方用瓜瓣，或云为甜瓜仁，或云为冬瓜仁，说法不一，据笔者考证，认为是瓜蒌仁。笔者对此，有专文详析，文附书末，读者可参⑨。

**【原文】**

四八、《金匮》谓太阳中暍，身热疼痛而脉微弱，此以夏月伤冷水，水行皮中所致也，一物瓜蒂汤主之。

此热少湿多，阳郁致病之方法也。瓜蒂涌吐其邪，暑湿俱解，而清阳复辟矣。

**一物瓜蒂汤方**

瓜蒂二十个

上捣碎，以逆流水八杯，煮取三杯，先服一杯，不吐再服，吐停后服。虚者加参芦三钱。

**【笺正】**

吴氏一面强调伤寒从下而上，伤在足经；温病从上而下，病在手经。一面又屡将仲景论太阳中暍之文辑入上焦篇，不通。

**【选注】**

叶子雨：《金匮》一物瓜蒂汤，瓜蒂二七个，别本二十个者，简误也。

**【原文】**

四九、寒湿伤阳，形寒脉缓，舌淡，或白滑不渴，经络拘束，桂枝姜附汤主之。

载寒湿，所以互证湿温也。按寒湿伤表阳中经络之证，《金匮》论之甚详，兹不备录。独采叶案一条，以见湿寒、湿温不可混也。形寒脉缓，舌白不渴，而经络拘束，全系寒证，故以姜附温中，白术燥湿，桂枝通行表阳也。

**桂枝姜附汤** （苦辛热法）

桂枝六钱　干姜三钱　白术（生）三钱　熟附子三钱

水五杯，煮取二杯，渣再煮一杯服。

**【笺正】**

此采湿门王二五案而来，但删去"劳力所致"等语，增入"脉缓，舌淡"等症，采录他人医案，何可如此擅改。

# 温　疟

**【原文】**

五十、骨节疼烦，时呕，其脉如平，但热不寒，名曰温疟，白虎加桂枝汤主之。

阴气先伤，阳气独发，故但热不寒，令人消烁肌肉，与伏暑相似，亦温病之类也。彼此实足以相混，故附于此，可以参观而并见。治以白虎加桂枝汤者，以白虎保肺清金，峻泻阳明独胜之热，使不消烁肌肉；单以桂枝一味，领邪外出，做向导之官，得热因热用之妙。经云："奇治之不治，则偶治之，偶治之不治，则求其属以衰之"是也，又谓之复方。

**白虎加桂枝汤方** （辛凉苦甘复辛温法）

知母六钱　生石膏一两六钱　粳米一合　桂枝木三钱　炙甘草二钱

水八碗，煮取三碗。先服一碗，得汗为度，不知再服，知后仍服一剂，中病即已。

【笺正】

以白虎加桂枝汤治温疟，为仲景法，就六经分证论，此为阳明太阳方，今采此于上焦篇，复屡诫治温病忌用足经药，不通。

【选注】

叶子雨：此则全录《金匮》，亦属邪热内藏肾中，至春夏始发，为伏气外出之证，阳盛已极，阴微不能与争，故但热不寒也。然伏气乃邪由内发，而亦列置上焦篇，何所取义？虽录《金匮》注，然仍是窃叶氏治胡姓案中语也。

【原文】

五一、但热不寒，或微寒多热，舌干口渴，此乃阴气先伤，阳气独发，名曰瘅疟，五汁饮主之。

仲景于瘅疟条下。谓以饮食消息之，并未出方，调如是重病而不用药，特出饮食二字，重胃气可知。阳明于脏象为阳土，于气运为燥金，病系阴伤阳独，法当救阴何疑。重胃气，法当救胃阴何疑。制阳土燥金之偏胜，配孤阳之独亢，非甘寒柔润而何！此喻氏甘寒之论，其超卓无比伦也。叶氏宗之，后世学者，咸当宗之矣。

**五汁饮**（方见前）

加减法　此甘寒救胃阴之方也。欲清表热，则加竹叶、连翘；欲泻阳明独胜之热，而保肺之化源，则加知母；欲救阴血，则加生地、元参；欲宣肺气，则加杏十二；欲行三焦，开邪出路，则加滑石。

【笺正】

此从《临证指南·疟门》起首数案而来，就上两条观之，不独温疟、瘅疟，漫无分别，且未获叶氏药法之真谛，观叶氏之治瘅疟，用药以生地、知母类清热为主，"阴气先伤，阳气独发，犹是伏暑内动"，故竹叶之透，亦属要药，至于梨汁、蔗浆之类，原不过辅佐之品。今独重辅佐之药，主以五汁，反将主药附于加减中，实有倒置本末之失。

**【选注】**

章虚谷：以上两条，一论温疟，一论瘅疟，乃同云阴气先伤、阳气独发，两证无所区别，互相牵混。按《内经》曰："先伤于风，而后伤于寒，故先热而后寒，名曰温疟"。又曰："阴气先伤，阳气独发，故但热而不寒，令人消烁肌肉，名曰瘅疟"，温、瘅两疟，因既不同，现证各异，而有内伤外感之分。《金匮》论瘅疟，文与《内经》同，论温疟，稍有简异，亦不与瘅疟牵混。盖《内经》论病源，《金匮》论治法，文虽不同，意不相远，鞠通将瘅疟经文，作温疟注解，两证牵混不分，岂未读《内经》疟论耶。

**【原文】**

五二、舌白渴饮，咳嗽频仍，寒从背起，伏暑所致，名曰肺疟，杏仁汤主之。

肺疟，疟之至浅者。肺疟虽云易解，稍缓则深，最忌用治疟印板俗例之小柴胡汤，盖肺去少阳半表半里之界尚远，不得引邪深入也，故以杏仁汤轻宣肺气，无使邪聚则愈。

**杏仁汤方**（苦辛寒法）

杏仁三钱　黄芩一钱五分　连翘一钱五分　滑石三钱　桑叶一钱五分　茯苓块三钱　白蔻皮八分　梨皮二钱

水三杯，煮取二二杯，日再服。

**【笺正】**

1. 疟门某四三案："舌白，咳嗽，寒从背起，此属肺疟，桂枝白虎汤加杏仁。"张妪案："暑风入肺成疟，淡黄芩，杏仁，滑石，橘红，青蒿梗，连翘。"吴氏取某案之症，用张案之方，参考范、金数案，增一症状，更药数味，演成本条，如此做法，扭曲了叶案。叶案是临证之实录，反映了叶氏的经验，经吴氏篡改，就失去了借鉴意义。且青蒿治疟，功效卓殊，改成桑叶，化裁亦不得法。

2. 自注文亦于理不通，如前屡云黄芩为中焦里药，治上焦病不得用之，否则治上犯中、引邪深入，然肺疟又用之；且肺为脏，胆为腑，以脏腑论表里，脏主里腑主表，由脏到腑，亦不得云引邪深入，何况黄芩为小柴胡一方中之少阳里药，柴胡为少阳表药，何以畏少阳表药"引邪深入"而反不畏少阳里药引邪深入，诸如此类，无可究诘。

**【选注】**

无为子：鞠通云脾疟、心疟、胃疟、肺疟，几种疟，邪之至浅者，与少阳半表半里之界尚远，忌用印板俗例之小柴胡汤，有引邪入深之咎，据云邪之至浅者，谓似疟非疟可也，果尔，何以仲景疟疾篇，有柴胡桂姜等汤，岂仲景当时不知有引邪入深之咎耶，或云似疟非疟，不得用柴胡，何以仲景《伤寒论》中，有小柴胡汤，抑《伤寒论》中之似疟非疟，与今之似疟非疟不同乎？不治疟，不用柴胡可，治疟，而不用柴胡则不可。

**【原文】**

五三、热多昏狂，谵语烦渴，舌赤中黄，脉弱而数，名曰心疟，加减银翘散主之；兼秽，舌浊口气重者，安宫牛黄丸主之。

心疟者，心不受邪，受邪则死，疟邪始受在肺，逆传心包络。其受之浅者，以加减银翘散清肺与膈中之热，领邪出卫；其受之重者，邪闭心包之窍，则有闭脱之危，故以牛黄丸，清宫城而安君主也。

**加减银翘散方**（辛凉兼芳香法）

连翘十分　银花八分　元参五分　麦冬五分（不去心）　犀角五分　竹叶三分

共为粗末，每服五钱，煎成去渣，点荷叶汁二三茶匙。日三服。

**安宫牛黄丸方**（见前）

**【笺正】**

此即疟门乐二九案。昏谵已见，其症非轻。"疟邪始受在肺，逆传心包络"之说，不合临床实际。且《原病篇》明说温疟为伏气温病，假如疟邪首先犯肺，则此疟亦当属新感，统新感温病于伏气下，有伏气新感混为一谈之弊。叶氏此案，虽有"心经热疟"一句,但叶子雨认为:"经言心疟者,令人烦心,甚欲得清水,反寒多不甚热。盖心为火脏,故烦甚,欲得水以自救,热极生寒,故反寒多,寒久则真火气衰,故不甚热也,此则暑邪入心包,有似乎疟耳。若果心疟,当从事于卢氏桂枝黄芩汤,或栀子香豉淡竹叶汤矣。"此说可供治心疟之参考。

# 秋 燥

## 【原文】

五四、秋感燥气,右脉数大,伤手太阴气分者,桑杏汤主之。

前人有云:六气之中,惟燥不为病,似不尽然。盖以《内经》少秋感于燥一条,故有此议耳。如阳明司天之年,岂无燥金之病乎?大抵春秋二令,气候较夏冬之偏寒偏热为平和。其由于冬夏之伏气为病者多,其由于本气自病者少,其由于伏气而病者重,本气自病者轻耳。其由于本气自病之燥证,初起必在肺卫,故以桑杏汤清气分之燥也。

**桑杏汤方**(辛凉法)

桑叶一钱 杏仁一钱五分 沙参二钱 象贝一钱 香豉一钱

栀皮一钱 梨皮一钱

水二杯,煮取一杯,顿服之,重者再作服(轻药不得重用,重用必过病所。再一次煮成三杯,其二、三次之气味必变,药之气味俱轻故也)。

## 【笺正】

1. 此即燥门某案,唯梨皮系吴氏所加。雪梨润燥之功在汁,今不用汁而反用皮,不妥。

2. 按本条自注,温病以伏气为病者多,伏气为病者重,然是书于伏温略无所得,无怪乎裴吉生认为,《伤寒论》为六气病之纲要,是暑温并及之书,《温热论》、《伤暑全书》为推广《伤寒论》六气中一气之书,而《温病条辨》作者,虽以其书为《伤寒论》对待之文章,实则既非与《伤寒论》并行之书,尤非《伤寒论》统系之书,实为《温热论》之注解书

（撷《叶氏增订伤暑全书·裘吉生序》之大意）。后人不加深究，竟崇奉为治一切温病之圭臬，把发病较多、病情较重之伏温，亦纳入到首先犯肺的轨道中，例用清轻，故为治多误，而作俑两字，断难为鞠通讳。

**【原文】**

五五、感燥而咳者，桑菊饮主之。

亦救肺卫之轻剂也。

**桑菊饮方**（见前）

**【笺正】**

秋燥有外燥内燥之分，外燥又有温燥凉燥之辨，温燥轻证，就临床所见，实即秋季伤风感冒之辨证偏热偏燥者，此等小病，多无高热或竟不发热，原不属温病之范围，自叶、吴两家将其阑入到温病中，现已如油入面，不可复别。

**【原文】**

五六、燥伤肺胃阴分，或热或咳者，沙参麦冬汤主之。

此条较上二条，则病深一层矣，故以甘寒救其津液。

**沙参麦冬汤**（甘寒法）

沙参三钱　玉竹二钱　生甘草一钱　冬桑叶一钱五分　麦冬三钱　生扁豆一钱五分　花粉一钱五分

水五杯，煮取二杯，日再服。久热久咳者，加地骨皮三钱。

**【笺正】**

此即燥门主案，"唯畏地骨皮未用耳"。

**【原文】**

五七、燥气化火，清窍不利者，翘荷汤主之。

清窍不利，如耳鸣目赤，龈胀咽痛之类。翘荷汤者，亦清上焦气分之燥热也。

**翘荷汤**（辛凉法）

薄荷一钱五分　连翘一钱五分　生甘草一钱　黑栀皮一钱五分　桔梗二钱　绿豆皮二钱

水二杯，煮取一杯，顿服之。日服二剂，甚者日三。

〔加减法〕　耳鸣者，加羚羊角、苦丁茶；目赤者，加鲜菊叶、苦丁茶、夏枯草；咽痛者，加牛蒡子、黄芩。

**【笺正】**

此即燥门某案，所用方与桑杏汤、桑菊饮相类，若以卫气营血辨证法论，实非清气之剂，近之《温病学》教材以桑杏汤为卫分证方，以翘荷汤为气分证方，欠妥。

**【原文】**

五八、诸气膹郁，诸痿喘呕之因于燥者，喻氏清燥救肺汤主之。

喻氏云："诸气膹郁之属于肺者，属于肺之燥也，而古今治气郁之方，用辛香行气，绝无一方治肺之燥者。诸痿喘呕之属于上者，亦属于肺之燥也，而古今治法以痿呕属阳明，以喘属肺，是则呕与痿属之中下，而惟喘属之上矣，所以千百方中亦无一方及于肺之燥也。即喘之属于肺者，非表即下，非行气即泻气，间有一二用润剂者，又不得其肯綮。总之，《内经》六气，脱误秋伤于燥一气，指长夏之湿为秋之燥。后人不敢更端其说，置此一气于不理，即或明知理燥，而用药夹杂，如弋获飞虫，茫无定法示人也。今拟此方，命名清燥救肺汤，大约以胃气为主，胃土为肺金之母也。其天门冬虽能保肺，然味苦而气滞，恐反伤胃阻痰，故不用也；其知母能滋肾水清肺金，亦以苦而不用；至于苦寒降火正治之药，尤在所忌，盖肺金自至于燥，所存阴气不过一线耳，倘更以苦寒下其气，伤其胃，其人尚有生理乎？诚仿此增损以救肺燥变生诸证，如沃焦救焚，不厌其频，庶克有济耳。

**清燥救肺汤方**（辛凉甘润法）

石膏二钱五分　甘草一钱　霜桑叶三钱　人参七分　杏仁（泥）七分　胡麻仁（炒研）一钱　阿胶八分　麦冬（不去心）二钱　枇杷叶（去净毛，炙）六分

水一碗，煮六分，频频二三次温服。痰多加贝母、瓜蒌；血枯加生地黄；热甚加犀角、羚羊角，或加牛黄。

**【笺正】**

1. 以上采自《医门法律》，唯原方麦冬去心，吴氏改作不去心为异。古人用药，于修治一项，十分讲究，麦冬生津等药用价值，不在其心，故古有去心之法。鞠通基于诸药莫不有心，用心便有生生不已之意的观点，反复强调麦冬连心用的重要作用，其处方，凡遇用麦冬时，每注明不去心。为简化手续计，不去心未尝不可，但过分夸大麦冬心的作用，以为连心麦冬作用大于去心者，亦是臆想，医学是一门实践性很强的科学，宜重经验、轻臆想，而玄谈务去，才能有益于临床。

2. 叶氏治燥，立法清晰，用药简洁，或滋肺津，或养胃阴，或填精血，在法不外乎六，笔者曾有专文析评，文附书末，读者可参⑩。鞠通治燥，多半抄袭叶氏，但反讥叶氏"不识燥证"，实则吴氏以燥药治燥（观其医案自知），以巴豆峻攻等法，索隐行怪，流入异端，是郑声之乱雅乐，叶氏治燥案散见于《临证指南》燥、咳嗽等门及《未刻本叶氏医案》等书中，邵新甫在燥门后有按说："燥为干涸不通之疾，内伤外感宜分，外感者，由于天时，风热过胜，或深秋偏亢之邪，始必伤人上焦气分，其法以辛凉甘润肺胃为先，喻氏清燥救肺汤，及先生用玉竹、门冬、桑叶、薄荷、梨皮、甘草之类是也。"吴氏撰《温病条辨》时仅凭借燥门数案及此按，实是所见不广，吴氏于叶氏治燥未尝深究，而复訾叶氏不识燥证，均由对燥证缺乏正确的理性认识所致，对此，笔者尝撰专文详述，文附书末，读者可参⑪。

# 补秋燥胜气论

**【原文】**

按前所序之秋燥方论，乃燥之复气也，标气也。盖燥属金而克木，木之子，少阳相火也，火气来复，故现燥热干燥三证。又《灵枢》谓：丙丁为手之两阳合明，辰巳为足之两阳合明，阳明本燥，标阳也。前人谓燥气化火，经谓燥金之下，火气承之，皆谓是也。案古方书，无秋燥之病。近代以来，惟喻氏始补燥气论，其方用甘润微寒；叶氏亦有燥气仲火之论，其方用辛凉甘润；乃《素问》所谓燥化于天，热反胜之，治以辛凉，佐以苦甘法也。瑭袭前人之旧，故但叙燥证复气如前。书已告成，窃思与《素问》燥淫所胜不合，故杂说篇中，特著燥论一条，详言正化、对化、胜气、复气以补之。其于燥病胜气之现于三焦者，究未出方论，乃不全之书，心终不安，嗣得沈目南先生《医征》温热病论，内有秋燥一篇，议论通达正大，兹采而录之于后，间有偏胜不圆之处，又详辨之，并特补燥证胜气治法如左。

再按胜复之理，与正化对化，从本从标之道，近代以来，多不深求，注释之家，亦不甚考。如仲景《伤寒论》中之麻、桂、姜、附，治寒之胜气也，治寒之正比也，治寒之本病也。白虎、承气，治寒之复气也，治寒之对化也，治寒之标病也。余气俱可从此类推（太阳本寒标热，对化为火，盖水胜必克火。故经载太阳司天，心病为多。末总结之曰：病本于心，心火受病必克金。白虎，反以救金也。金受病，则坚刚牢固，滞塞不通，复气为土，土性壅塞，反来克本身之真水，承气，所以泄金与土而救水也。再经谓：寒淫所胜，以咸写之。从来注释家，不过随文释义，其所以用方之故，究未达出。本论不能遍注伤寒，偶举一端，以例其余。明者得此门径，熟玩《内经》，自可迎刃而解；能解伤寒，其于本论，自无难解者矣。由是推之，六气皆然耳）。

沈目南《燥病论》曰：《天元纪大论》云：天以六为节，地以五为制。盖六乃风寒暑湿燥火为节，五即木火土金水为制。然天气主外，而一气司六十日有奇；地运主内，而一运主七十二日有奇。故五运六气合行而终一岁，乃天然不易之道也。《内经》：失去长夏伤于湿、秋伤于燥，所以燥证湮没，至今不明。先哲虽有言之，皆是内伤津血干枯之证，非谓外感清凉时气之燥。然燥气起于秋分以后，小雪以前，阳明燥金，凉气司令。经云：阳明之胜，清发于中，左胠胁痛，溏泄，内为嗌塞，外发㿗疝。大凉肃杀，华英改容，毛虫乃殃。胸中不便，嗌塞而咳。据此经文，燥令必有凉气感人，肝木受邪而为燥也。惟近代喻嘉言昂然表出，可为后世苍生之幸；奈以诸气膹郁，诸痿喘呕，咳不止而出白血死，谓之燥病，此乃伤于内者而言，诚与外感燥证不相及也。更自制清燥救肺汤，皆以滋阴清凉之品，施于火热刑金，肺气受热者宜之。若治燥病，则以凉投凉，必反增病剧。殊不知燥病属凉，谓之次寒，病与感寒同类。经以寒淫所胜，治以甘热，此但燥淫所胜，平以苦温，乃外用苦温辛温解表，与冬月寒令而用麻桂姜附，其法不同，其和中攻里则一，故不立方。盖《内经》六气，但分阴阳主治，以风热火三气属阳同治，但药有辛凉苦寒咸寒之异；湿燥寒三气属阴同治，但药有苦热苦温甘热之不同。仲景所以立伤寒温病二论为大纲也。盖《性理大全》谓燥属次寒，奈后贤悉谓属热，大相径庭。如盛夏暑热熏蒸，则人身汗出溅溅，肌肉潮润而不燥也；冬月寒凝肃杀，而人身干槁燥冽。故深秋燥令气行，人体肺金应之，肌肤亦燥，乃火令无权，故燥属凉，前人谓热非矣。

按先生此论，可谓独具只眼，不为流俗所汩没者。其责喻氏补燥论用甘寒滋阴之品，殊失燥淫所胜，平以苦温之法，亦甚有理。但谓诸气膹郁，诸痿喘呕，咳不止出血，尽属内伤，则于理欠圆。盖因内伤而致此证者固多，由外感余邪在络，转而化热而致此证者，亦复不少。瑭前于风温咳嗽条下，驳杏苏散，补桑菊饮，方论内极言咳久留邪致损之故，与此证同一理也。谓清燥救肺汤治燥之复气，断非治燥之胜气，喻氏自无从致辨；若谓竟与燥不相及，未免各就一边谈埋。盖喻氏之清燥救肺汤，即《伤寒论》中后半截之复脉汤也。伤寒必兼母气之燥，故初用辛温甘热，继用辛凉苦寒，终用甘润，因其气化之所至而然也。至谓仲景立伤寒温病二大纲，如《素问》所云，寒暑六入，暑统风火，寒统燥湿，一切外感，皆包于内，其说尤不尽然，盖尊信仲景太过而失之矣。若然，则仲景之书，当名六气论，或外感论矣，何以独名伤寒论哉！盖仲景当日著书，原为伤寒而设，并未遍著外感，其论温、论暑、论湿，偶一及之也。即先生亦补《医征》温热病论，若系全书，何容又补哉！瑭非好辨，恐后学眉目不清，尊信前辈太过，反将一切外感，总混入《伤寒论》中，此近代以来之大弊，祸未消灭，尚敢如此立论哉！

**【笺正】**

1. 燥之属性，主阴主阳，争论不休，鞠通著专文进行论证，但忘了阴阳具有相对性含义，弊与诸家同。我认为论燥之属性，必先统一前提。如燥是与湿相对而言，燥自属阳，燥湿两字，一从火一从水，中文是象形文字，水火为阴阳之征兆，这是何等的清楚。但就六气分主四时言，风为春季主气，春季气候温和；燥为秋季主气，秋季气候凉爽，从春秋主气相对论，燥自属阴，阴阳相对，可分可合，以四季分寒热，春夏温热，秋冬寒凉，温乃热之渐，凉谓寒之次，此论亦无异议，若以燥气分寒热，则又有凉燥温燥之可分。凡论阴阳，不能置相对性含义这一大前提而不论，若置此不问，各执一面谈理，燥气属性之认识，就永无统一之可能。鞠通未谙此理，围绕本气、胜气、复气发议论，无怪乎造成了理论上种种的矛盾。如秋燥既为温病之一种，何以温热反为治燥之正法？既说寒邪先伤足经、从下而上，温邪先伤手经、从上而下，何以燥邪伤人，先病肺经？何以一开首即用杏苏散等辛温治肺方？凡此之类，难以自饰。

2. 本书治温病之要方，大半出于《伤寒论》，反谓《伤寒论》专论伤寒。宗之者竟说《伤寒论》只论六气中一气，其余五气，概未之及，厚诬古人，莫此为甚。

3. 五行学说，以生我者为母，我生者为子，而脏之与腑，有互为表里之关系，今混淆母子关系与表里关系，竟谓"木之子，少阳相火也"，亦奇绝。

**【选注】**

雷少逸：汉长沙著《伤寒论》，以治风寒暑湿燥火六气之邪，非仅为寒邪而设。然则其书名伤寒何也？盖缘十二经脉，惟足太阳在表，为寒水之经，凡六淫之邪为病者，皆必先伤于寒水之经，故曰伤寒。今人都以寒水之寒字，误为风寒之寒，若此则伤寒之书，专治寒邪，而风暑燥湿火，了不干涉矣。殊不知长沙首列桂枝汤以治风，明明指人统治六气，而非仅治一寒邪之意，于此已露一斑，若果专治寒邪，理当列麻黄汤、附子汤、四逆、理中等汤为先，而不列桂枝汤为首也。况又有白虎汤以治暑，五苓散以治湿，炙甘草汤以治燥，大小承气以治火，此显明六气统治之书，而今以为专治寒邪，则误甚矣。

**【原文】**

一、秋燥之气，轻则为燥，重则为寒，化气为湿，复气为火。

揭燥气之大纲，兼叙其子母之气、胜复之气，而燥气自明。重则为寒者，寒水为燥金之子也；化气为湿者，土生金，湿土其母气也。《至真要大论》曰：阳明厥阴，不从标本，从半中也。又曰：从本者，化生于本；从标本者，有标本之化；从中者，以中气为化也。按阳明之上，燥气治之，中见太阴。故本论初未著燥气本气方论，而于疟痢等证，附见于寒湿条下。叶氏医案谓伏暑内发，新凉外加，多见于伏暑类中；仲景《金匮》，多见于腹痛疟痢门中。

**【笺正】**

1. 六气中寒与热对，指温度言；湿与燥对，指湿度言。故寒自为寒，燥自为燥，寒、燥各为六气之一气。鞠通认识模糊，常混二气为一气。如前谓湿与热合为暑，今又谓燥重为寒、寒轻为燥。观其"医案"一书中，燥门竟悉用治寒湿之法治燥！呜呼！此诚如喻昌云："凡秋月燥病，误以为湿治者，操刃之事也。从前未明，咎犹可逭，今明知故犯，伤人必多。"而究其根源，即在理性认识之模糊。可见理论上之剔疵扬稗，乃一直接影响临床实践的有意义工作。同仁对此，当莫掉以轻心。

2. 本书五行之谈，率多牵强误会，此条以燥为金气，湿为土气，燥之对化为湿，以释土生金之母子关系，看似圆通，而实乃偏执一面之谈。试问寒为火气，热为火气，寒之对化为热，何以火却生土不生水？水火亦难作母子解。由是可见胜气复气、子气母气云云，侈谈而已。

**【原文】**

二、燥伤本藏，头微痛，恶寒，咳嗽稀痰，鼻塞，嗌塞，脉弦，无汗，杏苏散主之。

本藏者，肺胃也。经有嗌塞而咳之明文，故上焦之病自此始。燥伤皮毛，故头微痛恶寒也，微痛者，不似伤寒之痛甚也。阳明之脉，上行头角，故头亦痛也。咳嗽稀痰者，肺恶寒，古人谓燥为小寒也；肺为燥气所搏，不能通调水道，故寒饮停而咳也。鼻塞者，鼻为肺窍。嗌塞者，嗌为肺系也。脉弦者，寒兼饮也。无汗者，凉搏皮毛也。按杏苏散，减小青龙一等。此条当与下焦篇所补之痰饮数条参看。再杏苏散乃时人统治四时伤风咳嗽通用之方，本论前于风温门中已驳之矣；若伤燥凉之咳，治以苦温，佐以甘辛，正为合拍。若受伤寒夹饮之咳，则有青龙；若伤春风，与燥已化火，无痰之证，则仍从桑菊饮、桑杏汤例。

**杏苏散方**

苏叶　半夏　茯苓　前胡　苦桔梗　枳壳　甘草　生姜　大枣（去核）　橘皮　杏仁

加减法　无汗，脉弦甚或紧，加羌活，微透汗。汗后咳不止，去苏叶、羌活，加苏梗。兼泄泻腹满者，加苍术、厚朴。头痛兼眉棱骨痛者，加白芷。热甚加黄芩，泄泻腹满者不用。

方论　此苦温甘辛法也。外感燥凉，故以苏叶、前胡辛温之轻者达表；无汗脉紧，故加羌活辛温之重者，微发其汗。甘、桔从上开，枳、杏、前、苓从下降，则嗌塞鼻塞宣通而咳可止。橘、半、茯苓，逐饮而补肺胃之阳。以白芷易原方之白术者，白术中焦脾药也。白芷肺胃本经之药也，且能温肌肉而达皮毛，姜、枣为调和营卫之用。若表凉退而里邪未除，咳不止者，则去走表之苏叶，加降里之苏梗。泄泻腹满，金气太实之里证也，故去黄芩之苦寒，加术、朴之苦辛温也。

**【笺正】**

杏苏散方源失考，据"杏苏散乃时人统治四时伤风咳嗽通用之方"一句，即可说明此方在鞠通时应用十分普遍，此

方据秦伯未经验，四时感冒之辨证属寒者，酌情加减，都可用
之。但近人学宗吴氏，推此为治凉燥之要方。此方本可治四时
之感冒，鞠通所说之凉燥，本即患于秋季，辨证属风寒之伤风
感冒，故即兼见燥象，适加温润之品，原可用之。然鞠通于
寒、燥、湿三气混淆不清，故不加滋润之品，反率用羌活、苍
术等刚燥之药，这种用法，宜于秋季风寒感冒之夹湿者而不可
用于凉燥证，此有临床经验者自知之。

2. 据方论"以白芷易原方之白术者"一句，可见此方原
有白术，以白术治感冒，傅青主最为推崇，《傅氏男科》发汗
方后说："此方妙在君白术，盖人之脾胃健而后皮毛腠理始得
开合自如，白术健脾去湿，而邪已难存，况有荆防苏梗以表散
之乎。"杏苏散内含二陈汤，合白术原为治风寒感冒夹湿者之
良方，吴氏不知此旨，减去白术，然著作粗疏，方下漏写拟加
之白芷，此误与银翘散之与玄参同。

3. 既云"燥为小寒"，又云"燥伤本脏"、"本脏者，肺
胃也"。何以前云，"伤寒由毛窍而入，自下而上，始足太
阳"？既云病在手经，不得用足经药，又云治上不得犯中，何
以又用羌活、苍术、厚朴等足经药、中焦药治燥伤肺胃之病？
凡此之类，不能自圆。

4. 前胡、柴胡均为凉性解表药，云其"辛温"及"温
肺"、"去寒痰"等说，失药理之真，须商榷。

【选注】

周岩：以杏苏散、桂枝汤治伤寒之方，改名曰治燥，皆堪
一噱。

【原文】

三、伤燥，如伤寒太阳证，有汗，不咳，不呕，不痛者，
桂枝汤小和之。

如伤寒太阳证者，指头痛、身痛、恶风寒而言也。有汗不
得再发其汗，亦如伤寒例，但燥较寒为轻，故少与桂枝小和
之也。

### 桂枝汤方 (见前)

**【笺正】**

仲景治太阳中风用桂枝汤，若燥伤太阳而病痉，另有桂枝加瓜蒌、瓜蒌桂枝汤法。叶氏治风寒夹燥之证而用桂枝汤，每加杏仁、花粉，诚得仲景之心法。吴氏以桂枝汤治燥，倍用桂枝之刚燥，其误在认燥作寒，观其中燥门李四十六案之用桂枝汤，不加甘柔润药，反加干姜、半夏、茯苓，其误在燥寒混淆。

**【原文】**

四、燥金司令，头痛，身寒热，胸胁痛，甚则疝瘕痛者，桂枝柴胡各半汤加吴萸楝子茴香木香汤主之。此金胜克木也。木病与金病并见，表里齐病，故以柴胡达少阳之气，即所以达肝木之气，合桂枝而外出太阳，加芳香定痛，苦温通降也。湿燥寒同为阴邪，故仍从足经例。

### 桂枝柴胡各半汤加吴萸楝子茴香木香汤方 (治以苦温，佐以甘辛法)

桂枝　吴茱萸　黄芩　柴胡　人参　广木香　生姜　白芍　大枣 (去核)　川楝子　小茴香　半夏　炙甘草

**【笺正】**

以此等病置上焦篇，以此等病为秋燥证，以此等药治燥化证，无一于理可通。须知燥证不论温凉内外，用药总以柔润为正鹄，此诚如前人所说："治燥之法，寒燥宜温润，热燥宜凉润，知燥为干涩之病，以润字为主脑，则常变标本，一以贯之，庶不为偏见所误。"本条为杂病，出之于叶案，指为燥证，实属牵强。

**【原文】**

五、燥淫传入中焦，脉短而涩，无表证，无下证，胸痛，腹胁胀痛，或呕，或泄，苦温甘辛以和之。

燥虽传入中焦，既无表里证，不得误汗、误下，但以苦温甘辛和之足矣。脉短而涩者，长为木，短为金，滑为润，涩为燥也。胸痛者，肝脉络胸也。腹痛者，金气克木，木病克土也。胁痛者，肝木之本位也。呕者，亦金克木病也。泄者，阳明之上，燥气治之，中见太阴也。或者，不定之辞；有痛而兼呕与泄者，有不呕而但泄者，有不泄而但呕者，有不兼呕与泄而但痛者。病情有定，病势无定，故但出法而不立方，学者随证化裁可也。药用苦温甘辛者，经谓燥淫所胜，治以苦温，佐以甘辛，以苦下之。盖苦温从火化以克金，甘辛从阳化以胜阴也。以苦下之者，金性坚刚，介然成块，病深坚结，非下不可。下文即言下之证。

**【笺正】**

腹痛呕泄，就临床所见，多从湿论治，吴氏于寒燥湿三气分辨不清，故其于寒湿治法，每称为燥，此观其医案中燥门便知。本条以脉之短涩为金燥，以腹痛呕泻为金克木，意在此病亦从上焦始，实则腹痛呕泄，属于杂病，且病在胃肠，决难纳入先上焦，后中焦，终下焦之轨道中，鞠通以臆想言病理，侈谈五行，全不切实际。

**【原文】**

六、阳明燥证，里实而坚，未从热化，下之以苦温；已从热化，下之以苦寒。

燥证阳明里实而坚满，经统言以苦下之，以苦泄之。今人用下法，多以苦寒。不知此证当别已化未化，用温下寒下两法，随证施治，方为的确。未从热化之脉，必仍短涩，涩即兼紧也；面必青黄。苦温下法，如《金匮》大黄附子细辛汤、新方天台乌药散（见下焦篇寒湿门）加巴豆霜之类。已从热化之脉，必数而坚，面必赤，舌必黄，再以他证参之。苦寒下法，如三承气之类，而小承气无芒硝，轻用大黄或酒炒，重用枳、朴，则微兼温矣。

附治验　丙辰年，瑭治一山阴幕友车姓，年五十五岁，须发已白大半。脐左坚大如盘，隐隐微痛，不大便数十日。先延外科治之，外科以大承气下之三四次，终不通。延余诊视，按之坚冷如石，面色青黄，脉短涩而迟。先尚能食，屡下之后，糜粥不进，不大便已四十九日。余曰：此癥也，金气之所结也。以肝本抑郁，又感秋金燥气，小邪中里，久而结成，愈久愈坚，非下不可，然寒下非其治也。以天台乌药散二钱。加巴豆霜一分，姜汤和服。设三伏以待之，如不通，第二次加巴豆霜分半；再不通，第三次加巴豆霜二分。服至三次后，始下黑亮球四十九枚，坚莫能破。继以苦温甘辛之法调理，渐次能食。又十五日不大便，余如前法下，至第二次而通，下黑亮球十五枚，虽亦坚结，然破之能碎，但燥极耳。外以香油熬川椒，熨其坚处，内服苦温芳香透络，月余化尽。于此证，方知燥金之气伤人如此，而温下寒下之法，断不容紊也。

乙丑年，治通廷尉，久疝不愈。时年六十八岁。先是通廷尉外任时，每发疝，医者必用人参，故留邪在络，久不得愈。至乙丑季夏，受凉复发，坚结肛门，坐卧不得，胀痛不可忍，汗如雨下，七日不大便。余曰，疝本寒邪，凡坚结牢固，皆属金象，况现在势甚危急，非温下不可。亦用天台乌药散一钱，巴豆霜分许，下至三次始通，通后痛渐定。调以倭硫黄丸，兼用《金匮》蜘蛛散，渐次化净。以上治验二条，俱系下焦证，以出阳明坚结下法，连类而及。

【笺正】

1. 阳明里实证，燥屎不下而坚满者，已从热化与未从热化，固当详辨，但治疗之法，就热化者说，若津亏液涸，阴分已伤，则当予增水行舟，滋干润导合法，未可擅用苦寒峻攻，今主以三承气，就燥证之治论，是虚作实治；就寒化者说，若肠燥液干，阴津不继，则当予润肠补虚，养阴泽枯合法，未可恣用苦温猛下，今主以大黄附子细辛汤之类，亦非治燥之法，其误与前同。须知治燥最忌刚燥，而苦能化燥，今观前后论燥诸条，柔润之剂，诸如增液汤、济川煎、蜜煎导、猪膏发煎之类，绝不一用，而苦燥刚烈，竟进不忌，全不识"燥为虚证"之义。燥证阴津必虚，今主以大黄附子细辛汤加巴豆霜及三承气之类，实大背治燥重在保阴津之要旨。经云"燥者润之"是为治燥之正法。今偏执"以苦下之"一句，峻攻猛下，未可为治燥法，须知"以苦下之"是治实而非治燥，因实致燥而致燥化愈深时，急下固可存阴，然急攻峻下总非治燥之正法。叶氏治燥，上燥治气，下燥治血，外燥治肺，内燥治肾，气谓津气，补肺之津气用沙参、麦冬、五味之类，滋肾之精血用熟地、当归、苁蓉之属，此药法与《内经》论燥之旨相恰合，不意吴氏竟反其道而行之。

2. 老人便秘，以精血虚亏，肠燥液枯居多，若非在外感病过程中发生，属杂病，与秋燥证无涉。且便秘四季可见，若悉以感秋燥之气责之，亦系误会之言。此病多宜麻仁丸、五仁丸之类，药以苁蓉、当归、麻仁、蜂蜜、首乌之类为主。若肾阳偏虚，可入菟丝子之类，间用半硫丸亦可。车姓一案，前医寒作热治，固误。然虚作实治，亦侥幸行险之法。在不大便已四十九日时，不能不急则治其标，因虚难骤复，而实当速去，改用巴豆霜峻下，通而未脱，幸赖其体质之尚可。但若能以柔剂滋养继之，于王霸二法，相机活用，正损之虞可免。吴氏忽视滋润，只攻不补，故燥屎下而复结，结而再攻，如此反复，是损正之法、非治病之法，吴氏在中焦篇抨击又可，说："又可纯恃承气以为攻病之具，用之得当则效，用之不当，其弊有三：一则邪在心包、阳明两处，不先开心包，徒攻阳明，下后仍然昏惑谵语，亦将如之何哉？吾知其必不救矣；二则体亏液涸之人，下后作战汗，或随战汗而脱，或不蒸汗徒战而脱；三者下后虽能战汗，以阴气大伤，转成上嗽下泄，夜热早凉之怯证，补阳不可，救阴不可，有延至数月而死者，有延之岁余而死者，其死均也。"鞠通之巴豆猛下法，较之又可法更峻更烈，上述对又可之批评，恐是其恣用峻攻之教训，前人以失误案作验案录者时有之，故所附两案，不可竟视为治老人燥闭之楷模。《东医宝鉴》老人秘结条说："老人脏腑秘涩。不可用大黄，缘老人津液少，所以秘涩，若服大黄以泻之，津液皆去，定然再秘甚于前，只可服滋润大肠之药。"大黄尚如此，巴豆则更甚。

**【原文】**

七、燥气延入下焦，搏于血分，而成癥者，无论男妇，化癥回生丹主之。

大邪中表之燥证，感而即发者，诚如目南先生所云，与伤寒同法，学者衡其轻重可耳。前所补数条，除减伤寒法等差二条，胸胁腹痛一条，与伤寒微有不同，余俱兼疝瘕者，以经有燥淫所胜，男子癩疝，女子少腹痛之明文。疝瘕已多见寒湿门中，疟证、泄泻、呕吐，已多见于寒湿、湿温门中，此特补小邪中里，深入下焦血分，坚结不散之痼疾。若不知络病宜缓通治法，或妄用急攻，必犯瘕散为蛊之戒。此蛊乃血蛊也，在妇人更多，为极重难治之证，学者不可不预防之也。化癥回生丹法，系燥淫于内，治以苦温，佐以甘辛，以苦下之也。方从《金匮》鳖甲煎丸与回生丹脱化而出。此方以参、桂、椒、姜通补阳气，白芍、熟地，守补阴液，益母膏通补阴气而消水气，鳖甲胶通补肝气而消癥瘕，余俱芳香入络而化浊。且以食血之虫，飞者走络中气分，走者走络中血分，可谓无微不入，无坚不破。又以醋熬大黄三次，约入病所，不伤他脏，久病坚结不散者，非此不可。或者病其药味太多，不知用药之道，少用独用，则力大而急；多用众用，则功分而缓。古人缓化之方皆然，所谓有制之师不畏多，无制之师少亦乱也。此方合醋与蜜共三十六味，得四九之数，金气生成之数也。

**化癥回生丹方**

人参六两　安南桂二两　两头尖二两　麝香二两　片子姜黄二两　公丁香三两　川椒炭二两　虻虫二两　京三棱二两　蒲黄炭一两　藏红花二两　苏木三两　桃仁三两　苏子霜二两　五灵脂二两　降真香二两　干漆二两　当归尾四两　没药二两　白芍四两　杏仁三两　香附米二两　吴茱萸二两　元胡索二两　水蛭二两　阿魏二两　小茴香炭三两　川芎二两　乳香二两　良姜二两　艾炭二两　益母膏八两　熟地黄四两　鳖甲胶一斤　大黄八两

（共为细末，以高米醋一斤半，熬浓，晒干为末，再加醋熬，如是三次，晒干，末之）

共为细末，以鳖甲、益母、大黄三胶和匀，再加炼蜜为丸，重一钱五分，蜡皮封护。同时温开水和，空腹服；瘀甚之证，黄酒下。

○治癥结不散不痛。

○治瘕发痛甚。

○治血痹。

○治妇女干血痨证之属实者。

○治疟母左胁痛而寒热者。

○治妇女经前作痛，古谓之痛经者。

○治妇女将欲行经而寒热者。

○治妇女将欲行经，误食生冷腹痛者。

○治妇女经闭。

○治妇女经来紫黑，甚至成块者。

○治腰痛之因于跌扑死血者。

○治产后瘀血，少腹痛，拒按者。

○治跌仆昏晕欲死者。

○治金疮棒疮之有瘀滞者。

【笺正】

1. 此下两条，注文内容庞杂，外感杂病合论，湿邪燥邪混淆，与温病全不相涉，作为论温专著，实是蛇足。究其内容，七条论癥症、八条论瘕，将癥、瘕、结聚、疟母、痛经、跌仆、疝、疟、吐泻等病统隶于秋燥，而秋燥又占九种温病之一格，又谓凡病温者，均始于上焦手太阴，其理论体系之混乱不堪，一至于此。

2. 中医有些方剂，药物组成很多，对这些方剂的组织用药法和它的治病作用，不能因其药物众多、貌似杂乱而轻加否定，但用四九为金气生成之数故神其说，反使中医学蒙上神秘的面纱，极不可取。

【原文】

八、燥气久伏下焦，不与血搏，老年八脉空虚，不可与化癥回生丹，复亨丹主之。

　　金性沉著，久而不散，自非温通络脉不可。既不与血搏成坚硬之块，发时痛胀有形，痛止无形，自不得伤无过之营血，而用化癥矣。复亨大义，谓剥极而复，复则能亨也。其方以温养温燥兼用，盖温燥之方，可暂不可久，况久病虽曰阳虚，阴亦不能独足，至老年八脉空虚，更当预护其阴。故以石硫黄补下焦真阳，而不伤阴之品为君，佐以鹿茸、枸杞、人参、茯苓、苁蓉补正，而但以归、茴、椒、桂、丁香、萆薢，通冲任与肝肾之邪也。按解产难中，已有通补奇经丸方，此方可以不录。但彼方专以通补八脉为主，此则温养温燥合法，且与上条为对待之方，故并载之。按《难经》：任之为病，男子为七疝，女子为瘕聚。七疝者，朱丹溪谓：寒疝、水疝、筋疝、血疝、气疝、狐疝、癥疝，为七疝。《袖珍》谓：一厥、二盘、三寒、四癥、五附、六脉、七气，为七疝。瘕者血病，即妇人之疝也。后世谓：蛇瘕、脂瘕、青瘕、黄瘕、燥瘕、狐瘕、血瘕、鳖瘕，为八瘕。盖任为天癸生气，故多有形之积。

　　大抵有形之实证宜前方，无形之虚证宜此方也。

　　按燥金遗病，如疟、疝之类，多见下焦篇寒湿、湿温门中。再载在方书，应收入燥门者尚多，以限于篇幅，不及备录，已示门径，学者隅反可也。

　　**复亨丹方**（苦温甘辛法）

　　倭硫黄十分（按倭硫黄者，石硫黄也，水土硫黄断不可用）　　鹿茸（酒炙）八分　　枸杞子六分　　人参四分　　云茯苓八分　　淡苁蓉八分　安南桂四分　　全当归（酒浸）六分　　小茴香六分（酒浸，与当归同炒黑）　　川椒炭三分　　萆薢六分　　炙龟板四分

　　益母膏和为丸，小梧桐子大。每服二钱，日再服；冬日渐加至三钱，开水下。

　　按前人燥不为病之说，非将寒燥混入一门，即混入湿门矣。盖以燥为寒之始，与寒相似，故混入寒门。又以阳明之上，燥气治之，中见太阴；而阳明从中，以中气为化，故又易混入湿门也。但学医之士，必须眉目清楚，复《内经》之旧，而后中有定见，方不越乎规矩也。

### 霹雳散方

主治中燥吐泻腹痛，甚则四肢厥逆，转筋，腿痛，肢麻，起卧不安，烦躁不宁，甚则六脉全无，阴毒发斑，疝瘕等证，并一切凝寒固冷积聚。寒轻者，不可多服；寒重者，不可少服，以愈为度。非实在纯受湿燥寒三气阴邪者，不可服。

桂枝六两　公丁香四两　草果二两　川椒（炒）五两　小茴香（炒）四两　薤白四两　良姜三两　吴茱萸四两　五灵脂二两　降香五两　乌药三两　干姜三两　石菖蒲二两　防己三两　槟榔二两　荜澄茄五两　附子三两　细辛二两　青木香四两　薏仁五两　雄黄五钱

上药共为细末，开水和服。大人每服三钱，病重者五钱，小人减半。再病重者，连服数次，以痛止厥回，或泻止筋不转为度。

### 方论

按《内经》有五疫之称，五行偏胜之极，皆可致疫。虽疠气之至，多见火证；而燥金寒湿之疫，亦复时有。盖风火暑三者为阳邪，与秽浊异气相参，则为温疠；湿燥寒三者为阴邪，与秽浊异气相参，则为寒疠。现在见证，多有肢麻转筋，手足厥逆，吐泻腹痛，胁肋疼痛，甚至反恶热而大渴思凉者。经谓雾伤于上，湿伤于下。此证乃燥金寒湿之气（经谓阳明之上，中见太阴；又谓阳明从中治也），直犯筋经，由大络另经络，内伤三阴脏真，所以转筋，入腹即死也。既吐且泻者，阴阳逆乱也。诸痛者，燥金湿土之气所搏也。其渴思凉饮者，少阴篇谓自利而渴者，属少阴虚，故饮水求救也。其头面赤者，阴邪上逼，阳不能降，所谓戴阳也。其周身恶热喜凉者，阴邪盘踞于内，阳气无附欲散也。阴病反见阳证，所谓水极似火，其受阴邪尤重也。诸阳证毕现，然必当脐痛甚拒按者，方为阳中见纯阴，乃为真阴之证，此处断不可误。故立方荟萃温三阴经刚燥苦热之品，急温脏真，保住阳气。又重用芳香，急驱秽浊。一面由脏真而别络大络，外由筋经经络以达皮毛；一面由脏络腑络以通六腑，外达九窍。俾秽浊阴邪，一齐立解。大抵皆扶阳抑阴，所谓离照当空，群阴退避也。在此证自唐宋以后，医者皆不识系燥气所干，凡见前证，俗名曰痧。近时竟有著痧证书者，捉风捕影，杂乱无章，害人不浅。即以痧论，未有不干天地之气，而漫然成痧者。究竟所感何气，不能确切指出，故立方毫无准的。其误皆在前人谓燥不为病，又有燥气化火之说。瑭亦为其所误，故初刻书时，再三疑虑，辨难见于杂说篇中，而正文只有化气之火证，无胜气之寒证。其燥不为病之误，误在《阴阳应象大论》篇中，脱秋伤于燥一条；长夏伤于湿，又错秋伤于湿，以为竟无燥证矣。不知《天元纪》、《气交变》、《五运行》、《五常政》、《六微旨》诸篇，千列六气，燥气之为病，与诸气同，何尝燥不为病哉！经云：风为百病之长。按风属木，主仁。《大易》曰：元者善之长也，得生生之机，开生化之源，尚且为病多端，况金为杀厉之气。欧阳氏曰：商者伤也，主义主收，主刑主杀。其伤人也，最速而暴，竟有不终日而死者。瑭目击神伤，故再三致意云。

## 【笺正】

复亨丹一方，若用于老人阳虚而兼有气滞湿郁者，则可。若用于阴虚而燥者，温燥之药，已欠妥贴。至于霹雳散一方，"荟萃温三阴经刚燥苦热之品"，而竟云此为治燥法，实大谬，"芳香以辟秽，苦热祛寒湿"，亦与治燥"风马牛不相及"。本书于春温等至为重要之病竟如此之略，而对无关于温病之杂病反不嫌其繁，后人奉此等书为经典，真事理之不可解者，且霹雳散方出《医学入门》，其组成为附子一个、腊茶一钱，熟蜜半匙，原治阴盛格阳证。鞠通命方，每冒古方之名而失古方之实，读者当注意。

# 卷二　中　焦　篇

（笺正89条，选注8家、19条）

## 风温　湿热　温疫　温毒　冬温

【原文】

一、面目俱赤，语声重浊，呼吸俱粗，大便闭，小便涩，舌苔老黄，甚则黑有芒刺，但恶热，不恶寒，日晡益甚者，传至中焦，阳明温病也。脉浮洪躁甚者，白虎汤主之；脉沉数有力，甚则脉体反小而实者，大承气汤主之。暑温、湿温、温疟，不在此例。

阳明之脉荣于面，《伤寒论》谓阳明病面缘缘正赤，火盛必克金，故目白睛亦赤也。语声重浊，金受火刑而音不清也。呼吸俱粗，谓鼻息来去俱粗，其粗也平等，方是实证；若来粗去不粗，去粗来不粗，或竟不粗，则非阳明实证，当细辨之，粗则喘之渐也。大便闭，阳明实也。小便涩，火腑不通，而阴气不化也。口燥渴，火烁津也。舌苔老黄，肺受胃浊，气不化津也（按《灵枢》论诸脏温病，独肺温病有舌苔之明文，余则无有。可见舌苔乃胃中浊气，熏蒸肺脏，肺气不化而然），甚则黑者，黑，水色也，火极而似水也，又水胜火，大凡五行之极盛，必兼胜己之形。芒刺，苔久不化，热极而起坚硬之刺也；倘刺软者，非实证也。不恶寒，但恶热者，传至中焦，已无肺证，阳明者，两阳合明也，温邪之热，与阳明之热相搏，故但恶热也。或用白虎或用承气者，证同而脉异也。浮洪躁甚，邪气近表，脉浮者不可下，凡逐邪者，随其所在，就近而逐之，脉浮则出表为顺，故以白虎之金飙以退烦热。若沉小有力，病纯在里，则非下夺不可矣，故主以大承气。按吴又可《温疫论》中云：舌苔边白但见中微黄者，即加大黄，甚不可从。虽云伤寒重在误下，温病重在误汗，即误下不似伤寒之逆之甚，究竟承气非可轻尝之品，故云舌苔老黄，甚则黑有芒刺，脉体沉实，的系燥结痞满，方可用之。或问：子言温病以手经主治，力辟用足经药之非，今亦云阳明证者何？阳明特非足经乎？曰：阳明如市，胃为十二经之海，土者万物之所归也，诸病未有不过此者。前人云伤寒传足不传手，误也，一人不能分为两截。总之伤寒由毛窍而溪，溪，肉之分理之小者；由溪而谷，谷，肉之分理之大者；由谷而孙络，孙络，络之至细者；由孙络而大络，由大络而经，此经即太阳经也。始太阳，终厥阴，伤寒以足经为主，未始不关手经也。温病由口鼻而入，鼻气通于肺，口气通于胃。肺病逆传则为心包，上焦病不治，则传中焦，胃与脾也，中焦病不治，即传下焦，肝与肾也。始上焦，终下焦，温病以手经为主，未始不关足经也。但初受之时，断不可以辛温发其阳耳。盖伤寒伤人身之阳，故喜辛温甘温苦热，以救其阳；温病伤人身之阴，故喜辛凉甘寒甘咸，以救其阴。彼此对勘，自可了然于心目中矣。

### 白虎汤 （方见上焦篇）

### 大承气汤方

大黄六钱　芒硝三钱　厚朴三钱　枳实三钱

水八杯，先煮枳、朴，后纳大黄、芒硝，煮取三杯。先服一杯，约二时许，得利止后服。不知，再服一杯，再不知，再服。

### 方论

此苦辛通降咸以入阴法。承气者，承胃气也。盖胃之为腑，体阳而用阴，若在无病时，本系自然下降，今为邪气蟠踞于中，阻其下降之气，胃虽自欲下降而不能，非药力助之不可，故承气汤通胃结，救胃阴，仍系承胃腑本来下降之气，非有一毫私智穿凿于其间也，故汤名承气。学者若真能透彻此义，则施用承气，自无弊窦。大黄荡涤热结，芒硝入阴软坚，枳实开幽门之不通，厚朴泻中宫之实满，（厚朴分量不似《伤寒论》

中重用者，治温与治寒不同，畏其燥也）。曰大承气者，合四药而观之，可谓无坚不破，无微不入，故曰大也。非真正实热蔽痼，气血俱结者，不可用也。若去入阴之芒硝，则云小矣；去枳、朴之攻气结，加甘草以和中，则云调胃矣。

【笺正】

1. 寒温之治，是始异终同还是始终不同，医界意见不一。吴氏认为，伤寒法在救阳，温病法在救阴，治法始终不同。故有治温用大承气，"厚朴分量不似《伤寒论》中重用者，治温与治寒不同"之说。陶节庵认为始异终同，陶氏说："春分后，夏至前，不恶寒而渴者，为温病，用辛凉之药微发汗。里证见者，用寒凉之药急攻下。切不可误汗误下，当须识此。表证不与正伤寒同治，里证同。"其论夏秋后之外感热病，亦均谓"表证不与正伤寒同治，里证同。"陶氏对这个问题的认识是正确的，吴氏之误，误在一不明伤寒当分传、中，二不明《伤寒论》所述阳明病本有太阳阳明、正阳阳明、少阳阳明之不同。诚如赵养葵所说，《伤寒论》以传、中为大纲，所传均热，所中均寒。伤寒为热病，传至阳明，实热伤阴，与温病同。且太阳阳明，固是由太阳伤寒传经变热，而正阳阳明，是一发即属本经自病，证属实热，与寒邪无涉。大承气不独为太阳阳明之实热当下者设，亦为正阳阳明之实热当下者设。在证见阳明实热而当用大承气的时候，再严寒温之界、以区别治疗药法之当有异，是完全没有必要的。如白虎亦为阳明病之要方，倘用承气必区分其寒温之不同，用白虎亦当区分其寒温之不同，吴氏于无可分无须分处仍对看寒温、倡始终不同说，这是一种于理难通的臆想（作者对此曾有专文驳议，文附书末，读者可参[12]）。总之，在用大承气汤时，厚朴用量的多少，要通过辨证来确定，大黄诸药亦然，不可为吴氏说所惑，先存"治伤寒宜重，治温病宜轻"之成见于胸中。

2. 异病在证同时固可同治，但辨病论治与辨证论治须结合，故证同而病异时，有时也可异治，或同其所同、异其所异，采取同中有异、异中有同的治法，以使更切于病情。又可所治者为温疫，治疫以逐邪为第一要义，其用大承气，目的不在攻除积粪而意在逐邪外出。而风温、温毒与温疫病不同、治亦异，宜反复用大承气攻下逐邪的很少，鞠通温病、温疫不分，妄讥又可之非，甚不可从。又可是善用承气者，而不是滥用承气者。

【选注】

叶子雨：外感风温温热，阳明实证，宜用承气大下者甚少，设夹湿，尤不当重下，温疫则非下不可，盖蕴郁疫邪，必须釜底抽薪，故吴氏达原饮后，多用下法也。鞠通于温热温疫，模糊莫辨，反讥又可之非，谬矣。

【原文】

二、阳明温病，脉浮而促者，减味竹叶石膏汤主之。

脉促，谓数而时止，如趋者遇急，忽一蹶然，其势甚急，故以辛凉透表重剂，逐邪外出则愈。

**减味竹叶石膏汤方**（辛凉合甘寒法）

竹叶五钱　　石膏八钱　　麦冬六钱　　甘草三钱

水八杯，煮取三杯，一时服一杯，约三时令尽。

【笺正】

竹叶石膏汤为缪希雍方，由白虎汤加麦冬、竹叶而成，为其治热病解表之要方。因竹叶有清透之功，麦冬能疗胃津之受伤，故叶氏治伏邪发热，亦喜用之。张锡纯之凉解、寒解两汤，方意与之相类。凡温病初起热炽者，用之卓有效验。在阳明病后期余热未退时，亦适用。但若在第一条脉证出现时反减知母，便不合法。因本方较之白虎，透表作用较强，而清热之力则逊。

【原文】

三、阳明温病，诸证悉有而微，脉不浮者，小承气汤微和之。

以阳明温病发端者，指首条所列阳明证而言也，后凡言阳明温病者仿此。诸证悉有，以非下不可，微则未至十分亢害，但以小承气通和胃气则愈，无庸芒硝之软坚也。

**【笺正】**

自注文谬，此观十九、二十、二七、二九、三四等条便知。若首条所列之"诸证悉有，以非下不可"，黄连黄芩汤、清营汤等方何可再用。

**【原文】**

四、阳明温病，汗多谵语，舌苔老黄而干者，宜小承气汤。

汗多，津液散而大便结，苔见干黄，谵语因结粪而然，故宜承气。

**【原文】**

五、阳明温病，无汗，小便不利，谵语者，先与牛黄丸；不大便，再与调胃承气汤。

无汗而小便不利，则大便未定成硬，谵语之不因燥屎可知。不因燥屎而谵语者，犹系心包络证也，故先与牛黄丸，以开内窍，服牛黄丸，内窍开，大便当下，盖牛黄丸亦有下大便之功能。其仍然不下者，无汗则外不通；大小便俱闭则内不通，邪之深结于阴可知。故取芒硝之咸寒，大黄、甘草之甘苦寒，不取枳、朴之辛燥也。伤寒之谵语，舍燥屎无他证，一则寒邪不兼秽浊，二则由太阳而阳明；温病谵语，有因燥屎，有因邪陷心包。一则温多兼秽；二则自上焦心肺而来，学者常须察识，不可歧路亡羊也。

**【笺正】**

阳明温病谵语之不因燥屎者，多属热盛蒸脑，当用白虎撤热，若非胃热蒸脑而犹系心包络证，与阳明温病何涉？按上条自注，阳明温病是指首条所列诸证悉有者，既已断为阳明温病，又说犹系心包络证，岂心包络证亦属阳明耶？如谓温病谵语，有燥屎则属阳明，无燥屎系心包络证，这就忽视了胃热蒸脑之证。

**【原文】**

六、阳明温病，面目俱赤，肢厥，甚则通体皆厥，不瘛疭，但神昏，不大便，七八日以外，小便赤，脉沉伏或并脉亦厥，胸腹满坚，甚则拒按，喜凉饮者，大承气汤主之。

此一条须细辨其的是火极似水、热极而厥之证，方可用之，全在目赤、小便赤、腹满坚、喜凉饮定之。

**大承气汤** （方法并见前）

**【笺正】**

三条自注已有说明，四条复出"舌苔老黄"，本条复出"面目俱赤"，"不大便"，俱属繁文。其脉厥用承气之法，秉于又可。

**【原文】**

七、阳明温病，纯利稀水无粪者，谓之热结旁流，调胃承气汤主之。

热结旁流，非气之不通，不用枳、朴，独取芒硝入阴以解热结，反以甘草缓芒硝急趋之性，使之留中解结，不然，结不下而水独行，徒使药性伤人也。吴又可用大承气汤者非是。

**【笺正】**

《伤寒论》治热结旁流用大承气汤，历代医家，尊而用之，多验。《温疫论》云："温疫得下证日久失下，逐日下利纯臭水，昼夜十数行，乃致口燥唇干，舌裂如断，医者误按协热下利法，因与葛根黄连黄芩汤，服之转剧，邀余诊视，乃热结旁流，急与大承气汤一服，去宿粪甚多，状如黏胶，臭恶异常，是晚利顿止。"其实践如此。鞠通明砭又可，暗诋仲景，翻尽千古定局，意欲飞渡前人，遗祸病人不小，来者当予注意。

**【原文】**

八、阳明温病，实热壅塞为哕者下之。连声哕者，中焦；声断续，时微时甚者，属下焦。

《金匮》谓哕而腹满，视其前后，知何部不利，利之即愈。阳明实热之哕，下之里气得通则止，但其兼证之轻重，难以预料，故但云下之而不定方，以俟临证者自为采取耳。再按：中焦实证之哕，哕必连声紧促者，胃气大实，逼迫肺气不得下降，两相攻击而然。若或断或续，乃下焦冲虚之哕，其哕之来路也远，故其声断续也，治属下焦。

**【笺正】**

哕乃胃气上逆，仲景辨治，证分虚实，且重腹诊，如腹满而阳明内实，用大黄甘草汤；如腹不满而内无实结，用橘皮生姜汤。鞠通所说之阳明温病是"指首条所列阳明证而言"，故用《金匮》法不合。

**【原文】**

九、阳明温病，下利谵语，阳明脉实，或滑疾者，小承气汤主之；脉不实者，牛黄丸主之，紫雪丹亦主之。

下利谵语，柯氏谓肠虚胃实，故取大黄之濡胃，毋庸芒硝之润肠。本论有脉实、脉滑疾、脉不实之辨，恐心包络之谵语而误以承气下之也，仍主芳香开窍法。

**小承气汤方**（苦辛通法重剂）

大黄五钱　厚朴二钱　枳实一钱

水八杯，煮取三杯，先服一杯，得宿粪，止后服，不知再服。

**调胃承气汤**（热淫于内，治以咸寒，佐以甘苦法）

大黄三钱　芒硝五钱　生甘草二钱

**牛黄丸**（方论并见上焦篇）

**紫雪丹**（方论并见上焦篇）

**【笺正】**

1. 调胃承气汤宜移至前第七条下。

2. 仲景云："下利脉反滑者，当有所去，下乃愈，宜大承气汤。"又云："下利谵语者，有燥屎也，小承气汤主之。"今合二为一化裁其言并篡改其法，是否妥当，值得研究。

3. 心包络之谵语，多由肺病逆传而无下利。此属上焦，不当混入阳明温病中。

**【选注】**

叶子雨：在伤寒阳明谵语下利，为脾液不收，而气陷于下，多不治。在温疫舌黄谵语而自利，可与小承气，或小陷胸酌用。若按其心下至少腹有硬痛处，则与大承气以下之。在外感温热传里，热邪由肺胃下注大肠，下利谵语，胸痞脉数者，宜黄芩黄连银花广皮半夏花粉之属，或兼凉润，沙参麦冬亦可参用。若邪迫心包而谵语者，未必又兼下利，究竟温病、温疫莫辨，内外不清，故治法多误也。

**【原文】**

十、温病三焦俱急，大热大渴，舌燥，脉不浮而躁甚，舌色金黄，痰涎壅甚，不可单行承气者，承气合小陷胸汤主之。

三焦俱急，谓上焦未清，已入中焦阳明，大热大渴，脉躁苔焦，阳土燥烈，煎熬肾水，不下则阴液立见消亡，下则引上焦余邪陷入，恐成结胸之证，故以小陷胸合承气汤，涤三焦之邪，一齐俱出，此因病急，故方亦急也，然非审定是证，不可用是方也。

**承气合小陷胸汤方** (苦辛寒法)

生大黄五钱　厚朴二钱　枳实二钱　半夏三钱　瓜蒌三钱　黄连二钱

水八杯，煮取三杯，先服一杯，不下，再服一杯，得快利，止后服，不便再服。

**【笺正】**

腹诊在阳明温病诊断中，甚为重要，然此前后数条，于此独略。临证应注意，若无腹证，即大热大渴，不得投本方，投本方应有脘腹胀满痞硬之证为宜。又见证如此，脉躁甚，欲其不浮，恐难得见。

**【选注】**

叶子雨：伤寒之邪在表，误下则邪陷而为结胸。温热伏气之邪在里，若逆传于心包而误汗，则内闭而外脱；若顺传于胃腑而误汗，则盘踞而结胸。是内外之因不同，故汗下之误各异也。设外感温邪，见大热大渴，目赤舌绛，气粗烦躁，甚至神错谵语，下利黄水者，乃风热之毒，深入阳明营分，宜犀角、连翘、玄参、川贝、赤芍、丹皮、鲜生地、人中黄之属，病虽危候，间有生理。此云不下则阴液立见消亡，下则引上焦余邪陷入，恐成结胸之证，是指伤寒言耶？温疫言耶？风温言耶？

抑伏气之温热言耶？认证不清，妄立方法，殊属非是。

**【原文】**

十一、阳明温病，无上焦证，数日不大便，当下之，若其入阴素虚，不可行承气者，增液汤主之。服增液汤已，周十二时观之，若大便不下者，合调胃承气汤微和之。

此方所以代吴又可承气养荣汤法也。妙在寓泻于补，以补药之体，作泻药之用，既可攻实，又可防虚。余治体虚之温病，与前医误伤津液、不大便、半虚半实之证，专以此法救之，无不应手而效。

**增液汤方**（咸寒苦甘法）

元参一两　麦冬（连心）八钱　细生地八钱

水八杯，煮取三杯，口干则与饮，令尽，不便，再作服。

**方论**

温病之不大便，不出热结液干二者之外。其偏于阳邪炽甚，热结之实证，则从承气法矣；其偏于阴亏液涸之半虚半实证，则不可混施承气，故以此法代之。独取元参为君者，元参味苦咸微寒，壮水制火，通二便，启肾水上潮于天，其能治液干，固不待言，本经称其主治腹寒热积聚，其并能解热结可知。麦冬主治心腹结气，伤中伤饱，胃络脉绝，羸瘦短气，亦系能补能润能通之品，故以为之佐。生地亦主寒热积聚，逐血痹，用细者，取其补而不腻，兼能走络也。三者合用，作增水行舟之计，故汤名增液，但非重用不为功。

本论于阳明下证，峙立三法：热结液干之大实证，则用大承气；偏于热结而液不干者，旁流是也，则用调胃承气；偏于液干多而热结少者，则用增液，所以回护其虚，务存津液之心法也。

按吴又可纯恃承气以为攻病之具，用之得当则效，用之不当，其弊有三：一则邪在心包、阳明两处，不先开心包，徒攻阳明，下后仍然昏惑谵语，亦将如之何哉？吾知其必不救矣。二则体亏液涸之人，下后作战汗，或随战汗而脱，或不蒸汗徒战而脱。三者下后虽能战汗，以阴气大伤，转成上嗽下泄，夜

热早凉之怯证，补阳不可，救阴不可，有延至数月而死者，有
延至岁余而死者，其死均也。在又可当日，温疫盛行之际，非
寻常温病可比，又初创温病治法，自有矫枉过正不暇详审之
处，断不可概施于今日也。本论分别可与不可与、可补不可补
之处，以俟明眼裁定，而又为此按语于后，奉商天下之欲救是
证者。至若张氏、喻氏，有以甘温辛热立法者，湿温有可用之
处，然须兼以苦泄淡渗，盖治外邪，宜通不宜守也，若风温、
温热、温疫、温毒，断不可从。

**【笺正】**

1. 仲景治阳明病，实则攻之，如大承气、小承气之类；
虚则补之，如猪膏发、蜜煎导之类。热则清之，如白虎汤、栀
子柏皮汤之类；寒则温之，如吴茱萸汤、大建中汤之类。又司
在仲景虚实寒热对举为衡之辨证基础上，针对温疫病虚实兼夹
者攻之不可补之不可之实际，补出承气养荣一法，虚实兼补，
发展了仲景之学。鞠通补出增液汤一方，于液干便秘者之治，
亦足资参考。但丑诋又可，并以调胃承气为虚实兼夹者之法，
则欠妥当。余谓热结者急下存阴而用大小承气，为治实之一
法；液干者增水行舟而用增液汤，为治虚之一法；热结液干者
攻实防虚而用承气养荣或增液承气，为治虚实兼夹者之一法。

2. 近贤沈仲圭曾撰"增液汤果有通便之力乎"发表于
《医界春秋》，说"鞠通之增液汤，谓有通便之力，可以代用
承气，圭虽谫陋，辄期期以为不可。"沈氏历考方中各药功效
后指出：元参、地黄、麦冬"均非阳明腑实所宜"，对章次公
"麦冬缓通大便"之说，亦予驳议，认为"此方仅适应于温病
差后，用以滋阴清热，若高热昏谵之际，非特不能通便，且恐
滞腻之物，反足助邪生病耳。《温病条辨》中焦篇'增液汤主
之'句下，复赘'服增液汤已，周十一：二时观之，若大便
不下者，合调胃承气汤微和之'四句，默体鞠通心理，殆亦
知通幽荡积，非增液所能，故作模棱之词，豫为卸责地步，乃
征以圆方后评曰，'二十年来，余以此法救温病体虚之当下
者，取效屡也，颇以为独得之秘，而不知鞠通有是方也。'此

真古人所谓'文同嚼舌，诗如放屁'，征诸事实，必不尔也。或问，'吴氏此方，虽不能通便，却可增液，温病之便秘，犹舟楫之搁浅，增液则通便，亦犹舟得水而前进焉。'答曰，所谓增液者，增大肠水液也，换言之，即取身外水份，稀释身内燥火之意，疗法中具此种作用者，惟盐类下药，温水灌肠，足以当之，增液无能为也。比种偏重理想之谈，实为中医衰落之一因，学者持此观念以治医，则魔障重重矣。"吴、沈同为极力推崇叶学之医家，其于增液汤通便之作用，认识如此不同，值得结合临床，作进一步研究。

【原文】

十二、阳明温病，下后汗出，当复其阴，益胃汤主之。

温热本伤阴之病，下后邪解汗出，汗亦津液之化，阴液受伤，不待言矣，故云当复其阴。此阴指胃阴而言，盖十二经皆禀气于胃，胃阴复而气降得食，则十二经之阴皆可复矣。欲复其阴，非甘凉不可。汤名益胃者，胃体阳而用阴，取益胃用之义也。下后急议复阴者，恐将来液亏燥起，而成干咳身热之怯证也。

**益胃汤方** （甘凉法）

沙参三钱　麦冬五钱　冰糖一钱　细生地五钱　玉竹（炒香）一钱五分

水五杯，煮取二杯，分二次服，渣再煮一杯服。

【笺正】

本方从咳嗽门诸案化裁而出，适宜于阴津虚亏之秋燥咳嗽证，若移用于阳明温病热退阴虚者，亦足资参考。但若余热未尽，邪未尽退，宜竹叶石膏汤之类；若胃气虚亏，亦不可一味阴柔，恐困胃阳。温病病后，养阴固应重视，养胃气亦不可疏忽。

【原文】

十三、下后无汗，脉浮者，银翘汤主之；脉浮洪者，白虎汤主之；脉洪而芤者，白虎加人参汤主之。

此下后邪气还表之证也。温病之邪，上行极而下，下行极而上，下后里气得通，欲作汗而未能，以脉浮验之，知不在里而在表，逐邪者随其性而宣泄之，就其近而引导之，故主以银翘汤，增液为作汗之具，仍以银花、连翘解毒而轻宣表气，盖亦辛凉合甘寒轻剂法也。若浮而且洪，热气炽甚，津液立见销亡，则非白虎不可。若洪而且芤，金受火克，元气不支，则非加人参不可矣。

**银翘汤方**（辛凉合甘寒法）

银花五钱　连翘三钱　竹叶二钱　生甘草一钱　麦冬四钱　细生地四钱

**白虎汤、白虎加人参汤**（方论并见前）

**【笺正】**

此下数条，俱为又可法。下后脉浮，主用白虎，此为又可治温疫之经验，叶子雨认为："恐于外感风温非宜。"曹颖甫论《温病条辨》说："按鞠通大意，不过欲破除太阳一经，传入阳明以后，原未敢显背仲景，方亦平正可法。"余谓上焦篇疵谬固独多，但中下焦篇采仲景、叶桂、又可之学，亦多有未尽善处，特是说理，注多牵强，如本条"上行极而下，下行极而上"之说，最属不经。又可治温疫表里分传之证，重视用承气先通其里，认为里气一通，不待发散，多有自汗能解者。即使血液枯涸，不得自汗，如脉浮微数，此邪热浮于肌表，里无壅滞，故虽无汗，仍当汗解，宜白虎辈。其原意如此，并非病邪真如火车之运行，到头必折回，周而复始，《吴鞠通医案》中此种治法，堪发一噱，对此，我在""《吴鞠通医案》伏暑门周姓案析评"[20]一文中作了详细分析，文已附后，不复再赘。

**【原文】**

十四、下后无汗，脉不浮而数，清燥汤主之。

无汗而脉数，邪之未解可知，但不浮，无领邪外出之路，既下之后，又无连下之理，故以清燥法，增水敌火，使不致为灾，一半日后相机易法，即吴又可下后间服缓剂之法也，但又可清燥汤中用陈皮之燥，柴胡之升，当归之辛窜，津液何堪！

以燥清燥，有是理乎？此条乃用其法而不用其方。

**清燥汤方**（甘凉法）

麦冬五钱　　知母二钱　　人中黄一钱五分　　细生地五钱　　元参三钱

水八杯，煮取三杯。分三次服。

**加减法**

咳嗽胶痰，加沙参三钱，桑叶一钱五分，梨汁半酒杯，牡蛎三钱，牛蒡子三钱。

按吴又可咳嗽胶痰之证，而用苏子、橘红、当归，病因于燥而用燥药，非也，在湿温门中不禁。

**【笺正】**

1. 阳证似阴、热深厥深者经攻下后，厥回脉数，是里邪已撤、郁阳暴伸，此证虽类白虎，但无热渴，又可经验，此时宜顺应病势，升阳泄热，方用柴胡清燥汤去花粉、知母，加葛根（实即柴胡汤加葛根），鞠通轻诋其经验，谓"此条乃用其法而不用其方"，实则大背其法，现将又可所用药录于下，读者比较之自知。

下后脉数，热渴既除，又可用：柴胡、黄芩、陈皮、甘草、葛根、姜枣煎服。

清燥汤方出《兰室秘藏》，为东垣方，与又可之柴胡清燥汤及鞠通之清燥汤完全不同，又可方并无当归，鞠通采又可治"下后脉数"文改写成本条时，不但误记其方名、药物，并立法亦未细究。采辑前贤治法而妄评、粗疏竟至如此。且苏子、当归俱是润药。以润药为燥药，论药亦失真。

又可治疫，重视攻下，目的在逐邪而不在除积粪，故对下后邪气复聚者，主张"宜更下之"，"下之即愈"，鞠通温病、温疫，混而不分，认为下后无连下之理，是将善用下法之又可当做轻用下法之又可看所致。当然，鞠通此方在温病治疗中自可找到其适应证，但与又可所治之郁阳暴伸，热渴已除之证无涉。

**【选注】**

张山雷：慨自乾嘉以降，叶香岩之《温热论》、吴鞠通之《温病条辨》，盛行于时，凡治温热，辄以玄参、麦、地，滋腻恋邪，为祸不可胜言，无他，以温热在阳明之时，每多胸中痰浊，窒塞不宣，不去其痰，而反助其腻，未有不愈窒愈闭、转瞬加剧者。

金寿山：吴氏在本条自注中对吴又可清燥汤用药的批评，似有"议药不议病"之偏。每一药物，均有其特定的治疗作用，用之不当，又均有其一定的副作用，如只说其坏的一面，那就无药可用了。

**【原文】**

十五、下后数日，热不退，或退不尽，口燥咽干，舌苔干黑，或金黄色，脉沉而有力者，护胃承气汤微和之；脉沉而弱者，增液汤主之。

温病下后，邪气已净，必然脉静身凉，邪气不净，有延至数日邪气复聚于胃，须再通其里者，甚至屡下而后净者，诚有如吴又可所云。但正气日虚一日，阴津日耗一日，须加意防护其阴，不可稍有鲁莽，是在任其责者，临时斟酌尽善耳。吴又可于邪气复聚之证，但主以小承气，本论于此处分别立法。

**护胃承气汤方** （苦甘法）

生大黄三钱　　元参三钱　　细生地三钱　　丹皮二钱　　知母二钱
麦冬（连心）三钱

水五杯，煮取二杯，先服一杯，得结粪，止后服，不便，再服。

**增液汤** （方见前）

**【笺正】**

下后邪气复聚，又可主张宜再下之，"但当少与，慎勿过剂"，原未出方，并不"但主以小承气"，今补出护胃承气汤，可补又可之未备。若屡下阴伤，因燥致结，增液汤、蜜煎导均可酌用。就此前后数条观之，鞠通治阳明温病，对虚证甚为重视，这对惑于"实则阳明"之说，而但执清下二法为治者，实有纠弊之作用。

**【原文】**

十六、阳明温病，下后二三日，下证复现，脉不甚沉，或沉而无力，止可与增液，不可与承气。

此恐犯数下之禁也。

**【笺正】**

又可治数下亡阴、里证仍在者，主以承气养荣汤，方以知、归、芍、地清热养阴，合小承气攻下（鞠通之护胃承气、增液承气，即从此化裁而出），这对正虚邪实、下证复现者来说，人病兼治，是较为适宜的。若只畏其虚而过分强调增水能行舟、扶正邪自却。不怕余炎复炽、实致虚化愈深，亦具片面性。当然，脉沉无力、阴津大虚者，先予增液，若积粪不下，实热难去，再投承气养荣之类，亦是谨慎小心之法。但又可治疫经验，全从实践得来，未可轻予否定。又可论病愈结存，主张渐进饮食，以待胃气来复，津液流通，自能润下；鞠通益胃、增液两方，用治病愈结存者，较为合拍。若病尚未愈，宜将剩勇追穷寇，莫使死灰再成灾。

**【原文】**

十七、阳明温病，下之不通，其证有五：应下失下，正虚不能运药，不运药者死，新加黄龙汤主之。喘促不宁，痰涎壅滞，右寸实大，肺气不降者，宣白承气汤主之。左尺牢坚，小便赤痛，时烦渴甚，导赤承气汤主之。邪闭心包，神昏舌短，内窍不通，饮不解渴者，牛黄承气汤主之。津液不足，无水舟停者，间服增液，再不下者，增液承气汤主之。

经谓下不通者死，盖下而至于不通，其为危险可知，不忍因其危险难治而遂弃之。兹按温病中下之不通者共有五因：其因正虚不运药者，正气既虚，邪气复实，勉拟黄龙法，以人参补正，以大黄逐邪，以冬、地增液，邪退正存一线，即可以大队补阴而生，此邪正合治法也。其因肺气不降，而里证又实者，必喘促，寸实，则以杏仁、石膏宣肺气之痹，以大黄逐肠胃之结，此脏腑合治法也。其因火腑不通，左尺必现牢坚之脉

（左尺，小肠脉也，俗候于左寸者非，细考《内经》自知），**小肠热盛，下注膀胱，小便必涓滴**，赤且痛也，则以导赤去淡通之阳药，加连、柏之苦通火腑，大黄、芒硝承胃气而通大肠，此二肠同治法也。其因邪闭心包，内窍不通者，前第五条已有先与牛黄丸，再与承气之法，此条系已下而不通，舌短神昏，闭已甚矣，饮不解渴，消亦甚矣，较前条仅仅谵语，则更急而又急，立刻有闭脱之虞，阳明大实不通，有消亡肾液之虞，其势不可少缓须臾，则以牛黄丸开手少阴之闭，以承气急泻阳明，救足少阴之消，此两少阴合治法也。在此条亦系三焦俱急，当与前第九条用承气、陷胸合法者参看。其因阳明太热，津液枯燥，水不足以行舟，而结粪不下者，非增液不可。服增液两剂，法当自下，其或脏燥太甚之人，竟有不下者，则以增液合调胃承气汤，缓缓与服，约二时服半杯沃之，此一腑中气血合治法也。

### 新加黄龙汤 （苦甘咸法）

细生地五钱　生甘草二钱　人参一钱五分（另煎）　生大黄三钱

芒硝一钱　元参五钱　麦冬（连心）五钱　当归一钱五分　海参（洗）二条　姜汁六匙

水八杯，煮取三杯。先用一杯，冲参汁五分、姜汁二匙，顿服之，如腹中有响声，或转矢气者，为欲便也；候一二时不便，再如前法服一杯；候二十四刻，不便，再服第三杯。如服一杯，即得便，止后服，酌服益胃汤一剂（益胃汤方见前），余参或可加入。

### 方论

此处方于无可处之地，勉尽人力，不肯稍有遗憾之法也。旧方用大承气加参、地、当归，须知正气久耗，而大便不下者，阴阳俱惫，尤重阴液消亡，不得再用枳、朴伤气而耗液，故改用调胃承气，取甘草之缓急，合人参补正，微点姜汁，宣通胃气，代枳、朴之用，合人参最宣胃气，加麦、地、元参，保津液之难保，而又去血结之积聚，姜汁为宣气分之用，当归为宣血中气分之用，再加海参者，海参咸能化坚，甘能补正，按海参之液，数倍于其身，其能补液可知。且蠕动之物，能走络中血分，病久者必入络，故以之为使也。

**宣白承气汤方**（苦辛淡法）

生石膏五钱　生大黄三钱　杏仁粉二钱　瓜蒌皮一钱五分

水五杯，煮取二杯，先服一杯，不知再服。

**导赤承气汤**

赤芍三钱　细生地五钱　生大黄三钱　黄连二钱　黄柏二钱

芒硝一钱

水五杯，煮取二杯，先服一杯，不下再服。

**牛黄承气汤**（方见上焦篇）

即用前安宫牛黄丸二丸，化开，调生大黄末三钱，先服一半，不知再服。

**增液承气汤**（增液汤方见前）

即于增液汤内，加大黄三钱，芒硝一钱五分。

水八杯，煮取三杯，先服一杯，不知再服。

【笺正】

1. 阳明温病，下之不得其法，则不通。如承气证而小心过度，投以增液，不能得便，此系用下失法，未必证属危险，攻用承气，即可得效。且病各不同，证有兼夹，如痰涎壅盛，沛气不降，但用承气，自难通下，此亦用下失法，并非证本危险，改用宣白，亦可得效。然体虚下不能通，夹邪下不能通，此皆当于事先顾及，若贸然用下，下之不通，推诿病本危险，为医者卸责计则可，为病人计则不可。

2. 承气泻阳明合牛黄开窍闭，此属阳明、少阴两经合治法，自注指此为两少阴合法，欠妥。《伤寒论·少阴病篇》虽用承气汤，然此为中阴溜腑者设，将承气汤法作少阴病治法看，可商。

【选注】

章巨膺：下之而不通，则下法有未当也。原文屡下不通，然后知有夹邪，治病何得如此荒谬，殆迷信温病下不嫌早之说，轻率从事，以下法试病，幸而屡下未坏，尚有可审夹邪之余地，岂是医法耶。

**【原文】**

十八、下后虚烦不眠，心中懊憹，甚至反复颠倒，栀子豉汤主之；若少气者，加甘草；若呕者，加姜汁。

邪气半至阳明，半犹在膈，下法能除阳明之邪，不能除膈间之邪，故证现懊憹虚烦，栀子豉汤，涌越其在上之邪也。

少气加甘草者，误下固能伤阴，此则以误下而伤胸中阳气，甘能益气，故加之。呕加姜汁者，胃中未至热甚燥结，误下伤胃中阳气，木来乘之，故呕，加姜汁，和肝而降胃气也，胃气降，则不呕矣。

**栀子豉汤**（方见上焦篇）

**栀子豉加甘草汤**

即于栀子豉汤内，加甘草二钱，煎法如前。

**栀子豉加姜汁方**

即于栀子豉汤内，加姜汁五匙。

**【笺正】**

此为仲景法。本书治温要方如白虎、承气、栀豉、茵陈蒿、白头翁、黄连阿胶汤等，均系仲景治温之要方，下焦篇二十四条开始直接抄录《伤寒论》治温病之原文，足见"《伤寒论》只论寒不及温"之说是何等之荒谬。

**【原文】**

十九、阳明温病，干呕口苦而渴，尚未可下者，黄连黄芩汤主之。不渴而舌滑者属湿温。

温热，燥病也，其呕由于邪热夹秽，扰乱中宫而然，故以黄连、黄芩撤其热，以芳香蒸变化其浊也。

**黄连黄芩汤方**（苦寒微辛法）

黄连二钱　　黄芩二钱　　郁金一钱五分　　香豆豉二钱

水五杯，煮取二杯，分二次服。

**【笺正】**

1. 三条自注说阳明温病，指首条所列诸证悉具而言，然若见首条所述诸证，即再加"干呕口苦而渴"，亦不合用本方治疗。若不包括首条所述脉证，凭"干呕口苦而渴"，不得断为阳明病。须知"喜呕"、"口苦"、"咽干"为少阳病之主证，少阳主半表半里之位，为正邪分争之局，"邪欲入里，里气外拒，故呕，呕则木气舒，故喜之也。"而"口苦者，热蒸胆气上溢也；咽干者，热耗其津液也。"鞠通以三焦横分六经，无法妥处客观存在之少阳病，故只好以之统隶于阳明，然阳明少阳，混为一谈，矛盾殊多，以上所述，已见一斑。叶氏论春温，谓入春发于少阳，以黄芩汤为主方。柳宝诒谓治少阴伏温从少阳发出，以黄芩汤加豆豉、玄参，为至当不移之良法。本方用黄连代芍药合黄芩以清热，合豆豉以透邪，佐郁金灵其气机（伏温病气血多钝而不灵），利于伏邪外出，若用于少阳温病，亦与叶、柳二家药法大同，但不应指鹿为马，竟名之为阳明温病。

2. 仲景治阳明湿病，有湿化、燥化之分，若热从湿化，湿热搏结，则用苦燥方，如栀子柏皮汤之类；若热从燥化，燥热灼津，则用凉润剂，如白虎加参汤之类。连、芩、柏均为苦燥品，以之治湿热证最合。用于燥热，有苦寒化燥之虞，故柳氏黄芩汤加玄参、豆豉之法，考虑确是周匝。自注虽有"温热燥病也"一句，但鞠通是以秽浊为湿浊，实乃温热夹湿之治，若湿热燥病，当用柳氏法。

**【原文】**

二十、阳明温病，舌黄燥，肉色绛，不渴者，邪在血分，清营汤主之。若滑者，不可与也，当于湿温中求之。

温病传里，理当渴甚，今反不渴者，以邪气深入血分，格阴于外，上潮于口，故反不渴也。曾过气分，故苔黄而燥。邪居血分，故舌之肉色绛也。若舌苔白滑、灰滑、淡黄而滑，不渴者，乃湿气蒸腾之象，不得用清营柔以济柔也。

**清营汤方**（见上焦篇）

**【笺正】**

叶氏治温病，有卫气营血四层之分，且划界甚严，有别气才可清气，入营即撤去气药等说。但营为血之浅，血为营之深，邪入营血，不易截然分划。且卫之与气，气之与营亦然，故邪虽入营，未必离气，入营不但无须即撤气药，宜气营两清者殊多。但既然"邪气深入血分"，绳以"入血就恐耗血动血，直须凉血散血"之说，"清营汤主之"之法，于"凉血散血"，未免有欠重视。

**【原文】**

二一、阳明斑者，化斑汤主之。

方义并见上焦篇。

**【笺正】**

化斑汤即白虎汤加玄参、犀角。斑属阳明，用化斑汤可法。但前方义为牵合化斑汤治太阳温病立说，谓白虎为燥金之品，清肃上焦，恐不胜任，故加玄参、犀角以救肾水、启肾气，上交于肺，反避阳明不谈。白虎虽非阳明病之专药，但毕竟属阳明病之主剂，故前方论可商。

二二、阳明温病，下后疹续出者，银翘散去豆豉，加细生地大青叶元参丹皮汤主之。

方义并见上焦篇。

**【笺正】**

疹属太阴，银翘散去豉加地青元丹汤亦为手太阴方。鞠通论麻疹，前谓"善治温病者，原可不必出疹。"足证其于此缺乏经验，此条是否其经验之谈，亦值得怀疑。

**【原文】**

二三、斑疹，用升提则衄，或厥，或呛咳，或昏痉，用壅补则瞀乱。

此治斑疹之禁也。斑疹之邪在血络，只喜轻宣凉解。若用柴胡、升麻辛温之品，直升少阳，使热血上循清道则衄；过升则下竭，下竭者必上厥；肺为华盖，受热毒之熏蒸则呛咳；心位正阳，受升提之摧迫则昏痉。至若壅补，使邪无出路，络道比经道最细，诸疮痛痒，皆属于心，既不得外出，其势必返而归之于心，不瞀乱得乎？

**【笺正】**

自"柴胡劫肝阴"之说出，该派中人畏柴胡如虎，如丁寿昌撰"温病忌柴胡论"说："《温病条辨》中力戒温病不可用辛温发表，而柴胡为尤甚。"此即秉鞠通之教，丁氏谓"温病用柴胡，杀人不旋踵。"并谓"少用一剂柴胡即多活一人性命"。"弃而不用，亦保全性命之一道。"若是危言耸听，足见该派中人不敢用柴胡，不会用柴胡。实则柴胡性微寒，升麻亦然，吴氏指微寒之品为辛温，是论药失真，柴胡为辛凉解表之要药，升麻具清热解毒之作用，对温病之退热、解毒，善用之每有殊功，读者勿为所惑。

**【选注】**

金寿山：这里有二点值得提出：其一，柴胡、升麻并非辛温之品，而是辛寒之药，其性透发，而不是"直升少阳"。柴胡、升麻只有与党参、黄芪等补气之药配合才有升提作用。可见吴氏对柴胡、升麻确有偏见。其二，病发斑疹，固然切忌壅补，但不是绝对不能用补药。如因正气不足而斑疹透而复陷之证，只要配伍得当（如与开发之药同用），还是可以选用的，所谓扶正托邪，使正气充足，邪从斑疹而透。

**【原文】**

二四、斑疹，阳明证悉具，外出不快，内壅特甚者，调胃承气汤微和之，得通则已，不可令大泄，大泄则内陷。

此斑疹下法，微有不同也。斑疹虽宜宣泄，但不可太过，令其内陷。斑疹虽忌升提，亦畏内陷。方用调胃承气者，避枳、朴之温燥，取芒硝之入阴，甘草败毒缓中也。

**调胃承气汤** (方见前)

**【笺正】**

斑疹虽亦可合见，但究以分见为多，且一属阳明、一属太阴，治亦有异，鞠通混为一谈，后学观之眩目，故本条若能删去"斑疹虽宜宣泄"之"斑"字和"斑疹虽忌升提"之"疹"字，使斑、疹分论，似更为贴切。

**【原文】**

二五、阳明温毒发痘者，如斑疹法，随其所在而攻之。

温毒发痘，如小儿痘疮，或多或少，紫黑色，皆秽浊太甚，疗治失宜而然也。虽不多见，间亦有之。随其所在而攻，谓脉浮则用银翘散加生地、元参；渴加花粉；毒重加金汁、人中黄；小便短加芩、连之类；脉沉内壅者，酌轻重下之。

**【笺正】**

上焦篇第四条说太阴风温、温热、温疫、冬温，但热不恶寒而渴者，辛凉平剂银翘散主之，温毒不在此例。本条治阳明温毒用银翘散，银翘散为太阴温病方，岂阳明温毒可用，太阴温毒反不可用耶？不可解。且加减法亦欠妥善。如阳明温病小便短，不外津液内竭与湿邪排泄不畅二证，前者固不得用芩、连，后者以芩、连合银翘散加生地、玄参，亦不切。

**【原文】**

二六、阳明温毒，杨梅疮者，以上法随其所偏而调之，重加败毒，兼与利湿。

此条当入湿温，因上条温痘连类而及，故编于此，可以互证也。杨梅疮者，形似杨梅，轻则红紫，重则紫黑，多现于背部、面部，亦因感受秽浊而然。如上法者，如上条治温痘之法。毒甚故重加败毒，此证毒附湿而为灾，故兼与利湿，如萆薢、土茯苓之类。

**【笺正】**

杨梅疮即梅毒类病，古人并不隶之于温病，鞠通不但将伤风、痢疾、痹证、黄疸、疟疾、痰饮等病亦阑入到温病中，并将大头瘟、痘疮、杨梅疮等病阑入到温毒中，这不但使温病内容愈来愈庞杂，也使温毒成了一个类病名，将这么多的病悉纳入三焦分治法中，牵强凑合，这种脱离实际的做法，实与玄参处方用心同。

**【原文】**

二七、阳明温病，不甚渴，腹不满，无汗，小便不利，心中懊侬者，必发黄。黄者，栀子柏皮汤主之。

受邪太重．邪热与胃阳相搏，不得发越，无汗不能自通，热必发黄矣。

**栀子柏皮汤方**

栀子五钱　生甘草二钱　黄柏五钱

水五杯，煮取二杯，分二次服。

**方论**

此湿淫于内，以苦燥之，热淫于内，佐以甘苦法也。栀子清肌表，解五黄，又治内烦。黄柏泻膀胱，疗肌肤间热。甘草协利内外。三者其色皆黄，以黄退黄，同气相求也。按又可但有茵陈大黄汤，而无栀子柏皮汤，温热发黄，岂皆可下者哉！

**【笺正】**

1.《伤寒论》原文，有"伤寒身黄发热，栀子柏皮汤主之"一条，《医宗金鉴》注曰："伤寒身黄发热者，设有无汗之表，宜用麻黄连轺赤小豆汤汗之可也；若有成实之里，宜用茵陈蒿汤下之亦可也。今外无可汗之表证，内无可下之里证，故惟宜以栀子柏皮汤清之也。"此注深合仲景治黄之心法无汗，小便不利之发黄，"用麻黄连翘赤小豆汤，外发其表内逐其湿，"两解表里，最为合法，今改成栀子柏皮汤主之，并于前加阳明温病四字，不合仲景法。如照三条自注，此条有首条所具脉证，就不宜用本方。如不具首条所述脉证，仅凭本条所述之证，亦不得断为阳明病。且就六经分证论，栀子柏皮汤及茵陈蒿汤，俱属少阳病之方，隶之阳明，亦可商榷。如谓此本仲景治阳明温病发黄之要方，何以又谓《伤寒论》论寒不及温。又可著及本书，俱非论黄之专书，故所列之法，反不及《伤寒杂病论》之详备，责备又可，亦欠思酌。

2. 吴谦认为，栀子柏皮汤之甘草，当是茵陈之误，其说虽难证实，但对临床应用，却有其一定参考意义。自注"以黄退黄，同气相求"之说是玄学，须知茵陈色不黄，最为退黄要药，而雄黄色亦黄，并不能"以黄退黄"。

**【原文】**

二八、阳明温病，无汗，或但头汗出，身无汗，渴欲饮水，腹满舌燥黄，小便不利者，必发黄，茵陈蒿汤主之。此与上条异者，在口渴腹满耳。上条口不甚渴，腹不满，胃不甚实，故不可下；此则胃家已实而黄不得退，热不得越，无出表之理，故从事于下趋大小便也。

### 茵陈蒿汤

茵陈蒿六钱　栀子三钱　生大黄三钱

水八杯，先煮茵陈减水之半，再入二味，煮成三杯，分三次服，以小便利为度。

### 方论

此纯苦急趋之方也。发黄外闭也，腹满内闭也，内外皆闭，其势不可缓，苦性最急，故以纯苦急趋下焦。黄因热结，泻热者必泻小肠，小肠丙火，非苦不通。胜火者莫如水，茵陈得水之精，开郁莫如发陈，茵陈生发最速，高出众草，主治热结黄疸，故以之为君。栀子通水源而利三焦，大黄除实热而减腹满，故以之为佐也。

### 【笺正】

茵陈蒿汤证为湿热阳黄，就临床所见，舌苔腻黄者较多。若遇舌燥渴饮，在木火之质，多属阴津已伤，此时于渗利攻下，不可恣用。

此条亦采《伤寒论》文改写而成。

### 【原文】

二九、阳明温病，无汗，实证未剧，不可下，小便不利者，甘苦合化，冬地三黄汤主之。

大凡小便不通，有责之膀胱不开者，有责之上游结热者，有责之肺气不化者。温热之小便不通，无膀胱不开证，皆上游（指小肠而言）热结，与肺气不化而然也。小肠火腑，故以三黄苦药通之；热结则液干，故以甘寒润之；金受火刑，化气维艰，故倍用麦冬以化之。

### 冬地三黄汤方（甘苦合化阴气法）

麦冬八钱　黄连一钱　苇根汁半酒杯（冲）　　元参四钱　黄柏一钱　银花露半酒杯（冲）　细生地四钱　黄芩一钱　生甘草三钱

水八杯，煮取三杯，分三次服，以小便得利为度。

【笺正】

将小肠热结与肺气不化证归属阳明，谬。

【原文】

三十、温病小便不利者，淡渗不可与也，忌五苓、八正辈。

此用淡渗之禁也。热病有余于火，不足于水，惟以滋水泻火为急务，岂可再以淡渗动阳而燥津乎？奈何吴又可于小便条下，特立猪苓汤，乃去仲景原方之阿胶，反加木通、车前，渗而又渗乎！其治小便血分之桃仁汤中，仍用滑石，不识何解！

【笺正】

温病小便不利有二证，一为燥热伤阴，津液内竭；一为温热夹湿，湿滞不畅。本条所说，当是指前者。如指后者，淡渗不在禁列。湿热阳黄之用五苓，膀胱湿热之用八正，均是正法，何可轻诋。又可论小便，于热到膀胱与邪到膀胱二者，分析极清。前者邪在胃，由于胃热影响膀胱，膀胱有热而无邪，其治在胃；后者"膀胱实有之邪，不止于热也，从胃家来，治在胃，兼治膀胱。"若肠胃无邪，治在膀胱。治膀胱之法又分邪干气分、邪干血分二证，而分别主以猪苓汤、桃仁汤。如所周知，又可所论之疫为湿热疫，其所论邪到到膀胱之证自亦是指湿热证，所出二方，治膀胱湿热证，卓有效验，此不独又可之经验，亦有其理论上之依据。鞠通说又可所论之疫不关于湿，不知何所见而云然。今温、瘟不分，并津液内竭与湿滞不畅亦不辨，而以猪苓、桃仁两汤不能治津液内竭之小便不利责又可，又可不能任其咎。且邪干气分者治气为主，非必禁血分药，邪干血分者治血为主，非必禁气分药。滑石清热利湿，两擅其长，对膀胱湿热血分证，亦可用之，何难解之有？

【选注】

叶子雨：此言阴竭之小便不利，故不可淡渗。若属热结，自当清利，非凡温病小便不利，皆不可淡渗也。

**【原文】**

三一、温病燥热，欲解燥者，先滋其干，不可纯用苦寒也，服之反燥甚。

此用苦寒之禁也。温病有余于火，不用淡渗犹易明，并苦寒亦设禁条，则未易明也。举世皆以苦能降火，寒能泻热，坦然用之而无疑，不知苦先入心，其化以燥，服之不应，愈化愈燥。宋人以目为火户，设立三黄汤，久服竟至于瞽，非化燥之明征乎？吾见温病而恣用苦寒，津液干涸不救者甚多，盖化气比本气更烈。故前条冬地三黄汤，甘寒十之八九，苦寒仅十之一二耳。至茵陈蒿汤之纯苦，只有一用，或者再用，亦无屡用之理。吴又可屡诋用黄连之非，而又恣用大黄，惜乎其未通甘寒一法也。

**【笺正】**

温病燥热，不可恣用苦寒，此为正论。但不当与温病湿热证同日语，今谓茵陈蒿汤只有一用，或者再用，其失有二：一是此本温病湿热证方，温病燥热证，历来医家，并不用此，燥湿不可互混；二是揆诸临床实际，近人治黄，凡见证已的，投茵陈蒿至三剂以上，乃是常事，连予六七剂后而黄始渐退者常有之，若只一用，或再用，此非治病法。此外，苦寒用之失当，固能化燥；用之恰当，亦能坚阴，叶氏于伏气外感之论，鞠通想是未读。

**【原文】**

三二、阳明温病，下后热退，不可即食，食者必复；周十二时后，缓缓与食，先取清者，勿令饱，饱则必复，复必重也。此下后暴食之禁也。下后虽然热退，余焰尚存，盖无形质之邪，每借有形质者以为依附，必须坚壁清野，勿令即食。一日后，稍可食清而又清之物，若稍重浊，犹必复也。勿者，禁止之词；必者，断然之词也。

**【笺正】**

江浙一带，热病禁食甚严，医者例嘱清淡。曾遇一人，病本不重，体质屡弱，发热早退，长期忌口，不食荤腥，病久不痉。告知病后体弱，但虑恣食伤胃，无须久食清淡。胃喜为补，鱼鲜何妨，即瘦肉亦可不禁。遵嘱开荤，纳食渐增，食养调补，五畜为益，精神日佳，不久康复。《内经》肉食之戒，在大病初愈，固当重视，医者据此而复扩大忌口范围，且谓坚壁清野，病中戒食，病后限食，竟将养人之饮食，纯作资邪之物看，病人饥肠辘辘稍一开戒，病便怪患者，指为食复此种弊病，即是受"食者必复"，"必者，断然之词也"此等论说之教。本条较之又可之论调理法，"倜乎后矣。"又可说："大病之后，客邪新去，胃口方开，几微之气，所当接续，多与早与迟与，皆非所宜，宜先予粥饮，次糊饮，次糜粥，循序渐进，先后勿失其时。当设炉火，昼夜勿令断绝，以备不时之用，思谷即与，稍缓则胃饥如灼，再缓则胃气伤，反不思食矣。"其节食养胃之旨，绝无偏执。

**【原文】**

三三、阳明温病，下后脉静，身不热，舌上津回，十数日不大便，可与益胃、增液辈，断不可再与承气也。下后舌苔未尽退，口微渴，面微赤，脉微微，身微热，日浅者亦与增液辈，日深舌微干者，属下焦复脉法也（方见下焦）。勿轻与承气，轻与者肺燥而咳，脾滑而泄，热反不除，渴反甚也，百日死。

此数下亡阴之大戒也，下后不大便十数日，甚至二十日，乃肠胃津液受伤之故，不可强责其便，但与复阴自能便也。此条脉静身凉，人犹易解，至脉虽不躁而未静，身虽不壮热而未凉，俗医必谓邪气不尽，必当再下，在又可法中亦必再下。

不知大毒治病，十衰其六，但与存阴退热，断不误事（下后邪气复聚：大热大渴，面正赤，脉躁甚，不在此例）。若轻与苦燥，频伤胃阴，肺之母气受伤，阳明化燥，肺无秉气，反为燥逼，焉得不咳。燥咳久者，必身热而渴也。若脾气为快利所伤，必致滑泄，滑泄则阴伤而热渴愈加矣，迁延三月，天道小变之期，其势不能再延，故曰百日死也。

**【笺正】**

又可论病愈结存说："温疫下后，脉证俱平，腹中有块，按之则疼，自觉有所阻而胀闷，或时有升降之气，往来不利，常作蛙声，此邪气已尽，其宿结尚未除也，此不可攻。攻徒损元气，气虚益不能传送，终无补于治积，须饮食渐进，胃气稍复，津液流通，自能润下也。尝遇病愈后食粥半月，结块方下，坚黑如石。"本条即据此改写而成。主以益胃，增液辈，冀在促使康复，亦足资参考（蜜煎导、猪膏发煎亦可采用）。但不当反诬又可必再用下。须知又可用下，目的在于逐邪，邪未尽而不大便，以下法逐邪，吴又可独擅其长；邪已尽而不大便，戒下法损正，《温疫论》已有明文，鞠通未得其旨何以反加轻诋。

【原文】

三四、阳明温病，渴甚者，雪梨浆沃之。

**雪梨浆**（方法见前）

【笺正】

阳明温病，如指首条脉证悉具者，仅用雪梨，如同儿戏。本品虽能生津滋干，宜于温热燥病，但少则不及病，多则恐动脾，但可作为辅助，虽如孟英辈，对雪梨治温燥，极为推崇，但邪热正炽时，究竟作不得主药，且在盛夏，如以西瓜代雪梨，清热生津利水之功，更为胜之。

【原文】

三五、阳明温病，下后微热，舌苔不退者，薄荷末试之。以新布蘸新汲凉水，再蘸薄荷末，频擦舌上。

【笺正】

叶天士经验：温病舌上生芒刺者，用青布蘸冷薄荷水揩之，即去者轻，旋生者险。鞠通疏忽大意，误诊病法为治病法，昧者不知，宗而行之，遂成笑谈。试问宗其法者，薄荷揩舌，意欲何为？何不于此略一思之！

【原文】

三六、阳明温病，斑疹温痘，温疮，温毒，发黄，神昏谵语者，安宫牛黄丸主之。心居膈上，胃居膈下，虽有膜隔，其浊气太甚，则亦可上干包络，且病自上焦而来，故必以芳香逐秽开窍为要也。

**安宫牛黄丸**（方见上焦篇）

【笺正】

1. 阳明温病之神昏谵语，多宜从腑实不通与胃热蒸脑论，前者急宜攻下，地道通而上窍开，昏谵可得缓解，此与治小便不通之用提壶揭盖法，看似相反，理实可通。后者急宜清热，热退则神清，昏谵亦能缓解。今舍康壮而趋荆棘，不论何病，不分上中，悉赖"三宝"，处理急证，药法狭隘，前人谓"方不妥当，宜慎"，深得余心之同然。

2. 既有温痘，前云"痘宜温、疹宜凉之论，实属确见，"亦觉太过。

【原文】

三七、风温、温热、温疫、温毒、冬温之在中焦，阳明病居多；湿温之在中焦，太阴病居多；暑温则各半也。此诸温不同之大关键也。温热等皆因于火，以火从火，阳明阳土，以阳从阳，故阳明病居多。湿温则以湿从湿，太阴阴土，以阴从阴，则太阴病居多。暑兼湿热，故各半也。

【笺正】

中焦温病之燥化者，多伤胃阴；湿化者，易困脾阳。但暑不必兼湿，即兼湿，热多者亦未必太阴病居多。今以暑为热湿二气各半所组成，此承叶氏之讹，孟英已有明辨。

# 暑温　伏暑

【原文】

三八、脉洪滑，面赤身热头晕，不恶寒，但恶热，舌上黄滑苔，渴欲凉饮，饮不解渴，得水则呕，按之胸下痛，小便短，大便闭者，阳明暑温，水结在胸也，小陷胸汤加枳实主之。

脉洪面赤，不恶寒，病已不在上焦矣。暑兼湿热，热甚则渴，引水求救。湿郁中焦，水不下行，反来上逆，则呕。胃气不降，则大便闭。故以黄连、瓜蒌清在里之热痰，半夏除水痰而强胃，加枳实者，取其苦辛通降，开幽门而引水下行也。

**小陷胸加枳实汤方** (苦辛寒法)

黄连二钱　瓜蒌三钱　枳实二钱　半夏五钱

急流水五杯，煮取二杯，分二次服。

【笺正】

仲景论结胸，分大小两证，大结胸为水结胸胁，小结胸为痰热互结于心下，症不同，病机不同，治疗亦不同。或谓伤寒水结胸宜大陷胸汤，温病水结胸，宜小陷胸汤，所谓寒温不同治也。此种谬论，即出之于鞠通。叶子雨曾指出："此节论小结胸，论大结胸，论暑论温，似是而非，全无主脑。"读者当注意。

【选注】

张锡驹：今人多以小陷胸汤治大结胸证，皆致不救，遂诿结胸为不可治之证。不知结胸之不可治，只一二节，余皆可治者，苟不体认经旨，必致临时推诿，误人性命也。

【原文】

三九、阳明暑温，脉滑数，不食不饥不便，浊痰凝聚，心下痞者，半夏泻心汤去人参、干姜、大枣、甘草，加枳实、杏仁主之。

不饥不便，而有浊痰，心下痞满，湿热互结而阻中焦气分。故以半夏、枳实开气分之湿结；黄连、黄芩开气分之热结；杏仁开肺与大肠之气痹；暑中热甚，故去干姜；非伤寒误下之虚痞，故去人参、甘草、大枣，且畏其助湿作满也。

**半夏泻心汤去干姜甘草加枳实杏仁方** (苦辛寒法)

半夏一两　黄连二钱　黄芩三钱　枳实二钱　杏仁三钱

水八杯，煮取三杯，分三次服。虚者复纳人参二钱，大枣三枚。

【笺正】

此由暑门胡案改写而成，"心下痞"一证是鞠通所加。但从痞门某三六等有关案观之，半夏重用至一两，叶氏无此药法，自当作叶案注文读。

**【原文】**

四十、阳明暑温，湿气已化，热结独存，口燥咽干，渴欲饮水，面目俱赤，舌燥黄，脉沉实者，小承气汤各等分下之。

暑兼湿热，其有体瘦质燥之人，感受热重湿轻之证，湿先从热化尽，只余热结中焦，具诸下证，方可下之。

**小承气汤**（方义并见前。此处不必以大黄为君，三物各等分可也）

**【笺正】**

前强调温病用大承气，厚朴量宜小。此三物等分、相对突出厚朴之比例，是示温热燥病与暑温湿病之治不同。故汪瑟庵注："虽云化热，究从湿来，故枳、朴、大黄等分用也。"此种议论，有如文字游戏。须知暑入阳明，原有燥化湿化两证，暑邪未必夹湿，即夹湿而已从燥化，热结独存，亦与湿治无涉，中医治学，必须扬弃这种臆想，方能有益于临床。

**【原文】**

四一、暑温蔓延三焦，舌滑微黄，邪在气分者，三石汤主之；邪气久留，舌绛苔少，热搏血分者，加味清宫汤主之；神识不清，热闭内窍者，先与紫雪丹，再与清宫汤。蔓延三焦，则邪不在一经一脏矣，故以急清三焦为主。然虽云三焦，以手太阴一经为要领。盖肺主一身之气，气化则暑湿俱化，且肺脏受生于阳明，肺之脏象属金色白，阳明之气运亦属金色白，故肺经之药多兼走阳明，阳明之药多兼走肺也。再肺经通调水道，下达膀胱，肺痹开则膀胱亦开，是虽以肺为要领，而胃与膀胱皆在治中，则三焦俱备矣，是邪在气分而主以三石汤之奥义也。若邪气久羁，必归血络，心主血脉，故以加味清宫汤主之。内窍欲闭，则热邪盛矣，紫雪丹开内窍而清热最速者也。

**三石汤方**

飞滑石三钱　生石膏五钱　寒水石三钱　杏仁三钱　竹茹（炒）二钱　银花三钱（花露更妙）　金汁一酒杯（冲）　白通草二钱

水五杯，煮成二杯，分二次温服。

**方论**

此微苦辛寒兼芳香法也。盖肺病治法，微苦则降，过苦反过病所，辛凉所以清热，芳香所以败毒而化浊也。按三石，紫雪丹中之君药，取其得庚金之气，清热退暑利窍，兼走肺胃者也；杏仁、通草为宣气分之用，且通草直达膀胱，杏仁直达大肠；竹茹以竹之脉络，而通人之脉络；金汁、银花，败暑中之热毒。

**加味清宫汤方**

即于前清宫汤内加知母三钱、银花二钱，竹沥五茶匙冲入。

**方论**

此苦辛寒法也。清宫汤前已论之矣，加此三味者：知母泻阳明独胜之热，而保肺清金；银花败毒而清络；竹沥除胸中大热，止烦闷消渴；合清宫汤为暑延三焦血分之治也。

**【笺正】**

此取暑门杨案而来。从杨案咯痰不清，咯痰带血，咯痰浓厚，下午热甚于早间，面赤足冷，舌红赤，耳失聪，脉数，脘痞等症状分析，病属暑瘵之类，叶氏用三石等先予清热化湿，服后由"不甚渴饮"而变为"舌赤，中心甚干燥"，是不偕养阴，但用清化之过，以后数诊，大旨以清热养阴、止咳化痰立法，较之王案，稍为合理。鞠通取叶氏治"气分窒塞日久，热侵入血中"之三石汤，谓在气分者主之。又不识王案药法，用于暑瘵吐血重证，并不合理。乃取王案而演为上焦篇三二条，又取杨案而演为本条，如是论医，真属医门之魔道。

三石汤与芳香法无涉，论中芳香败毒化浊云云是与紫雪丹混为一谈所致。金寿山说"本方可能有蔻仁，至少应用时可以加蔻仁。"这是曲为粉饰。

**【原文】**

四二、暑温伏暑，三焦均受，舌灰白，胸痞闷，潮热呕恶，烦渴自利，汗出溺短者，杏仁滑石汤主之。舌白胸痞，自利呕恶，湿为之也。潮热烦渴，汗出溺短，热为之也。热处湿中，湿蕴生热，湿热交混，非偏寒偏热可治，故以杏仁、滑石、通草，先宣肺气，由肺而达膀胱以利湿，厚朴苦温而泻湿满，芩、连清里而止湿热之利，郁金芳香走窍而开闭结，橘、半强胃而宣湿化痰以止呕恶，俾三焦混处之邪，各得分解矣。

**杏仁滑石汤方**（苦辛寒法）

杏仁三钱　滑石三钱　黄芩二钱　橘红一钱五分　黄连一钱
郁金二钱　通草一钱　厚朴二钱　半夏三钱

水八杯，煮取三杯，分三次服。

【笺正】

此为暑门张案，溺短系鞠通所加。

# 寒　　湿

【原文】

四三、湿之入中焦，有寒湿，有热湿，有自表传来，有水谷内蕴，有内外相合。其中伤也，有伤脾阳，有伤脾阴，有伤胃阳，有伤胃阴，有两伤脾胃，伤脾胃之阳者十常八九，伤脾胃之阴者十居一二。彼此混淆，治不中窾，遗患无穷，临证细推，不可泛论。

此统言中焦湿证之总纲也。寒湿者，湿与寒水之气相搏也，盖湿水同类，其在天之阳时为雨露，阴时为霜雪，在江河为水，在土中为湿，体本一源，易于相合，最损人之阳气。热湿者，在天时长夏之际，盛热蒸动，湿气流行也，在人身湿郁，本身阳气久而生热也，兼损人之阴液。自表传来，一由经络而脏腑，一由肺而脾胃。水谷内蕴，肺虚不能化气，脾虚不能散津，或形寒饮冷，或酒客中虚。内外相合，客邪既从表入，而伏邪又从内发也。伤脾阳，在中则不运痞满，传下则洞泄腹痛。伤胃阳，则呕逆不食，膈胀胸痛。两伤脾胃，既有脾证，又有胃证也。其伤脾胃之阴若何？湿久生热，热必伤阴，古称湿火者是也。伤胃阴，则口渴不饥。伤脾阴，则舌先灰滑，后反黄燥，大便坚结。湿为阴邪，其伤人之阳也，得理之正，故多而常见。其伤人之阴也，乃势之变，故罕而少见。治湿者必须审在何经何脏,兼寒兼热,气分血分,而出辛凉、辛温、甘温、苦温、淡渗、苦渗之治,庶所投必效。若脾病治胃,胃病治脾,兼下焦者,单治中焦,或笼统混治,脾胃不分,阴阳寒热不辨,将见肿胀、黄疸、洞泄、衄血、便血,诸证蜂起矣。惟在临证者细心推求,下手有准的耳。盖土为杂气,兼证甚多,最难分析,岂可泛论湿气而已哉!

**【笺正】**

此书有脾阳胃阳异治之论,无脾阳胃阳异治之法,且中焦寒湿与下焦寒湿,亦混用一方,笼统施治,无有区分,笔者对此,撰有专文,文附书末⑬,读者可参阅。至于称土为杂气,前人已有批评,不赘。

**【选注】**

何筱廉:《温病条辨》,温瘟不分,又无新感伏气之别,自条自辨,著书无此体裁,且既名《温病条辨》,亦不应夹杂寒湿等病,远不如《感证宝筏》及《时病论》,系统昭然,秩序井然。

**【原文】**

四四、足太阴寒湿,痞结胸满,不饥不食,半苓汤主之。

此书以温病名,并列寒湿者,以湿温紧与寒湿相对,言寒湿而湿温更易明析。

痞结胸满,仲景列于太阴篇中,乃湿郁脾阳,足太阴之气,不为鼓动运行。脏病而累及腑,痞结于中,故亦不能食也。故以半夏、茯苓培阳土以吸阴土之湿,厚朴苦温以泻湿满,黄连苦以渗湿,重用通草以利水道,使邪有出路也。

**半苓汤方**(此苦辛淡渗法也)

半夏五钱　茯苓块五钱　川连一钱　厚朴三钱　通草八钱(煎汤煮前药)

水十二杯,煮通草成八杯,再入余药煮成三杯,分三次服。

**【笺正】**

1. 此由湿门张六一案改写而成,鞠通断为寒湿,此可商榷者一也。考叶氏治湿，凡湿蕴生热，多配滑石、芩、连；若湿而兼寒，每合干姜、草果。今将此案断为寒湿，又将厚朴、草果同用之张案断为湿温，演成六一条，亦不思之甚。若症属寒湿，用黄连不恶其雪上加霜乎？或云药用群队，方有相制，配伍得当，黄连治寒湿，亦能扬长抑短。然就张六一原案观之，究非温化之方。若证真系寒湿，则叶氏用黄连，选药便觉非当。鞠通敢用黄连于寒湿而不敢用升、柴于麻疹，因不敢用升、柴于麻疹而倡言善治温病原可不出疹，诸如此类，均为左道旁门而非医道之正论。此案之通草，原殿全方之末，系辅佐而非君药，今独重用至八钱，君臣互移其位置，失去了叶氏用药之心法，且通草甚轻，八钱堪称重量，如斯孟浪，亦觉轻率。此可商榷之二也。

2. 自注文先为以寒湿为温病之目作辩白，然伤寒温病，原亦相对，言伤寒，温病亦当更易明析，著中独舍伤寒不论，岂不欲温病更明晰耶？亦是不可通。

**【原文】**

四五、足太阴寒湿，腹胀，小便不利，大便溏而不爽，若欲滞下者，四苓加厚朴秦皮汤主之，五苓散亦主之。经谓太阴所至，发为膜胀，又谓厥阴气至为膜胀，盖木克土也。太阴之气不运，以致膀胱之气不化，故小便不利。四苓辛淡渗湿，使膀胱开而出邪，以厚朴泻胀，以秦皮洗肝也。其或肝气不热，则不用秦皮，仍用五苓中之桂枝以和肝，通利三焦而行太阳之阳气，故五苓散亦主之。

**四苓加厚朴秦皮汤方**（苦温淡法）

茅术三钱　厚朴三钱　茯苓块五钱　猪苓四钱　秦皮二钱　泽泻四钱

水八杯，煮成八分三杯，分三次服。

**五苓散**（甘温淡法）

猪苓一两　赤术一两　茯苓一两　泽泻一两六钱　桂枝五钱

共为细末，百沸汤和服三钱，日三服。

**【选注】**

叶子雨：此窃叶氏治周姓案，捏造其方名。但叶案只云湿伤脾阳，腹膨，小溲不利，故先用此方，继进五苓二术。鞠通忽添入"大便溏而不爽，若欲滞下者"，噫！痢疾初病，岂宜五苓之渗利，徒见其好自用也。

**【原文】**

四六、足太阴寒湿，四肢乍冷，自利，目黄，舌白滑，甚则灰，神倦不语，邪阻脾窍，舌蹇语重，四苓加木瓜草果厚朴汤主之。

脾主四肢，脾阳郁故四肢乍冷。湿渍脾而脾气下溜，故自利。目睛精属肺，足太阴寒则手太阴不能独治，两太阴同气也，且脾主地气，肺主天气，地气上蒸，天气不化，故目睛黄也。白滑与灰，寒湿苔也。湿困中焦，则中气虚寒，中气虚寒，则阳光不治，主正阳者心也，心藏神，故神昏。心主言，心阳虚故不语。脾窍在舌，湿邪阻窍，则舌蹇而语声迟重。湿以下行为顺，故以四苓散驱湿下行，加木瓜以平木，治其所不胜也。厚朴以温中行滞，草果温太阴独胜之寒，芳香而达窍，补火以生土，驱浊以生清也。

**四苓加木瓜厚朴草果汤方**（苦热兼酸淡法）

生於白术三钱　猪苓一钱五分　泽泻一钱五分　赤苓块五钱　木瓜一钱　厚朴一钱　草果八分　半夏三钱

水八杯，煮取八分三杯，分三次服。阳素虚者，加附子二钱。

**【选注】**

叶子雨；《临证指南》治范姓四案，始终未愈，鞠通抄袭其案，捏造方名，而于剪裁亦未妥当。徐洄溪曰，此等症多由风痰盘踞上焦所致，概以清湿之法治之，恐有未当。岂以贝母、郁金、菖蒲易一半夏，便可获效哉！

**【原文】**

四七、足太阴寒湿，舌灰滑，中焦滞痞，草果茵陈汤主之；面目俱黄，四肢常厥者，茵陈四逆汤主之。

湿滞痞结，非温通而兼开窍不可，故以草果为君。茵陈因陈生新，生发阳气之机最速，故以之为佐。广皮、大腹、厚朴，共成泻痞之功。猪苓、泽泻，以导湿外出也。若再加面黄肢逆，则非前汤所能济，故以四逆回厥，茵陈宣湿退黄也。

**草果茵陈汤方**（苦辛温法）

草果一钱　茵陈三钱　茯苓皮三钱　厚朴二钱　广皮一钱五分　猪苓二钱　大腹皮二钱　泽泻一钱五分

水五杯，煮取二杯，分二次服。

**茵陈四逆汤方**（苦辛甘热复微寒法）

附子三钱（炮）　干姜五钱　炙甘草二钱　茵陈六钱

水五杯，煮取二杯。温服一杯，厥回止后服；仍厥，再服；尽剂，厥不回，再作服。

**【笺正】**

此由湿门陆案而来，原案山茵陈居首，注以草果为君，未必附叶氏之本意。

**【原文】**

四八、足太阴寒湿，舌白滑，甚则灰，脉迟，不食，不寐，大便窒塞，浊阴凝聚，阳伤腹痛，痛甚则肢逆，椒附白通汤主之。

此足太阴寒湿，兼足少阴、厥阴证也。白滑灰滑，皆寒湿苔也。脉迟者，阳为寒湿所困，来去俱迟也。不食，胃阳痹也。不寐，中焦湿聚，阻遏阳气不得下交于阴也。大便窒塞，脾与大肠之阳，不能下达也。阳为湿困，反逊位于浊阴，故浊阴得以蟠踞中焦而为痛也；凡痛皆邪正相争之象，虽曰阳困，究竟阳未绝灭，两不相下，故相争而痛也（后凡言痛者仿此）。椒附白通汤，齐通三焦之阳，而急驱浊阴也。

**椒附白通汤方**

生附子（炒黑）三钱　川椒（炒黑）二钱　淡干姜二钱　葱白三茎　猪胆汁半烧酒杯（去渣后调入）

水五杯，煮成二杯，分二次凉服。

**方论**

此苦辛热法复方也。苦与辛合，能降能通，非热不足以胜重寒而回阳。附子益太阳之标阳，补命门之真个火，助少阳之火热。盖人之命火，与太阳之阳少阳之阳旺，行水自速：三焦通利，湿不得停，焉能聚而为痛，故用附子以为君，火旺食，治心腹冷痛，故以二物为臣。葱白由内而达外，中空通阳最速，亦主腹痛，故以为之使。浊阴凝聚不散，有格阳之势，故反佐以猪胆汁，猪水畜，属肾，以阴求阴也；胆乃甲木，从少阳，少阳主开泄，生发之机最速。此用仲景白通汤，与许学士椒附汤，合而裁制者也。

**【选注】**

叶子雨：此叶香岩治方姓案也，鞠通窃来，惟捏造方名，却将"平昔嗜酒少谷，中虚湿结"不录，而添入"舌白滑，甚则灰"等句，昧其病源，剪裁非是。

**【原文】**

四九，阳明寒湿，舌白腐，肛坠痛，便不爽，不喜食，附子理中汤去甘草加广皮厚朴汤主之。

九窍不和，皆属胃病。胃受寒湿所伤，故肛门坠痛而便不爽；阳明失阖，故不喜食。理中之人参补阳明之正？苍术补太阴而渗湿，姜、附运坤阳以劫寒，盖脾阳转而后湿行，湿行而后胃阳复。去甘草，畏其满中也。加厚朴、广皮，取其行气。合而言之，辛甘为阳，辛苦能通之义也。

### 附子理中汤去甘草加厚朴广皮汤方（辛甘兼苦法）

生茅术三钱　人参一钱五分　炮干姜一钱五分　厚朴二钱　广皮一钱五分　生附子一钱五分（炮黑）

水五杯，煮取八分二杯，分二次服。

**【笺正】**

此即湿门王六二案，徐灵胎认为："此案大肠有热，不得用燥补之剂。"今将"滞虽下而留湿未解"等句删去，谓是阳明寒湿，已觉可商，且前谓伤脾阳伤胃阳不可彼此混淆，若治不中窾，遗患无穷，何以阳明寒湿与太阳寒湿之治法用药，又如此模糊而不别？观仲景治寒伤胃阳而制建中，治寒伤脾阳而制四逆，其间用柔用刚，判然有别，叶氏明乎其旨，故有"胃喜柔润，脾喜刚燥"之论，鞠通于伤胃阳伤脾阳，悉用刚燥，竟使仲景、叶桂脾胃分论之旨不得白。

**【原文】**

五十、寒湿伤脾胃两阳，寒热，不饥，吞酸，形寒，或脘中痞闷，或酒客湿聚，苓姜术桂汤主之。

此兼运脾胃，宣通阳气之轻剂也。

**苓姜术桂汤方**（苦辛温法）

茯苓块五钱　　生姜三钱　　炒白术三钱　　桂枝三钱

水五杯，煮取八分二杯，分温再服。

**【笺正】**

此即湿门莫五十案，惟"或脘中痞闷，或酒客湿聚"两句为鞠通所加，然欠当。究之叶法，若寒湿伤中而脘痞，必加厚朴、陈皮一二味以理滞气；若酒客湿聚，湿多夹热，岂可率与姜桂。据方论证，苓姜术桂汤以治痰饮困脾者为合宜，此亦仲景"病痰饮者，当以温药和之"之法。

**【原文】**

五一、湿伤脾胃两阳，既吐且利，寒热身痛，或不寒热，但腹中痛，名曰霍乱。寒多，不欲饮水者，理中汤主之。热多，欲饮水者，五苓散主之。吐利汗出，发热恶寒，四肢拘急，手足厥逆，四逆汤主之。吐利止而身痛不休者，宜桂枝汤小和之。

按霍乱一证，长夏最多，本于阳虚寒湿凝聚，关系非轻，伤人于顷刻之间。奈时医不读《金匮》，不识病源，不问轻重，一概主以藿香正气散，轻者原有可愈之理，重者死不旋踵；更可笑者，正气散中加黄连、麦冬，大用西瓜，治渴欲饮水之霍乱，病者岂堪命乎！瑭见之屡矣，故特采《金匮》原文，备录于此。胃阳不伤不吐，脾阳不伤不泻，邪正不争不痛，营卫不乖不寒热。以不饮水之故，知其为寒多，主以理中汤（原文系理中丸，方后自注云：然丸不及汤，盖丸缓而汤速也；且恐丸药不精，故直改从汤），温中散寒。人参、甘草，胃之守药；白术、甘草，脾之守药；干姜能通能守，上下两泄者，故脾胃两守之。且守中有通，通中有守，以守药作通用，以通药作守用。若热欲饮水之证，饮不解渴，而吐泄不止，则主以五苓。邪热须从小便去，膀胱为小肠之下游，小肠，火腑也，五苓通前阴，所以守后阴也。太阳不开，则阳明不阖，开太阳正所以守阳明也。此二汤皆有一举两得之妙。吐利则脾胃之阳虚，汗出则太阳之阳亦虚；发热者，浮阳在外也；恶寒者，实寒在中也；四肢拘急，脾阳不荣四末；手足厥冷，中土湿而厥阴肝木来乘病者，四逆汤善救逆，故名四逆汤。人参甘草守中阳，干姜附子通中阳，人参附子护外阳，干姜甘草护中阳，中外之阳复回，则群阴退避，而厥回矣。吐利止而身痛不休者，中阳复而表阳不和也，故以桂枝汤温经络而微和之。

**理中汤方**（甘热微苦法，此方分量以及后加减法，悉照《金匮》原文，用者临时斟酌）

人参　甘草　白术　干姜各三两

水八杯，煮取三杯，温服一杯，日三服。

**加减法**

若脐上筑者，肾气动也，去术加桂四两。吐多者，去术加生姜三两。下多者还用术。悸者加茯苓二两。渴欲饮水者，加术足前成四两半。腹中痛者，加人参足前成四两半。寒者，加干姜足前成四两半。腹满者，去术加附子一枚。服汤后，如食顷，饮热粥一升许，微自汗，勿发揭衣服。

**五苓散方**（见前）

**加减法**

腹满者，加厚朴、广皮各一两。渴甚面赤，脉大紧而急，煽扇不知凉，饮冰不知冷，腹痛甚，时时躁烦者，格阳也，加干姜一两五钱（此条非仲景原文，余治验也）。

百沸汤和，每服五钱，日三服。

**四逆汤方**（辛甘热法，分量临时斟酌）

炙甘草二两　干姜一两半　生附子一枚（去皮）　加人参一两

水五茶碗，煮取二碗，分二次服。

按：原方无人参，此独加人参者，前条寒多不饮水，较厥逆尚轻，仲景已用人参；此条诸阳欲脱，中虚更急，不用人参，何以固内。柯韵伯伤寒注云：仲景凡治虚证，以里为重，协热下利，脉微弱者，便用人参；汗后身痛，脉沉迟者，便加人参。此脉迟而利清谷，且不烦不咳，中气大虚，元气已脱，但温不补，何以救逆乎！观茯苓四逆之烦躁，且以人参；况通脉四逆，岂得无参。是必有脱落耳。备录于此存参。

【笺正】

1. 霍乱有寒有热，此书为温病条辨，但论霍乱只言寒证，不言热证，孟英有慨于此而作《霍乱论》，识见固在其上。

2. 霍乱是湿邪所致，《伤寒论》有专篇，鞠通要诬《伤寒论》只论寒邪，故而指鹿为马，说是"采《金匮》原文，备录于此"，又讥时医不读《金匮》，此所以深致子雨之不满，叶氏说："鞠通谓系采录《金匮》原文，《金匮》却无霍乱证治，时医固未读《金匮》，而鞠通又何尝读过《金匮》，不然，何以捏造出诸《金匮》耶。"批的有理，但《金匮，跌厥手指臂肿转筋阴狐疝蛔虫病脉证治第十九》有一条文论及热霍乱。

3. 《伤寒论·辨霍乱脉证并治》中既有四逆汤，亦有四逆加人参汤，鞠通将此两方混为一谈，并以脱落为言，这是将仲景药法冒充为自己之创作，真乃欺天下人不读仲景书。

4. 古今权衡不同，此著时而采用清代剂量，如桂枝汤、白虎汤等方；时而采用汉代剂量，如四逆（加人参）汤、黄土汤等方。又时而但出方不写量，如双补汤、参芍汤等方；又时而篡改古方剂量，如桂枝汤、桃花汤等方。又时而以同一方名命不同之方，如上焦篇与中焦篇之两宣痹汤及中焦篇与下焦篇之两青蒿鳖甲汤。又时而以不同方名命同一之方，如附子理中汤去甘草加厚朴广皮汤与术附汤。又如仅于仲景之四逆加人参汤再增粳米一味，便冒附子粳米汤之名，全不知附子粳米汤虽以附子粳米名方，而半夏与附子同为该方之主药。又如有时冒古方之命而乱古方之实，如清燥汤，原出《兰室秘藏》，鞠通将其与又可之柴胡清燥汤混为一谈，并自组新方，使清燥汤造成名实之混乱。又如银翘散有无玄参？杏苏散有无白芷？粗疏模糊、徒兹争执。一人之著，其方名、剂量等竟如此淆乱而不堪，《温病条辨》之外，殊不多见。

【原文】

五二、霍乱兼转筋者，五苓散加防己桂枝薏仁主之；寒甚脉紧者，再加附子。肝藏血，主筋，筋为寒湿搏急而转，故于五苓和霍乱之中，加桂枝温筋。防己急驱下焦血分之寒湿，薏仁主湿痹脚气，扶土抑木，治筋急拘挛。寒甚脉紧，则非纯阳之附子不可。

**五苓散加防己桂枝薏仁方**

即于前五苓散内，加防己一两，桂枝一两半，足前成二两，薏仁二两。寒甚者，加附子大者一枚。杵为细末，每服五钱，百沸汤和，日三，剧者日三夜一，得卧则勿令服。

【选注】

叶子雨：方不妥当，只知治湿不知治肝定风。

【原文】

五三、卒中寒湿，内夹秽浊，眩冒欲绝，腹中绞痛，脉沉紧而迟，甚则伏，欲吐不得吐，欲利不得利，甚则转筋，四肢欲厥，俗名发痧，又名干霍乱。转筋者，俗名转筋火，古方书不载（不载者：不载上三条之俗名耳；若是证，当于《金匮》腹满、腹痛、心痛、寒疝诸条参看自得），蜀椒救中汤主之，九痛丸亦可服；语乱者，先服至宝丹，再与汤药。

按此证夏日湿蒸之时最多，故因霍乱而类记于此。中阳本虚，内停寒湿，又为蒸腾秽浊之气所干，由口鼻而直行中道，以致腹中阳气受逼，所以相争而为绞痛；胃阳不转，虽欲吐而不得；脾阳困闭，虽欲利而不能；其或经络亦受寒湿，则筋如转索，而后者向前矣；中阳虚而肝木来乘，则厥。俗名发痧者何？盖以此证病来迅速，或不及延医，或医亦不识，相传以钱，或用磁碗口，蘸姜汤或麻油，刮其关节，刮则其血皆分，住则复合，数数分合，动则生阳，关节通而气得转，往往有随手而愈者，刮处必现血点，红紫如沙，故名痧也。但刮后须十二时不饮水，方不再发。不然则留邪在络，稍受寒发怒，则举发矣。以其欲吐不吐，欲利不利而腹痛，故又名干霍乱。其转筋名转筋火者，以常发于夏月，夏月火令，又病迅速如火也，其实乃伏阴与湿相搏之故。以大建中之蜀椒，急驱阴浊下行，干姜温中，去人参、胶饴者，畏其满而守也，加厚朴以泻湿中浊气，槟榔以散结气，直达下焦，广皮通行十二经之气，改名救中汤，急驱浊阴，所以救中焦之真阳也。九痛丸一面扶正，一面驱邪，其驱邪之功最迅，故亦可服。再按前吐泻之霍乱，有阴阳二证，干霍乱则纯有阴而无阳，所谓天地不通，闭塞而成冬，有若否卦之义。若语言乱者，邪干心包，故先以至宝丹，驱包络之邪也。

**救中汤方** （苦辛通法）

蜀椒 （炒出汗） 三钱　淡干姜四钱　厚朴三钱　槟榔二钱　广皮二钱

水五杯，煮取二杯，分二次服。兼转筋者，加桂枝三钱，防己五钱，薏仁三钱。厥者加附子二钱。

**九痛丸方** （治九种心痛，苦辛甘热法）

附子三两　生狼牙一两　人参一两　干姜一两　吴茱萸一两巴豆 （去皮心熬碾如膏） 一两

蜜丸梧子大，酒下，强人初服三丸，日三服，弱者二丸。

兼治卒中恶，腹胀痛，口不能言；又治连年积冷，流注、心胸痛，并冷冲上气，落马、坠车、血病等证皆主之。忌口如常法。

**方论**

《内经》有五脏胃腑心痛，并痰虫食积，即为九痛也。心痛之因，非风即寒，故以干姜、附子驱寒壮阳，吴茱萸能降肝脏浊阴下行，生狼牙善驱浮风，以巴豆驱逐痰虫陈滞之积，人参养正驱邪，因其药品气血皆入，补泻攻伐皆备，故治中恶腹胀痛等证。附录《外台》走马汤，治中恶、心痛、腹胀、大便不通，苦辛热法。沈目南注云：中恶之证，俗谓绞肠乌痧，即秽臭恶毒之气，直从口鼻，入于心胸肠胃。藏腑壅塞，正气不行，故心痛腹胀，大便不通，是为实证。非似六淫侵入而有表里清浊之分。故用巴豆极热大毒峻猛之剂，急攻其邪，佐杏仁以利肺与大肠之气，使邪从后阴，一扫尽除，则病得愈。若缓须臾，正气不通，营卫阴阳机息则死，是取通则不痛之义也。

巴豆（去心皮熬）二枚　杏仁二枚

上二味，以绵缠槌令碎，热汤二合，捻取白汁饮之，当下。老小强弱量之。通治飞尸鬼击病。

按《医方集解》中，治霍乱用阴阳水一法，有协和阴阳，使不相争之义。又治干霍乱用盐汤探吐法，盖闭塞至极之证，除针灸之外，莫如吐法，通阳最速。夫呕，厥阴气也，寒痛，太阳寒水气也，否，冬象也，冬令太阳寒水，得厥阴气至，风能上升，则一阳开泄，万象皆有生机矣。至针法，治病最速，取祸亦不缓，当于《甲乙经》中求之，非善针者，不可令针也。

**立生丹**（治伤暑、霍乱、痧证、疟、痢、泄泻、心痛、胃痛、腹痛、吞吐酸水，及一切阴寒之证、结胸、小儿寒痉）

母丁香一两二钱　沉香四钱　茅苍术一两二钱　明雄黄一两二钱

上为细末，用蟾酥八钱，铜锅内加火酒一小杯，化开，入前药末，丸绿豆大。每服二丸，小儿一丸，温水送下。又下死胎如神。凡被蝎蜂螫者，调涂立效，惟孕妇忌之。

此方妙在刚燥药中加芳香透络。蟾乃土之精，上应月魄，物之浊而灵者，其酥入络，以毒攻毒，而方又有所监制，故应手取效耳。

**独胜散**（治绞肠痧痛急，指甲唇俱青，危在顷刻）

**马粪**（年久弥佳）

不拘分两，瓦上焙干为末，老酒冲服二三钱，不知，再作服。

此方妙在以浊攻浊。马性刚善走，在卦为乾，粪乃浊阴所结。其象圆，其性通，故能摩荡浊阴之邪，仍出下窍。忆昔年济南方䂓庵莅任九江，临行，一女子忽患痧证，就地滚嚎，声嘶欲绝。讱庵云：偶因择日不谨，误犯红痧，或应此乎？余急授此方，求马粪不得，即用骡粪，并非陈者，亦随手奏功。

【笺正】

因干霍乱而与心痛等混为一谈，并出九痛丸、走马汤等方，此非霍乱治法，故叶子雨说："执此一方，治干霍乱转筋，未有不偾事者。拉杂《金匮》腹满、腹痛、心痛、寒疝诸条，谓有自得，不识病源，妄立方法，何苦操刃。"此书于霍乱略无实得，故后者"不可泥执鞠通之说而偾事。"

## 湿　温（疟、痢、疸、痹附）

【原文】

五四、湿热上焦未清，里虚内陷，神识如蒙，舌滑脉缓，人参泻心汤加白芍主之。

湿在上焦，若中阳不虚者，必始终在上焦，断不内陷；或因中阳本虚，或因误伤于药，其势必致内陷。湿之中人也，首如裹，目如蒙，热能令人昏，故神识如蒙，此与热邪直入包络谵语神昏有间。里虚故用人参以护里阳，白芍以护真阴；湿陷于里，故用干姜、枳实之辛通；湿中兼热，故用黄芩、黄连之苦降。此邪已内陷，其势不能还表，法用通降，从里治也。

**人参泻心汤方**（苦辛寒兼甘法）

人参二钱　干姜二钱　黄连一钱五分　黄芩一钱五分　枳实一钱生白芍二钱

水五杯，煮取二杯，分二次服，渣再煮一杯服。

【笺正】

1. 按近人观念，中医之所谓湿温，即相当于西医之肠伤寒。又谓湿温病重，症颇缠绵；湿阻病轻，治疗较易。然细按《临证指南·湿门》所载，大多为湿阻之病，而鞠通论湿温，全抄叶氏医案，后人宗之，遂以湿阻治法治湿温，欲不误事者几希。故章太炎批评说："夏秋之交，有病寒热往来如疟，胸中满闷者，久久不治，或致小肠蓄血，始作时，时师辄谓之湿温。按湿温名见《难经》，为五种伤寒之一，但言其脉阳濡而弱，阴小而急，犹未忘其症状。《脉经》卷七云，伤寒湿温，其人因伤于湿，因而中暍，湿热相搏，则发湿温，病苦两胫逆冷，腹满叉胸，头目苦痛妄言，治在足太阴，不可发汗，汗出必不能言，耳聋，不知痛所在，身青面色变，名曰重暍，如此者医杀之也（以上《脉经》）。然则暍病有湿，名曰湿温，犹温病有风，则曰风温，状亦猛烈，非泛泛似阴阳两歧者。其后朱肱《活人书》、许叔微《本事方》，皆据《难经》之脉、《脉经》之证，以定湿温，而以白虎加苍术汤治之，异是者不在湿温之域（两胫逆冷而用白虎，犹厥阴伤寒脉滑而厥者主以白虎也，皆以里有热故）。今之所谓湿温者，果两胫逆冷耶，果头目苦痛耶，病发十日以内，果已妄言耶，徒以其病在夏秋，身又有汗，遂强傅以湿温之名，叶桂创之，吴瑭以来附之，众口雷同，牢不可破。夫病之治疗，古今或容有异，若以病状定病名，此不能违古而妄更，叶、吴之所谓湿温，可谓悬牛头，卖马脯矣。"近贤熊寥笙尝"致陈无咎书"说："今秋渝中湿温颇猖，时工袭用叶吴成法，收效甚鲜，笙投先生所制之不变汤，多复杯而起，收十全之效，以较叶、吴似是而非之法，何啻天壤之别。"此可为宗鞠通此书而以为中医治湿温法，道在于斯者之当头棒喝。

2. 本条即湿门蔡案，注文说"湿在上焦，若中阳不虚者，必始终在上焦"，亦谬。因温病有肺系胃系之不同，湿温为胃系温病之一种，胃系温病自口鼻而直走中道，欲纳其于"必先犯肺"之轨道，已属一误；谓中阳不虚，必始终在上焦，是误之而又误。

**【原文】**

五五、湿热受自口鼻，由募原直走中道，不饥不食，机窍不灵，三香汤主之。此邪从上焦来，还使上焦去法也。

**三香汤方**（微苦微辛微寒兼芳香法）

瓜蒌皮三钱　桔梗三钱　黑山栀二钱　枳壳二钱　郁金二钱香豉二钱　降香末三钱

水五杯，煮取二杯，分二次温服。

**方论**

按此证由上焦而来，其机尚浅，故用蒌皮、桔梗、枳壳微苦微辛开上，山栀轻浮微苦清热。香豉、郁金、降香化中上之秽浊而开郁。上条以下焦为邪之出路，故用重；此条以上焦为邪之出路，故用轻；以下三焦均受者，则用分消。彼此互参，可以知叶氏之因证制方，心灵手巧处矣！惜散见于案中而人多不察，兹特为拈出，以概其余。

**【笺正】**

此即李三二案，其"直走中道"说与"必先犯肺"说。可谓之矛盾。"上条以下焦为邪之出路，故用重；此条以上焦为邪之出路，故用轻"之说，亦莫可究诘。

**【原文】**

五六、吸受秽湿，三焦分布，热蒸头胀，身痛呕逆，小便不通，神识昏迷，舌白，渴不多饮。先宜芳香通神利窍，安宫牛黄丸；继用淡渗分消浊湿，茯苓皮汤。按此证表里经络脏腑三焦，俱为湿热所困，最畏内闭外脱，故急以牛黄丸宣窍清热而护神明；但牛黄丸不能利湿分消，故继以茯苓皮汤。

**安宫牛黄丸**（方法见前）

**茯苓皮汤**（淡渗兼微辛微凉法）

茯苓皮五钱　生薏仁五钱　猪苓三钱　大腹皮三钱　白通草三钱　淡竹叶二钱

水八杯，煮取三杯，分三次服

**【笺正】**

此即某案，叶氏"以芳香通神、淡渗宣窍"立法，是利水开窍同时并进。鞠通改并进法为先后法，不符叶案原意。且将此案归属于中焦篇，亦可见三焦证治分划法之牵强。

**【原文】**

五七、阳明湿温，气壅为哕者，新制橘皮竹茹汤主之。按《金匮》橘皮竹茹汤，乃胃虚受邪之治，今治湿热壅遏胃气致哕，不宜用参甘峻补，故改用柿蒂。按柿成于秋，得阳明燥金之主气，且其形多方，他果未之有也，故治肺胃之病有独胜

（肺之脏象属金，胃之气运属金）。柿蒂乃柿之归束处，凡花皆散，凡子皆降，凡降先收，从生而散而收而降，皆一蒂为之也，治逆呃之能事毕矣（再按：草木一身，芦与蒂为升降之门户，载生气上升者芦也，受阴精归藏者蒂也，格物者不可不于此会心焉）。

**新制橘皮竹茹汤**（苦辛通降法）

橘皮三钱　竹茹三钱　柿蒂七枚　姜汁三茶匙（冲）

水五杯，煮取二杯，分二次温服；不知，再作服。有痰火者，加竹沥、瓜蒌霜。有瘀血者，加桃仁。

**【笺正】**

此与五四条自注亦矛盾，如湿温真是"中阳不虚，必始终在上焦"，按理中焦湿遏中阳必虚，然按"橘皮竹茹汤，乃胃虚受邪之治，今治湿热壅遏胃气致哕，不宜用参甘峻补"之说，阳明湿温，明有中阳不虚者。

**【原文】**

五八、三焦湿郁，升降失司，脘连腹胀，大便不爽，一加减正气散主之。

再按此条与上第五十六条同为三焦受邪，彼以分消开窍为急务，此以升降中焦为定法，各因见证之不同也。

**一加减正气散方**

藿香梗二钱　厚朴二钱　杏仁二钱　茯苓皮二钱　广皮一钱
神曲一钱五分　麦芽一钱五分　绵茵陈二钱　大腹皮一钱

水五杯，煮二杯，再服。

**方论**

正气散本苦辛温兼甘法，今加减之，乃苦辛微寒法也。去原方之紫苏、白芷，无须发表也。去甘、桔，此证以中焦为扼要，不必提上焦也。只以藿香化浊，厚朴、广皮、茯苓、大腹泻湿满，加杏仁利肺与大肠之气，神曲、麦芽升降脾胃之气，茵陈宣湿郁而动生发之气，藿香但用梗，取其走中不走外也。茯苓但用皮，以诸皮皆凉，泻湿热独胜也。

**【笺正】**

治寒湿用藿香正气散、苓桂术甘汤加减；治湿热用泻心汤、甘露饮化裁，这是叶氏治湿之常法。以下五条，均是叶氏用正气散治湿之案，鞠通因前三案（即五八至六十条）各有一味偏凉之药，便认此三案为湿温病，实属武断。华岫云总结叶氏治湿法说："若脾阳不运，湿滞中焦者，用术、朴、姜、半之属以温运之，以苓、泽、腹皮、滑石等渗泄之。"正气散加减诸案，正属此种药法。病非湿温之病，治非湿温之治，后人因沿鞠通之误，竟宗而为治湿温之圭臬，自难期获满意之效。徐灵胎批评湿门案"方案重复"，正是指此等案言，而吴氏不善取舍，反从雷同诸案中定出五方，须知用方俱需加减，正气散之运用，何必如此繁文。

**【原文】**

五九、湿郁三焦，脘闷，便溏，身痛，舌白，脉象模糊，二加减正气散主之。上条中焦病重，故以升降中焦为要。此条脘闷便溏，中焦证也，身痛舌白，脉象模糊，则经络证矣，故加防己急走经络中湿郁；以便溏不比大便不爽，故加通草、薏仁，利小便所以实大便也；大豆黄卷从湿热蒸变而成，能化蕴酿之湿热，而蒸变脾胃之气也。

**二加减正气散**（苦辛淡法）

藿香梗三钱　广皮二钱　厚朴二钱　茯苓皮三钱　木防已三钱　大豆黄卷二钱　川通草一钱五分　薏苡仁三钱

水八杯，煮三杯，三次服。

**【原文】**

六十、秽湿着里，舌黄脘闷，气机不宣，久则酿热，三加减正气散主之。前两法，一以升降为主，一以急宣经隧为主；此则以舌黄之故，预知其内已伏热，久必化热，而身亦热矣，故加杏仁利肺气，气化则湿热俱化，滑石辛淡而凉，清湿中之热，合藿香所以宣气机之不宣也。

**三加减正气散方**（苦辛寒法）

藿香（连梗叶）三钱　茯苓皮三钱　厚朴二钱　广皮一钱五分　杏仁三钱　滑石五钱

水五杯，煮二杯，再服。

**【原文】**

六一、秽湿着里，邪阻气分，舌白滑，脉右缓，四加减正气散主之。

以右脉见缓之故，知气分之湿阻，故加草果、楂肉、神曲，急运坤阳，使足太阴之地气不上蒸手太阴之天气也。

**四加减正气散方**（苦辛温法）

藿香梗三钱　厚朴二钱　茯苓三钱　广皮一钱五分　草果一钱　楂肉（炒）五钱　神曲二钱

水五杯，煮二杯，渣再煮一杯，三次服。

**【原文】**

六二、秽湿着里，脘闷便泄，五加减正气散主之。秽湿而致脘闷，故用正气散之香开；便泄而知脾胃俱伤，故加大腹运脾气，谷芽升胃气也。以上二条，应入前寒湿类中，以同为加减正气散法，欲观者知化裁古方之妙，故列于此。

**五加减正气散**（苦辛温法）

藿香梗二钱　广皮一钱五分　茯苓块三钱　厚朴二钱　大腹皮一钱五分　谷芽一钱　苍术二钱

水五杯，煮二杯，日再服。

按今人以藿香正气散，统治四时感冒，试问四时只，一气行令乎？抑各司一气，且有兼气乎？况受病之身躯脏腑。又各有不等乎？历观前五法，均用正气散，而加法各有不同，亦可知用药非丝丝入扣，不能中病，彼泛论四时不正之气，与统治一切诸病之方，皆未望见轩岐之堂室者也，乌可云医乎！

**【原文】**

六三、脉缓身痛，舌淡黄而滑，渴不多饮，或竟不渴，汗出热解，继而复热，内不能运水谷之湿，外复感时令之湿，发表攻里，两不可施，误认伤寒，必转坏证，徒清热则湿不退，徒祛湿则热愈炽，黄芩滑石汤主之。

脉缓身痛，有似中风，但不浮，舌滑不渴饮，则非中风矣。若系中风，汗出则身痛解而热不作矣；今继而复热者，乃湿热相蒸之汗，湿属阴邪，其气留连，不能因汗而退，故继而复热。内不能运水谷之湿，脾胃困于湿也；外复受时令之湿，经络亦困于湿矣。倘以伤寒发表攻里之法施之，发表则诛伐无过之表，阳伤而成痉；攻里则脾胃之阳伤，而成洞泄寒中，故必转坏证也。湿热两伤，不可偏治，故以黄芩、滑石、茯苓皮清湿中之热，蔻仁、猪苓宣湿邪之正，再加腹皮、通草，共成宣气利小便之功，气化则湿化，小便利则火腑通而热自清矣。

**黄芩滑石汤方** （苦辛寒法）

黄芩三钱　滑石三钱　茯苓皮三钱　大腹皮二钱　白蔻仁一钱　通草一钱　猪苓三钱

水六杯，煮取二杯，渣再煮一杯，分温三服。

**【笺正】**

此即湿门某案，属湿蕴生热、湿热阻气之症，故叶氏在清利湿热的同时，加入理气之品，鞠通说与外复感时令之湿有关，这是臆想，对外湿引动内湿之症，叶氏并不用此种药法。

**【原文】**

六四、阳明湿温，呕而不渴者，小半夏加茯苓汤主之；呕甚而痞者，半夏泻心汤去人参、干姜、大枣、甘草加枳实、生姜主之。

呕而不渴者，饮多热少也，故主以小半夏加茯苓，逐其饮而呕自止。呕而兼痞，热邪内陷，与饮相搏，有固结不通之患，故以半夏泻心，去参、姜、甘、枣之补中，加枳实、生姜之宣胃也。

**小半夏加茯苓汤**

半夏六钱　茯苓六钱　生姜四钱

水五杯，煮取二杯，分二次服。

**半夏泻心汤去人参干姜甘草大枣，加枳实生姜方**

半夏六钱　黄连二钱　黄芩三钱　枳实三钱　生姜三钱

水八杯，煮取三杯，分三次服，虚者复纳人参、大枣。

**【笺正】**

小半夏加茯苓汤是仲景治痰饮病方，属于"温药和之"之法，湿温是温病，采用"温药和之"之法，是只见湿而忘温。

**【原文】**

六五、湿聚热蒸，蕴于经络，寒战热炽，骨骱烦疼，舌色灰滞，面目萎黄，病名湿痹，宣痹汤主之。

《经》谓：风寒湿三者合而为痹。《金匮》谓：经热则痹。盖《金匮》诚补《内经》之不足。痹之因于寒者固多，痹之兼乎热者，亦复不少，合参二经原文，细验于临证之时，自有权衡。本论因载湿温而类及热痹，见湿温门中，原有痹证，不及备载痹证之全，学者欲求全豹，当于《内经》、《金匮》、喻氏、叶氏以及宋元诸名家，合而参之自得。大抵不越寒热两条，虚实异治。寒痹势重而治反易，热痹势缓而治反难，实者单病躯壳易治，虚者兼病脏腑夹痰饮腹满等证，则难治矣，犹之伤寒两感也。此条以舌灰目黄，知其为湿中生热；寒战热炽，知其在经络；骨骱疼痛，知其为痹证。若泛用治湿之药，而不知循经入络，则罔效矣。故以防己急走经络之湿，杏仁开肺气之先，连翘清气分之湿热，赤豆清血分之湿热，滑石利窍而清热中之湿，山栀肃肺而泻湿中之热，薏苡淡渗而主挛痹，半夏辛平而主寒热，蚕沙化浊道中清气，痛甚加片子姜黄、海桐皮者，所以宣络而止痛也。

**宣痹汤方**（苦辛通法）

防己五钱　杏仁五钱　滑石五钱　连翘三钱　山栀三钱　薏苡五钱　半夏（醋炒）三钱　晚蚕沙三钱　赤小豆皮三钱（赤小豆乃五谷中之赤小豆，味酸肉赤，凉水浸取皮用。非药肆中之赤小豆，药肆中之赤豆乃广中野豆，赤皮蒂黑肉黄，不入药者也）

水八杯，煮取三杯，分温三服。痛甚加片子姜黄二钱，海桐皮三钱。

**【笺正】**

1. 痹证为一中医病名，湿温亦为一中医病名，两者并列而不可以相统隶。本书论湿温，不独将证与病混，且常将证与病因混，此所以痹、疸、疟、痢俱阑入于温病中，造成了温病内容的越来越庞杂。

2. 痹证的病因，是以风寒为主，辨证则有寒热虚实之异，就临床所见，寒痹多于热痹，《内经》论痹，谓风寒湿三气杂合，良有以也。后世在此基础上别出热痹、虚痹、顽痹等证型，促使了辨证论治的深化。湿门徐案，即属热痹治法，吴氏取而演为本条，但《金匮》并无"经热则痹"之说，吴氏引经，任意为之，不假思索，不详参考，每致失实。

**【选注】**

邓可则：（《温病条辨》一书），其瑕瑜姑勿论，其方名之重而药异者，则不可不先为订正。孔子云，名不正则言不顺，言不顺则事不成。医事何独不然。今也以药品不同之两宣痹汤，分列于上中焦两篇，果何故欤？此无他，良由定名时，未经注重耳。夫上焦篇之痹，痹郁于气分，为病因；中焦篇之痹，湿痹于经络，为病证，其病情自不同，故用药亦各殊，虽法皆取乎苦辛通，究竟方名难以雷同，若以法同而名亦可重，则全部《温病条辨》，可以数方了之矣。

**【原文】**

六六、湿郁经脉，身热身痛，汗多自利，胸腹白疹，内外合邪，纯辛走表，纯苦清热，皆在所忌，辛凉淡法，薏苡竹叶散主之。

上条但痹在经脉，此则脏腑亦有邪矣，故又立一法。汗多则表阳开，身痛则表邪郁，表阳开而不解表邪，其为风湿无疑，盖汗之解者寒邪也，风为阳邪，尚不能以汗解，况湿为重浊之阴邪，故虽有汗不解也。学者于有汗不解之证，当识其非风则湿，或为风湿相搏也。自利者小便必短，白疹者。风湿郁于孙络毛窍。此湿停热郁之证，故主以辛凉解肌表之热，辛淡渗在里之湿，俾表邪从气化而散，里邪从小便而驱？双解表里之妙法也。与下条互斟自明。

**薏苡竹叶散方**（辛凉淡法，亦轻以去实法）

薏苡五钱　竹叶三钱　飞滑石五钱　白蔻仁一钱五分　连翘三钱　茯苓块五钱　白通草一钱五分

共为细末。每服五钱，日三服。

**【笺正】**

此即湿门最后一案，唯将"小溲全无"篡改成"身热"而已。原案立法，以淡渗利水为主，吴氏加入一味连翘，便云"主以辛凉解肌"，并推为"双解表里之妙法"，有背叶法。

**【原文】**

六七、风暑寒湿，杂感混淆，气不主宣，咳嗽头胀，不饥舌白，肢体若废，杏仁：薏苡汤主之。杂感混淆，病非一端，乃以气不主宣四字为扼要，故以宣气之药为君。既兼雨湿中寒邪，自当变辛凉为辛温。此条应入寒湿类中，列于此者，以其为上条之对待也。

**杏仁薏苡汤**（苦辛温法）

杏仁三钱　薏苡三钱　桂枝五分　生姜七分　厚朴一钱　半夏一钱五分　防己一钱五分　白蒺藜二钱

水五杯，煮三杯，渣再煮一杯，分温三服。

**【笺正】**

此即湿门某四七案，原案说是"风暑湿混杂"，吴氏增一"寒"字，便成了"暑寒"夹杂之证，这为研究原案方药之合理性，多了一层障碍。

**【原文】**

六八、暑湿痹者，加减木防己汤主之。

此治痹之祖方也。风胜则引，引者（吊痛挚痛之类，或上或下，四肢游走作痛，经谓行痹是也），加桂枝、桑叶。湿胜则肿，肿者（土曰敦阜）加滑石、萆薢，苍术。寒胜则痛，痛者加防己、桂枝、姜黄、海桐皮。面赤口涎自出者（《灵枢》谓：胃热则廉泉开），重加石膏、知母。绝无汗者，加羌活、苍术，汗多者加黄芪、炙甘草。兼痰饮者，加半夏、厚朴、广皮。因不能备载全文，故以祖方加减如此，聊示门而已。

**加减木防己汤**（辛温辛凉复法）

防己六钱　桂枝三钱　石膏六钱　杏仁四钱　滑石四钱　白通草二钱　薏仁三钱

水八杯，煮取三杯，分温三服。见小效不即退者，加重服，日三夜一。

**【笺正】**

此即痹门杜案，叶氏明文说是"风寒湿三气交伤为痹"鞠通断为暑湿，何所见而云然。木防己虽有治痹之效，但木防己汤方出《金匮》，原治支饮，本非治痹方，据叶案而认为系木防己汤加减，已属牵强，进而推为治痹祖方，尤属无稽。且无端减去萆薢，不知何意。

**【原文】**

六九、湿热不解，久酿成疸，古有成法，不及备载，聊列数则，以备规矩（下疟、痢等证仿此）。本论之作，原补前人之未备，已有成法可循者，安能尽录。因横列四时杂感，不能不列湿温，连类而及，又不能不列黄疸、疟、痢，不过略标法则而已。按湿温门中，其证最多，其方最伙；盖土居中位，秽浊所归，四方皆至，悉可兼证，故错综参伍，无穷极也。即以黄疸一证而言，《金匮》有辨证三十五条，出治一十二方，先审黄之必发不发，在于小便之利与不利；疸之易治难治，在于口之渴与不渴；再察瘀热入胃之因，或因外并，或因内发，或因食谷，或因酣酒，或因劳色，有随经蓄血，入水黄汗；上盛者一身尽热，下郁者小便为难；又有表虚里虚，热除作哕，火劫致黄。知病有不一之因，故治有不紊之法：于是脉弦胁痛，少阳未罢，仍主以和；渴饮水浆，阳明化燥，急当泻热；湿在上，以辛散，以风胜，湿在下，以苦泄，以淡渗；如狂蓄血，势所必攻；汗后溺白，自宜投补；酒客多蕴热，先用习清中，扣之分利，后必顾其脾阳；女劳有秽浊，始以解毒，继以滑窍，终当峻补真阴；表虚者实卫，里虚者建中；入水二火劫，以及治逆变证，各立方论，以为后学津梁。至寒湿在里之治，旧明篇中，惟见一则，不出方论，指人以寒湿中求之之。盖脾本畏木而喜风燥，制水而恶寒湿。今阴黄一证，寒湿相搏，譬如卑监之土，须暴风日之阳，纯阴之病，疗以辛热无疑，方虽不出，法已显然。奈丹溪云：不必分五疸，总是如：口庵酱相似。以为得治黄之扼要，殊不知以之治阳黄，犹嫌其混，以之治阴

黄，恶乎可哉！喻嘉言于阴黄一证，竟谓仲景方论亡失，恍若
无所循从。惟罗谦甫具有卓识，力辨阴阳，遵仲景寒湿之旨，
出茵陈四逆汤之治。瑭于阴黄一证，究心有年，悉用罗氏法而
化裁之，无不应手取效。间有始即寒湿，从太阳寒水之化，继
因其人阳气尚未十分衰败，得燥热药数故帖，阳明转燥金之化
而为阳证者，即从阳黄例治之。

**【笺正】**

阳黄因过用苦寒而转为阴黄者确有百之，阴黄转阳黄如鞠
通所说者，临床无见，究之鞠通医案及历代医案，亦无见。此
条注文，抄自《临证指南》，故"无不应手取效"云云，不足
征信。

**【选注】**

叶子雨：论黄疸证治，全从《临证指南》蒋式玉论中窃
来，并不将阴黄阳黄，在腑在脏，形证三病因洲，而自诩究心
有年，用罗天益法化裁之，无不应手三取效，软世盗名，莫此
为极。

**【原文】**

七十、夏秋疸病，湿热气蒸，外干时令，内蕴水谷，必以
宣通气分为要，失治则为肿胀，由黄疸而肿胀者，苦辛淡法，
二金汤主之。此揭疸病之由，与治疸之法，失治之变，又因变
制方之法也。

**二金汤方**（苦辛淡法）

鸡内金五钱　　海金沙五钱　　厚朴三钱　　大腹皮三钱　　猪苓三钱
白通草二钱

水八杯，煮取三杯，分三次温服。

**【笺正】**

《温病条辨》文，大多采自《临证指南》，但因粗疏，常
有抄错。如疸门张三二案："夏秋疸病，湿热气蒸而成，治法
必用气分宣通自效。盖湿中生热，外干时令，内蕴水谷不化，
黄乃脾胃之色，失治则为肿胀，今调治日减，便通利，主腑已
通，薄味自可全功，平昔攻苦，思必伤心．郁必伤脾。久坐必

升太过降不及，不与疸症同例。归脾丸。"又蒋案："由黄疸变为肿胀，湿热何疑，法亦不为谬，据述些少小丸，谅非河间、子和方法，温下仅攻冷积，不能驱除湿热，仍议苦辛渗利，每日兼进濬川丸六七十粒。鸡肫皮、海金沙、厚朴、大腹皮、猪苓、通草。"此两案紧紧连接，鞠通抄张案演为本条时，误抄蒋案治方，造成张冠李戴。叶案乃临证实录，反映了叶氏治病之经验，其案获效与否，其法合理与否，其方药之是否可宗，自具研究之价值。然一旦抄错，就因被扭曲而失去了意义。该书不独有误抄二案成一条者，亦有一案而误演为两条者（详后），后人于此等处不能看破，反竞相颂扬，奉之为经典，诚亦事理之不可解者。

**【原文】**

七一、诸黄疸，小便短者，茵陈五苓散主之。

沈氏目南云：此黄疸气分实证，通治之方也。胃为水谷之海，营卫之源，风入胃家气分，风湿相蒸，是为阳黄；湿热流于膀胱，气郁不化，则小便不利，当用五苓散宣通表里之邪，茵陈开郁而清湿热。

**茵陈五苓散**（五苓散方见前。五苓散系苦辛温法，今茵陈倍五苓，乃苦辛微寒法）

茵陈末十分　　五苓散五分

共为细末，和匀。每服三钱，日三服。

《金匮》方不及备载，当于本书研究，独采此方者，以其为实证通治之方，备外风内湿一则也。

**【笺正】**

黄疸小便短有二证：一是湿邪排泄不畅；一是热从燥化、津液受损。惑于"无湿不成疸"之说者，对后者多有忽视，鞠通于此未能分辨，故治诸黄小便短，悉主以茵陈五苓散，笔者对此，尝有专文，文附书末[19]，读者可参阅。

**【原文】**

七二、黄疸脉沉，中痞恶心，便结溺赤，病属三焦里证，杏仁石膏汤主之。前条两解表里，此条统治三焦，有一纵一横之义。杏仁、石膏开上焦，姜、半开中焦，枳实则由中驱下矣，山栀通行三焦，黄柏直清下焦。凡通宣三焦之方，皆扼重上焦，以上焦为病之始入，且为气化之先，虽统宣三焦之方，而汤则名杏仁石膏也。

### 杏仁石膏汤方 （苦辛寒法）

杏仁五钱　石膏八钱　半夏五钱　山栀三钱　黄柏三钱　枳实汁每次三茶匙（冲）　　姜汁每次三茶匙（冲）

水八杯，煮取三杯，分三次服。

### 【笺正】

1. 此即疸门张案。强分一纵一横，徒取识者之笑。黄疸非必先犯肺之病，"以上焦为病之始入"云云，亦系牵强，一部《温病条辨》，大半当做《临证指南》读书体会看，但扭曲叶氏原意、牵强误会处甚多，即就本案论，亦属析案之下驷。

2. 枳实为枸橘幼果，一般在五六月采收晒干入药，从未见有取汁用者，有之，则始自叶案，此物鲜时亦难取汁，此等用法，纯属好奇，鞠通无识见，故继而承之，脱离了实际。

### 【原文】

七三、素积劳倦，再感湿温，误用发表，身面俱黄，不饥溺赤，连翘赤豆饮煎送保和丸。前第七十条，由黄而变他病，此则由他病而变黄，亦遥相对待。证系两感，故方用连翘赤豆饮以解其外，保和丸以和其中，俾湿温、劳倦、治逆，一齐解散矣。保和丸苦温而运脾阳，行在里之湿；陈皮、连翘由中达外，其行湿固然矣。兼治劳倦者何？经云：劳者温之。盖人身之动作云为，皆赖阳气为之主张，积劳伤阳。劳倦者，因劳而倦也，倦者，四肢倦怠也，脾主四肢，脾阳伤，则四肢倦而无力也。再肺属金而主气，气者阳也；脾属土而生金，阳气虽分内外，其实特一气之转输耳。劳虽自外而来，外阳既伤，则中阳不能独运，中阳不运，是人之赖食湿以生者，反为食湿所困，脾即困于食湿，安能不失牝马之贞，而上承乾健乎！古人善治劳者，前则有仲景，后则有东垣，均从此处得手。奈之何后世医者，但云劳病，辄用补阴，非惑于丹溪一家之说哉！本论原为外感而设，并不及内伤，兹特因两感而略言之。

**连翘赤豆饮方** （苦辛微寒法）

连翘二钱　山栀一钱　通草一钱　赤豆二钱　花粉一钱　香豆豉一钱

煎送保和丸三钱。

**保和丸方** （苦辛温平法）

山楂　神曲　茯苓　陈皮　卜子　连翘　半夏

【笺正】

此即疸门黄案，原案虽有"素积劳倦"之语，并无劳倦温养之治，经云"劳者温之"并非指温消之法。今就叶氏治湿热夹食之黄疸而侈谈治劳，何尝切病，且因虚感邪，何得称为两感，注文于叶案略无剖白。

【原文】

七四、湿甚为热，疟邪痞结心下，舌白口渴，烦躁自利，初身痛，继则心下亦痛，泻心汤主之。

此疟邪结心下气分之方也。

**泻心汤** （方法见前）

【笺正】

此为治痞方，移作治疟，治效须观察，未可轻信。

【原文】

七五、疮家湿疟，忌用发散，苍术白虎汤加草果主之。

《金匮》谓疮家忌汗，发汗则病痉。盖以疮者血脉间病，心主血脉，血脉必虚而热，然后成疮；既成疮以后，疮脓又系血液所化，汗为心液，由血脉而达毛窍，再发汗以伤其心液，不痉何待！故以白虎辛凉重剂，清阳明之热湿，由肺卫而出；加苍术、草果，温散脾中重滞之寒湿，亦由肺卫而出。阳明阳土，清以石膏、知母之辛凉；太阴阴土，温以苍术、草果之苦温，适合其脏腑之宜，矫其一偏之性而已。

**苍术白虎汤加草果方** （辛凉复苦温法）

即前白虎汤内加苍术、草果。

**【笺正】**

此即疟门张案。疮家阴虚，徐灵胎认为苍术白虎汤加草果"太燥"。若湿疟热盛而并非疮家，则合适。

**【选注】**

贾揞清。世以疟发于夜，为邪入阴，此俗传之谬说，总须以脉证相参为断。至谓草果能泻中焦湿蕴，理固有之。谓邪欲入阴，所以升之使出者，全赖草果，则万无是理矣（第九十六条，疟邪内陷变痢. 加减小柴胡汤主之，注谓治之之法，不出喻氏逆流挽舟之议，盖陷而入者，仍提而使之出也，与此条注，同一谬妄）。又注云"俗以乌梅、五味等为酸敛，是知其一，莫知其他"说尤不足为训，尝见有误服乌梅、五味，敛邪于内，致生喘满肿胀诸变，不救者甚多，不可不慎。

**【原文】**

七六、背寒，胸中痞结，疟来日晏，邪渐入阴，草果知母汤主之。

此素积烦劳。未病先虚，故伏邪不肯解散，正阳馁弱邪热固结。是以草果温太阴独胜之寒，知母泻阳明独胜之热，厚朴佐草果泻中焦之湿蕴，合姜、半而开痞结，花粉佐知母而生津退热；脾胃兼病，最畏木克，乌梅、黄芩清热而和肝；疟来日晏，邪欲入阴，其所以升之使出者，全赖草果（俗以乌梅、五味等酸敛，是知其一，莫知其他也。酸味秉厥阴之气，居五味之首，与辛味合用，开发阳气最速，观小青龙汤自知）。

**草果知母汤方**（苦辛寒兼酸法）

草果一钱五分　知母二钱　半夏三钱　厚朴二钱　黄芩一钱五分
乌梅一钱五分　花粉一钱五分　姜汁五匙（冲）

水五杯，煮取二杯，分二次温服。

按此方即吴又可之达原饮去槟榔，加半夏、乌梅、姜汁。治中焦热结阳陷之证，最为合拍；吴氏乃以治不兼湿邪之温疫初起，其谬甚矣。

再按前贤制方，与集书者选方，不过示学者知法度，为学者立模范而已，未能预测后来之病证，其变幻若何？其兼证若何？其年岁又若何？所谓大匠诲人，能与人规矩，不能使人巧；至于奇巧绝伦之处，不能传，亦不可传，可遇而不可求，可暂而不可常者也。学者当心领神会，先务识其所以然之故，而后增减古方之药品分量，宜重宜轻。宜多宜寡，自有准的，所谓神而明之，存乎其人！

【笺正】

1. 此即疟门吴案，但将"饮水少腹如坠，脘中痞结不舒"改为"胸中痞结"。又将原案中"伏邪不肯解散"等语攘为自注，叶子雨责其剽窃，实非苛论。

2. 又可达原饮所治证，舌苔白厚如积粉，正是湿热熏蒸之象，鞠通断定此方原治"不兼湿邪之温疫初起"，殊非。

【原文】

七七、疟伤胃阳，气逆不降，热劫胃液，不饥不饱，不食不便，渴不欲饮。味变酸浊，加减人参泻心汤主之。

此虽阳气受伤，阴汁被劫，恰偏于阳伤为多。故救阳立胃基之药四，存阴泻邪热之药二，喻氏所谓变胃而不受胃变之法也。

**加减人参泻心汤**（苦辛温复咸寒法）

人参二钱　黄连一钱五分　枳实一钱　干姜一钱五分　生姜二钱
牡蛎二钱

水五杯，煮取二杯，分二次温服。

按大辛大温，与大苦大寒合方，乃厥阴经之定例。盖别脏之与腑，皆分而为二，或上下，或左右，不过经络贯通，脂膜相连耳；惟肝之与胆，合而为一，胆即居于肝之内，肝动则胆亦动，胆动而肝即随。肝宜温，胆宜凉，仲景乌梅圆、泻心汤，立万世法程矣；于小柴胡，先露其端。此证疟邪扰胃，致令胃气上逆，而亦用此辛温寒苦合法者何？盖胃之为腑，体阳而用阴，本系下降，无上升之理；其呕吐哕痞，有时上逆，升者胃气，所以使胃气上升者，非胃气也，肝与胆也，故古人以呕为肝病，今人则以为胃病已耳。

**【笺正】**

此即疟门杨案。胃为阳明阳土是与脾为太阴湿土相对言，如就胃府本身之体用言，仍当以体为阴、用为阳，若因胃气为阳、胃汁属阴而谓体阳用阴，亦属不妥，因体为形质，用为功能，五脏六腑，不论何脏何腑，决无形质反为阳、功能反为阴之理。

**【原文】**

七八、疟伤胃阴，不饥，不饱，不便，潮热，得食则烦热愈加，津液不复者，麦冬麻仁汤主之。

暑湿伤气，疟邪伤阴，故见证如是。此条与上条不饥不饱不便相同。上条以气逆味酸不食辨阳伤，此条以潮热得食则烦热愈加定阴伤也。阴伤既定，复胃阴者莫若甘寒，复酸味者，酸甘化阴也。两条胃病，皆有不便者何？九窍不和，皆属胃病也。

**麦冬麻仁汤方** （酸甘化阴法）

麦冬（连心）五钱　火麻仁四钱　生白芍四钱　何首乌三钱乌梅肉二钱　知母二钱

水八杯，煮取三杯，分三次温服。

**【笺正】**

此即疟门王五三案，原案有"邪未尽也"之语，徐灵胎认为："既知邪未尽，方中何不却邪"，宜参。

**【原文】**

七九、太阴脾疟，寒起四末，不渴多呕，热聚心胸，黄连白芍汤主之；烦躁甚者，可另服牛黄丸一丸。

脾主四肢，寒起四末而不渴，故知其为脾疟也。热聚心胸而多呕，中土病而肝木来乘，故方以两和肝胃为主。此偏于热甚，故清热之品重，而以芍药收脾阴也。

**黄连白芍汤方** （苦辛寒法）

黄连二钱　黄芩二钱　半夏三钱　枳实一钱五分　白芍三钱　姜汁五匙（冲）

水八杯，煮取三杯，分三次，温服。

**【笺正】**

此即疟门柳案，此案暑湿伤气，热聚心胸，且用方亦属泻心法，若说泻心法为阳明湿热之治，叶氏断此为脾疟，值得研究。

**【原文】**

八十，太阴脾疟，脉濡，寒热，疟来日迟，腹微满，四肢不暖，露姜饮主之。

此偏于太阴虚寒，故以甘温补正。其退邪之妙，全在用露，清肃能清邪热，甘润不伤正阴，又得气化之妙谛。

**露姜饮方**（甘温复甘凉法）

人参一钱　生姜一钱

水两杯半，煮成一杯，露一宿，重汤温服。

**【原文】**

八一、太阴脾疟，脉弦而缓，寒战，甚则呕吐噫气，腹鸣溏泄，苦辛寒法，不中与也；苦辛温法，加味露姜饮主之。上条纯是太阴虚寒，此条邪气更甚，脉兼弦则土中有木矣，故加温燥泄木退邪。

**加味露姜饮方**（苦辛温法）

人参一钱　半夏二钱　草果一钱　生姜二钱　广皮一钱　青皮（醋炒）一钱

水二杯半，煮成一杯，滴荷叶露三匙，温服，渣再煮一杯服。

**【笺正】**

前条即疟门沈案，此条即袁案。叶氏治疟，常用半夏、草果、广皮之类，此宗"无痰不作疟"之说，太阴疟以虚寒居多，脾虚则湿聚，以此类药物合露姜饮，燥湿健脾，正邪兼顾，此可宗法。但吴氏于方后添加"滴荷叶露三匙"此可不必拘泥，医者用药，最忌好奇，否则多困病家，前条云"退邪之妙，全在用露"，亦是故神其事。

**【原文】**

八二、中焦疟，寒热久不止，气虚留邪，补中益气汤主之。

留邪以气虚之故，自以升阳益气立法。

**补中益气汤方**

炙黄芪一钱五分　　人参一钱　　炙甘草一钱　　白术（炒）一钱　　广皮五分　　当归五分　　升麻（炙）三分　　柴胡（炙）三分　　生姜三片大枣（去核）二枚

水五杯，煮取二杯，渣再煮一杯，分温三服。

**【笺正】**

此即疟门程案。将此等案列于湿温之下，杂乱无章。吴氏于湿温最无实得，故湿温门诸条，不但全系叶案，即循名责实，多不相符。

**【原文】**

八三、脉左弦，暮热早凉，汗解渴饮，少阳疟偏于热重者。青蒿鳖甲汤主之。

少阳切近三阴，立法以一面领邪外出，一面防邪内入为要领。小柴胡汤以柴胡领邪，以人参、大枣、甘草护正；以柴胡清表热，以黄芩、甘草苦甘清里热；半夏、生姜两和肝胃，蠲内饮，宣胃阳，降胃阴，疏肝；用生姜大枣调和营卫。使表者不争，里者内安，清者清，补者补，升者升，降者降，平者平，故曰和也。青蒿鳖甲汤，用小柴胡法而小变之，却不用小柴胡之药者，小柴胡原为伤寒立方，疟缘于暑湿，其受邪之源，本自不同，故必变通其药味，以同在少阳一经，故不能离其法。青蒿鳖甲汤以青蒿领邪，青蒿较柴胡力软，且芳香逐秽、开络之功，则较柴胡有独胜。寒邪伤阳，柴胡汤中之人参、甘草、生姜，皆护阳者也；暑热伤阴，故改用鳖甲护阴，鳖甲乃蠕动之物，且能入阴络搜邪。柴胡汤以胁痛、干呕为饮邪所致，故以姜、半通阳降阴而清饮邪；青蒿鳖甲汤以邪热伤阴，则用知母、花粉以清热邪而止渴，丹皮清少阳血分，桑叶清少阳络中气分。宗古法而变古方者，以邪之偏寒偏热不同也，此叶氏之读古书，善用古方，岂他人之死于句下者。所可同日语哉！

**青蒿鳖甲汤方**（苦辛咸寒法）

青蒿三钱　知母二钱　桑叶二钱　鳖甲五钱　丹皮二钱　花粉二钱

水五杯，煮取二杯。疟来前，分二次温服。

【笺正】

1. 此即疟门翁案。叶氏立法，无非清热透邪，与小柴胡一方之立法，全然不同。吴氏注以叶氏方与小柴胡对峙作论，理多牵强，鳖甲护阴说亦失药理之真，张锡纯对二甲三甲方曾有专文述评，可参下焦篇十四条选注。

2. 原书青蒿鳖甲汤在八四条下，现移至八三条下。

【原文】

八四、少阳疟如伤寒证者，小柴胡汤主之。渴甚者去半夏，加栝楼根；脉弦迟者，小柴胡加干姜陈皮汤主之。

少阳疟如伤寒少阳证，乃偏于寒重而热轻，故仍从小柴胡法。若内躁渴甚，则去半夏之燥，加栝楼根生津止渴。脉弦迟则寒更重矣，金匮谓脉弦迟者，当温之，故于小柴胡汤内，加干姜、陈皮温中，且能由中达外，使中阳得伸，逐邪外出也

**小柴胡汤方**（苦辛甘温法）

柴胡三钱　黄芩一钱五分　半夏二钱　人参一钱　炙甘草一钱五分　生姜三片　大枣（去核）二枚

水五杯，煮取二杯，分二次，温服。加减如伤寒论中法。渴甚者去半夏，加栝楼根三钱。

**小柴胡加干姜陈皮汤方**（苦辛温法）

即于小柴胡汤内，加干姜二钱，陈皮二钱。

水八杯，煮取三杯，分三次，温服。

【笺正】

小柴胡寒温互用、攻补并施，属于和法，不属于温法，因其出自《伤寒论》而谓其是治伤寒方，复进而谓其乃偏于寒重热轻者之治，定其为温法，欠酌。且"如伤寒"仍是"似伤寒而非伤寒"之意，故上条对立寒温，谓"小柴胡原为伤寒立法，疟缘于暑湿"云云，亦似是而非之论。须知小柴胡

之治疗范围甚广，只要有口苦咽干目眩，往来寒热，胸胁苦满等"少阳证"可据，不必问其是伤寒、是温病，亦不必问其是外感，是杂病，投之均可获效。若惑于伤寒方不可治温病之说，就难免狭隘其治疗范围。孟英云此条与温病无关，不当阑入，甚是。

【原文】

八五、舌白脘闷，寒起四末，渴喜热饮，湿蕴之故，名曰湿疟，厚朴草果汤主之。

此热少湿多之证。舌白脘闷，皆湿为之也；寒起四末，湿郁脾阳，脾主四肢，故寒起于此；渴，热也，当喜凉饮，而反喜热饮者，湿为阴邪，弥漫于中，喜热以开之也。故方法以苦辛通降，纯用温开，而不必苦寒也。

**厚朴草果汤方**（苦辛温法）

厚朴一钱五分　杏仁一钱五分　草果一钱　半夏二钱　茯苓块三钱　广皮一钱

水五杯，煮取二杯，分二次，温服。

按中焦之疟，脾胃正当其冲。偏于热者胃受之，法则偏于救胃；偏于湿者脾受之，法则偏于救脾。胃，阳腑也，救胃必用甘寒苦寒；脾，阴脏也，救脾必用甘温苦辛。两平者，两救之。本论列疟证，寥寥数则，略备大纲，不能遍载。然于此数条反复对勘，彼此互印，再从上焦篇究来路，下焦篇阅归路，其规矩准绳，亦可知其大略矣。

【笺正】

"救脾必用甘温苦辛"，何以七九条用黄连白芍汤？谓疟疾须"从上焦篇究来路，下焦篇阅归路"，亦是强分三焦，脱离实际。

【选注】

叶子雨：此窃叶氏治湿疟案，捏造方名，而方中半夏加五分，广皮去五分，如此剪裁，于病者获益耶，抑欺世以避剽窃之名耶。

**【原文】**

八六、湿温内蕴，夹杂饮食停滞，气不得运，血不得行，遂成滞下，俗名痢疾，古称重证，以其深入脏腑也。初起腹痛胀者易治；日久不痛并不胀者难治。脉小弱者易治；脉实大数者难治。老年久衰，实大小弱并难治；脉调和者易治。日数十行者易治；一二行或有或无者难治。面色便色鲜明者易治；秽暗者难治。噤口痢属实者尚可治；属虚者难治。先滞（俗所谓痢疾）后利（俗谓之泄泻）者易治；先利后滞者难治。先滞后疟者易治；先疟后滞者难治。本年新受者易治；上年伏暑，酒客积热，老年阳虚，积湿者难治。季胁少腹无动气疝瘕者易治；有者难治。

此痢疾之大纲。虽罗列难治易治十数条，总不出邪机向外者易治，深入脏络者难治也。谚云：饿不死的伤寒，膜不死的痢疾。时人解云：凡病伤寒者，当禁其食，令病者饥，则不至与外邪相搏而死也。痢疾日下数十行，下者既多，肠胃空虚，必令病者多食，则不至肠胃尽空而死也。不知此二语，乃古之贤医金针度人处，后人不审病情，不识句读，以致妄解耳。按《内经》热病禁食，在少愈之际，不在受病之初。仲景《伤寒论》中，现有食粥却病之条，但不可食重浊肥腻耳。痢疾暑湿夹饮食内伤，邪非一端，肠胃均受其殃；古人每云淡薄滋味，如何可以恣食，与邪气团成一片，病久不解耶！吾见痢疾不戒口腹而死者，不可胜数。盖此二语，饿字膜字，皆自为一句，谓患伤寒之人，尚知饿而思食，是不死之证；其死者，医杀之也。盖伤寒暴发之病，自外而来，若伤卫而未及于营，病人知饿，病机尚浅，医者助胃气，捍外侮，则愈，故云不死，若不饿则重矣。仲景谓："风病能食，寒病不能食"是也。痢疾久伏之邪，由内下注，若脏气有余，不肯容留邪气，彼此互争则膜，邪机向外，医者顺水推舟则愈，故云不死。若脏气已虚，纯逊邪气，则不膜而寇深矣。

**【笺正】**

湿热所致之病甚多，如黄疸、痢疾等常由湿热引起，而湿温则为一中医病名，本书论湿热，常与湿温混为一谈，如本条即然。

湿温与疟疾、痢疾，是不同的病，虽均可由湿热引起，但决无互相转化之可能。有时一病未愈，复染一病。又因人体本具自疗机能，而诸疾均有一定病期，故复染一病后，亦有原病减轻，只需治新病即可获愈者。前人于此，莫识其理，遂以为湿温有转疟之机栝、疟疾有化痢之可能，实属误解。

**【原文】**

八七、自利不爽，欲作滞下，腹中拘急，小便短者，四苓合芩芍汤主之。

既自利（俗谓泄泻）矣，理当快利，而又不爽者何？盖湿中藏热，气为湿热郁伤，而不得畅遂其本性，故滞。脏腑之中，全赖此一气之转输，气既滞矣，焉有不欲作滞下之理乎！曰欲作，作而未遂也；拘急，不爽之象，积滞之情状；小便短者，湿注大肠，阑门（小肠之末，大肠之始）不分水，膀胱不渗湿也。故以四苓散分阑门，通膀胱，开支河，使邪不直注大肠；合芩芍法宣气分，清积滞，预夺其滞下之路也。此乃初起之方，久痢阴伤，不可分利，故方后云：久利不在用之。

按浙人倪涵初，作疟痢三方，于痢疾条下，先立禁汗、禁分利、禁大下、禁温补之法，是诚见世之妄医者，误汗、误下、误分利、误温补，以致沉疴不起，痛心疾首而有是作也。然一概禁之，未免因噎废食；且其三方，亦何能包括痢门诸证，是安于小成，而不深究大体也。瑭勤求古训，静与心谋，以为可汗则汗，可下则下，可清则清，可补则补，一视其证之所现，而不可先有成见也。至于误之一字，医者时刻留心，犹恐思虑不及，学术不到，岂可谬于见闻而不加察哉！

**四苓合芩芍汤方**（苦辛寒法）

苍术二钱　猪苓二钱　茯苓二钱　泽泻二钱　白芍二钱　黄芩二钱　广皮一钱五分　厚朴二钱　木香一钱

水五杯，煮取二杯，分二次温服，久痢不在用之。

**【笺正】**

泄泻、痢疾，治法不同，不能混为一谈。利小便实大便法，用于泄泻可效，用于痢疾则否。痢疾初起，自利不爽，宜通因通用，若反用四苓辈开支河，即合芩、芍以攻邪，亦非初痢之善治。

**【选注】**

叶子雨：四苓为治泄泻之方，用以治痢，大谬。盖痢为湿热胶滞之邪，最伤津液，分利其水，则津液愈伤。而病在肠胃，强泻膀胱，是谓诛伐无过。况津液已伤，难禁再泄，膀胱与肾为表里，则肾气易虚，每见重利小便，致成传肾不治恶候，斯皆鞠通作俑之罪也。

痢疾三方，乃明·聂久吾《奇效医述》所载，当时盛行于江淮间，但痢证之因多端，岂清热导滞便可概治，此一家之言也，倪涵初剽窃，配以疟疾三方，攘为己出，鞠通毋乃欠考。

**【原文】**

八八、暑湿风寒杂感，寒热迭作，表证正盛，里证复急，腹不和而滞下者，活人败毒散主之。

此证乃内伤水谷之酿湿，外受时令之风湿，中气本自不足之人，又气为湿伤，内外俱急。立方之法，以人参为君，坐镇中州，为督战之帅；以二活、二胡合芍药从半表半里之际，领邪出外，喻氏所谓逆流挽舟者此也；以枳壳宣中焦之气，茯苓渗中焦之湿，以桔梗开肺与大肠之痹，甘草和合诸药，乃陷者举之之法，不治痢而治至痢之源，痢之初起，增寒壮热者，非此不可也。若云统治伤寒温疫瘴气则不可，凡病各有所因，岂一方之所得而统之也哉！此方在风湿门中，用处甚多，若湿不兼风而兼热者，即不合拍，奚况温热门乎！世医用此方治温病，已非一日，吾只见其害，未见其利也。

**活人败毒散**（辛甘温法）

羌活　独活　茯苓　川芎　枳壳　柴胡　人参　前胡　桔梗以上各一两　甘草五钱

共为细末，每服二钱，水一杯，生姜三片，煎至七分，顿服之。热毒冲胃噤口者，本方加陈仓米各等分，名仓廪散，服法如前，加一倍，噤口属虚者勿用之。

**【原文】**

八九、滞下已成，腹胀痛，加减芩芍汤主之。

此滞下初成之实证，一以疏利肠间湿热为主。

**加减芩芍汤方** （苦辛寒法）

白芍三钱　黄芩二钱　黄连一钱五分　厚朴二钱　木香（煨）一钱　广皮二钱

水八杯，煮取三杯，分三次温服。忌油腻生冷。

**加减法**

肛坠者，加槟榔二钱。腹痛甚欲便，便后痛减，再痛再便者，白滞加附子一钱五分，酒炒大黄三钱；红滞加肉桂一钱五分，酒炒大黄三钱，通爽后即止，不可频下。如积未净，当减其制，红积加归尾一钱五分，红花一钱，桃仁二钱。舌浊脉实有食积者，加楂肉一钱五分，神曲二钱，枳壳一钱五分。湿重者，目黄，舌白不渴，加茵陈三钱，白通草一钱，滑石一钱。

**【笺正】**

此从倪某诸案裁成，方是而加减法殊非，湿热痢岂可浪用附子、肉桂？贾芬尝予批评："明知为肠间湿热，而加用附子、肉桂，谬妄已极。"甚是。

**【原文】**

九十、滞下湿热内蕴，中焦痞结，神识昏乱，泻心汤主之。

滞下由于湿热内蕴，以致中痞，但以泻心治痞结之所由来，而滞自止矣。

**泻心汤** （方法并见前）

**【笺正】**

痢疾而致神识错乱，多见于中毒性菌痢，此时应重视清廓通下、解毒开窍法，即兼脘痞，亦不得谓痞散神自清。叶氏治神昏由痢而致者，并无此法，不知鞠通自何处学来。

**【原文】**

九一、滞下红白，舌色灰黄，渴不多饮，小溲不利，滑石藿香汤主之。

此暑湿内伏，三焦气机阻窒，故不肯见积治积，乃以辛淡渗湿宣气，芳香利窍，治所以致积之因，庶积滞不期愈而自愈矣。

**滑石藿香汤方**（辛淡合芳香法）

飞滑石三钱　白通草一钱　猪苓二钱　茯苓皮三钱　藿香梗二钱　厚朴二钱　白蔻仁一钱　广皮一钱

水五杯，煮取二杯，分二次服。

**【笺正】**

此即痢门某女案，但删去"不饥恶心"一证，便失制方之义。叶氏此案，淡渗利湿，芳香化湿，立法全从治湿着眼，今以芳香利窍立说，不合叶氏原旨。

以淡渗芳化立法治痢，叶氏偶一为之，当否尚须探讨，吴氏选案，多有未妥，本案以清络饮治暑瘵案均属之。

**【原文】**

九二、湿温下利，脱肛，五苓散加寒水石主之。

此急开支河，俾湿去而利自止。

**五苓散加寒水石方**（辛温淡复寒法）

即于五苓散内加寒水石三钱，如服五苓散法，久痢不在用之。

**【笺正】**

此即痢门某案，叶子雨说："此方我不谓然，未见复诊，想亦不效。"其说当参。

**【原文】**

九三、久痢阳明不阖，人参石脂汤主之。九窍不和，皆属胃病，久痢胃虚，虚则寒，胃气下溜，故以堵截阳明为法。

**人参石脂汤方**（辛甘温合涩法，即桃花汤之变法也）

人参三钱　赤石脂（细末）三钱　炮姜二钱　白粳米（炒）一合

水五杯，先煮人参、白米、炮姜令浓，得二杯，后调石脂细末和匀，分二次服。

【笺正】

此即痢门沈案，然与温病何涉？

【原文】

九四、自利腹满，小便清长，脉濡而小，病在太阴，法当温脏，勿事通腑，加减附子理中汤主之。

此偏于湿，合脏阴无热之证，故以附子理中汤，去甘守之人参、甘草，加通运之茯苓、厚朴。

**加减附子理中汤方** （苦辛温法）

白术三钱　附子二钱　干姜二钱　茯苓三钱　厚朴二钱

水五杯，煮取二杯，分二次温服。

【笺正】

此即痢门陆二六案，考《临证指南》痢门治法，率多痢利互混，古之下利包括痢疾、泄泻两证，痢门开支河诸法，实为治泄泻设，读叶案及本书，当先识此。

【原文】

九五、自利不渴者属太阴，甚则哕（俗名呃忒），冲气逆，急救土败，附子粳米汤主之。

此条较上条更危，上条阴湿与脏阴相合，而脏之真阳未败，此则脏阳结而邪阴与脏阴毫无忌惮，故上条犹系通补，此则纯用守补矣。扶阳抑阴之大法如此。

**附子粳米汤方** （苦辛热法）

人参三钱　附子二钱　炙甘草二钱　粳米一合　干姜二钱

水五杯，煮取二杯，渣再煮一杯，分三次温服。

【笺正】

此即痢门某案。方冒附子粳米汤之名，实系四逆加人参汤加粳米。因四逆加人参汤偏于守补，附子粳米汤偏于通补，就药味及立法论，均接近于四逆加人参汤，故宜改称为四逆加人参粳米汤而不应冒附子粳米汤之名。

**【原文】**

九六、疟邪热气内陷变痢，久延时日，脾胃气衰，面浮腹膨，里急肛坠，中虚伏邪，加减小柴胡汤主之。

疟邪在经者多，较之痢邪在脏腑者浅，痢则深于疟矣。内陷云者，由浅入深也。治之之法，不出喻氏逆流挽舟之议，盖陷而入者，仍提而使之出也。故以柴胡由下而上，入深出浅，合黄芩两和阴阳之邪，以人参合谷芽宣补胃阳，丹皮、归、芍内护三阴，谷芽推气分之滞，山楂推血分之滞。谷芽升气分故推谷滞，山楂降血分故推肉滞也。

**加减小柴胡汤** （苦辛温法）

柴胡三钱　黄芩二钱　人参一钱　丹皮一钱　白芍（炒）二钱当归（土炒）一钱五分　谷芽一钱五分　山楂（炒）一钱五分

水八杯，煮取三杯，分三次温服。

**【笺正】**

此即痢门石案。吴氏命方曰加减小柴胡汤。然小柴胡以柴、芩清热，以姜、夏祛寒，寒热平调，故谓之和，今不用姜、夏，何得反云苦辛温法？且小柴胡全方八味，仅用其三，立法与小柴胡炯然有异，运用古方，化裁加减，固属必要，但药法既失原貌，不宜再托名用古。

**【原文】**

九七、春温内陷下痢，最易厥脱，加减黄连阿胶汤主之。

春温内陷，其为热多湿少明矣。热必伤阴，故立法以救阴为主。救阴之法，岂能出育阴坚阴两法外哉！此黄连之坚阴，阿胶之育阴，所以合而名汤也。从黄连者黄芩，从阿胶者生地、白芍也。炙草则统甘苦而并和之。此下三条，应列下焦，以与诸内陷并观，故列于此

**加减黄连阿胶汤** （甘寒苦寒合化阴气法）

黄连三钱　阿胶三钱　黄芩二钱　炒生地四钱　生白芍五钱炙甘草一钱五分

水八杯，煮取三杯，分三次温服。

**【笺正】**

此即痢门某案。考叶氏之治春温，实证用黄芩汤，虚证用复脉汤，而本案则为虚实夹杂者之法，鞠通于叶氏春温治法，仅取此一案，未免所见不广。

**【原文】**

九八、气虚下陷，门户不藏，加减补中益气汤主之。

此邪少虚多，偏于气分之证，故以升补为主。

**加减补中益气汤**（甘温法）

人参二钱　黄芪二钱　广皮一钱　炙甘草一钱　归身二钱　炒白芍三钱　防风五分　升麻三分

水八杯，煮取三杯，分三次温服。

**【笺正】**

此即痢门某案。论温而屡选此类案，杂而无当，痢门湿热痢治案颇多，芍药汤治痢诸法反弃而不顾，未识何意。

**【原文】**

九九、内虚下陷，热利下重，腹痛，脉左小右大，加味白头翁汤主之。

此内虚湿热下陷，将成滞下之方。仲景厥阴篇，谓热利下重者，白头翁汤主之。按热注下焦，设不差，必圊脓血；脉右大者，邪从上中而来；左小者，下焦受邪，坚结不散之象。故以白头翁无风而摇者，禀甲乙之气，透发下陷之邪，使之上出；又能有风而静，禀庚辛之气，清能除热，燥能除湿，湿热之积滞去而腹痛自止。秦皮得水木相生之气，色碧而气味苦寒，所以能清肝热。黄连得少阴水精，能清肠澼之热。黄柏得水土之精，渗湿而清热。加黄芩、白芍者，内陷之证，由上而中而下，且右手脉大，上中尚有余邪，故以黄芩清肠胃之热，兼清肌表之热；黄连、黄柏但走中下，黄芩则走中上，盖黄芩手足阳明、手太阴药也；白芍去恶血，生新血，且能调血中之气也。按仲景太阳篇，有表证未罢，误下而成协热下利之证，心下痞硬之寒证，则用桂枝人参汤；脉促之热证，则用葛根黄连黄芩汤，与此不同。

**加味白头翁汤**（苦寒法）

白头翁三钱　秦皮二钱　黄连二钱　黄柏二钱　白芍二钱　黄芩三钱

水八杯，煮取三杯，分三次服。

**【笺正】**

此即痢门蔡案。是痢疾热重之证，是痢疾已成之治，何得反云"将成滞下之方"。白头翁无风而摇，禀甲乙之气云云，纯系玄学。黄芩走中上与治上焦病禁用说亦矛盾。

# 秋　燥

**【原文】**

一百、燥伤胃阴，五汁饮主之，玉竹麦门冬汤亦主之。

**五汁饮**（方法并见前）

**玉竹麦门冬汤**（甘寒法）

玉竹三钱　麦冬三钱　沙参二钱　生甘草一钱

水五杯，煮取二杯，分二次服。土虚者，加生扁豆。气虚者，加人参。

**【笺正】**

此即燥门王六七案。叶氏治燥法散见诸门，燥门仅列九案，鞠通未能备参，目光仅限于此，故叶氏治燥之法，书中多有未备。胃液干而肾液无以上承者，咳嗽门周三二案亦属可法。

**【原文】**

一百一、胃液干燥，外感已净者，牛乳饮主之。

此以津血填津血法也。

**牛乳饮**（甘寒法）

牛乳一杯

重汤炖熟，顿服之，甚者日再服。

**【原文】**

一百二、燥证气血两燔者，玉女煎主之。

## 玉女煎方

（见上焦篇）

### 【笺正】

上焦篇无玉女煎，玉女煎主之当系加减玉女煎主之之误。温病之从燥化者，宜用清凉柔润以沃之。若热邪尚炽，则或清或下，先祛致燥之因为要；若热微津伤，养阴生津，自亦善后之要法。但滋腻之品，未可贸然早进。

# 卷三　下　焦　篇

（笺正71条，选注7家、18条）

## 风温　湿热　温疫　温毒　冬温

**【原文】**

一、风温、温热、温疫、温毒、冬温，邪在阳明久羁，或已下，或未下，身热面赤，口干舌燥，甚则齿黑唇裂，脉沉实者，仍可下之；脉虚大，手足心热甚于手足背者，加减复脉汤主之。

温邪久羁中焦，阳明阳土，未有不克少阴癸水者，或已下而阴伤，或未下而阴竭。若实证居多，正气未至溃败，脉来沉实有力，尚可假手于一下，即《伤寒论》中急下以存津液之谓。若中无结粪，邪热少而虚热多，其人脉必虚，手足心主里，其热必甚于手足背之主表也。若再下其热，是竭其津而速之死也。故以复脉汤复其津液，阴复则阳留，庶可不至于死也。去参、桂、姜、枣之补阳，加白芍收三阴之阴，故云加减复脉汤。在仲景当日，治伤于寒者之结代，自有取于参、桂、姜、枣，复脉中之阳；今治伤于温者之阳亢阴竭，不得再补其阳也。用古法而不拘用古方，医者之化裁也。

### 加减复脉汤方（甘润存津法）

炙甘草六钱　　干地黄六钱（按地黄三种用法：生地者，鲜地黄未晒干者也，可入药煮用，可取汁用，其性甘凉，上中焦用以退热存津；干地黄者，乃生地晒干，已为丙火炼过，去其寒凉之性，本草称其甘平；熟地制以酒与砂仁，九蒸九晒而成，是又以丙火、丁火合炼之也，故其性甘温。奈何今人悉以干地黄为生地，北人并不知世有生地，全谓干地黄为生地，而曰寒凉，指鹿为马，不可不辨）生白芍六钱　　麦冬（不去心）五钱　　阿胶三钱　　麻仁三钱（按柯韵伯谓：旧传麻仁者误，当系枣仁。彼从心悸动三字中看出传写之误，不为无见。今治温热，有取于麻仁甘益气，润去燥，故仍从麻仁）

水八杯，煮取八分三杯，分三次服。剧者加甘草至一两，地黄、白芍八钱，麦冬七钱，日三，夜一服。

【笺正】

1. 伤寒本是热病，温病也是热病，两者在后期并无寒温之不同。说仲景用复脉原是治伤寒，叶氏用复脉乃是治温病，这种寒温始终不同的观点，值得商榷。作者对此，亦有专文，文附书末，读者可参阅。

2. 从虚实辨证角度来说，凡病不外乎虚证、实证、虚实夹杂证三种。在正气虚极，阴气欲绝的情况下，叶氏运用复脉汤留人治病，这是中医处理急证之一大要法，但毕竟仅是叶氏治温病虚证之一法，就有关叶案观之，尚有与清热、凉血、透邪、开窍等法参合运用者，鞠通不能——分析，独以复脉为热邪劫阴之总司，未能很好继承叶法，有以偏概全之嫌，故前人责以所见不广。

3. 温病有新感、伏气之别，新感失治误治，病邪由表入里，病势由轻变重，温邪久羁阳明，热邪伤烁肾水，渐致阴气欲绝者固有之，然此仅新感温病可能发生情况之一种。若伏气温病，在阴亏体虚之人，亦可并无温邪久羁中焦之过程，一发而即见少阴癸水大虚，宜急用复脉以救阴者，鞠通不知别此，使加减复脉汤的运用，局限于"温邪久羁中焦"之后者，这对后人学习叶氏此法，容易产生误解。

4. 在身热面赤，口干舌燥，阳明热邪未撤的情况下，如正气虚极、阴气将绝，可以先留人，后治病；但如正气虽虚而不甚，即脉虚大，亦以清滋并施为宜，如热邪灼阴，势若奔马，不急撤热，徒曰滋阴，则不免陆氏之诮笑。张山雷痛砭治温漫施滋润药，殊有见地。

5. 用下法须以下证为据，不可但凭脉以决之。如腹胀满拒按、多日不大便与身热面赤等证悉具，即未见沉实脉，亦可用下，即脉证不符，按"舍脉从证"原则，亦在可下之例。要之，证实人虚，亦当用下，唯当慎下，不可峻下。若独重脉象，不重腹诊，只凭脉象作决断，恐有毫厘千里之失。

6. 加减复脉汤原在第八条下，今移列于此。

【原文】

二、温病误表，津液被劫，心中震震，舌强神昏，宜复脉法复其津液，舌上津回则生；汗自出，中无所主者，救逆汤主之。误表动阳，心气伤则心震，心液伤则舌蹇，故宜复脉复其津液也。若伤之太甚，阴阳有脱离之象，复脉亦不胜任，则非救逆不可。

**救逆汤方**（镇摄法）

即于加减复脉汤内去麻仁，加生龙骨四钱，生牡蛎八钱，煎如复脉法。脉虚大欲散者，加人参二钱。

【笺正】

1. 人参合桂、姜之类能补阳气，配地、麦之属能生阴津，若误投表散，邪少虚多，心震神昏，人参实为要药。心气心液两伤，气津双补最宜。叶氏治张姓又案，热病误投表散，正气受伤，神昏舌强，用复脉扶正气，去桂、姜而不去参。鞠通既参此类案为文，但于阴阳有脱离之象时尚不用参，必迟迟用于脉虚大欲散时，实不合叶氏用参之心法。

2. 救逆汤原在第八条下，今移列在此。

【原文】

三、温病耳聋，病系少阴，与柴胡汤者必死，六七日以后，宜复脉辈复其精。

温病无三阳经证，却有阳明腑证（中焦篇已申明腑证之由矣）、三阴脏证。盖脏者藏也，藏精者也。温病最善伤精，三阴实当其冲。如阳明结则脾阴伤而不行，脾胃脏腑切近相连，夫累及妻，理固然也，有急下以存津液一法。土实则水虚，浸假而累及少阴矣，耳聋不卧等证是也。水虚则木强，浸假而累及厥阴矣，目闭痉厥等证是也。此由上及下，由阳入阴之道路，学者不可不知。按温病耳聋，《灵》《素》称其必死，岂少阳耳聋，竟至于死耶？经谓肾开窍于耳，脱精者耳聋，盖初则阳火上闭，阴精不得上承，清窍不通，继则阳亢阴竭，若再以小柴胡汤直升少阳，其势必至下竭上厥，不死何待！何时医悉以陶氏六书，统治四时一切疾病，而不究心于《灵》、《素》、《难经》也哉！瑭于温病六七日以外，壮火少减，阴火内炽耳聋者，悉以复阴得效。曰宜复脉辈者，不过立法如此，临时对证，加减尽善，是所望于当其任者。

【笺正】

1. 为对峙寒温而倡"温病无三阳经证"之说，值得商榷。余谓麻杏甘石汤即为太阳温病证方，蒿芩清胆汤即为少阳温病证方，栀子柏皮汤即为阳明温病证方。诚以温病亦有少阳经证，故耳聋之系于少阴，抑系于少阳，当据其脉证而作虚实之辨，唯少阳温病之耳聋，不一定用柴胡汤，"与柴胡汤者必死"之说，亦过甚其词。小柴胡汤明是和解之剂，何得谓其直升少阳。

2。在五行中，水与木为母子关系，水虚则母病易累子，木虚则子可盗母气，常致肝肾两虚，今云"水虚则木强"，不合五行理论，此与前"金不来生木反生火"之说，均属不通。

3. 壮火是与少火相对立论的一种概念。阴火是与阳火相对立论的一种概念。阴火不能与壮火相对立说，"壮火食气"固然伤正，"阴火内炽"亦能致虚化愈深，两者均可视为邪火。故阴火内炽者，丹溪知柏补阴法亦不可忽。

【原文】

四、劳倦内伤，复感温病，六七日以外不解者，宜复脉法。

此两感治法也。甘能益气，凡甘皆补，故宜复脉。服二三贴后，身不热而倦甚，仍加人参。

【笺正】

此即温热门张五五案，鞠通作两感解，则非。外邪同时并伤阴阳二经（例如寒邪同时伤太阳经与少阴经），前人称之为两感，此两感之正义。先感六气中一气，伏而未发，复感一气而引发，此种情况，亦可称之为两感。至于劳倦内伤，复感温邪，发为温病，此与体虚受邪，一同性质，前乎鞠通者，从未称之为两感，今竟以之为两感，遂至两感定义被淆乱，中医术语，岂可随意作解。

**【原文】**

五、温病已汗而不得汗，已下而热不退，六七日以外，脉尚躁盛者，重与复脉汤。已与发汗而不得汗，已与通里而热不除，其为汗下不当可知。脉尚躁盛，邪固不为药衰，正气亦尚能与邪气分争，故须重与复脉，扶正以敌邪，正胜则生矣。

**【笺正】**

明末以降，医界治外感热病，不善用景岳之法而漫施滋补，已成时弊，叶氏亦不免，故席姓一案，纯用滋补，药法欠当，致招九芝之批评。鞠通不能识其弊窦，此下数条，均有过泥扶正敌邪法之失。按此条所述，虽经误治，难免伤正，但邪气不为药衰而尚盛，正气亦未大伤而足以与邪气分争，值此之际，不急攻其邪，竟重与复脉，如此滥用补法，其祸亦不可胜言，《时病论》中，风温误补致死一案，可说明滥补之害，现录之于此，以作借鉴。

里人范某，患风温时病，药石杂投，久延未愈。请丰诊视，视其形容憔悴，舌苔尖白根黄，脉来左弱右强，发热缠绵不已，咳嗽勤甚，痰中偶有鲜血，此乃赋禀素亏，风温时气未罄，久化为火，刑金劫络，理当先治其标，缓治其本，遂以银翘散去荆芥、桔、豉，加川贝、兜、蝉，此虽治标，实不碍本，倘见血治血，难免不入虚途。病者信补不服，复请原医，仍用滋阴凉血补肺之方，另服人参、燕窝。不知温邪得补，益不得解，日累日深，竟成不起。呜呼！医不明标本缓急，误人性命，固所不免矣。

按：正虚固当顾及，有邪总须去邪，此案之失，失在祛邪无方。治病之法，凡正气尚能与邪气分争之际，总以祛邪为要。

**【原文】**

六、温病误用升散，脉结代，甚则脉两至者，重与复脉，虽有他证，后治之。

此留人治病法也。即仲景里急，急当救里之义。

**【原文】**

七、汗下后，口燥咽干，神倦欲眠，舌赤苔老，与复脉汤。

在中焦下后，与益胃汤，复胃中津液，以邪气未曾深入下焦。若口燥咽干，乃少阴之液无以上供，神昏欲眠，有少阴但欲寐之象，故与复脉。

**【笺正】**

阴虚而邪未退，燥化而热未除，则未可独重滋补，单治一面。

**【原文】**

八、热邪深入，或在少阴，或在厥阴，均宜复脉。

此言复脉为热邪劫阴之总司也。盖少阴藏精，厥阴必待少阴精足而后能生，二经均可主以复脉者，乙癸同源也。

**【笺正】**

阴火炽盛，邪热劫阴，清热即是补阴，故丹溪治阴虚火亢，每取知、柏之苦寒与地黄、龟板之甘（咸）寒，出入互用，相反相成，以攻为补，有相得益彰之效。鞠通只重壮水制阳，忽视丹溪经验，治邪热劫阴，悉以复脉是赖，故余撰"略评复脉为热邪劫阴之总司"一文以驳之。文已附于书末⑭。

**【原文】**

九、下后大便溏甚，周十二时三四行，脉仍数者，未可与复脉汤，一甲煎主之；服一二日，大便不溏者，可与一甲复脉汤。

下后法当数日不大便，今反溏而频数，非其人真阳素虚，即下之不得其道，有亡阴之虑。若以复脉滑润，是以存阴之品，反为泻阴之用。故以牡蛎一味，单用则力大，既能存阴，又涩大便，且清在里之余热，一物而三用之。

**一甲煎**（咸寒兼涩法）

生牡蛎二两（碾细）

水八杯，煮取三杯，分温三服。

**一甲复脉汤方**

即于加减复脉汤内，去麻仁，加牡蛎一两。

**【笺正】**

1. 热证可见数脉，虚证亦可见数脉。热证见数脉宜用清法，虚证有可用清法者，亦有不可用清法者，但均须用补，故阴虚用清滋，阳虚用温补，此为治虚证数脉之常法。若真阳虚亏之人而轻投苦寒攻下，下后便溏、脉数，当健补脾阳以为治。若忽视及此，于阴虚阳虚混而不分，但以收涩是赖，难免矢不对的。至于牡蛎，此物作用，因炮制与否而不同，若用生则长于潜阳，若用煅则善于敛涩，而敛涩之品，有敛汗、固精、缩小便、涩大便之不同，就临床实际言，煅牡蛎一般用于虚汗、滑精，很少以之涩大便，鞠通论药，殊多失真，此亦不足征信。

2. 苦寒伤胃，峻攻损脾，恣用太过，戕伤中土，可见便溏、脉数诸证，此时若邪热已退，即真阴被损，亦可健脾建中，为善后之图，因脾健自能从中宫输精及肾，而后真阴得益，若此而不知，惑于温病后期但宜养阴之说，恣进石药，漫施黏腻，脾运复受药石之困，阴虚亦难恢复。

**【原文】**

十、下焦温病，但大便溏者，即与一甲复脉汤。

温病深入下焦劫阴，必以救阴为急务。然救阴之药多滑润，但见大便溏，不必待日三四行，即以一甲复脉法，复阴之中，预防泄阴之弊。

**【笺正】**

九条云"大便不溏者，可与一甲复脉汤"，此条云"但大便溏者，即与一甲复脉汤"，紧接两条，矛盾如此。

**【原文】**

十一、少阴温病，真阴欲竭，壮火复炽，心中烦，不得卧者，黄连阿胶汤主之。

按前复脉法，为邪少虚多之治。其有阴既亏而实邪正盛，甘草即不合拍。心中烦，阳邪夹心阳独亢于上，心体之阴，无容留之地，故烦杂无奈；不得卧，阳亢不入于阴，阴虚不受阳纳，虽欲卧得乎！此证阴阳各自为道，不相交互，去死不远，故以黄芩从黄连，外泻壮火而内坚真阴；以芍药从阿胶，内护真阴而外捍亢阳。名黄连阿胶汤者，取一刚以御外侮，一柔以护内主之义也。其交关变化，神明不测之妙，全在一鸡子黄，前人训鸡子黄，金谓鸡为巽木，得心之母气，色赤入心，虚则补母而已，理虽至当，殆未尽其妙。盖鸡子黄有地球之象，为血肉有情，生生不已，乃奠安中焦之圣品，有甘草之功能，而灵于甘草；其正中有孔，故能上通心气，下达肾气，居中以达两头，有莲子之妙用；其性和平，能使亢者不争，弱者得振；其气焦臭，故上补心；其味甘咸，故下补肾；再释家有地水风火之喻，此证大风一起，荡然无余，鸡子黄镇定中焦，通彻上下，合阿胶能预息内风之震动也。然不知人身阴阳相抱之义，必未能识仲景用鸡子黄之妙，谨将人身阴阳生死窀穸图形，开列于后，以便学者入道有阶也。

**黄连阿胶汤方** （苦甘咸寒法）

黄连四钱　黄芩一钱　阿胶三钱　白芍一钱　鸡子黄二枚

水八杯，先煮三物，取三杯，去滓，内胶烊尽，再内鸡子黄，搅令相得，日三服。

【笺正】

本方以黄连为主药，黄连长于泻心火，方亦以泻上焦心肺之火为主功。柯琴说："少阴病，得之二三日以上，心中烦，不得卧，是上焦实热，宜黄连阿胶汤清之。"今将手少阴方列于下焦篇，有手足经混而不分之弊。

【选注】

叶子雨：不知营卫循行之道，便不明阴阳窀穸之理，徒画数圈，便谓入道之阶，更以释家有地水风火之喻，似觉不独精于医理而又深明内典，其实于阴阳之机，释家之喻，并不能道其所以然，大言欺世，不值识者一笑。

【原文】

十二、夜热早凉，热退无汗，热自阴来者，青蒿鳖甲汤主之。

阳

阴

瘅

阳阴则出瘅于

寐

阴阳则入寐于

下阴脱从

交阴脱阳

上阳脱从

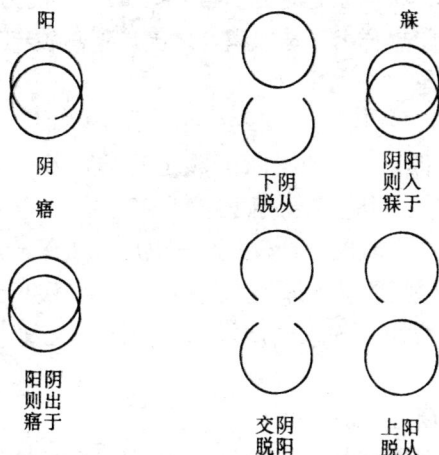

夜行阴分而热，日行阳分而凉，邪气深伏阴分可知；热退无汗，邪不出表而仍归阴分，更可知矣，故曰热自阴分而来，非上中焦之阳热也。邪气深伏阴分，混处气血之中，不能纯用养阴，又非壮火，更不得任用苦燥。故以鳖甲蠕动之物，入肝经至阴之分，既能养阴，又能入络搜邪；以青蒿芳香透络，从少阳领邪外出；细生地清阴络之热；丹皮泻血中之伏火；知母者，知病之母也，佐鳖甲、青蒿而成搜剔之功焉。再此方有先入后出之妙，青蒿不能直入阴分，有鳖甲领之入也；鳖甲不能独出阳分，有青蒿领之出也。

**青蒿鳖甲汤方**（辛凉合甘寒法）

青蒿二钱　鳖甲五钱　细生地四钱　知母二钱　丹皮三钱

水五杯，煮取二杯，日再服。

【笺正】

1. 此即温热门王八十案，删去"能食形瘦，脉数左盛，两月不解，治在血分"数语，并于原方减去淡竹叶，便大失叶氏用药之心法。因叶氏治阴分伏热，于凉血清热之中，每配竹叶以透邪，冀血分伏邪，透营转气，从内达外，今减去竹叶，叶氏此法，于是不彰。

2. 知母，《本经》作蚳母。《本草纲目》释名："宿根之旁，初生子根，状如蚳虻之状，故谓之蚳母，讹为知母。"今望文生义，以臆想释名，徒取识者之笑。青蒿领出，鳖甲领入说，亦纯系臆想。

【原文】

十三、热邪深入下焦，脉沉数，舌干齿黑，手指但觉蠕动，急防痉厥，二甲复脉汤主之。

此示人痉厥之渐也。温病七八日以后，热深不解，口中津液干涸，但觉手指掣动，即当防其痉厥，不必俟其已厥而后治也。故以复脉育阴，加入介属潜阳，使阴阳交纽，庶厥可不作也。

**二甲复脉汤方**（咸寒甘润法）

即于加减复脉汤内，加生牡蛎五钱，生鳖甲八钱。

【原文】

十四、下焦温病，热深厥甚，脉细促，心中憺憺大动，甚则心中痛者，三甲复脉汤主之。

前二甲复脉，防痉厥之渐；即痉厥已作，亦可以二甲复脉止厥。兹又加龟板，名三甲者，以心中大动，甚则痛而然也。心中动者，火以水为体，肝风鸱张，立刻有吸尽西江之势，肾水本虚，不能济肝而后发痉，既痉而水难猝补，心之本体欲失，故憺憺然而大动也。甚则痛者，"阴维为病主心痛"，此证热久伤阴，八脉丽于肝肾，肝肾虚而累及阴维故心痛，非如寒气客于心胸之心痛，可用温通。故以镇肾气、补任脉、通阴维之龟板止心痛，合入肝搜邪之二甲，相济成功也。

**三甲复脉汤方**（同二甲汤法）

即于二甲复脉汤内，加生龟板一两。

【笺正】

热深不解，邪灼阴伤，肝风鸱张，风火互煽，"立刻有吸尽西江之势"，此时虚难猝补，而邪当速祛，若不急用泻火保阴，而投二甲、三甲，有过泥滋阴敌阳说之失。

【选注】

陆九芝：盖人之所病者，寒也温也热也，只去其寒与温与热，其人而阴本不虚者，无伤也，即其人而本属阴虚者，亦无恙也，乃不防其阳盛伤阴，而独防阴虚恋邪，于是防其劫津，防其发疹，防其风动，防其热入心包，至末而防其脱；夫既曰劫曰发曰动曰入，则自有劫之发之动之人之之物在，不去其劫之发之动之人之之物，而药反留邪以劫津，引邪以发疹，助邪以动风，领邪以入心包，而同归于脱，防云何哉，阳之方盛，徒曰存阴，阴既不能以些微之药而存，而三五日间阳邪之足以伤阴者，方且势如奔马，涸液枯津，是其阴之伤于药后者，不更甚乎，总之，使病速去，阴始不伤，欲保其阴，必速去病。

张锡纯：《金匮》疟病门有鳖甲煎丸，治疟病以月一日发，当十五日愈，设不愈，当月尽解，如其不瘥，结为癥瘕，名曰疟母，此丸主之。夫鳖甲煎丸既以鳖甲为主药，是其破癥瘕之力多赖鳖甲，则鳖甲具有开破猛烈之性明矣。愚曾治久疟不愈，单用鳖甲细末四钱，水送服，服后片时，觉心中怔忡殊甚，移时始愈。夫疟当未发之先，其人原似无病，而犹不受鳖甲之开破，况当病剧之后，邪实正虚，几不能支，而犹可漫投以鳖甲，且重用鳖甲乎？审斯则可进而与论吴氏《温病条辨》中二甲复脉及三甲复脉两汤矣。

吴氏二甲复脉汤所主之证，为热邪深入下焦，脉沉数，舌干齿黑，手指但觉蠕动，急防痉厥，二甲复脉汤主之。其方中重用鳖甲八钱。夫温病之邪下陷，大抵皆体弱之人。为其体弱又经外感之邪热多日铄耗，则损之又损，以致气血两亏，肝风欲动。其治法当用白虎加人参汤，再加生龙骨、生牡蛎各八钱。……

其三甲复脉汤，于二甲复脉汤中再加龟板一两，所主之证亦热邪深入下焦，热深厥甚，脉细促，心中憺憺大动，甚则心中痛者，三甲复脉汤主之。按此证邪益盛，正益虚，肝风已动，乃肝经虚极将脱之候。鳖甲色青入肝，其开破之力注重于肝，尤所当忌。……龟板在《本经》亦主癥瘕，药房又皆用醋炙，其开破之力亦非轻也。

**【原文】**

十五、既厥且哕（俗名呃忒），脉细而劲，小定风珠主之。

温邪久踞下焦，烁肝液为厥，扰冲脉为哕，脉阴阳俱减，则细，肝木横强则劲，故以鸡子黄实土而定内风；龟板补任（谓任脉）而镇冲脉；阿胶沉降，补液而息肝风；淡菜生于咸水之中而能淡，外偶内奇，有坎卦之象，能补阴中之真阳，其形翕阖，故又能潜真阳之上动；童便以浊液仍归浊道，用以为使也。名定风珠者，以鸡子黄宛如珠形，得巽木之精，而能息肝风，肝为巽木，巽为风也。龟亦有珠，具真武之德而镇震木。震为雷，在人为胆，雷动未有无风者，雷静而风亦静矣。亢阳直上巅顶，龙上于天也，制龙者，龟也。古者豢龙御龙之法，失传已久，其大要不出乎此。

**小定风珠方**（甘寒咸法）

鸡子黄（生用）一枚　真阿胶二钱　生龟板六钱　童便一杯

淡菜三钱

水五杯，先煮龟板、淡菜得二杯，去滓，入阿胶，上火烊化，内鸡子黄，搅令相得，再冲童便，顿服之。

**【笺正】**

此由痉厥门顾案改写而成，但将形瘦面青、咽喉皆痛等证不录，并减淡菜二钱，加龟板一钱，不知何意。且叶氏所治，乃失血阴虚、风木大震，"症似蓄血如狂"之证，今但采厥哕及脉，误会成温邪久踞下焦之证，全失叶氏用药之心法。

**【选注】**

陆士谔：病至既厥且哕，胃气之弱也可知，夫病久且欲顾其胃气，况脉细而劲，肝升极盛乎。定风珠腥秽腻浊，即无病胃弱之人，下咽亦将难受，果投此剂，其危必速。无论如何填补之品，必不能入口即化为气血。盖吾人转运，全赖阳明，投药要义，首顾胃气，士谔治此等症，辄以鲜莲子不去心、鲜荷梗、鲜藕片、料豆、红枣、竹二青、生熟谷芽，并以米泡汤，代水煎药，同道每笑谔，药轻病重，胆力太怯，谔笑不与辩，而每投辄效，彼辈辄称余医运大佳，其实谷气生精，彼辈自不曾领悟耳。

**【原文】**

十六，热邪久羁，吸烁真阴，或因误表，或因妄攻，神倦瘈疭，脉气虚弱，舌绛苔少，时时欲脱者，大定风珠主之。

此邪气已去八九，真阴仅存一二之治也。观脉虚苔少可知，故以大队浓浊填阴塞隙，介属潜阳镇定。以鸡子黄一味，从足太阴，下安足三阴，上济手三阴，使上下交合，阴得安其位，斯阳可立根基，俾阴阳有眷属一家之义，庶可不致绝脱欤！

**大定风珠方**（酸甘咸法）

生白芍六钱　阿胶三钱　生龟板四钱　干地黄六钱　麻仁二钱

五味子二钱　生牡蛎四钱　麦冬（连心）六钱　炙甘草四钱　鸡子黄（生）二枚　鳖甲（生）四钱

水八杯，煮取三杯，去滓，再入鸡子黄，搅令相得，分三次服。喘加人参，自汗者加龙骨、人参、小麦，悸者加茯神、人参、小麦。

**【笺正】**

1. 此遵叶氏育阴息风之法，方从痉厥门有关案化裁而出，但浊腻较甚，不利胃家，用时须注意。

2. 黄连阿胶汤之鸡子黄，仲景未明言用生用熟，鞠通、张锡纯乃至近贤刘渡舟等医家均用生者，唯董汉良，独谓宜熟用。董氏遇一人服黄连阿胶汤后腹泻，认为这"是因服了半生不熟鸡蛋黄之故"，又说仲景有明言："'小冷，内鸡子黄'，即药汁待稍温，再入鸡子黄，这时如鸡黄是生蛋黄，何能变熟？"因而主张用"鸡蛋一只，煮熟透，轻敲碎蛋壳，去壳和蛋白，则得圆圆鸡子黄一枚，用此熟透的鸡子黄冲入药汁，扰令相得。"（见《陕西中医学院学报》1984年2期）余谓不然。仲景用鸡子黄有二法，黄连阿胶汤"小冷、内鸡子黄"，这是生用；百合鸡子黄汤先煎百合，"取一升，去滓，内鸡子黄，扰匀，煎五分，温服。"这是半生半熟用，所谓煎五分，即略沸不欲其过熟之意，此与日常之吃水铺鸡子同法。我地民间有吃生鸡蛋营养好之说（此则不然），部分人并有吃生鸡子之习惯，何尚见服后腹泻？又如吃荷包蛋，一般人均喜吃溏黄蛋，溏黄蛋煎法正以鸡子黄半生不熟为标准，余亦常食，足见吃半生不熟鸡子黄并不致泻，汉良将腹泻归责于变质鸡子黄或正如其然，亦未可知，今归咎于未熟吃，并因而推断仲景鸡子黄是熟用，则欠思忖，今因大定风珠有生鸡子黄而顺及之。

【选注】

王孟英：定风珠一派腥浊浓腻，无病人胃弱者亦难下咽，如果厥哕欲脱而进此药，是速其危矣。

【原文】

十七、壮火尚盛者，不得用定风珠、复脉。邪少虚多者，不得用黄连阿胶汤。阴虚欲痉者，不得用青蒿鳖甲汤。

此诸方之禁也。前数方虽皆为存阴退热而设，其中有以补阴之品，为退热之用者；有一面补阴，一面搜邪者；有一面填阴，一面护阳者；各宜心领神会，不可混也。

【笺正】

1. "以补阴之品，为退热之用"，是指定风珠、复脉；"一面补阴，一面搜邪"，是指青蒿鳖甲汤；"一面填阴，一面护阳"当然是指黄连阿胶汤了，然"护阳"当改作泻火为妥。

2，下焦篇以论肝肾热化证为重点，然竟弃知柏地黄之法，邪少虚多不必定用纯补，热灼阴伤之际，不妨兼去其邪，鞠通治肝肾热化证未有很好继承，用药路子较窄，故谢诵穆尝予批评，说其只学到了丹溪补阴法之一半。

【原文】

十八、痉厥神昏，舌短，烦躁，手少阴证未罢者，先与牛黄紫雪辈，开窍搜邪；再与复脉汤存阴，三甲潜阳，临证细参，勿致倒乱。

痉厥神昏，舌蹇烦躁，统而言之曰厥阴证。然有手经足经之分：在上焦以清邪为主，清邪之后，必继以存阴；在下焦以存阴为主，存阴之先，若邪尚有余，必先以搜邪。手少阴证未罢，如寸脉大，口气重，颧赤，白睛赤，热壮之类。

**【笺正】**

叶氏治热邪已入厥阴肝经，病全入里，证见烦躁、脉弦等证者，借紫雪丹芳香宣窍，以开深伏之热结，鞠通因紫雪丹开窍之作用而断为手少阴证未罢，亦是想当然之言。且前谓"伤寒之厥，足厥阴病也。温热之厥，手厥阴病也。"何以今又云温病痉厥，有手经足经之分？若牛黄、紫雪辈之治必归属于手少阴、手厥阴，试问治足经之痉厥神昏，又用何方？定风珠、复脉辈可赖以养阴息风，不可赖以开窍苏神。

**【原文】**

十九、邪气久羁，肌肤甲错，或因下后邪欲溃，或因存阴得液蒸汗，正气已虚，不能即出，阴阳互争而战者，欲作战汗也，复脉汤热饮之。虚盛者加人参；肌肉尚盛者，但令静，勿妄动也。

按伤寒汗解，必在下前，温病多在下后。缚解而后得汗，诚有如吴又可所云者。凡欲汗者，必当先烦，乃有汗而解。若正虚邪重，或邪已深入下焦，得下后里通；或因津液枯燥，服存阴药，液增欲汗，邪正努力纷争，则作战汗，战之得汗则生，汗不得出则死。此系生死关头，在顷刻之间。战者，阳极而似阴也，肌肤业已甲错，其津液之枯燥，固不待言。故以复脉加人参助其一臂之力，送汗出表。若其人肌肤尚厚，未至大虚者，无取复脉之助正，但当听其自然，勿事骚扰可耳，次日再议补阴未迟。

**【原文】**

二十、时欲漱口不欲咽，大便黑而易者，有瘀血也，犀角地黄汤主之。

邪在血分，不欲饮水，热邪燥液口干，又欲求救于水，故但欲漱口，不欲咽也。瘀血溢于肠间，血色久瘀则黑，血性柔润，故大便黑而易。犀角味咸，入下焦血分以清热，地黄去积聚而补阴，白芍去恶血，生新血，丹皮泻血中伏火，此畜血自得下行，故用此轻剂以调之也。

**犀角地黄汤方**（甘咸微苦法）

干地黄<sub>一两</sub>　生白芍<sub>三钱</sub>　丹皮<sub>三钱</sub>　犀角<sub>三钱</sub>

水五杯，煮取二杯，分二次服，渣再煮一杯服。

**【笺正】**

生地能通血痹，熟地则否。古人于瘀血证用生地，每捣取汁用，又可之用犀角地黄汤，是"先将地黄温水润透，铜刀切作片，石臼内捣烂，再加水捣如糊，绞汁听用。"鞠通不明此旨，一起入煎。徐洄溪谓生地入煎，生亦变熟。犀角地黄汤既以治瘀血为目的，应以生绞汁听用为好。

**【选注】**

叶子雨：此两条是从吴氏《温疫论》窃来，彼以下后大势已去，亡血过多，余焰尚存者，用犀角地黄汤以养血清瘀。若瘀血未行，用桃仁承气汤以逐邪泄热。然畜血形证已著，恐犀角地黄汤不足逐瘀，须加入丹参、桃仁、琥珀之属。

**【原文】**

二一、少腹坚满，小便自利，夜热昼凉，大便闭，脉沉实者，畜血也，桃仁承气汤主之，甚则抵当汤。

少腹坚满，法当小便不利，今反自利，则非膀胱气闭可知。夜热者，阴热也；昼凉者，邪气隐伏阴分也。大便闭者，血分结也。故以桃仁承气通血分之闭结也。若闭结太甚，桃仁承气不得行，则非抵当不可，然不可轻用，不得不备一法耳。

**桃仁承气汤方**（苦辛咸寒法）

大黄<sub>五钱</sub>　芒硝<sub>二钱</sub>　桃仁<sub>三钱</sub>　当归<sub>三钱</sub>　芍药<sub>三钱</sub>　丹皮<sub>三钱</sub>

水八杯，煮取三杯，先服一杯，得下，止后服，不知，再服。

**抵当汤方**（飞走攻络苦咸法）

大黄<sub>五钱</sub>　虻虫（炙干为末）<sub>二十枚</sub>　桃仁<sub>五钱</sub>　水蛭（炙干为末）<sub>五分</sub>

水八杯，煮取三杯，先服一杯，得下，止后服，不知，再服。

**【笺正】**

桃核承气汤原方有桂枝，又可化裁之而成为本方，鞠通因之。近之《方剂大辞典》等著谓方出《温病条辨》，实系失察。本书之瓜蒂散、桃仁承气汤、抵当汤等方，均从《温疫论》转录，但已非原方之旧。如抵当汤原以水蛭、虻虫为主药，今水蛭从原方之三十个减至为五分，从而使大黄由辅药变成主药，这也反映了又可喜用大黄之学术观。

**【原文】**

二二、温病脉，法当数，今反不数而濡小者，热撤里虚也。里虚下利稀水，或便脓血者，桃花汤主之。

温病之脉本数，因用清热药撤其热，热撤里虚，脉见濡小，下焦空虚则寒，即不下利，亦当温补，况又下利稀水脓血乎！故用少阴自利，关闸不藏，堵截阳明法。

**桃花汤方**（甘温兼涩法）

赤石脂一两（半整用煎，半为细末调）　　炮姜五钱　白粳米二合

水八杯，煮取三杯，去渣，入石脂末一钱五分，分三次服。

若一服愈，余勿服。虚甚者加人参。

**【笺正】**

桃花汤方出《伤寒论》，原方干姜剂量仅为赤石脂的十六分之一，吴谦认为此方之妙，"在用干姜少许，其意不在温，而在散火邪。"喻昌说："注家见少用干姜，谓是寒邪伤胃，不知热邪夹少阴之气填塞胃中，故少佐干姜之辛以散之也。"今治温病下利，不但改干姜为炮姜，并增其量到石脂之半，殊不知干姜散而炮姜涩，干姜走而炮姜守，二药原有不同，今又重用炮姜，冒桃花汤之名而失其实，故孟英尝有"鞠通凡引古方，辄改定其分量，而轻重殊失当也。"之批评，而温病下利，实非此方之所宜。叶氏痢门沈案，"议堵截阳明一法，"本与温病无涉，将此等治案视作治温病下利法，实是误会。下条同此。

**【选注】**

叶子雨：温病下利，是热邪出路也，经清撤里虚，脉见软小者，只宜补中养血，何得便用温涩堵截，若久利关门不藏，温补不应，腑气欲绝者，始可用之，既云温病，断无初起即用此法之理，学者慎诸。

**【原文】**

二三、温病七八日以后，脉虚数，舌绛苔少，下利日数十行，完谷不化，身虽热者，桃花粥主之。

上条以脉不数而濡小，下利稀水，定其为虚寒而用温涩。此条脉虽数而日下数十行，至于完谷不化，其里邪已为泄泻下行殆尽。完谷不化，脾阳下陷，火灭之象；脉虽数而虚，苔化而少，身虽余热未退，亦虚热也，纯系关闸不藏见证，补之稍缓则脱。故改桃花汤为粥，取其逗留中焦之意，此条认定完谷不化四字要紧。

**桃花粥方**（甘温兼涩法）

人参三钱　炙甘草三钱　赤石脂六钱（细末）　白粳米二合

水十杯，先煮参、草得六杯，去渣，再入粳米煮得三杯，纳石脂末三钱，顿服之。利不止，再服第二杯，如上法；利止停后服。或先因过用寒凉，脉不数，身不热者，加干姜三钱。

**【笺正】**

数脉与舌绛、少苔、身热同见，明是热征，何反断为阳虚？若是阳虚火灭，何反撤去炮姜？既然脾阳下陷，何不用升阳之治？火灭而不益火，阳陷而不升阳，方论不协。就本条脉证分析之，应属少阴阴虚下利，诚如吴谦所说："少阴寒邪，多利清谷；少阴热邪，多便脓血。"上条下利脓血而重用炮姜，此条完谷不化而不用炮姜，如此条辨，大是误人。总之，阳陷火灭、里虚脾弱之完谷不化证，不能反见舌绛苔少、脉数身热、咽痛心烦等少阴热化症之症状。若见少阴热化症状，就不宜用上两方。

**【原文】**

二四、温病少阴下利，咽痛胸满心烦者，猪肤汤主之。

此《伤寒论》原文。按温病热入少阴，逼液下走，自利咽痛．亦复不少，故采录于此。柯氏云：少阴下利，下焦虚矣。少阴脉循喉咙，其支者，出络心，注胸中，咽痛胸满心烦者，肾火不藏，循经而上走于阳分也；阳并于上，阴并于下，火不下交于肾，水不上承于心，此未济之象。猪为水畜而津液在肤，用其肤以除上浮之虚火，佐白蜜、白粉之甘，泻心润肺而和脾，滋化源，培母气，水升火降，上热自除，而下利自止矣。

**猪肤汤方**（甘润法）

猪肤一斤（用白皮从内刮去肥，令如纸薄）

上一味，以水一斗，煮取五升，去渣，加白蜜一升，白米粉五合，熬香，和令相得。

**【笺正】**

此下三条，均《伤寒论》文，孟英著《温热经纬》，列仲景伏气温病篇、仲景新感温病篇，说明《伤寒论》殊多论温病之内容，宗鞠通"《伤寒论》论寒不及温"之说者，何不取《温热经纬》而一观之。

**【选注】**

王孟英：二十四至二十六条，皆冬寒内伏，春温初发之治，乃妄谓温热、温疫，自上中传下之治，岂非梦呓。

**【原文】**

二五、温病少阴咽痛者，可与甘草汤；不差者，与桔梗汤。

柯氏云：但咽痛而无下利胸满心烦等证，但甘以缓之足矣。不差者，配以桔梗，辛以散之也。其热微，故用此轻剂耳。

**甘草汤方**（甘缓法）

甘草二两

上一味，以水三升，煮取一升半，去渣，分温再服。

**桔梗汤方**（苦辛甘升提法）

甘草二两　桔梗二两

法同前。

**【笺正】**

六经可以包括三焦，三焦不能横分六经，鞠通在破除太阳经之后，著书纳六经于三焦中，然如凿枘之不相合。如黄连阿胶汤以泻心火为主而兼顾肾水之虚，列为下焦病方，已有不分手足之误。少阴咽痛一证，就病位论，亦当属之上焦，今以甘草汤、桔梗汤为下焦病方，亦显以三焦分六经方法之缺憾。

**【原文】**

二六、温病入少阴，呕而咽中伤，生疮不能语，声不出者。苦酒汤主之。

王氏晋三云：苦酒汤治少阴水亏不能上济君火，而咽生疮声不出者。疮者，疳也。半夏之辛滑，佐以鸡子清之甘润，有利窍通声之功，无燥津涸液之虑；然半夏之功能，全赖苦、酒，摄入阴分，劫涩敛疮，即阴火沸腾，亦可因苦酒而降矣，故以为名。

**苦酒汤方**（酸甘微辛法）

半夏（制）二钱　鸡子一枚（去黄，纳上苦酒鸡子壳中）

上二味，纳半夏著苦酒中，以鸡子壳置刀环中，安火上，令三沸，去渣，少少含咽之。不差，更作三剂。

**【笺正】**

疮是一种以皮肤病变为主的外科病，如疮疡、疮疖、疮痂之类；疳是以消化不良为主的小儿病，两者迥异，无端插入"疮者，疳也"，其说不足以为训。

**【原文】**

二七、妇女温病，经水适来，脉数耳聋，干呕烦渴，辛凉退热，兼清血分，甚至十数日不解，邪陷发痉者，竹叶玉女煎主之。

此与两感证同法。辛凉解肌，兼清血分者，所以补上中焦之未备；甚至十数日不解，邪陷发痉，外热未除，里热又急，故以玉女煎加竹叶，两清表里之热。

**竹叶玉女煎方**（辛凉合甘寒微苦法）

生石膏六钱　　干地黄四钱　　麦冬四钱　　知母二钱　　牛膝二钱
竹叶三钱

水八杯，先煮石膏、地黄得五杯，再入余四味，煮成二杯，先服一杯，候六时复之，病解停后服，不解再服（上焦用玉女煎去牛膝者，以牛膝为下焦药，不得引邪深入也。兹在下焦，故仍用之）。

**【笺正】**

此下三条，即热入血室门沈氏案三诊，但辑引失真、错谬殊多。如沈案首诊，"温邪初发，经水即至，寒热，耳聋，干呕，烦渴饮，见症已属热入血室，前医见咳嗽，脉数，舌白，为温邪在肺，用辛凉轻剂，而烦渴愈甚。"叶氏据热深十三日不解，体质素虚，面色黯惨，三日前已发痉等症状，认为气血俱有热邪，且五液暗耗，内风掀旋，恐其邪陷痉厥，故用玉女煎加竹叶，目的在一面两清气血，一面救阴透邪。经鞠通篡改，前医泛投辛凉之误治变成了正治，初时所出现的柴胡证（寒热耳聋干呕烦渴饮）竟成了竹叶玉女煎之适应证，如此剪裁，完全扭曲了叶氏治病之经验。

**【原文】**

二八、热入血室，医与两清气血，邪去其半，脉数，余邪不解者，护阳和阴汤主之。

此系承上条而言之也。大凡体质素虚之人，驱邪及半，必兼护养元气，仍佐清邪，故以参、甘护元阳，而以白芍、麦冬、生地和阴清邪也。

**护阳和阴汤方**（甘凉甘温复法，偏于甘凉，即复脉汤法也）

白芍五钱　　炙甘草二钱　　人参二钱　　麦冬（连心炒）二钱　　干地黄（炒）三钱

水五杯，煮取二杯，分二次温服。

**【笺正】**

此即沈氏案二诊，叶氏以其"寒热消渴俱缓，前主两清气血伏邪，已得效验"，但由于此时见到"腹痛便溏"症状，治宜"和阴是急"，故用白芍、炙草等药。鞠通删除腹痛等症，误会成余邪不解，改用复脉法，遂使此案用白芍等治腹痛之义泯灭而无闻。

**【原文】**

二九、热入血室，邪去八九，右脉虚数，暮微寒热者，加减复脉汤，仍用参主之。

此热入血室之邪少虚多，亦以复脉为主法。脉右虚数，是邪不独在血分，故仍用参以补气。暮微寒热，不可认作邪实，乃气血俱虚，营卫不和之故。

加减复脉汤仍用参方

即于前复脉汤内，加人参三钱。

**【笺正】**

此即沈氏案三诊，但将"脉右数左虚"改成"右脉虚数"，失叶氏以脉证示阴虚之意。

**【原文】**

三十、热病经水适至，十余日不解，舌萎饮冷，心烦热，神气忽清忽乱，脉右长左沉，瘀热在里也，加减桃仁承气汤主之。

前条十数日不解用玉女煎者，以气分之邪尚多，故用气血两解，此条以脉左沉，不与右之长同，而神气忽乱，定其为蓄血，故以逐血分瘀热为急务也。

**加减桃仁承气汤方**（苦辛走络法）

大黄（制）三钱　桃仁（炒）三钱　细生地六钱　丹皮四钱　泽兰二钱　人中白二钱

水八杯，煮取三杯，先服一杯，候六时，得下黑血，下后神清渴减，止后服。不知，渐进。

按邵新甫云：考热入血室，《金匮》有五法：第一条主小柴胡，因寒热而用，虽经水适断，急提少阳之邪，勿令下陷为最。第二条伤寒发热，经水适来，已现昼明夜剧，谵语见鬼，恐人认阳明实证，故有无犯胃气及上二焦之戒。第三条中风寒热，经水适来，七八日脉迟身凉，胸胁满如结胸状，谵语者，显无表证，全露热入血室之候，自当急刺期门，使人知针力比药力尤捷。第四条阳明病下血谵语，但头汗出，亦为热入血室，亦刺期门，汗出而愈。第五条明其一证而有别因为害，如痰潮上脘，昏冒不知，当先化其痰，后除其热。仲景教人当知变通，故不厌推广其义，乃今人一遇是证，不辨热入之轻重，血室之盈亏，遽与小柴胡汤，贻害必多。要之，热甚而血瘀者，与桃仁承气及山甲、归尾之属；血舍空而热者，用犀角地黄汤，加丹参、木通之属；表邪未尽而表证仍兼者，不妨借温通为使；血结胸，有桂枝红花汤，参入海蛤、桃仁之治；昏狂甚，进牛黄膏，调入清气化结之煎。再观叶案中有两解气血燔蒸之玉女煎法；热甚阴伤，有育阴养气之复脉法；又有护阴涤热之缓攻法。先圣后贤，其治条分缕析，学者审证定方，慎毋拘乎柴胡一法也。

【笺正】

1. 此取自热入血室门吴案，但经颠倒句子，已失其真，如原案说"热病十七日"，"经来三日"，明是热病十四日后来经。令改作"热病经水适至，十余日不解"，就成了经来已十余日。如此篡改医案，意欲何为？子雨责其剽窃，殊非苛论。所引邵新甫之论，文有脱落，义亦全失。邵氏原文："表邪未尽而表证仍兼者，当合乎和解。热轻而清药过投，气机致钝者，不妨借温通为使。"鞠通抄时脱落"当合乎和解"等十七字，遂使"温通为使"这一救误法竟成了表邪未尽者之治法。顾近释该书之诸家，如《温病释要》（金寿山著）、《温病条辨白话解》（浙江中医学院著）等，均照录误文，随文生训，故余谓世之注此书者，具有流于浅薄之通病。

2. 仲景治热入血室，以小柴胡汤为主方，后世在此基础上又有许多发展。叶天士认为，用小柴胡汤治此能"提出所陷热邪"，但"此与虚者为合治。若热邪陷入，与血相结者，当从陶氏小柴胡汤去参、枣，加生地、桃仁、楂肉、丹皮或犀角等。若本经血结甚，必少腹满痛，轻者刺期门，重者小柴胡汤去甘药加延胡、归尾、桃仁，夹寒加肉桂心，气滞者加香附、陈皮、枳壳等。"准此以观，叶氏治热入血室，亦以小柴胡汤为主方，但能因证活变，酌情加减，不用板方，的是大家手段。至于《临证指南》，仅收叶氏治热入血室之变法医案两则（计四诊），徐灵胎据此便加评批，说"热入血室，柴胡汤为主方，此千古不易之定法，而此老偏不用柴胡汤，其治疟亦从不一用，口口声声推崇仲景，惟柴胡汤则视之如仇，专与相背，真令人不解。"结合《温热论》看，其评有失公允。而鞠通于《温热论》亦不知互参，但只刺取指南数案，故未能较全面地反映叶氏治热入血室之药法（于其他温病亦然）。读者若明乎此，便可知本书论热入血室之四条，原为叶氏治该证之变法。若此而不知，竟误变法为常法。轻弃"千古不易之定法"，遗祸病人，后果为何如？此亦鞠通之失。

**【原文】**

三一、温病愈后，嗽稀痰而不咳，彻夜不寐者，半夏汤主之。

此中焦阳气素虚之人，偶感温病，医以辛凉甘寒，或苦寒清温热，不知十衰七八之戒，用药过剂，以致中焦反停寒饮，令胃不和，故不寐也。《素问》云：胃不和则卧不安，饮以半夏汤，复杯则寐。盖阳气下交于阴则寐，胃居中焦，为阳气下交之道路，中寒饮聚，致令阳气欲下交而无路可循，故不寐也。半夏逐痰饮而和胃。秫米秉燥金之气而成，故能补阳明燥气之不及而渗其饮，饮退则胃和，寐可立至，故曰复杯则寐也。

**半夏汤**（辛甘淡法）

半夏（制）八钱　秫米二两（即俗所谓高粱是也，古人谓之稷，今或名为芦稷，如南方难得，则以薏仁代之。）

水八杯，煮取三杯，分三次温服。

**【笺正】**

1. 半夏秫米汤原非治温病方，若温病后见该汤证，而投此汤时，宜防炉灰复燃。

2. 秫米非高粱。秫乃粟之性黏者，植株较矮小，穗成棍棒状或圆筒状，粒细小，故又称小米。小米有糯粟，硬粟二种。硬粟不黏。稷乃黍之不黏者，品种又异，稷植株较高大，散穗，粒较大，又称高粱（黍有数种，稷乃黍之变种）。今认稷为秫，是承《说文》之误，黍之所以常误作秫，与此等谬说流传关系巨大。今药材部门已明确将黍定为秫之伪品。

【原文】

三二、饮退则寐，舌滑，食不进者，半夏桂枝汤主之。

此以胃腑虽和，营卫不和，阳未卒复，故以前半夏汤合桂枝汤，调其营卫，和其中阳，自能食也。

**半夏桂枝汤方**（辛温甘淡法）

半夏六钱　秫米一两　白芍六钱　桂枝四钱（虽云桂枝汤，却用小建中汤法。桂枝少于白芍者，表里异治也）　炙甘草一钱　生姜三钱　大枣（去核）二枚

水八杯，煮取三杯，分温三服。

【原文】

三三、温病解后，脉迟，身凉如水，冷汗自出者，桂枝汤主之。

此亦阳气素虚之体质，热邪甫退，即露阳虚，故以桂枝汤复其阳也。

**桂枝汤方**（见上焦篇。但此处用桂枝，分量与芍药等，不必多于芍药也；亦不必啜粥再令汗出，即仲景以桂枝汤小和之法是也）

【笺正】

1. 桂枝汤为调和营卫之良方，营卫不和之自汗，用之固能止汗。若阳虚脉迟身凉之自汗，则用桂枝加附子汤，此为仲景法。今于营卫不和胃腑自和者，却用小建中法。于阳虚不守、冷汗自出者，偏用桂枝汤法，用经方而乱其法，未可为训。

2. 桂枝汤原方桂、芍各为三两，若倍芍药便为桂枝加芍药汤，若加桂满五两便为桂枝加桂汤，此三方药味虽同而作用不同，故方名亦不同。或谓上焦篇桂枝汤桂倍于芍，恐系笔误。然观本条自注，足证笔误说不能成立，鞠通是真不知上三方之区别者，其于经学之根底如此，故引用经方而多误。

**【原文】**

三四、温病愈后，面色萎黄，舌淡，不欲饮水，脉迟而弦，不食者，小建中汤主之。

此亦阳虚之质也，故以小建中，小小建其中焦之阳气，中阳复则能食，能食则诸阳皆可复也。

**小建中汤方** （甘温法）

白芍（酒炒）六钱　桂枝四钱　甘草（炙）三钱　生姜三钱　大枣（去核）二枚　胶饴五钱

水八杯，煮取三杯，去渣，入胶饴，上火烊化，分温三次服。

**【笺正】**

小建中为甘温建中之要方，原方胶饴用一升，大枣用十二枚，实为方之主药，今胶饴仅用五钱，大枣仅用二枚，失却原方之旧貌。

**【原文】**

三五、温病愈后，或一月至一年，面微赤，脉数，暮热，常思饮不欲食者，五汁饮主之，牛乳饮亦主之。病后肌肤枯燥，小便溺管痛，或微燥咳，或不思食，皆胃阴虚也，与益胃五汁辈。

前复脉等汤，复下焦之阴。此由中焦胃用之阴不降，胃体之阳独亢，故以甘润法救胃用，配胃体，则自然欲食，断不可与俗套开胃健食之辛燥药，致令燥咳成痨也。

**五汁饮、牛乳饮方** （并见前秋燥门）

**益胃汤** （见中焦篇）

按：吴又可云："病后与其调理不善，莫若静以待动，"是不知要领之言也。夫病后调理，较易于治病，岂有能治病，反不能调理之理乎！但病后调理，不轻于治病，若其治病之初，未曾犯逆，处处得法，轻者三五日而解，重者七八日而解，解后无余邪，病者未受大伤，原可不必以药调理，但以饮食调理足矣，经所谓食养尽之是也。若病之始受即重，医者又有误表、误攻、误燥、误凉之弊，遗殃于病者之气血，将见外感变而为内伤矣。全赖医者善补其过（谓未犯他病之逆；或其人阳素虚，阴素亏；或前因邪气太盛，攻剂不得不重；或本虚邪不能张，须随清随补之类），而补人之过（谓已犯前医之治逆），退杀气（谓余邪或药伤），迎生气（或养胃阴，或护胃阳，或填肾阴，或兼固肾阳，以迎其先后天之生气）。活人于万全，岂得听之而已哉！万一变生不测，推诿于病者之家，能不愧于心乎！至调理大要，温病后一以养阴为主。饮食之坚硬浓厚者，不可骤进。间有阳气素虚之体质，热病一退，即露旧亏，又不可固执养阴之说，而灭其阳火。故本论中焦篇列益胃、增液、清燥等汤，下焦篇列复脉、三甲、五汁等复阴之法，乃热病调理之常理也；下焦篇又列建中、半夏、桂枝数法，以为阳气素虚，或误伤凉药之用，乃其变也。经所谓"有者求之，无者求之，微者责之，盛者责之"，全赖司其任者，心诚求之也。

**【选注】**

叶子雨：药本治病，病去，气阴未复，如调理不善，莫若静养，以饮食消息调之，此正又可知难之语，非谓病后一概不须调理也，鞠通诮其不知要领，设知其要领者，当调理不善乎。温病愈后，咳嗽不寐，必用半夏桂枝汤，及桂枝汤，引其炉焰复炽，始谓知其要领乎。只知摭拾《临证指南》，变其方名，攘为己出，而于叶氏之书，并未全读，其《温热篇》云："如面色白者，须要顾其阳气，湿胜则阳微也，法宜清凉，然到十分之六七，即不可过于寒凉。恐成功反弃，盖湿热一去，阳亦衰微也。面色苍者，须要顾其津液，清凉到十分之六七，往往热减身凉，不可云虚寒而投补剂，恐炉中虽熄，灰烟有火。须细察精详，方少少与之，慎不可直率而往也。"观此，是于未愈之前，便步步留心顾虑，何等精细。

岂既曰温病，其非寒非湿可知，病邪甫解，便投温里之桂枝，药复之祸，岂可免乎。转不若吴又可不药之为善也。鞠通非独于温热、温疫、湿温混淆不清，而于寒温亦莫辨，惟知界划三焦，欲以一方概治，误人非浅。

# 暑温　伏暑

## 【原文】

三六、暑邪深入少阴，消渴者，连梅汤主之；入厥阴，麻痹者，连梅汤主之；心热烦躁神迷甚者，先与紫雪丹，再与连梅汤。

肾主五液而恶燥，暑先入心，助心火独亢于上，肾液不供，故消渴也。再心与肾均为少阴，主火，暑为火邪，以火从火，二火相搏，水难为济，不消渴得乎！以黄连泻壮火，使不烁津，以乌梅之酸以生津，合黄连酸苦为阴；以色黑沉降之阿胶救肾水，麦冬、生地合乌梅酸甘化阴，庶消渴可止也。肝主筋而受液于肾，热邪伤阴，筋经无所秉受，故麻痹也。再包络与肝均为厥阴，主风木，暑先入心，包络代受，风火相搏，不麻痹得乎！以黄连泻克水之火，以乌梅得木气之先，补肝之正，阿胶增液而熄肝风，冬、地补水以柔木，庶麻痹可止也。心热烦躁神迷甚，先与紫雪丹者，开暑邪之出路，俾梅、连有入路也。

### 连梅汤方 （酸甘化阴酸苦泄热法）

云连二钱　乌梅 （去核） 三钱　麦冬 （连心） 三钱　生地三钱
阿胶二钱

水五杯，煮取二杯，分二次服。脉虚大而芤者，加人参。

## 【笺正】

1. 前云"湿热受自口鼻，由募原直走中道。"此云"暑先入心"，足见温病并非均"始于上焦，在手太阴。"诸此矛盾，何可讳饰。

2. 此即暑门顾案。但删去部分脉证，使人不得要领，故子雨诮之。

## 【选注】

叶子雨：此条叶案，是暑邪劫阴，防其痉厥治法，全在右脉空大，左脉小芤，鞠通窃其法，捏造方名，而不录脉象，忽插入心热神迷，与紫雪丹清心热，便满过后人非叶氏之方，为伊心得，此是条之意也。其自辨治云，暑先入心云云者，以明界划三焦，是邪由上中焦而入下焦，似若病邪皆遵伊道路而行，不敢紊乱者，真属梦呓。其入肾消渴，入肝麻痹，出李梃《医学入门》。张司农收入《伤暑全书》，非上而中而下也，鞠通想未见过，仅据《临证指南》誊录以欺世耳。

【原文】

三七、暑邪深入厥阴，舌灰，消渴，心下板实，呕恶吐蚘，寒热，下利血水，甚至声音不出，上下格拒者，椒梅汤主之。

此土败木乘，正虚邪炽，最危之候。故以酸苦泄热，辅正驱邪立法，据理制方，冀其转关耳。

**椒梅汤方**（酸苦复辛甘法，即仲景乌梅圆法也，方义已见中焦篇）

黄连二钱　黄芩二钱　干姜二钱　白芍（生）三钱　川椒（炒黑）三钱　乌梅（去核）三钱　人参二钱　枳实一钱五分　半夏二钱

水八杯，煮取三杯，分三次服。

【笺正】

此即取暑门万、江两案合一而成。惟删"舌缩，少腹坚满"之症而不录。其自注说"方义已见中焦篇"，然中焦篇何尝有椒梅汤及其方义。

【原文】

三八、暑邪误治，胃口伤残，延及中下，气塞填胸，燥乱口渴，邪结内踞，清浊交混者，来复丹主之。

此正气误伤于药，邪气得以窃据于中，固结而不可解，攻补难施之危证，勉立旋转清浊一法耳。

**来复丹方**（酸温法）

太阴元精石一两　舶上硫黄一两　硝石一两（同硫黄为末，微火炒结砂子大）　橘红二钱　青皮（去白）二钱　五灵脂二钱（澄去砂，炒令烟尽）

**方论**

晋三王氏云："《易》言一阳来复于下，在人则为少阳生气所出之脏。病上盛下虚，则阳气去，生气竭，此丹能复阳于下，故曰来复。元精石乃盐卤至阴之精，硫黄乃纯阳石火之精，寒热相配，阴阳互济，有扶危拯逆之功；硝石化硫为水，亦可佐元、硫以降逆；灵脂引经入肝最速，能引石性内走厥阴，外达少阳，以交阴阳之枢纽；使以橘红、青皮者，纳气必先利气，用以为肝胆之向导也。"

**【笺正】**

此即暑门何案，但将"协热下利"等语删去不录。

来复丹源出《局方》，原方橘红、青皮、五灵脂三味均为二两。鞠通之引古方，药量药味，每多抄错，致使许多方剂，有其名而失其实。如此方橘红等三味即因抄误而药量从元精石、硫黄的一倍跌降到了五分之一，近之方剂学有因失察而承讹传误者，如若是制方，用于临床，必有祸害，故急当正之。

来复丹近人主要用于慢性胃炎。《玉机微义》说："此药通种三焦，分利阴阳，服之甚验。若因暑火湿热者勿用。"其说可资参考。

**【原文】**

三九、暑邪久热，寝不安，食不甘，神识不清，阴液元气两伤者，三才汤主之。

凡热病久入下焦，消烁真阴，必以复阴为主。其或元气亦伤，又必兼护其阳。三才汤两复阴阳，而偏于复阴为多者也。温热、温疫未传，邪退八九之际，亦有用处。暑温未传，亦有用复脉、三甲、黄连阿胶等汤之处。彼此互参，勿得偏执。盖暑温不列于诸温之内，而另立一门者，以后夏至为病暑，湿气大动，不兼湿不得名暑温，仍归温热门矣。既兼湿，则受病之初，自不得与诸温同法，若病至未传，湿邪已化，惟余热伤阴之际，其大略多与诸温同法；其不同者，前后数条，已另立法矣。

**三才汤方**（甘凉法）

人参三钱　天冬二钱　干地黄五钱

水五杯，浓煎两杯，分二次温服。欲复阴者，加麦冬、五味子。欲复阳者，加茯苓、炙甘草。

【笺正】

1. 此即暑门金案又诊，是伏暑解后，病伤气阴，形色脉象虚衰，深虑变为劳损之治法。故药用纯补，原非治热病之法。经鞠通篡改，竟成了暑邪久热、余热未尽之治。余邪未尽，岂可漫施纯补。叶案原法，意非如此。

2. 前云"暑必兼湿"，此云"不兼湿不得名暑温"，此与寒燥两气混为一谈，同属误二气为一气。

【选注】

柳宝诒：暑与寒，显相对待。古人曰暑、曰暍、曰热、皆属火气为病，不兼湿也。若湿热并至之，《难经》名曰湿温，不名为暑。若谓暑必兼湿，则当夏亢旱之年，暑热偏盛，温难必得。况湿之可兼者最多，诚以湿无定位，分旺四时，风湿寒湿，无不可兼，惟夏季之土为独盛，故热湿多于寒湿。然暑字从日，日为天气；湿字从土，土为地气；霄壤不同，虽可合而为病，究不可谓暑中原有湿也。

【原文】

四十、蓄血，热入血室，与温热同法。

【原文】

四一、伏暑、湿温胁痛，或咳，或不咳，无寒，但潮热或竟寒热如疟状，不可误认柴胡证，香附旋覆花汤主之；久不解者，间用控涎丹。

按：伏暑、湿温，积留支饮，悬于胁下，而成胁痛之证甚多，即《金匮》水在肝而用十枣之证。彼因里水久积，非峻攻不可，此因时令之邪，与里水新搏，其根不固，不必用十枣之太峻。只以香附、旋复，善通肝络而逐胁下之饮，苏子、杏仁，降肺气而化饮，所谓建金以平木；广皮、半夏消痰饮之正，茯苓、薏仁，开太阳而合阴明，所谓治水者必实土，中流涨者开支河之法也。用之得当，不过三五日自愈。其或前医不识病因，不合治法，致使水无出路，久居胁下，恐成悬饮内痛之证，为患非轻，虽不必用十枣之峻，然不能出其范围，故改用陈无择之控涎丹，缓攻其饮。

**香附旋覆花汤方** （苦辛淡合芳香开络法）

生香附三钱　旋覆花（绢包）三钱　苏子霜三钱　广皮二钱
半夏五钱　茯苓块三钱　薏仁五钱

水八杯，煮取三杯，分三次温服。腹满者，加厚朴。痛甚者，加降香末。

**控涎丹方** （苦寒从治法）

痰饮，阴病也。以苦寒治阴病，所谓求其属以衰之是也。按肾经以脏而言，属水，其味咸，其气寒；以经而言，属少阴，主火，其味苦，其气化燥热。肾主水，故苦寒为水之属，不独咸寒为水之属也，盖真阳藏之于肾，故肾与心并称少阴，而并主火也，知此理则知用苦寒咸寒之法矣。泻火之有余用苦寒，寒能制火，苦从火化，正治之中，亦有从治；泻水之太过，亦用苦寒，寒从水气，苦从火味，从治之中，亦有正治，所谓水火各造其偏之极，皆相似也。苦咸寒治火之有余、水之不足为正治，亦有治水之有余、火之不足者，如介属芒硝并能行水，水行则火复，乃从治也。

甘遂（去心制）　大戟（去皮制）　白芥子

上等分，为细末，神曲糊为丸，梧子大，每服九丸，姜汤下，壮者加之，羸者减之，以知为度。

**【笺正】**

1. 支饮、悬饮，为广义痰饮下之各一证，属杂病范畴。即伏暑、湿温病人并发此病，亦不能以下焦温病视之。下焦篇屡出这类条文，徒显其内容之凌乱和庞杂。

2. 香附旋覆花汤，按方论应有杏仁，在方中则无杏仁，此与杏苏散之白芷，银翘散之玄参诸问题同，均由粗疏所致。

3. 痰饮阴病，治以温药和之为大法。今强经文之意就我说，为倡苦寒治阴病，于肾脏属水说之外，竟杜撰肾经属火之说。然则手少阴心主火，足少阴肾主水，素无异议。今用扑朔迷离之说，迂回曲折之论，牵强附会，标新立异，几翻尽千古之定局，此种论辩，大是惑人。

4. 正治、从治，为中医术语。中医术语，不得随心所欲，乱加解释。正治、从治，亦不作如是讲。众所周知，热证用寒药，寒证用热药，虚证用补药，实证用泻药，此为正治，正治乃针对病势而逆治，故亦叫逆治。泻水之太过而用苦，何以又称为正治？病有假象时，顺从假象而用药，如寒因寒用。热因热用，通因通用，塞因塞用，或热药治寒证而用凉服，或寒药治热病而用热服，斯谓之从治，泻火之有余而用苦，何以又称为从治？正治从治之说，义本浅显，鞠通别出心裁，深文曲说，徒淆惑听闻而已。

# 寒　湿

【原文】

四二、湿之为物也，在天之阳时为雨露，阴时为霜雪，在山为泉，在川为水，包含于土中者为湿。其在人身也，上焦与肺合，中焦与脾合，其流于下焦也，与少阴癸水合。

此统举湿在天地人身之大纲，异出同源，以明土为杂气，水为天一所生，无处不合者也。上焦与肺合者，肺主太阴湿土之气，肺病湿则气不得化，有雾露之象，向之火制金者，今反水克火矣，故肺病而心亦病也。观《素问》寒水司天之年，则曰阳气不令，湿土司天之年，则曰阳光不治自知，故上焦一以开肺气救心阳为治。中焦与脾合者，脾主湿土之质，为受湿之区，故中焦湿证最多；脾与胃为夫妻，脾病而胃不能独治，再胃之藏象为土，土恶湿也，故开沟渠，运中阳，崇刚土，作堤防之治，悉载中焦。上中不治，其势必流于下焦。《易》曰：水流湿。《素问》曰：湿伤于下。下焦乃少阴癸水，湿之质即水也，焉得不与肾水相合。吾见湿流下焦，邪水旺一分，正水反亏一分，正愈亏而邪愈旺，不可为矣。夫肾之真水，生于一阳，坎中满也，故治少阴之湿，一以护肾阳，使火能生土为主；肾与膀胱为夫妻，泄膀胱之积水，从下治，亦所以安肾中真阳也。脾为肾之上游，升脾阳，从上治，亦所以使水不没肾中真阳也。其病厥阴也奈何？盖水能生木，水太过，木反不生，木无生气，自失其疏泄之任，经有"风湿交争，风不胜湿"之文，可知湿土太过，则风木亦有不胜之时，故治厥阴之湿，以复其风木之本性，使能疏泄为主也。

本论原以温热为主，而类及于四时杂感。以宋元以来，不明仲景伤寒一书专为伤寒而设，乃以伤寒一书，应四时无穷之变，殊不合拍，遂至人著一书，而悉以伤寒名书。陶氏则以一人而屡著伤寒书，且多立妄诞不经名色，使后世学者，如行昏雾之中，渺不自觉其身坠于渊也。今罗列四时杂感，春温、夏热、长夏暑湿、秋燥、冬寒，得其要领，效如反掌。夫春温、夏热、秋燥，所伤皆阴液也，学者苟能时时预护，处处提防，岂复有精竭人亡之虑。伤寒所伤者阳气也，学者诚能保护得法，自无寒化热而伤阴，水负火而难救之虞。即使有受伤处，临证者知何者当护阳，何者当救阴，何者当先护阳，何者当先救阴，因端竟委，可备知终始而超道妙之神。瑭所以三致意者，乃在湿温一证。盖土为杂气，寄旺四时，藏垢纳污，无所不受，其间错综变化，不可枚举。其在上焦也，如伤寒；其在下焦也，如内伤；其在中焦也，或如外感，或如内伤。至人之受病也，亦有外感，亦有内伤，使学者心摇目眩，无从捉摸。其变证也，则有湿痹、水气、咳嗽、痰饮、黄汗、黄瘅、肿胀、疟疾、痢疾、淋证、带证、便血、疝气、痔疮、痈脓等证，较之风火燥寒四门之中，倍而又倍，苟非条分缕析，体贴入微，未有不张冠李戴者。

**【笺正】**

1. 鞠通论温，将人身截然界划，谓病皆由上而中而下，此论已捉襟见肘，处处自露其矛盾。湿非温邪上受者之比，今论湿亦牵合运气、误会三焦，"岂湿之为病，始上焦，传中焦，终下焦，谨遵鞠通排定路径而行，有是理乎"。且土为杂气之说，湿温变证之论，俱属不典，论温专著，如此繁文，不异南郭之吹竽。

2. 外感热病，古人多称为伤寒，后人多称为温病，名虽不同，指实不异，诚以名异实同，故治虽代有发展，而要方大法多同，即本书治温要方，如白虎汤、承气汤、栀子豉汤、栀子柏皮汤、茵陈蒿汤、黄连阿胶汤、抵当汤、甘草汤、桔梗汤、苦酒汤、麻杏甘石汤，白头翁汤等，均是《伤寒论》治温病之要方。他如桂枝汤、桃花汤、泻心汤等方，亦均从《伤寒论》来，唯鞠通认为此系治温病方而仲景原不以之治温而已。事实如此，竟反说"仲景伤寒一书专为伤寒而设"，宗之者亦谓仲景之书只论六气中一气，"其余五气，概未之及"。厚诬古人，莫此为甚。雷少逸等医家对此尝有专文批评，文充而理足，作者亦尝有"伤寒正名辨"、"从伤寒名实谈到仲景书详寒略温说"等文之撰作，文附书末，读者可参[15][16]。

【选注】

王孟英：自注谓宋元以来，不明仲景一书，专为伤寒而设，吴氏直未读《伤寒论》也。注伤寒者无虑数十家，皆以为专论伤寒之书，故恒觉支离附会，考论中风、寒、温、暍、湿五气为病，古人皆曰伤寒，故《难经》云，伤寒有五，而仲圣以伤寒名其书也。此等大纲不清，岂可率尔著书。

【原文】

四三、湿久不治，伏足少阴，舌白身痛，足跗浮肿，鹿附汤主之。

湿伏少阴，故以鹿茸补督脉之阳。督脉根于少阴，所谓八脉丽于肝肾也；督脉总督诸阳，此阳一升，则诸阳听令。附子补肾中真阳，通行十二经，佐之以菟丝，凭空行气而升发少阴，则身痛可休。独以一味草果，温太阴独胜之寒以醒脾阳，则地气上蒸天气之白苔可除；且草果，子也，凡子皆达下焦。以茯苓淡渗，佐附子开膀胱，小便得利，而跗肿可愈矣。

**鹿茸汤方**（苦辛咸法）

鹿茸五钱　附子三钱　草果一钱　菟丝子三钱　茯苓五钱

水五杯，煮取二杯，日再服，渣再煮一杯服。

**【笺正】**

此即湿门某三八案。"太溪穴水流如注"是此案湿邪伏于足少阴之重要症状，不应无端删除。

**【原文】**

四四、湿久，脾阳消乏，肾阳亦惫者，安肾汤主之。

凡肾阳惫者，必补督脉，故以鹿茸为君，附子、韭子等补肾中真阳；但以苓、术二味，渗湿而补脾阳，釜底增薪法也（其曰安肾者，肾以阳为体，体立而用安矣）。

**安肾汤方**（辛甘温法）

鹿茸三钱　胡芦巴三钱　补骨脂三钱　韭子一钱　大茴香二钱　附子二钱　茅术二钱　茯苓三钱　菟丝子三钱

水八杯，煮取三杯，分三次服。大便溏者，加赤石脂。久病恶汤者，可用贰拾分作丸。

**【笺正】**

此即湿门庞四四案，是一则不育症医案，叶氏云其脾肾阳衰，故用安肾丸温补壮阳，编书者无识，归入湿门，鞠通采此类案于论温专著中以充幅，尤无识。"肾阳虚惫，必补督脉"说亦言之过甚，肝肾虽虚而未及八脉者，无须侈谈奇经欺人。"肾以阳为体"说背"五脏以阴为体以阳为用"之理，亦费解之至。

**【原文】**

四五、湿久伤阳，痿弱不振，肢体麻痹，痔疮下血，术附姜苓汤主之。

按：痔疮有寒湿、热湿之分，下血亦有寒湿、热湿之分，本论不及备载，但载寒湿痔疮下血者，以世医但知有热湿痔疮下血，悉以槐花、地榆从事，并不知有寒湿之因，畏姜、附如虎，故因下焦寒湿而类及之，方则两补脾肾两阳也。

**术附姜苓汤方**（辛温苦淡法）

生白术五钱　附子三钱　干姜三钱　茯苓五钱

水五杯，煮取二杯，日再服。

**【笺正】**

此即湿门张五四案，鞠通因原案痔血一语而张大其说，方实治寒湿痿弱麻痹为主。

**【原文】**

四六、先便后血，小肠寒湿，黄土汤主之

此因上条而类及，以补偏救弊也，义见前条注下。前方纯用刚者，此方则以刚药健脾而渗湿，柔药保肝肾之阴，而补丧失之血，刚柔相济，又立一法，以开学者门径。后世黑地黄丸法，盖仿诸此。

**黄土汤方** （甘苦合用刚柔互济法）

甘草三两　　干地黄三两　　白术三两　　附子（炮）三两　　阿胶三两　黄芩三两　　灶中黄土半斤

水八升，煮取二升，分温二服 （分量服法，悉录古方，未敢增减，用者自行斟酌可也）。

**【笺正】**

1. 此条录自《金匮》，原方煎法：以水八升，煮取三升。今改作煮取二升，多煎无义，或系抄误。

2. 此书引古方，于药量或折或不折，前后很不统一，鞠通之崇拜者征保，尝为本条加按说："古之一两，今用六钱可也，以上所用古方，俱可类推。"然就桂枝汤、白虎汤诸方观之，并不如此，一书之中，剂量应有统一标准，今混乱如此，亦是一失。

**【选注】**

叶子雨：《金匮》此方，是治远血，属脾虚气寒而不能统血者。脾去肛远，故曰远血，此处忽插入小肠寒湿四字，是不知小肠之体与用也。盖小肠之脉络，与手少阴心经脉络相为表里，小肠受盛五谷，使化精汁，奉心为血，故小肠为心之府，心火不宣，则小肠之糟粕不化，是生飧泄，心火太盛，则移热小肠，蒸腐糟粕而为脓血之痢，小肠寒湿，未必便血，何以擅改原文，任意穿凿？

**【原文】**

四七、秋湿内伏，冬寒外加，脉紧无汗，恶寒身痛，喘咳稀痰，胸满舌白滑，恶水不欲饮，甚则倚息不得卧，腹中微胀，小青龙汤主之；脉数有汗，小青龙去麻、辛主之；大汗出者，倍桂枝，减干姜，加麻黄根。

此条以《经》有"秋伤于湿，冬生咳嗽"之明文，故补三焦饮证数则，略示门径。按《经》谓秋伤于湿者，以长夏湿土之气，介在夏秋之间，七月大火西流，月建申，申者，阳气毕伸也，湿无阳气不发，阳伸之极，湿发亦重，人感此而至冬日寒水司令，湿水同体相搏而病矣。喻氏擅改经文，谓湿曰燥者，不明六气运行之道。如大寒，冬令也，厥阴气至而纸鸢起矣。四月，夏令也，古谓首夏犹清和，俗谓四月为麦秀寒，均谓时虽夏令，风木之气犹未尽灭也。他令仿此。至于湿土寄旺四时，虽在冬令，朱子谓"将大雨雪，必先微温"，盖微温则阳气通，阳通则湿行，湿行而雪势成矣，况秋日竟无湿气乎！此其间有说焉，《经》所言之秋。指中秋以前而言，秋之前半截也；喻氏所指之秋，指秋分以后而言，秋之后半截也。古脱燥论，盖世远年湮，残缺脱简耳。喻氏补论诚是，但不应擅改经文，竟崇己说，而不体之日月运行，寒暑倚伏之理与气也，喻氏学问诚高，特霸气未消，其温病论亦犯此病。学者遇咳嗽之证，兼合脉色，以详察其何因，为湿，为燥，为风，为火，为阴虚，为阳弱，为前候伏气，为现行时令，为外感而发动内伤，为内伤而招引外感，历历分明。或当用温用凉，用补用泻，或寓补于泻，或寓泻于补，择用先师何法何方，妙手空空，毫无成见，因物付物，自无差忒矣。即如此症，以喘咳痰稀，不欲饮水，胸满腹胀，舌白，定其为伏湿痰饮所致。以脉紧无汗，为遇寒而发，故用仲景先师辛温甘酸之小青龙，外发寒而内蠲饮，龙行而火随，故寒可去；龙动而水行，故饮可蠲。以自汗脉数（此因饮邪上冲肺气之数，不可认为火数），为遇风而发，不可再行误汗伤阳，使饮无畏忌，故去汤中之麻黄、细辛，发太阳、少阴之表者，倍桂枝以安其表。汗甚则以麻黄根收表疏之汗。夫根有归束之义，麻黄能行太阳之表，即以其根归束太阳之气也。大汗出减干姜者，畏其辛而致汗也。有汗去麻、辛不去干姜者，干姜根而中实，色黄而圆（土象也，土性缓），不比麻黄干而中空，色青而直（木象也，木性急，干姜岂性缓药哉！较之麻黄为缓耳。且干姜得丙火煅炼而成，能守中阳；麻黄则纯行卫阳，故其慓急之性，远甚于干姜也），细辛细而辛窜，走络最急也（且少阴经之报使，误发少阴汗者，必伐血）。

**小青龙汤方**（辛甘复酸法）

麻黄（去节）三钱　甘草（炙）三钱　桂枝（去皮）五钱　芍药三钱　五味二钱　干姜三钱　半夏五钱　细辛二钱

水八碗，先煮麻黄减一碗许，去上沫，内诸药，煮取三碗，去滓，温服一碗。得效，缓后服，不知，再服。

**【笺正】**

《金匮》治支饮，有肺、脾、肾之辨，上、中、下之分。小青龙为仲景治外寒内饮属上焦之法；苓桂术甘为治脾阳失运属中焦之法；而五苓散、肾气丸两方，分主属下焦之虚实两证，治在膀胱与肾。今置小青龙于下焦篇、置五苓散于中焦篇，则非。注文繁而不切。

**【选注】**

章虚谷：此条大乖义理。而评者反赞美之，以为新奇，眩惑后学，不容不辨。夫《经》言"秋伤于湿，冬生咳嗽"两句，注疏家或解作湿郁成热，热伤肺而冬咳嗽者，尤为似是而非。今鞠通作外寒内饮解，则相去更远。所云脉紧无汗，恶寒身痛者，即仲景《伤寒论》之文也；喘咳稀痰等者，即仲景叙小青龙汤证也。小青龙汤，仲景原为伤寒夹内饮者设，义详本论，毋庸重赘。乃鞠通特欲引证《内经》之文，而叙仲景之论，加以"秋湿内伏，冬寒外加"二语。殊不思仲景但云，伤寒表不解，心下有水气。其水或因暴伤，或系久蓄，皆未可知，仲景并无明文。且水系有形之饮，湿为无形之邪，迥然不同。以其水蓄于中，肺气逆不能降，故或咳或喘。因肺不能通调水道，三焦气化不宣，故或腹胀，而小便不利也。若湿邪为痛,虽亦小便不利,而体重发黄,肢节疫疼等类,亦皆仲景明文,未尝见有咳嗽者。奈何以饮作湿,将仲景治伤寒夹饮之法,以证《内经》秋伤于湿,冬生咳嗽之文,可谓张冠李戴矣!此其一也。

夫言阴阳进退者,不出乎大《易》。子月冬至,一阳来复,则阳进阴退,至已月而阳极,以象乾卦;午月夏至,一阴来媾,则阴进阳退,至未月,阳虽退,而气尚盛,故与阴争。争则有胜负,阳胜则热,阴胜则湿,湿热蒸腾,乃名为"暑"。故《经》曰,先夏至为病温,后夏至为病暑也。暑者,阳盛于外,阴长于内,如媾卦而至遁至否,阴进之象也。譬如火烈水沸,则湿气横流。故长夏未月,为湿土主令也。至立秋后,阳渐衰,若否卦之象。不能与阴争,如火力微,则水不能沸,而湿气遂收。然火力虽弱,阳焰犹存,则反化为燥,故秋为燥金主令也。此阴阳进退,气化因而变迁,皆出自然之理,非有所造作于其间者。月建申,是阴气渐伸也。今云阳气毕伸,岂有阳已退位,其气反伸之理。若谓秋令阳气方伸,则春令阳气当退,何以发生万物,恐无此理,此其二也。

由是言之,则春风夏暑,秋燥冬寒,为四时之正令。《经》注四时之气所伤,以明过时发病之理,岂可将秋分作两截乎!且如所云,古经脱落《燥论》,其所指为秋初之湿,然则应言秋初伤湿,不应言秋伤于湿。既谓秋伤于湿无讹,若补《燥论》,又当言何时伤燥乎?未免自相矛盾。就如所言,秋初伤湿,冬生咳嗽,然则秋末伤燥,又当何时发病,应作何病乎?再四推敲,实无义理可通,此其三也。

当秋初时,以长夏余湿未尽,容或有之,若即谓《经》指此而言,试思岁运有太过不及,客气有迁移不常,或冬多温而春多寒者,亦常有之。《经》何不言冬伤于温,春伤于寒乎?奈何不顾上文,此其四也。

**【原文】**

四八、喘咳息促,吐稀涎,脉洪数,右大于左,喉哑,是为热饮,麻杏石甘汤主之。

《金匮》谓病痰饮者，当以温药和之。盖饮属阴邪，非温不化，故饮病当温者，十有八九，然当清者，亦有一二。如此证息促，知在上焦；涎稀，知非劳伤之咳，亦非火邪之但咳无痰而喉哑者可比；右大于左，纯然肺病，此乃饮邪隔拒，心火壅遏，肺气不能下达。音出于肺，金实不鸣。故以麻黄中空而达外，杏仁中实而降里，石膏辛淡性寒，质重而气清轻，合麻杏而宣气分之郁热，甘草之甘以缓急，补土以生金也。按此方，即大青龙之去桂枝、姜、枣者也。

**麻杏石甘汤方** （辛凉甘淡法）

麻黄 （去节） 三钱　杏仁 （去皮尖碾细） 三钱　石膏 （碾） 三钱甘草 （炙） 二钱

水八杯，先煮麻黄，减二杯，去沫，内诸药，煮取三杯，先服一杯，以喉亮为度。

**【笺正】**

本方"乃肺脏邪气发喘之的剂"'尤在泾语，亦太阳温病之主方，后世作为风温之要方，用治"温邪犯肺"之喘咳，功效卓著。此方原麻黄量倍于甘草，石膏量更倍于麻黄，今麻、膏两药，等分用之，改定药量，比例失当，是为一失。就三焦分证论，此为上焦温病之要方，用于寒包火之温病为最当，今以桂枝（倍桂）汤治寒包火之症，以此治痰饮并列置于下焦篇，此为两失，谢诵穆、姜佐景责之甚是。

**【选注】**

姜佐景：既知麻杏甘石汤证为上焦当清之热饮，何以反列入下焦篇里、寒湿门中。鞠通善辨，何以自解？回视上焦篇第八条所谓"太阴温病，脉浮大而芤，汗大出，微喘，甚至鼻孔扇者"，显是急当救肺，宜麻杏甘石之候，乃偏偏用白虎加人参汤代之，当知脉芤汗出，不至即死，鼻扇肺闭，命乃立倾，故即使应用参术救逆，亦当在喘平鼻定之后，乃万无可疑者，鞠通当此日暮途穷，竟欲倒行逆施，以此教人，贻害无穷。

【原文】

四九、支饮不得息，葶苈大枣泻肺汤主之。

支饮上壅胸膈，直阻肺气，不令下降，呼息难通，非用急法不可。故以禀金火之气，破癥瘕积聚，通利水道；性急之葶苈，急泻肺中之壅塞；然其性慓悍，药必入胃过脾，恐伤脾胃中和之气，故以守中缓中之大枣，护脾胃而监制之，使不旁伤他脏，一急一缓，一苦一甘，相须成功也。

**葶苈大枣泻肺汤** （苦辛甘法）

苦葶苈 （炒香碾细） 三钱　　大枣 （去核） 五枚

水五杯，煮成二杯，分二次服，得效，减其制，不效，再作服，衰其大半而止

【笺正】

此录《金匮》原文。支饮属杂病，葶苈大枣汤亦非下焦病治方，此下将辨证属寒的杂病一一阑入，编排之乱，内容之杂，下焦篇更甚于前。

【原文】

五十、饮家反渴，必重用辛，上焦加干姜、桂枝，中焦加枳实、橘皮，下焦加附子、生姜。

《金匮》谓干姜、桂枝为热药也，服之当遂渴，今反不渴者，饮也。是以不渴定其为饮，人所易知也。又云："水在肺，其人渴"，是饮家亦有渴症，人所不知。今人见渴投凉，轻则用花粉、冬、地，重则用石膏、知母，全然不识病情。盖火咳无痰，劳咳胶痰，饮咳稀痰，兼风寒则难出，不兼风寒则易出，深则难出，浅则易出。其在上焦也，郁遏肺气，不能清肃下降，反夹心火上升烁咽，渴欲饮水，愈饮愈渴，饮后水不得行，则愈饮愈咳，愈咳愈渴，明知其为饮而渴也，用辛何妨，《内经》所谓辛能润是也。以干姜峻散肺中寒水之气，而补肺金之体，使肺气得宣，而渴止咳定矣。其在中焦也，水停心下，郁遏心气不得下降，反来上烁咽喉，又格拒肾中真液，不得上潮于喉，故嗌干而渴也。重用枳实急通幽门，使水得下行而脏气各安其位，各司其事，不渴不咳矣。其在下焦也，水

郁膀胱，格拒真水不得外滋上潮，且邪水旺一分，真水反亏一分，藏真水者，肾也，肾恶燥，又肾脉入心，由心入肺，从肺系上循喉咙，平人之不渴者，全赖此脉之通调，开窍于舌下玉英、廉泉，今下焦水积而肾脉不得通调，故亦渴也。附子合生姜为真武法，补北方司水之神，使邪水畅流，而真水滋生矣。大抵饮家当恶水，不渴者其病犹轻，渴者其病必重。如温热应渴，渴者犹轻，不渴者甚重，反象也。所谓加者，于应用方中，重加之也。

**【笺正】**

既云干姜峻散，又云补肺之体，看似文深义奥，实是信口乱说，书中类此者颇多，不值一哂。

**【原文】**

五一、饮家阴吹，脉弦而迟，不得固执《金匮》法，当反用之，橘半桂苓枳姜汤主之

《金匮》谓阴吹正喧，猪膏发煎主之。盖以胃中津液不足，大肠津液枯槁，气不后行，逼走前阴，故重用润法，俾津液充足流行，浊气仍归旧路矣。若饮家之阴吹，则大不然。盖痰饮蟠踞中焦，必有不寐、不食、不饥、不便、恶水等证，脉不数而迟弦，其为非津液之枯槁，乃津液之积聚胃口可知。故用九窍不和，皆属胃病例，峻通胃液下行，使大肠得胃中津液滋润而病如失矣。此证系余治验，故附录于此，以开一条门径。

**橘半桂苓枳姜汤**（苦辛淡法）

半夏二两　小枳实一两　橘皮六钱　桂枝一两　茯苓块六钱
生姜六钱

甘澜水十碗，煮成四碗，分四次，日三夜一服，以愈为度。愈后以温中补脾，使饮不聚为要。其下焦虚寒者，温下焦。肥人用温燥法，瘦人用温平法。

按：痰饮有四，除久留之伏饮，非因暑湿暴得者不议外；悬饮已见于伏暑例中，暑饮相搏，见上焦篇第二十九条；兹特补支饮、溢饮之由，及暑湿暴得者，望医者及时去病，以免留

伏之患。并补《金匮》所未及者二条，以开后学读书之法。《金匮》溢饮条下，谓大青龙汤主之，小青龙汤亦主之。注家俱不甚晰，何以同一溢饮，而用寒用热，两不相侔哉？按大青龙有石膏、杏仁、生姜、大枣，而无干姜、细辛、五味、半夏、白芍，盖大青龙主脉洪数面赤喉哑之热饮，小青龙主脉弦紧不渴之寒饮也。由此类推，"胸中有微饮，苓桂术甘汤主之，肾气丸亦主之"，苓桂术甘，外饮治脾也；肾气丸，内饮治肾也。再胸痹门中，"胸痹心中痞，留气结在胸，胸满，胁下逆抢心，枳实薤白汤主之，人参汤亦主之"，又何以一通一补，而主一胸痹乎？盖胸痹因寒湿痰饮之实证，则宜通阳，补之不惟不愈，人参增气且致喘满；若无风寒痰饮之外因不内外因，但系胸中清阳之气不足而痹痛者，如苦读书而妄想，好歌曲而无度，重伤胸中阳气者，老人清阳日薄者，若再以薤白、瓜蒌、枳实滑之，泻之，通之，是速之成劳也，断非人参汤不可。学者能从此类推，方不死于句下，方可与言读书也。

**【原文】**

五二、暴感寒湿成疝，寒热往来，脉弦反数，舌白滑，或无苔不渴，当脐痛，或胁下痛，椒桂汤主之。

此小邪中里证也。疝，气结如山也。此肝脏本虚，或素有肝郁，或因暴怒，又猝感寒湿，秋月多得之。既有寒热之表证，又有脐痛之里证，表里俱急，不得不用两解。方以川椒、吴萸、小茴香直入肝脏之里，又芳香化浊流气；以柴胡从少阳领邪出表，病在肝治胆也；又以桂枝协济柴胡者，病在少阴，治在太阳也，《经》所谓病在脏治其腑之义也，况又有寒热之表证乎！佐以青皮、广皮，从中达外，峻伐肝邪也；使以良姜，温下焦之里也；水用急流，驱浊阴使无留滞也。

**椒桂汤方** （苦辛通法）

川椒 （炒黑）六钱　桂枝六钱　良姜三钱　柴胡六钱　小茴香四钱　广皮三钱　吴茱萸 （泡淡）四钱　青皮三钱

急流水八碗，煮成三碗，温服一碗，复被令微汗佳；不汗，服第二碗，接饮生姜汤促之；得汗，次早服第三碗，不必复被再令汗。

**【笺正】**

前云"知母，知病之母"。今云"疝，气结如山"，若此释文解字，令人喷饭捧腹。缪希雍说："凡为医师，当先读书，凡欲读书，当先识字。字者，文之始也。不识字义，宁解文理？文理不通，动成窒碍，虽诗书满目，于神不染，触途成滞，何由省入？譬诸面墙，亦同木偶，望其拯生民之疾苦，顾不难哉？"由鞠通释文而忆及近人"疝非疝疾"之论，余不胜感慨矣！

**【原文】**

五三、寒疝脉弦紧，胁下偏痛发热，大黄附子汤主之。此邪居厥阴，表里俱急，故用温下法以两解之也。脉弦为肝郁，紧，里寒也；胁下偏痛，肝胆经络为寒湿所搏，郁于血分而为痛也；发热者，胆因肝而郁也。故用附子温里通阳，细辛暖水脏而散寒湿之邪；肝胆无出路，故用大黄，借胃腑以为出路也；大黄之苦，合附子、细辛之辛，苦与辛合，能降能通，通则不痛也。

**大黄附子汤方**（苦辛温下法）

大黄五钱　熟附子五钱　细辛三钱

水五杯，煮取两杯，分温二服（原方分量甚重，此则从时改轻，临时对证斟酌）。

**【笺正】**

大黄附子汤原方药量用法是："大黄三两，附子（炮）三枚，细辛二两。上三味，以水五升，煮取二升，分温三服；若强人则煮取二升半，分温三服。"古今权衡不同，折算标准，诸家意见不一，若从李时珍之说，大黄当为三钱，细辛当为二钱，分温三服，大黄每服亦仅一钱，今改用五钱、三钱，又分温二服，名曰改轻，实反加重。从其他经方看，本书折算剂量，大体从李时珍之说，然大黄附子汤并非经方中之剂量独重者，何必妄注惑人。

**【原文】**

五四、寒疝，少腹或脐旁下引睾丸，或掣胁，下掣腰，痛不可忍者，天台乌药散主之。

此寒湿客于肝肾小肠而为病，故方用温通足厥阴手太阳之药也。乌药祛膀胱冷气，能消肿止痛；木香透络定痛；青皮行气伐肝；良姜温脏劫寒；茴香温关元，暖腰肾，又能透络定痛；槟榔至坚，直达肛门散结气，使坚者溃，聚者散，引诸药逐浊气，由肛门而出；川楝导小肠湿热，由小便下行，炒以斩关夺门之巴豆，用气味而不用形质，使巴豆帅气药散无形之寒，随槟榔下出肛门，川楝得巴豆迅烈之气，逐有形之湿，从小便而去，俾有形无形之结邪，一齐解散而病根拔矣。

按疝瘕之证尚多，以其因于寒湿，故因下焦寒湿而类及三条，略示门径，直接中焦篇腹满腹痛等证。古人良法甚伙，而张子和专主于下，本之《金匮》病至其年月日时复发者当下之例，而方则从大黄附子汤悟入，并将淋、带、痔疮、癃闭等证，悉收入疝门，盖皆下焦寒湿、湿热居多。而叶氏于妇科久病癥瘕，则以通补奇经，温养肝肾为主，盖本之《内经》"任脉为病，男子七疝，女子带下瘕聚"也。此外良法甚多，学者当于各家求之，兹不备载。

**天台乌药散方**（苦辛热急通法）

乌药五钱　木香五钱　小茴香（炒黑）五钱　良姜（炒）五钱青皮五钱　川楝子十枚　巴豆七十二粒　槟榔五钱

先以巴豆微打破，加麸数合，炒川楝子，以巴豆黑透为度，去巴豆麸子不用，但以川楝同前药为极细末，黄酒和服一钱。不能饮者，姜汤代之。重者日再服，痛不可忍者，日三服。

**【笺正】**

"下掣腰"之"下"字，当为"或"字之误。

# 湿　温

**【原文】**

五五、湿温久羁，三焦弥漫，神昏窍阻，少腹硬满，大便不下，宣清导浊汤主之。

此湿久郁结于下焦气分，闭塞不通之象，故用能升、能降、苦泄滞、淡渗湿之猪苓，合甘少淡多之茯苓，以渗湿利气；寒水石色白性寒，由肺直达肛门，宣湿清热，盖膀胱主气化，肺开气化之源，肺脏魄，肛门曰魄门，肺与大肠相表里之义也；晚蚕砂化浊中清气，大凡肉体未有死而不腐者，蚕则僵而不腐，得清气之纯粹者也，故其粪不臭不变色，得蚕之纯清，虽走浊道而清气独全，既能下走少腹之浊部，又能化浊湿而使之归清，以己之正，正人之不正也，用晚者，本年再生之蚕，取其生化最速也；皂荚辛咸性燥，入肺与大肠，金能退暑，燥能除湿，辛能通上下关窍，子更直达下焦，通大便之虚闭，合之前药，俾郁结之湿邪，由大便而一齐解散矣。二苓、寒石，化无形之气；蚕砂、皂子，逐有形之湿也。

**宣清导浊汤**（苦辛淡法）

猪苓五钱　茯苓五钱　寒水石六钱　晚蚕沙四钱　皂荚子（去皮）三钱

水五杯，煮成两杯，分二次服，以大便通快为度。

【笺正】

1. 下焦湿温门文达23条之多，但痢疾占15条，疟疾占5条，其余3条，2条属寒湿，本条虽属湿热，但亦非湿温病，无论从辨病角度、还是从辨证角度来说，下焦湿温，有名无实，名实不符，我们不能因鞠通标名曰湿温，便真相信此下23条所讲是湿温病。

2. 本条是抄湿门蔡案而成，欲明此条可否作为治疗下焦湿温之指导，当先研究蔡案。

蔡案原文："仲景云，小便不利者，为无血也。小便利者，血证谛也。此症是暑湿气蒸，三焦弥漫，以致神昏，乃诸窍阻塞之兆，至小腹硬满，大便不下，全是湿郁气结，彼夯医犹然以滋味呆钝滞药，与气分结邪，相反极矣，议用甘露蚀法。猪苓、浙茯苓、寒水石、晚蚕沙、皂荚子去皮"。

此案有小便不利，故叶氏引仲景文为证，作出了"全是湿郁气结"之判断。并用淡渗泄浊、通结开窍品组方，所立是桂苓甘露饮法（甘露饮以生熟地、天麦冬等养阴生津，故叶氏所云当指桂苓甘露饮法，若云甘露饮子法，亦通），方以二苓利水化湿为主，配合寒水石、晚蚕沙，能化浊清热，合皂荚子开窍化痰，与"湿郁气结"之病机恰合。从辨病角度来看，本案对尿毒症的治疗，具有很好参考价值。吴氏以暑湿两字断定本案为湿温病，证据不足。且叶氏此方，明从利水入手，吴氏既不究叶氏何以要引仲景语，忽视了小便不利是本案至为关键之症，故抄摘为条，遗此要证，且自辨说皂荚，"通大便之虚闭"。复在方后说"以大便通快为度"。似乎本方不是利尿方而竟是通大便方。若本案无小便不通而是以大便不通为主症，叶氏何须引仲景语？若目的是通大便，叶氏亦不致用利水药来通大便。服利水药而叫人"以大便通快为度"，这是梦呓。笔者对此，尝作专文详析，文附书末，读者可参⑪。

**【原文】**

五六、湿凝气阻，三焦俱闭，二便不通，半硫丸主之。热伤气，湿亦伤气者何？热伤气者，肺主气而属金，火克金则肺所主之气伤矣。湿伤气者，肺主天气，脾主地气，俱属太阴湿土，湿气太过，反伤本脏化气，湿久浊凝，至于下焦，气不惟伤而且阻矣。气为湿阻，故二便不通，今人之通大便，悉用大黄，不知大黄性寒，主热结有形之燥粪；若湿阻无形之气，气既伤而且阻，非温补真阳不可。硫黄热而不燥。能疏利大肠，半夏能入阴，燥胜湿，辛下气，温开郁，二焦通而二便利矣。按上条之便闭，偏于湿重，故以行湿为主：此条之便闭，偏于气虚，故以补气为主。盖肾司二便，肾中真阳为湿所困，久而弥虚，失其本然之职，故助之以硫黄；肝主疏泄，风湿相为胜负。风胜则湿行，湿凝则风息，而失其疏泄之能，故通之以半夏。若湿尽热结，实有燥粪不下，则又不能用大黄矣。学者详审其证可也。

**半硫丸**（酸辛温法）

石硫黄（硫黄有三种：土黄、水黄、石黄也。入药必须用产于石者。土黄土纹，水黄直丝，色皆滞暗而臭；惟石硫黄方棱石纹而有宝光不臭，仙家谓之黄矾、其形大势如矾。按硫黄感日之精，聚土之液，相结而成。生于艮土者佳，艮土者，少土也，其色晶莹，其气清而毒小。生于坤土者恶，坤土者，老土也，秽浊之所归也，其色板滞，其气浊而毒重，不堪入药，只可作火药用。石黄产于外洋，来自舶上，所谓倭黄是也。入莱菔内煮六时则毒去） 半夏（制）

上二味，各等分为细末，蒸饼为丸梧子大，每服一二钱，曰开水送下（按半硫丸通虚闭，若久久便溏，服半硫丸亦能成条，皆其补肾燥湿之功也）。

【笺正】

此即严三一案，此案是因胸满不饥，治用苓桂术甘汤而归入湿门，今删此不录，误会叶氏以半硫丸治湿温，大谬。须知硫黄大热，半夏亦温，半硫丸原治阳虚冷秘之方，若以之治湿温二便不通，以温治温之误，实与桂枝汤治温病同。湿温虽然有湿，毕竟湿中有热，岂可轻用大热之品。且硫黄之治阳虚有寒，亦是破阴以回阳，非气虚者竟可以之补气也。

【原文】

五七、湿浊久留，下注于肛，气闭肛门坠痛，胃不喜食，舌苔腐白，术附汤主之。

此湿浊久留肠胃，致肾阳亦困，而肛坠痛也。肛门之脉曰尻，肾虚则痛，气结亦痛。但气结之痛有二：寒湿、热湿也。热湿气实之坠痛，如滞下门中用黄连、槟榔之证是也。此则气虚而为寒湿所闭，故以参、附峻补肾中元阳之气，姜、术补脾中健运之气，朴、橘行湿浊之滞气，俾虚者充，闭者通，浊者行，而坠痛自止，胃开进食矣。按肛痛有得之大恐或房劳者，治以参、鹿之属，证属虚劳，与此对勘，故并及之。在此条应入寒湿门，以与上三条有互相发明之妙，故列于此，以便学者之触悟也。

**术附汤方**（苦辛湿法）

生茅术五钱　人参二钱　厚朴三钱　生附子三钱　炮姜三钱
广皮三钱

水五杯，煮成两杯，先服一杯；约三时，再服一杯，以肛痛愈为度。

**【笺正】**

此即湿门王六一案，原案是"病人述，病中厚味无忌，肠胃滞虽下，而留湿未解，湿重浊，令气下坠于肛，肛坠痛不已，胃不喜食，阳明失阖，舌上有白腐形色，议劫肠胃之湿。生茅术、人参、厚朴、广皮、炮姜皮、生炒黑附子。"本案滞下、肛坠痛，应入痢疾门，编者因其"湿重浊"诸语而归入到湿门。徐灵胎认为此案有湿热，故有"大肠有热不得用燥补之剂"之评。所可奇者，鞠通先将此案误会成阳明寒湿之中焦证，故演为中焦篇四九条，并捏名为附子理中汤去甘草加厚朴广皮汤。及至编写下焦篇时，又交通此案误会成湿浊久留，肾阳受困之下焦寒湿证，故又演为本条，并捏名术附汤。同是一则医案，同是一张治方，捏造不同方名，分置于中、下焦两篇，一云辛甘兼苦法，一云苦辛温法。案同而条不同，药同而法不同，若是著书，真是医门黑暗之世界。

**【原文】**

五八、疟邪久羁，因疟成劳，谓之劳疟；络虚而痛，阳虚而胀，胁有疟母，邪留正伤，加味异功汤主之。

此证气血两伤。《经》云：劳者温之，故以异功温补中焦之气，归、桂合异功温养下焦之血，以姜、枣调和营卫，使气血相生而劳疟自愈。此方补气，人所易见，补血人所不知，《经》谓：中焦受气，取汁变化而赤，是谓血。凡阴阳两伤者，必于气中补血，定例也。

**加味异功汤方**（辛甘温阳法）

人参三钱　　当归一钱五分　　肉桂一钱五分　　炙甘草二钱　　茯苓三钱　　白术（炒焦）三钱　　生姜三钱　　大枣（去核）二枚　　广皮二钱

水五杯，煮成两杯，渣再煮一杯，分三次服。

**【笺正】**

此即疟门陈案，唯前加"疟邪久羁数语"，后删"四剂后用五苓散一服"一句，无怪乎子雨有作伪剽窃之责，且以此等案为下焦病，不胜牵强。

**【原文】**

五九、疟久不解，胁下成块，谓之疟母，鳖甲煎丸主之。

疟邪久扰，正气必虚，清阳失转运之机，浊阴生窃踞之渐，气闭则痰凝血滞，而块势成矣。疟下乃少阳厥阴所过之地，按少阳、厥阴为枢，疟不离乎肝胆，久扰则脏腑皆困，转枢失职，故结成积块，居于所部之分。谓之疟母者，以其由疟而成，且无已时也。按《金匮》原文："病疟以月一日发？

当以十五日愈；设不瘥，当月尽解；如其不瘥，当云何？此结为癥瘕，名曰疟母，急治之，宜鳖甲煎丸。"盖人身之气血与天地相应，故疟邪之著于人身也，其盈缩进退，亦必与天地相应。如月一日发者，发于黑昼月廓空时，气之虚也，当俟十五日愈。五者。生数之终；十者，成数之极；生成之盈数相会，五日一元，十五日三元一周；一气来复，白昼月廓满之时，天气实而人气复，邪气退而病当愈。设不瘥，必俟天气再转，当于月尽解。如其不瘥，又当云何？然月自亏而满，阴已盈而阳已缩；自满而亏，阳已长而阴已消；天地阴阳之盈缩消长已周，病尚不愈，是本身之气血，不能与天地之化机相为流转．日久根深，牢不可破。故宜急治也。

**鳖甲煎丸方**

鳖甲（炙）十二分　乌扇（烧）三分　黄芩三分　柴胡六分　鼠妇（熬）三分　干姜三分　大黄三分　芍药五分　桂枝三分　葶苈（熬）一分　石韦（去毛）三分　厚朴三分　牡丹皮五分　瞿麦二分　紫葳三分　半夏一分　人参一分　䗪虫（熬）五分　阿胶（炒）三分　蜂窝（炙）四分　赤硝十二分　蜣螂（熬）六分　桃仁二分

上二十三味，为细末。取煅灶下灰一斗，清酒一斤五斗，浸灰，俟酒尽一半，煮鳖甲于中，煮令泛烂如胶漆。绞取汁，纳诸药煎为丸，如梧子大。空心服七丸，日三服。

**方论**

此辛苦通降，咸走络法。鳖甲煎丸者，君鳖甲而以煎成丸也，与他丸法迥异，故曰煎丸。方以鳖甲为君者，以鳖甲？神入里，专入肝经血分，能消癥瘕，领带四虫，深入脏络，者升，走者降，飞者兼走络中气分，走者纯走络中血分。助以桃仁、丹皮、紫葳之破满行血，副以葶苈、石韦、瞿麦之行气渗湿，臣以小柴胡、桂枝二汤，总去三阳经未结之邪；大承气急驱入腑已结之渣滓；佐以人参、干姜、阿胶，护养鼓荡气血之正，俾邪无容留之地，而深入脏络之病根拔矣。按小柴胡汤中有甘草，大承气汤中有枳实，仲景之所以去甘草，畏其太缓，凡走络药不须守法；去枳实，畏其太急而走直肠胃，亦非络药所宜也。

**【笺正】**

痰凝血滞与湿温何关？录此不类，杂以泛论，充幅而已。

**【原文】**

六十、太阴三疟，腹胀不渴，呕水，温脾汤主之。

三疟本系深入脏真之痼疾，往往经年不愈．现脾胃症，犹属稍轻。腹胀不渴，脾寒也，故以草果温太阴独胜之寒，辅以厚朴消胀。呕水者，胃寒也，故以生姜降逆，辅以茯苓渗湿而养正。蜀漆乃常山苗，其性急走疟邪，导以桂枝，外达太阳也。

**温脾汤方**（苦辛温里法）

草果二钱　桂枝三钱　生姜五钱　茯苓五钱　蜀漆（炒）三钱

厚朴三钱

水五杯，煮取两标，分二次温服。

**【笺正】**

此即疟门沈五：二案，辑入下焦湿温门不类。且温脾汤方出《千金》，今冒名乱实，实徒惑后人。

**【原文】**

六一、少阴三疟，久而不愈，形寒嗜卧，舌淡脉微，发时不渴，气血两虚．扶阳汤主之。

《疟论篇》：黄帝问曰：时有间二日，或至数日发，或渴或不渴，其故何也？岐伯曰：其间日者，邪气客于六腑，而有时与卫气相失，不能相得，故休数日乃作也。疟者，阴阳更胜也。或甚或不甚，故或渴或不渴。《刺疟篇》曰：足少阴之疟，令人呕吐甚，多寒热，热多寒少，欲闭户牖而处，其病难已。夫少阴疟，邪入至深，本难速已；三疟又系积重难反，与卫气相失之证，久不愈，其常也。既已久不愈矣，气也血也，有不随时日耗散也哉！形寒嗜卧。少阴本证，舌淡脉微不渴，阳微之象。故以鹿茸为君，峻补督脉．一者八脉丽于肝肾，少阴虚，则八脉亦虚；一者督脉总督诸阳，为卫气之根本。人参、附子、桂枝，随鹿茸而峻补太阳，以实卫气；当归随鹿茸以补血中之气，通阴中之阳；单以蜀漆…味，急提难出之疟邪，随诸阳药努力奋争，由卫而出。阴脏阴证，故汤以扶阳为名。

**扶阳汤**（辛甘温阳法）

鹿茸（生锉末，先用黄酒煎得）五钱　熟附子三钱　人参二钱　粗桂枝三钱　当归二钱　蜀漆（炒黑）三钱

水八杯，加入鹿茸酒。煎成三小杯，日三服。

**【笺正】**

此即疟门某三八案。与温病无涉，与湿邪亦无涉，乱辑。其所引《疟论》文亦有误．《疟论》原文："邪气与卫气客于六腑，而有时相失，"今作"邪气客于六腑，而有时与卫气相失，"亦失实。尤可怪者，鹿茸竟动辄用至五钱，有时且直接入煎（如鹿茸汤方），何得如此猛浪，显是脱离临床实际。

**【原文】**

六二、厥阴三疟，日久不已，劳则发热，或有痞结，气逆欲呕，减味乌梅圆法主之。

凡厥阴病甚，未有不犯阴明者。邪不深不成三疟，三疟本有难已之势，既久不已，阴阳两伤。劳则内发热者，阴气伤也；痞结者，阴邪也；气逆欲呕者，厥阴犯阳明，而阳明之阳将惫也。故以乌梅圆法之刚柔并用，柔以救阴，而顺厥阴刚脏之体，刚以救阳，而充阳明阳腑之体也。

**减味乌梅圆法**（酸苦为阴，辛甘为阳复法）

（以下方中多无分量，以分量本难预定，用者临时揣酌可也）

半夏　黄连　干姜　吴萸　茯苓　桂枝　白芍　川椒（炒黑）　乌梅

按：疟痢两门，日久不治，暑湿之邪，与下焦气血混处者，或偏阴、偏阳，偏刚、偏柔；或宜补、宜泻，宜通、宜涩；或从太阴，或从少阴，或从厥阴，或护阳明，其证至杂至多，不及备载。本论原为温暑而没，附录数条于湿温门中者，以见疟痢之原起于暑湿，俾学者识得源头，使杂证有所统属，粗具规模而已。欲求美备，勤绎各家。

**【笺正】**

1. 此窃疟门蔡氏案，但不当删去经闭四载及结瘕长大攻走不定之症，改"素有结瘕"为"或有瘕结"、改"欲呕酸"为"欲呕"，俱失实。

2. 自注分量本难预定，然何以此前每取一叶案，即捏一方名，自定分量？莫可究诘。自己著书，于分量或折或不折，或定或不定，或改或不改，如此不一，实著作粗疏，考虑不周。

**【原文】**

六三、酒客久痢，饮食不减，茵陈白芷汤主之。

久痢无他证，而且能饮食如故，知其病之未伤脏真胃土，而在肠中也；痢久不止者，酒客湿热下注，故以风药之辛，佐以苦味入肠，芳香凉淡也。盖辛能胜湿而升脾阳，苦能渗湿清热，芳香悦脾而燥湿，凉能清热，淡能渗湿也，俾湿热去而脾阳升，痢自止矣。

**茵陈白芷汤方**（苦辛淡法）

绵茵陈　白芷　北秦皮　茯苓皮　黄柏　藿香

**【笺正】**

此即痢门祝三八案，此案"十年久痢"，徐灵胎认为"非煎药所能治者"，鞠通于叶案不能精选，信手采取，辑入湿温门，无识。

**【原文】**

六四、老年久痢，脾阳受伤，食滑便溏，肾阳亦衰，双补汤主之。

老年下虚久痢，伤脾而及肾，食滑便溏，亦系脾肾两伤。无腹痛、肛坠、气胀等证，邪少虚多矣。故以人参、山药、茯苓、莲子、芡实甘温而淡者补脾渗湿，再莲子、芡实，水中之谷，补土而不克水者也；以补骨、苁蓉、巴戟、菟丝、覆盆、萸肉、五味酸甘微辛者，升补肾脏阴中之阳，而兼能益精气安五脏者也。此条与上条当对看，上条以酒客久痢，脏真未伤而湿热尚重，故虽日久仍以清热渗湿为主；此条以老年久痢，湿热无多而脏真已歉，故虽滞下不净，一以补脏固正立法，于此亦可以悟治病之必先识证也。

**双补汤方**（复方也，法见注中）

人参　山药　茯苓　莲子　芡实　补骨脂　苁蓉　萸肉　五味子　巴戟天　菟丝子　覆盆子

【笺正】

痢门蒋五一案，是"久痢用辛甘温而效"后，食血腥滑物，而便溏，属脾虚，叶氏以其年已"五旬外，下亦怯"故用脾肾两补法，此实系痢愈后的补虚调理治法而非治痢法，若滞下不净，即在老人虚人亦不可一味纯补。鞠通以此为痢疾治法，崇拜者或以扶正祛邪粉饰之，以为独得之秘。余谓宜参赵晴初之说，有邪总须祛邪，若有邪不祛，侈谈正胜邪自却，无异说君子满座，小人自无容留之地，若是迂论，断不可从。蒋五一案若滞下未净，以上方吞鸦胆子之类，正邪兼顾则可，一味纯补则不可。

【原文】

六五、久痢，小便不通，厌食欲呕，加减理阴煎主之。

此由阳而伤及阴也。小便不通，阴液涸矣；厌食欲呕，脾胃两阳败矣。故以熟地、白芍、五味收三阴之阴，附子通肾阳，炮姜理脾阳，茯苓理胃阳也。按原方通守兼施，刚柔互用，而名理阴煎者，意在偏护阴也。熟地守下焦血分，甘草守中焦气分，当归通下焦血分，炮姜通中焦气分，盖气能统血，由气分之通，及血分之守，此其所以为理也。此方去甘草、当归，加白芍、五味、附子、茯苓者，为其厌食欲呕也。若久痢阳不见伤，无食少欲呕之象，但阴伤甚者，又可以去刚增柔矣。用成方总以活泼流动，对症审药为要。

**加减理阴煎方**（辛淡为阳酸甘化阴复法。凡复法，皆久病未可以一法了事者）。

熟地　白芍　附子　五味　炮姜　茯苓

**【笺正】**

此即痢门某案，徐灵胎认为此案方证不合。叶案为门诊实录，有效者有不效者，有用药合理者有不合理者，均须具体分析，若乏选择眼光，不能妥为精选，信手辑取，列为矜式，如鞠通之作条辨，难免误人。

**【原文】**

六六、久痢带瘀血，肛中气坠，腹中不痛，断下渗湿汤主之。

此涩血分之法也。腹不痛，无积滞可知，无积滞，故用涩也。然腹中虽无积滞，而肛门下坠，痢带瘀血，是气分之湿热久而入于血分，故重用樗根皮之苦燥湿、寒胜热、涩以断下，专入血分而涩血为君；地榆得先春之气，木火之精，去瘀生新；茅术、黄柏、赤苓、猪苓开膀胱，使气分之湿热，由前阴而去，不致遗留于血分也；楂肉亦为化瘀而设，银花为败毒而然。

**断下渗湿汤方**（苦辛淡法）

樗根皮（炒黑）一两　生茅术一钱　生黄柏一钱　地榆（炒黑）二钱五分　楂肉（炒黑）三钱　银花（炒黑）一钱五分　赤苓二钱　猪苓二钱五分

水八杯，煮成三杯，分三次服。

**【笺正】**

此即朱三九案，唯改"下痢"为"久痢"'而已。

**【原文】**

六七、下痢无度，脉微细，肢厥，不进食，桃花汤主之。

此涩阳明阳分法也。下痢无度，关闸不藏；脉微细肢厥，阳欲脱也。故以赤石脂急涩下焦，粳米合石脂堵截阳明，干姜温里而回阳，俾痢止则阴留．阴留则阳斯恋矣。

**桃花汤**（方法见温热下焦篇）

**【笺正】**

此即痢门某案，唯作伪掩饰，颠倒句子而已。

**【原文】**

六八、久痢，阴伤气陷，肛坠尻酸，地黄余粮汤主之。

此涩少阴阴分法也。肛门坠而尻脉酸，肾虚而津液消亡之象。故以熟地、五味补肾而酸甘化阴；余粮固涩下焦，而酸可除，坠可止，痢可愈也（按石脂、余粮。皆系石药而性涩，桃花汤用石脂不用余粮。此则用余粮而不用石脂。盖石脂甘温，桃花温剂也；余粮甘平，此方救阴剂也，无取乎温，而有取乎平也）。

**地黄余粮汤方**（酸甘兼涩法）

熟地黄　禹余粮　五味子

**【笺正】**

痢门王五十案，是下泻久而阴伤气坠之证，叶氏原意，谓久痢久泻属肾，但有阳虚阴虚之分，久泻之属阳虚者用四神丸，久泻之属阴虚者用熟地、五味、禹余粮。编书者无识，因"久痢久泻为肾病"一语，将此案误编入痢门，鞠通因其为痢门案而复辑入湿温门，真是误上加误。

**【原文】**

六九、久痢伤肾，下焦不固，肠腻滑下，纳谷运迟。三神丸主之。

此涩少阴阴中之阳法也。肠腻滑下，知下焦之不固；纳谷运迟，在久痢之后，不惟脾阳不运，而肾中真阳亦衰矣。故用三神丸温补肾阳，五味兼收其阴，肉果涩自滑之脱也。

**三神丸方**（酸甘辛温兼涩法，亦复方也）

五味子　补骨脂　肉果（去净油）

**【笺正】**

此即周四六案。凡读《条辨》者，当明其文出处，结合原书研读，方不为其所愚，此为读本书至要之法，惜人多忽之，故不免见浅之诮。

**【原文】**

七十、久痢伤阴，口渴舌干，微热微咳，人参乌梅汤主之。

口渴微咳于久痢之后，无湿热客邪款证，故知其阴液大伤，热病液涸，急以救阴为务。

**人参乌梅汤**（酸甘化阴法）

人参　莲子（炒）　炙甘草　乌梅　木瓜　山药

按：此方于救阴之中，仍然兼护脾胃。若液亏甚而土无他病者，则去山药、莲子，加生地、麦冬，又一法也。

**【笺正】**

此即痢门孙案第三诊。泄泻、痢疾，古人常混称下利，此案下利腹不甚痛，叶氏先用炭药，似属泄泻治法，鞠通以案在痢门及"泻痢久必阴损液耗"之语，视为久痢，未可定论，值得研究。

**【原文】**

七一、痢久阴阳两伤，少腹肛坠，腰胯脊髀酸痛，由脏腑伤及奇经，参茸汤主之。

少腹坠，冲脉虚也；肛坠，下焦之阴虚也；腰，肾之腑也；胯，胆之穴也（谓环跳）；脊，太阳夹督脉之部也；髀，阳明部也，俱酸痛者，由阴络而伤及奇经也。参补阳明，鹿补督脉，归、茴补冲脉，菟丝、附子升少阴，杜仲主腰痛，俾八脉有权，肝肾有养，而痛可止，坠可升提也。

按环跳本穴属胆，太阳少阴之络实会于此。

**参茸汤**（辛甘温法）

人参　鹿茸　附子　当归（炒）　茴香（炒）　菟丝子
杜仲

按：此方虽曰阴阳两补，而偏于阳。若其人但坠而不腰脊痛，偏于阴伤多者，可于本方去附子加补骨脂，又一法也。

**【笺正】**

此即痢门某案，其方属温补奇经法，阳虚者宜之，阴阳两虚已属不宜，若阴伤多者，即去附子加补骨脂，亦不合拍。

**【原文】**

七二、久痢伤及厥阴，上犯阳明，气上撞心，饥不欲食，干呕腹痛，乌梅圆主之。

肝为刚脏，内寄相火，非纯刚所能折；阳明腑，非刚药不复其体。仲景厥阴篇中，列乌梅圆治木犯阳明之吐蚘，自注曰：又主久痢方。然久痢之症不一，亦非可一概用之者也。叶氏于木犯阳明之疟痢，必用其法而化裁之，大抵柔则加白芍、木瓜之类，刚则加吴萸、香附之类，多不用桂枝、细辛、黄柏，其与久痢纯然厥阴见证，而无犯阳明之呕而不食撞心者，则又纯乎用柔，是治厥阴久痢之又一法也。按泻心寒热并用，而乌梅圆则又寒热刚柔并用矣。盖泻心治胸膈间病，犹非纯在厥阴也，不过肝脉络胸耳。若乌梅圆则治厥阴，防少阳，护阳明之全剂。

**乌梅圆方**（酸甘辛苦复法。酸甘化阴，辛苦通降．又辛甘为阳，酸苦为阴）

乌梅　细辛　干姜　黄连　当归　附子　蜀椒（炒焦去汗）桂枝　人参　黄柏

此乌梅圆本方也。独无论者，以前贤名注林立，兹不再赘。分量制法，悉载《伤寒论》中。

**【原文】**

七三、休息痢．经年不愈，下焦阴阳皆虚，不能收摄，少腹气结，有似癥瘕，参芍汤主之。

休息痢者，或作或止，止而复作，故名休息，古称难治。所以然者，正气尚旺之人，即受暑、湿、水、谷、血、食之邪太重，必日数十行，而为胀、为痛、为里急后重等证，必不或作或辍也。其成休息证者，大抵有二，皆以正虚之故。一则正虚留邪在络，至其年月日时复发，而见积滞腹痛之实证者，可遵仲景凡病至其年月日时复发者当下之例，而用少少温下法，兼通络脉，以去其隐伏之邪；或丸药缓攻，俟积尽而即补之；或攻补兼施，中下并治，此虚中之实证也。一则纯然虚证，以痢久滑泄太过，下焦阴阳两伤，气结似乎癥瘕，而实非癥瘕，舍温补其何从！故以参、苓、炙草守补中焦，参、附固下焦之阳，白芍、五味收三阴之阴，而以少阴为主，盖肾司二便也。汤名参芍者，取阴阳兼固之义也。

**参芍汤方**（辛甘为阳酸甘化阴复法）

人参　白芍　附子　茯苓　炙甘草　五味子

【笺正】

此即某氏案，唯将经期不来一证删去。徐灵胎认为："休息痢必有伏邪沉积"，对"休息痢经两年，明是下焦阴阳皆虚"之论，徐氏斥为"谬论"。结合西医学辨病看，休息痢多属慢性阿米巴痢疾，此案方药，对阿米巴痢疾无效，此病虽久，仍有伏邪，徐氏之论诚是，即证虚者，亦以证病同治为宜，鸦胆子治本病有佳效，可参用之。

【原文】

七四、噤口痢，热气上冲，肠中逆阻似闭，腹痛在上尤甚者，白头翁汤主之。

此噤口痢之实证，而偏于热重之方也。

**白头翁汤**（方注见前）

【原文】

七五、噤口痢，左脉细数，右手脉弦，干呕腹痛，里急后重，积下不爽，加减泻心汤主之。此亦噤口痢之实证，而偏于湿热太重者也。脉细数，湿热著里之象；右手弦者，木入土中之象也。故以泻心去守中之品，而补以运之，辛以开之，苦以降之；加银花之败热毒，楂炭之克血积，木香之通气积，白芍以收阴气，更能于土中拔木也。

**加减泻心汤方**（苦辛寒法）

川连　黄芩　干姜　银花　楂炭　白芍　木香汁

【笺正】

上两条即痢门包姓案二三两诊。首诊用药与三诊大体相同，想是服后未效，下热燔燎，故二诊恐阴液同归于尽而改用白头翁汤急清，三诊复用首诊方法，至四诊已露"阴气消亡之征"，综前后四诊观之，此系验案抑失手案，尚须研究，未可信手摭拾，遂为后学矜式。同一病人，经作"偏于热重之方也"，"偏于湿热太重者也"之注，极易使人眩目。

木香用汁，亦叶、吴好奇之癖。

【原文】

七六、噤口痢，呕恶不饥，积少痛缓，形衰脉弦，舌白不渴，加味参苓白术散主之。

此噤口痢邪少虚多，治中焦之法也。积少痛缓，则知邪少；舌白者无热；形衰不渴，不饥不食，则知胃关欲闭矣；脉弦者，《金匮》谓：弦则为减。盖谓阴精阳气俱不足也。《灵枢》谓：诸小脉者，阴阳形气俱不足，勿取以针，调以甘药也。仲景实本于此而作建中汤，治诸虚不足，为一切虚劳之祖方。李东垣又从此化出补中益气、升阳益气、清暑益气等汤，皆甘温除大热法，究不若建中之纯，盖建中以德胜，而补中以才胜者也。调以甘药者，十二经皆秉气于胃，胃复则十二经之诸虚不足，皆可复也。叶氏治虚多脉弦之噤口痢，仿古之参苓白术散而加之者，亦同诸虚不足调以甘药之义，又从仲景、东垣两法化出，而以急复胃气为要者也。

**加味参苓白术散方**（本方甘淡微苦法，加则辛甘化阳，芳香悦脾，微辛以通，微苦以降也。）

人参二钱　白术（炒焦）一钱五分　茯苓一钱五分　扁豆（炒）二钱　薏仁一钱五分　桔梗一钱　砂仁（炒）七分　炮姜一钱　肉豆蔻一钱　炙甘草五分

共为极细末，每服一钱五分，香粳米汤调服，日二次。

**方论**

参苓白术散原方，兼治脾胃，而以胃为主者也，其功但止土虚无邪之泄泻而已。此方则通宣三焦，提上焦，涩下焦，而以醒中焦为要者也。参、苓，白术加炙草，则成四君矣。按四君以参、苓为胃中通药，胃者腑也，腑以通为补也；白术、炙草，为脾经守药，脾者脏也，脏以守为补也。茯苓淡渗，下达膀胱，为通中之通；人参甘苦，益肺胃之气，为通中之守；白

术苦能渗湿，为守中之通；甘草纯甘，不兼他味，又为守中之
守也，合四君为脾胃两补之方。加扁豆、薏仁以补肺胃之体，
炮姜以补脾肾这用；桔梗从上焦开提清气，砂仁、肉蔻从下焦
固涩浊气，二物皆芳香，能涩滑脱，而又能通下焦之郁滞，兼
醒脾阳也。为末，取其留中也；引以香粳米，亦以其芳香悦
土，以胃所喜为补也。上下斡旋，无非冀胃气渐醒，可以转危
为安也。

**【笺正】**

此即乔案，唯将"饮水日泻数行"等语删除。用德才喻
方，亦不可解。

**【选注】**

叶子雨：叶氏此案，是久痢屡进香连丸，及理气导湿清
热，延经四十余日，胃倒气夺，中宫损极，下关不摄之治，方
案服法俱佳，鞠通窃来，而不叙明久痢之因，便觉此方于初病
噤口者不合。

**【原文】**

七七、噤口痢，胃关不开，由于肾关不开者，肉苁蓉汤
主之。

此噤口痢邪少虚多，治下焦之法也。盖噤口日久，有责在
胃者，上条是也；亦有由于肾关不开，而胃关愈闭者，则当以
下焦为主。方之重用苁蓉者，以苁蓉感马精而生，精血所生之
草而有肉者也。马为火畜，精为水阴，禀少阴水火之气而归于
太阴坤土之药，其性温润平和，有从容之意，故得从容之名，
补下焦阳中之阴有殊功。《本经》称其强阴益精，消癥瘕。强
阴者，火气也，益精者，水气也，癥瘕乃气血积聚有形之邪，
水火既济，中土气盛，而积聚自消。兹以噤口痢阴阳俱损，水
土两伤，而又滞下之积聚未清，苁蓉乃确当之品也；佐以附子
补阴中之阳，人参、干姜补土，当归、白芍补肝肾，芍用桂制
者，恐其呆滞，且束入少阴血分也。

**肉苁蓉汤**（辛甘法）

肉苁蓉（泡淡）一两　　附子二钱　　人参二钱　　干姜炭二钱　　当

归二钱　白芍（肉桂汤浸炒）三钱

水八杯，煮取三杯，分三次缓缓服，胃稍开，再作服。

**【笺正】**

此取邵新甫论姚颐真治痢法一段而成，徐灵胎认为姚氏法"遇大虚偶中一二则有之，以为秘方，误人不浅"。其说宜参。鞠通剪取而复加"苁蓉感马精而生"之按，糟粕。

# 秋　燥

**【原文】**

咳，或不咳，甚则痉厥者，三甲复脉汤主之，定风珠亦主之，专翕大生膏亦主之。肾主五液而恶燥，或由外感邪气久羁而伤及肾阴，或不由外感而内伤致燥，均以培养津液为主。肝木全赖肾水滋养，肾水枯竭，肝断不能独治，所谓乙癸同源，故肝肾并称也。三方由浅入深，定风浓于复脉，皆用汤，从急治。专翕取乾坤之静，多用血肉之品，熬膏为丸，从缓治。盖下焦深远，草木无情。故用有情缓治。再暴虚易复者，则用二汤；久虚难复者，则用专翕。专翕之妙，以下焦丧失皆腥臭脂膏，即以腥臭脂膏补之，较之丹溪之知柏地黄，云治龙雷之火而安肾燥，明眼自能辨之。盖凡甘能补，凡苦能泻，独不知苦先入心．其化以燥乎！再龙雷不能以刚药直折也，肾水足则静，自能安其专翕之性；肾水亏则动而躁，因燥而躁也。善安龙雷者。莫如专翕，观者察之。

**三甲复脉汤、定风珠**（并见前）

**专翕大生膏**（酸甘酸法）

人参二斤（无力者以制洋参代之）　茯苓二斤　龟板（另熬胶）一斤　乌骨鸡一对　鳖甲一斤（另熬胶）　牡蛎二斤　鲍鱼二斤　海参二斤　白芍二斤　五味子半斤　麦冬二斤（不去心）　羊腰子八对

猪脊髓一斤　鸡子黄二十圆　阿胶二斤　莲子二斤　芡实三斤　熟地黄三斤　沙苑蒺藜一斤　白蜜一斤　枸杞子（炒黑）一斤

上药分四铜锅（忌铁器，搅用铜勺），以有情归有情者二，无情归无情者二，文火细炼三昼夜，去渣；再熬六昼夜；陆续合为一锅，煎炼成膏，末下三胶，合蜜和匀，以方中有粉无汁之茯苓、白芍、莲子、芡实为细末，合膏为丸。每服二钱，渐加至三钱，日三服，约一日一两，期年为度。每殒胎必三月，肝虚而热者。加天冬一斤，桑寄生一斤，同熬膏，再加鹿茸二十四两为末（本方以阴生于八，成于七，故用三七二十一之奇方，守阴也。加方用阳生于七，成于八，三八二十四之偶方，以生胎之阳。古法通方多用偶，守法多用奇，阴阳互也）。

**【笺正】**

1. 丹溪知柏地黄合用法，鞠通认为属刚药直折，不合龙雷之火治法，故摒弃之而以专翁大生膏代之。然则于阴虚火亢之证，大补阴丸可用，而此方实不可用，"此方秽浊，一味蛮补，用者慎之。"且知柏地黄之甘寒苦寒合用，与黄连阿胶汤同法，若丹溪法以"苦先入心，其化以燥"责之，则黄连阿胶法又何如。

2. 阴生于八、阳生于七云云，纯系玄学。如拘于三七守阴，三八生胎之说，以为多一味即不足守阴，减一味即不足生胎，则冬烘之见，足堪一噱。

# 卷四 杂 说

（笺正14条，选注2家、3条）

## 汗 论

### 【原文】

汗也者，合阴精阳气蒸化而出者也。《内经》云：人之汗，以天地之雨名之。盖汗之为物，以阳气为运用，以阴精为材料。阴精有余，阳气不足，则汗不能自出，不出则死；阳气有余，阴精不足，多能自出，再发则痉，痉亦死，或熏灼而不出，不出亦死也。其有阴精有余，阳气不足，又为寒邪肃杀之气所搏，不能自出者，必用辛温味薄急走之药，以运用其阳气，仲景之治伤寒是也。伤寒一书，始终以救阳气为主。其有阳气有余，阴精不足，又为温热升发之气所烁，而汗自出，或不出者，必用辛凉以止其自出之汗，用甘凉甘润培养其阴精为材料，以为正汗之地，本论之治温热是也。本论始终以救阴精为主。此伤寒所以不可不发汗，温热病断不可发汗之大较也。唐宋以来，多昧于此，是以人各著一伤寒书，而病温热者之祸亟矣。呜呼！天道欤？抑人事欤？

### 【笺正】

阳气不足即阳虚，阴精不足即阴虚。阴虚而汗乏化源，汗不能出，故滋阴亦能作汗；阳虚而卫外不固，汗能自出，故补阳亦能止汗。鞠通论汗，显是偏执谈理，不值一哂。至仲景《伤寒》一书，鞠通说始终以救阳气为主，修园说始终以存津液为主。鞠通所言，是就寒证说；修园所说，是就热证言。吴、陈两家，均有所见，各有其偏，必合之而方全。辛凉止汗之"止"字与温病断不可发汗之"断"字均欠酌，因发汗之法，大别之有辛温发汗与辛凉发汗二种，后者正是温病初起见表证而无汗者之治法，且证诸临床，又何尝有用辛凉药止汗之治法。

**【选注】**

叶子雨：伤寒乃寒邪束缚肌表，自宜辛温发汗，以达表邪。温病专由伏气者，当清里热，可不必发汗；若由外邪触发者，又不可不发汗，惟不宜辛温重剂，辛凉轻剂葱豉汤可矣。设夹湿，湿与热蒸，则自汗出而热不解，又当于辛凉轻剂中，佐甘淡渗湿，湿行热自解，汗自止。此章统言温热病断不可发汗，辨证尚欠分晓，而断字尤属语病。

方中行：或问天有六气，风、寒、暑、湿、燥、火。风、寒、暑、湿，经皆揭病出条，例以立论，而不揭燥、火，燥、火无病可论乎？曰：《素问》言春伤于风，夏伤于暑，秋伤于湿，冬伤于寒者，盖以四气之在四时，各有专论，故皆专病也。燥火无专令，故不专病，而寄病于百病之中；犹土无正位，而寄王于四时辰戌丑未之末。不揭者，无病无燥火也。愚按此论，牵强臆断，不足取信，盖信经太过则凿之病也。春风，夏火，长夏湿土，秋燥，冬寒，此所谓播五行于四时也。经言先夏至为病温，即火之谓；夏伤于暑，指长夏中央土而言也；秋伤于湿，指秋初而言，乃上令湿土之气，流行未尽。盖天之行令，每微于令之初。而盛于令之末。至正秋伤燥，想代远年湮，脱简故耳。喻氏补之诚是，但不当硬改经文，已详论于下焦寒湿第四十七条中。今乃以土寄王四时比燥火，则谬甚矣。夫寄王者，湿土也，岂燥火哉！以先生之高明，而于六气乃昧昧焉，亦千虑之失矣。

# 伤寒注论

**【原文】**

仲祖《伤寒论》，诚为金科玉律，奈注解甚难。盖代远年湮，中间不无脱简，又为后人妄增，断不能起仲景于九原而问之，何条在先，何条在后，何处尚有若干文字，何处系后人伪增，惟有阙疑阙殆，择其可信者而从之，不可信者而考之已尔。创斯注者，则有林氏、成氏，大抵随文顺解，不能透发精义，然创始实难，不为无功。有明中行方先生，实能苦心力索，畅所欲言，溯本探微，阐幽发秘，虽未能处处合拍，而大端已具。喻氏起而作《尚论》，补其阙略，发其所未发，亦诚仲景之功臣也；然除却心解数处，其大端亦从方论中来，不应力诋方氏。北海林先生，刻方氏前条辨，附刻《尚论篇》，历数喻氏僭窃之罪，条分而畅评之。喻氏之后，又有高氏，注尚论发明，亦有心得可取处，其大端暗窃方氏，明尊喻氏，而又力诋喻氏，亦如喻氏之于方氏也。北平刘觉莼先生起而证之，亦如林北海之证尚论者然，公道自在人心也。其他如郑氏、程氏之后条辨，无足取者，明眼人自识之。舒驰远之集注，一以喻氏为主，兼引程郊倩之后条辨，杂以及门之论断，若不知有方氏之前条辨者，遂以喻氏窃方氏之论，直谓为喻氏书矣。此外有沈目南注，张隐庵集注，程云来集注，皆可阅。至慈溪柯韵伯注《伤寒论》著《来苏集》，聪明才辨，不无发明，可供采择；然其自序中谓大青龙一证，方、喻之注大错，目之曰郑声，曰杨墨，及取三注对勘，虚中切理而细绎之，柯注谓风有阴阳，汗出脉缓之桂枝证，是中鼓动之阳风；汗不出，脉紧，烦躁之大青龙证，是中凛冽之阴风。试问中鼓动之阳风者，而主以桂枝辛甘温法，置《内经》风淫于内，治以辛凉，佐以苦甘之正法于何地？仲景自序云："撰用《素问》《九卷》，"反背《素问》而立法耶？且以中鼓动之阳风者，主以甘温之桂枝，中凛冽之阴风者，反主以寒凉之石膏，有是理乎？其注烦躁，又曰热淫于内，则心神烦扰；风淫于内，故手足躁乱（方先生原注：风为烦，寒则躁）。既曰凛冽阴风，又曰热淫于内，有是理乎？种种矛盾，不可枚举。方氏立风伤卫，寒伤营，风寒两伤营卫，吾不敢谓即仲景之本来面目；然欲使后学眉目清楚，不为无见。如柯氏之所序，亦未必即仲景之心法，而高于方氏也。其删改原文处，多逞臆说，不若方氏之纯正矣；且方氏创通大义，其功不可没也。喻氏、高氏、柯氏，三子之于方氏，补偏救弊，其卓识妙悟，不无可取，而独恶其自高已见，各立门户，务掩前人之善耳。后之学者，其各以明道济世为急，毋以争名竞胜为心，民生幸甚。

【笺正】

斥柯琴说中阳风不可主以桂枝汤，又说此论中亦言伤风，此风乃解冻之温风，又以桂枝汤治温病。若桂枝汤证所中之风是阴风，中阴风何以竟称为温病？若所中之风是阳风，今又何以以此责柯琴？若伏温因风寒而诱发，成内热外寒之证，何以反用桂枝解肌法？"种种矛盾，不可枚举"，鞠通以此责柯琴，今仍以之责鞠通。子雨说："鞠通以发热不恶寒之温病条下，捏造主以桂枝汤，皆因未见伤寒原论，不明仲景著书之义，以为《伤寒论》本可听人添抹涂改者，柯韵伯之'论注'、'论翼'，原间有可议处，然未若鞠通之谬妄也。"

# 风　论

【原文】

《内经》曰：风为百病之长。又曰：风者善行而数变。夫风何以为百病之长乎？大易曰：元者善之长也。盖冬至四十五日以后夜半少阳起而立春，于立春前十五日交大寒节，而厥阴风木行令，所以疏泄一年之阳气，以布德行仁，生养万物者也。故王者功德既成以后，制礼作乐，舞八佾而宣八风，所谓四时和，八风理，而民不夭折。风非害人者也，人之腠理密而精气足者，岂以是而病哉！而不然者，则病斯起矣。以天地生生之具，反为人受害之物，恩极大而害亦广矣。盖风之体不一，而风之用有殊。春风自下而上，夏风横行空中，秋风自上而下，冬风刮地而行。其方位也，则有四正四隅，此方位之合于四时八节也。立春起艮方，从东北隅而来，名之曰条风，八节各随其方而起，常理也。如立春起坤方，谓之冲风，又谓之虚邪贼风，为其乘月建之虚，则其变也。春初之风，则夹寒水之母气；春末之风，则带火热之子气；夏初之风，则木气未尽，而炎火渐生；长夏之风，则夹暑气、湿气、木气（未为木库），大雨而后暴凉，则夹寒水之气；久晴不雨，以其近秋也，而先行燥气，是长夏之风，无所不兼，而人则无所不病矣。初秋则夹湿气，季秋则兼寒水之气，所以报冬气也。初冬犹兼燥金之气，正冬则寒水本令，而季冬又报来春风木之气，纸鸢起矣。再由五运六气而推大运，如甲己之岁，其风多兼湿气；一年六气中，客气所加何气，则风亦兼其气而行令焉。然则五运六气非风不行，风也者，六气之帅也，诸病之领袖也，故曰：百病之长也。其数变也奈何？如夏日早南风，少移时则由西而北而东，方南风之时，则晴而热，由北而东，则雨而寒矣。四时皆有早暮之变，不若夏日之数而易见耳。夫夏日曰长曰化，以盛万物也，而病亦因之而盛，《阴符》所谓害生于恩也。无论四时之风，皆带凉气者，木以水为母也；转化转热者，木生火也；且其体无微不入，其用无处不有，学者诚能体察风之体用，而于六淫之病，思过半矣。前人多守定一桂枝，以为治风之祖方；下此则以羌、防、柴、葛为治风之要药，皆未体风之情，与《内经》之精义者也。桂枝汤在伤寒书内，所治之风，风兼寒者也，治风之变法也。若风之不兼寒者，则从《内经》风淫于内，治以辛凉，佐以苦甘，治风之正法也。以辛凉为正而甘温为变者何？风者木也，辛凉者金气，金能制木故也。风转化转热，辛凉苦甘则化凉气也。

**【选注】**

叶子雨：《灵枢·九宫八风篇》，论太乙所居之宫徙游之日甚详，其谓虚乡来之风，乃能病人者，即四正四维之冲风也，如其时春风从西方来者，为从虚乡来之贼风，盖金为克木也，余可类推。既是桂枝汤所治之风，乃兼寒之风，何以上焦首条，妄谓仲景治风温之方。

# 医书亦有经子史集论

**【原文】**

儒书有经子史集，医书亦有经子史集。《灵枢》，《素问》，《神农本经》，《难经》，《伤寒论》，《金匮玉函经》，为医门之经：而诸家注论、治验、类案、本草、方书等，则医之子、史、集也。经细而子、史、集粗。经纯而子、史、集杂，理固然也。学者必不可不尊经，不尊经则学无根柢，或流于异端；然尊经太过，死于句下，则为贤者过之，《孟子》所谓：尽信书，则不如无书也。不肖者不知有经，仲景先师所谓：各承家技，终始顺旧，省疾问病，务在口给，相对斯须，便处汤药，自汉时而已然矣，遑问后世，此道之所以常不明而常不行也。

**【笺正】**

学术发展，也是"长江后浪推前浪"，总是后来者居上，谓经细而后世医著粗，未免厚古而薄今也。

## 本论起银翘散论

**【原文】**

本论第一方用桂枝汤者，以初春余寒之气未消，虽曰风温（系少阳之气），少阳紧承厥阴，厥阴根乎寒水，初起恶寒之证尚多，故仍以桂枝为首，犹时文之领上文来脉也。本论方法之始，实始于银翘散。

吴按：六气播于四时，常理也。诊病者，要知夏日亦有寒病，冬日亦有温病，次年春夏，尚有上年伏暑，错综变化，不可枚举，全在测证的确。本论凡例内云：除伤寒宗仲景法外，俾四时杂感，朗若列眉，后世学者，察证之时；若真知确见其为伤寒，无论何时，自当仍宗仲景；若真知六气中为何气，非伤寒者，则于本论中求之。上焦篇辨伤寒温暑疑似之间最详。

**【笺正】**

叶氏之葱豉汤，仲景之麻杏甘石汤，以及葛根芩连汤、黄芩汤等，均为治温病初起之要方，笔者对此，尝作专文，文附书末，读者可参[18]。鞠通于风温、温热、温疫、冬温等多种温病，立一法以统治，出一方以主之，方法如此简单，难免治术退化。时逸人认为："温病初起，桑菊、银翘力量太轻，白虎力量太重，太过不及，都不适宜。《伤寒论》中麻杏甘石、葛根黄连黄芩汤，都可借用，吴氏计不及此，未免所见不广。"叶子雨说："风温者，内伏温邪，外感风热，先宜辛凉解表，徐议清里，此证固属春令为多，而冬日亦间有之，岂桂枝汤温里所宜，泥执六淫主气，谓春初余寒未消，少阳紧承厥阴，厥阴根乎寒水之气，然则冬温一证，当用伤寒治法，非麻、桂不解矣，但仲景风温条下，并未立治法，'桂枝汤主之'五字，是鞠通捏造。自条自辨，已属奇文，自己立宗，则更奇矣。通篇剽窃叶案为多，而舍葱豉汤勿用，杜撰一银翘散，欲通治诸温，多见其不自量也。"此两家之论，均有一定见地，故录之。

# 本论粗具规模论

**【原文】**

本论以前人信经太过（经谓热病者，伤寒之类也，又以《伤寒论》为方法之祖．故前人遂于伤寒法中求温热，中行且犯此病），混六气于一《伤寒论》中，治法悉用辛温，其明者亦自觉不合，而未能自立模范。瑭哀道之不明，人之不得其死，不自揣度而作是书，非与人争名，亦毫无求胜前贤之私心也。至其序论采录处，粗陈大略，未能细详，如暑证中之大顺散、冷香饮子、浆水散之类，俱未收录。一以前人已有，不必屋上加屋，一以卷帙纷繁，作者既苦目力无多，观者反畏繁而不览，是以本论不过粗具三焦六淫之大概规模而已。惟望后之贤者，进而求之，引而伸之，斯愚者之大幸耳。

**【笺正】**

《伤寒论》明是六气并论之书，如霍乱，非湿而何？中暍，非暑而何？中风，非风而何？凡此诸证，岂是后人混入耶？作者于此尝有专文，已附书末，读者可参[6]。

**【选注】**

包识生：篇中之立论治法，多遵《伤寒论》原方，既以伤寒之方治温病，则温病为伤寒之一种热病可知矣，抑何有温病之别也，且《伤寒论》中之火病，暑病，燥病，非热耶？即称为温病，不可也耶。吴氏之暑温，非伤寒之暑喝病耶？吴氏之温热，非伤寒之火病耶？吴氏之秋燥，非伤寒之燥病耶？吴氏之湿温，非伤寒之湿温病耶？

# 寒 疫 论

**【原文】**

世多言寒疫者，究其病状，则憎寒壮热，头痛骨节烦疼，虽发热而不甚渴，时行则里巷之中，病俱相类，若役使者然；非若温病之不甚头痛骨痛而渴甚，故名曰寒疫耳。盖六气寒水司天在泉，或五运寒水太过之岁，或六气中加临之客气为寒水，不论四时，或有是证，其未化热而恶寒之时，则用辛温解肌；既化热之后，如风温证者，则用辛凉清热，无二理也。

**【笺正】**

1. 寒疫未化热时用辛温解肌，化热之后则用清法，伤寒亦然，前何以竟云伤寒始终以救阳为主，亦是不思之甚矣！

2. 湿热疫初起多有憎寒壮热，头痛骨节烦疼，虽发热而不甚渴，苔白厚腻如积粉等症状如又可之所述者，岂可据此而便指为寒疫？

# 伪 病 名 论

**【原文】**

病有一定之名，近有古无今有之伪名，盖因俗人不识本病之名而伪造者，因而乱治，以致误人性命。如滞下，肠澼，便下脓血，古有之矣，今则反名曰痢疾。盖利者，滑利之义，古称自利者，皆泄泻通利太过之证也。滞者，瘀涩不通之象，二义正相反矣，然治法尚无大疵谬也。至妇人阴挺、阴蚀、阴痒、阴菌等证，古有明文，大抵多因于肝经郁结，湿热下注，浸淫而成，近日北人名之曰癏，历考古文，并无是字，焉有是病！而治法则用一种恶劣妇人，以针刺之，或用细勾勾之，利刀割之，十割九死，哀哉！其或间有一二刀伤不重，去血不多，病本轻微者，得愈，则恣索重谢。试思前阴乃肾之部，肝经蟠结之地，冲任督三脉由此而分走前后，岂是肆用刀勾之所。甚则肝郁胁痛，经闭寒热等证，而亦名之曰癏，无形可割，则以大针针之。在妇人犹可借口曰：妇人隐疾，以妇人治之。甚至数岁之男孩，痔疮、疝、瘕、疳疾，外感之遗邪，总而名之曰癏，而针之，割之，更属可恶。在庸俗乡愚，信而用之，犹可说也，竟有读书明理之文人，亦为之蛊惑，不亦怪哉。又如暑月中恶腹痛，若霍乱而不得吐泻，烦闷欲死，阴凝之痧证也，治以苦辛芳热则愈，成霍乱则轻，论在中焦寒湿门中，乃今世相传谓之痧证，又有绞肠痧、乌痧之名，遂至方书中亦有此等名目矣。俗治以钱刮关节，使血气一分一合，数分数合阳气行，行则通，通则痧开痛减而愈。但愈后周十二时不可饮水，饮水得阴气之凝，则留邪在络，遇寒或怒（动厥阴）则不时举发，发则必刮痧也。是则痧固伪名，刮痧乃通阳之法，虽流俗之治，颇能救急，犹可也。但禁水甚难，最易留邪。无奈近日以刮痧之法刮温病，夫温病，阳邪也，刮则通阳太急，阴液立见消亡，虽后来医治得法，百无一生。吾亲见有痉而死者，有痒不可忍而死者。庸俗之习，牢不可破，岂不哀哉！此外伪名妄治颇多，兹特举其尤者耳。若时医随口捏造伪名，南北皆有，不胜指屈矣。呜呼！名不正，必害于事，学者可不察乎！

# 温病起手太阴论

**【原文】**

　　四时温病，多似伤寒，伤寒起足太阳。今谓温病起手太阴，何以手太阴亦主外感乎？手太阴之见证，何以大略似足太

阳乎？手足有上下之分，阴阳有反正之义，庸可混乎！《素问
·平人气象论》曰："藏真高于肺，以行营卫阴阳也"。《伤寒
论》中，分营分卫，言阴言阳，以外感初起，必由卫而营，
由阳而阴。足太阳如人家大门，由外以统内，主营卫阴阳；手
太阴为华盖，三才之天，由上以统下，亦由外以包内，亦主营
卫阴阳，故大略相同也。大虽同而细终异，异者何？如太阳之
窍主出，太阴之窍兼主出入；太阳之窍开于下，太阴之窍开于
上之类，学者须于同中求异，异中验同，同异互参，真诠
自见。

**【笺正】**

温病初起，因病种、病人、时令、环境等多种因素之异而
表现不同之症状，证不同，治亦不同，借伏气学说以解释病
理，以便使治疗有所依据，其说空灵活泼，很具实用价值，利
于指导临床。本书最大缺点，便是新感、伏气混淆不别，把一
切温病悉纳于初起必先犯手太阴之主观想象中。时逸人对此尝
予批评，说："如外感初起，并无呼吸器的症状，一概认为在
手太阴，未免无的放矢。"事实如此。

# 燥 气 论

**【原文】**

前三焦篇所序之燥气，皆言化热伤津之证，治以辛甘微凉
（金必克木，木受克，则子为母复仇，火来胜复矣），未及寒化。盖燥气寒
化，乃燥气之正，《素问》谓"阳明所至为清劲"是也。《素
问》又谓"燥极而泽"（土为金母，水为金子也），本论多类及于寒
湿伏暑门中，如腹痛呕吐之类，《经》谓"燥淫所胜，民病善
呕，心胁痛不能转侧"者是也。治以苦温，《内经》治燥之正
法也。前人有六气之中，惟燥不为病之说。盖以燥统于寒（吴
氏《素问》注云：寒统燥湿，暑统风火，故云寒暑六人也），而近于寒，凡
是燥病，只以为寒，而不在其为燥也。合六气而观之，余俱主
生，独燥主杀，岂不为病者乎！细读《素问》自知。再前三

篇原为温病而设，而类及于暑温、湿温，其于伏暑、湿温门中，尤必三致意者，盖以秋日暑湿踞于内，新凉燥气加于外，燥湿兼至，最难界限清楚，稍不确当，其败坏不可胜言。《经》谓粗工治病，湿证未已，燥证复起，盖谓此也（湿有兼热兼寒，暑有兼风兼燥，燥有寒化热化。先将暑湿燥分开，再将寒热辨明，自有准的）。

**【笺正】**

叶氏治燥，以润为主，并有上燥治气，下燥治血诸论，于此颇有发挥，鞠通不知燥湿寒三气之辨，反诋叶氏不识燥证，故余有专文[10][11]驳议，已附书末。读者可参考之。

# 外感总数论

**【原文】**

天以六气生万物，其错综变化无形之妙用，愚者未易窥测，而人之受病，即从此而来。近人止知六气太过曰六淫之邪，《内经》亦未穷极其变。夫六气伤人，岂界限清楚，毫无兼气也哉！以六乘六，盖三十六病也。夫天地大道之数，无不始于一，而成于三，如一三为三，三三如九，九九八十一，而黄钟始备。六气为病，必再以三十六数，乘三十六，得一千二百九十六条，而外感之数始穷。此中犹不兼内伤，若兼内伤，则靡可纪极矣。呜呼！近人凡见外感，主以一柴葛解肌汤，岂不谬哉！

**【笺正】**

近人赵洪钧谓此篇以象数之说推论至于荒谬，是凿空臆说，脱离实际。"此说必不为今日学者认可"。又谓："其余臆说尚多，如'温病起手太阴论'即玄妙殊甚。其实'温邪上受，首先犯肺'，气由口鼻通于肺，肺主皮毛，原系《内经》成说，既自口鼻受邪，自然多手太阴（肺）起病，而可有表证。如此解释何等贴切明白。吴氏必欲辨析伤寒起太阳，温病起太阴之名实，不得不做文字游戏。自择所需，取《阴阳别论》之说多方曲饰，纵观全书，不免自相矛盾。"此说甚得余心之同然，故采撷之。

# 治病法论

**【原文】**

治外感如将（兵贵神速，机圆法活，却邪务尽，善后务细，盖早平一日，则人少受一日之害），治内伤如相（坐镇从容，神机默运，无功可言，无德可见，而人登寿域）。治上焦如羽（非轻不举）；治中焦如衡（非平不安）；治下焦如权（非重不沉）。

**【笺正】**

治上焦如羽诸语，须活看，如治风温犯肺而用麻杏甘石，石膏多重用；又如以土牛膝治咽喉肿痛颇有效验。凡此诸法，未可因"非轻不举"说而忽之。

# 吴又可温病禁黄连论

**【原文】**

唐宋以来，治温热病者，初用辛温发表，见病不为药衰，则恣用苦寒，大队芩、连、知、柏，愈服愈燥，河间且犯此弊。盖苦先入心，其化以燥，燥气化火，反见齿板黑，舌短黑，唇裂黑之象，火极而似水也。吴又可非之诚是，但又不识苦寒化燥之理，以为黄连守而不走，大黄走而不守。夫黄连不可轻用，大黄与黄连同一苦寒药，迅利于黄连百倍，反可轻用哉？余用普济消毒饮于温病初起，必去芩、连，畏其入里而犯中下焦也。于应用芩、连方内，必大队甘寒以监之，但令清热化阴，不令化燥。如阳亢不寐，火腑不通等症，于酒客便溏频数者，则重用之。湿温门则不惟不忌芩、连，仍重赖之。盖欲其化燥也。语云："药用当而通神"，医者之于药，何好何恶，惟当之是求。

**【笺正】**

又可经验："疫邪首尾以通行为治"，唯黄连守而不走，大黄走而不收，一通一塞，相去甚远，故疫病而用黄连，恐招闭塞之害，邪毒无从外泄，此即凉遏之弊，而大黄廓清肠道，排除积粪，利于邪毒外泄，故彼喜用大黄而戒苦寒之品，当知所选择，不能泛用，此论颇具见地，鞠通贬之殊非。此由不明又可系喜用大黄、善用大黄、而非轻用大黄、滥用大黄者所致。赵洪钧谓"试观《瘟疫论》、《温热论》，立法不错，即不致偾事。大约吴瑭之方法，论攻下不如吴又可，论苦寒清热不如余师愚、王孟英，论祛湿不如薛雪。倘遇危急大证需以上三法时，不可死守《温病条辨》"近人中能如此独具己见者，诚不多见。

## 风温、温热气复论

### 【原文】

仲景谓腰以上肿当发汗，腰以下肿当利小便，盖指湿家风水、皮水之肿而言。又"谓无水虚肿，当发其汗"，盖指阳气闭结而阴不虚者言也。若温热大伤阴气之后，由阴精损及阳气，愈后阳气暴复，阴尚亏歉之至，岂可发汗利小便哉！吴又可于气复条下，谓血乃气之依归，气先血而生，无所依归，故暂浮肿，但静养节饮食自愈。余见世人每遇浮肿，便与淡渗利小便方法，岂不畏津液消亡而成三消证。快利津液为肺痈肺痿证，与阴虚、咳嗽身热之劳损证哉！余治是证，悉用复脉汤，重加甘草，只补其未足之阴，以配其已复之阳，而肿自消。千治千得，无少差谬，敢以告后之治温热气复者，暑温、湿温不在此例。

### 【笺正】

仲景书中，何尝有"无水虚肿，当发其汗"之文。又可于气复条下云云，亦不可稽考，《温疫论》有论劳复、食复、自复之条，无气复浮肿之说。

## 治 血 论

### 【原文】

人之血，即天地之水也，在卦为坎（坎为血卦）。治水者不求之水之所以治，而但曰治水，吾未见其能治也。盖善治水者，不治水而治气。坎之上下两阴爻，水也；坎之中阳，气也；其原分自乾之中阳。乾之上下两阳，臣与民也；乾之中阳，在上为君，在下为师；天下有君师各行其道于天下，而彝伦不叙者乎？天下有彝伦攸叙，而水不治者？此《洪范》所以归本皇极，而与《禹贡》相为表里者也。故善治血者，不求之有形之血，而求之无形之气。盖阳能统阴，阴不能统阳；气能生血，血不能生气。至于治之之法，上焦之血，责之肺气，或心气；中焦之血，责之胃气，或脾气；下焦之血，责之肝气、肾气、八脉之气。治水与血之法，间亦有用通者，开支河也；有用塞者，崇堤防也。然皆已病之后，不得不与治其末；而非未病之先，专治其本之道也。

**【笺正】**

阴阳互根，气血互生。谓"气能生血，血不能生气"，亦须商榷。

坎为水卦，离属火卦，说自圆通，今谓坎为血卦，亦显牵强。

# 九 窍 论

**【原文】**

人身九窍，上窍七，下窍二，上窍为阳，下窍为阴，尽人而知之也。其中阴阳奇偶生成之妙谛，《内经》未言，兹特补而论之。阳窍反用偶，阴窍反用奇。上窍统为阳，耳目视听，其气清为阳；鼻嗅口食，其气浊则阴也。耳听无形之声，为上窍阳中之至阳，中虚而形纵，两开相离甚远。目视有形之色，为上窍阳中之阴，中实而横，两开相离较近。鼻嗅无形之气，为上窍阴中之阳，虚而形纵，虽亦两窍，外则仍统于一。口食有形之五味，为上窍阴中之阴，中又虚又实，有出有纳，而形横，外虽一窍，而中仍二。合上窍观之，阳者偏，阴者正，土居中位也；阳者纵，阴者横，纵走气，而横走血，血阴而气阳也。虽曰七窍，实则八也。阳窍外阳（七数）而内阴（八数），外奇而内偶，阳生于七，成于八也。生数，阳也；成数，阴也。阳窍用成数，七、八成数也。下窍能生化之前阴，阴中之阳也；外虽一窍而内实二，阳窍用偶。后阴但主出浊，为阴中之至阴，内外皆一而已，阴窍用奇也。合下窍观之，虽曰二窍，暗则三也。阴窍外阴（二数）而内阳（三数），外偶而内奇；阴窍用生数，二、三生数也。上窍明七，阳也；暗八，阴也。下窍明二，阴也；暗三，阳也。合上下窍而论之，明九，暗十一，十一者，一也；九为老，一为少，老成而少生也。九为阳数之终，一为阳数之始，始终上下，一阳气之循环也。开窍者，运阳气也。妙谛无穷，一互字而已。但互中之互，最为难识，余尝叹曰：修身者，是字难；格致者，互字难。

# 形 体 论

**【原文】**

《内经》之论形体，头足腹背、经络脏腑详矣，而独未总论夫形体之大纲，不揣鄙陋补之。人之形体，顶天立地，端直以长，不偏不倚，木之象也。在天为元，在五帝为仁，是天以仁付之人也。故使其体直，而麟凤龟龙之属莫与焉。孔子曰，人之生也直，罔之生也幸而免，籧篨戚施，直之对也，程子谓生理本直。味本字之义，盖言天以本直之理，生此端直之形，人自当行公直之行也。人之形体，无鳞甲毛羽，谓之倮虫，倮者土也，土主信，是地以信付之人也。人受天之仁，受地之信，备健顺五脏之德，而有精神魂魄心意志思智虑，以行孝悌忠信，以期不负天地付畀之重，人可不识人之形体以为生哉！医可不识人之形体以为治哉！

**【笺正】**

此段文字，牵强比符，是腐儒论道，故近代之翻刻《条辨》者，多予删除。但须知此书谬误，不胜枚举，而误世尤在似是实非之内容，若隐去其显见之谬论而转粉饰其似是实非之部分，无怪乎来者之俱入迷津矣！有见乎此，故存其原貌。余谓古籍之翻刻，不妨若此。

# 卷五　解　产　难

## （笺正6条）

## 解产难题词

### 【原文】

天地化生万物，人为至贵，四海之大，林林总总，孰非母产。然则母之产子也，得天地、四时、日月、水火自然之气化，而亦有难云乎哉？曰：人为之也。产后偶有疾病，不能不有赖于医。无如医者不识病，亦不识药；而又相沿故习，伪立病名；或有成法可守者而不守，或无成法可守者而妄生议论；或固执古人一偏之论，而不知所变通；种种遗患，不可以更仆数。夫以不识之药，处于不识之病，有不死之理乎？其死也，病家不知其所以然，死者更不知其所以然，而医者亦复不知其所以然，呜呼冤哉！瑭目击神伤，作解产难。

## 产　后　总　论

产后治法，前人颇多，非如温病混入《伤寒论》中，毫无尺度者也。奈前人亦不无间有偏见，且散见于诸书之中，今人读书，不能搜求拣择，以致因陋就简，相习成风。兹特指出路头，学者随其所指而进步焉，当不岐于路矣。本论不及备录，古法之阙略者补之，偏胜者论之，流俗之坏乱者正之，治验之可法者表之。

## 产后三大证论一

产后惊风之说，由来已久，方中行先生驳之最详，兹不复议。《金匮》谓新产妇人有三病：一者病痉，二者病郁冒，三者大便难。新产血虚，多汗出，喜中风，故令人病痉；亡血复汗，故令郁冒；亡津液胃燥，故大便难。产妇郁冒，其脉微弱，呕不能食，大便反坚，但头汗出，所以然者，血虚而厥，厥而必冒，冒家欲解，必大汗出，以血虚下厥，孤阳上出，故头汗出。所以产妇喜汗出者，亡阴血虚，阳气独盛，故当汗出，阴阳乃复。大便坚，呕不能食，小柴胡汤主之。病解能食，七八日复发热者，此为胃实，大承气汤主之。按此论乃产后大势之全体也，而方则为汗出中风一偏之证而设；故沈目南谓仲景本意，发明产后气血虽虚，然有实证，即当治实，不可顾虑其虚，反致病剧也。

## 产后三大证论二

按：产后亦有不因中风，而本脏自病郁冒、痉厥、大便难三大证者。盖血虚则厥，阳孤则冒，液短则大便难。冒者汗者，脉多洪大而芤；痉者厥者，脉则弦数，叶氏谓之肝风内动，余每用三甲复脉，大小定风珠及专翕大生膏而愈（方法注论悉载下焦篇），浅深次第，临时斟酌。

## 产后三大证论三

《心典》云："血虚汗出，筋脉失养，风入而益其劲，此筋病也；亡阴血虚，阳气遂厥，而寒复郁之，则头眩而目瞀，此神病也；胃藏津液而灌溉诸阳，亡津液胃燥，则大肠失其润而大便难，此液病也。三者不同，其为亡血伤津则一，故皆为产后所有之病"。即此推之，凡产后血虚诸证，可心领而神会矣。按以上三大证，皆可用三甲复脉、大小定风珠、专翕膏主之。盖此六方，皆能润筋，皆能守神，皆能增液故也，但有浅深次第之不同耳。产后无他病，但大便难者，可与增液汤（方注并见中焦篇温热门）。以上七方，产后血虚液短，虽微有外感，或外感已去大半，邪少虚多者，便可选用，不必俟外感尽净而后用之也。再产后误用风药，误用辛温刚燥，致令津液受伤者，并可以前七方斟酌救之。余制此七方，实从《金匮》原文体会而来，用之无不应手而效，故敢以告来者。

# 产后瘀血论

张石顽云："产后元气亏损，恶露乘虚上攻，眼花头眩，或心下满闷，神昏口噤，或痰涎壅盛者，急用热童便主之。或血下多而晕，或神昏烦乱，芎归汤加人参、泽兰、童便，兼补而散之（此条极须斟酌，血下多而晕，血虚可知，岂有再用芎、归、泽兰辛窜走血中气分之品，以益其虚哉！其方全赖人参固之，然人参在今日，值重难办，方既不善，人参又不易得，莫若用三甲、复脉、大小定风珠之为愈也，明者悟之）。又败血上冲有三：或歌舞谈笑，或怒骂坐卧，甚则逾墙上屋，此败血冲心多死，用花蕊石散，或琥珀黑龙丹，如虽闷乱，不至癫狂者，失笑散加郁金；若饱闷呕恶、腹满胀痛者，此败血冲胃，五积散或平胃加姜、桂，不应，送来复丹，呕逆腹胀，血化为水者，《金匮》下瘀血汤；若面赤呕逆欲死，或喘急者，此败血冲肺，人参、苏木，甚则加芒硝荡涤之。大抵冲心者，十难救一，冲胃者五死五生，冲肺者十全一二。又产后口鼻起黑色而鼻衄者，是胃气虚败而血滞也，急用人参、苏木，稍迟不救。"愚按产后原有瘀血上冲等证，张氏论之详矣。啼后瘀血实证，必有腹痛拒按情形，如果痛处拒按，轻者用生化汤，重者用回生丹最妙。盖回生丹以醋煮大黄，约入病所而不伤他脏，内多飞走有情食血之虫，又有人参护正，何瘀不破，何正能伤。近见产妇腹痛，医者并不问拒按喜按，一概以生化汤从事，甚至病家亦不延医，每至产后，必服生化汤十数帖，成阴虚劳病，可胜悼哉！余见古本《达生篇》中，生化汤方下注云：专治产后瘀血腹痛、儿枕痛，能化瘀生新也。方与病对，确有所据。近日刻本，直云："治产后诸病"，甚至有注"产下即服者"，不通已极，可恶可恨。再《达生篇》一书，大要教人静镇，待造化之自然，妙不可言，而所用方药，则未可尽信。如达生汤下，"怀孕九月后服，多服尤妙"，所谓天下本无事，庸人自扰之矣。岂有不问孕妇之身体脉象，一概投药之理乎？假如沉涩之脉，服达生汤则可，若流利洪滑之脉，血中之气本旺，血分温暖，何可再用辛走气乎？必致产后下血过多而成痉厥矣。如此等不通之语，辨之不胜其辨，可为长太息也！

# 产后宜补宜泻论

朱丹溪云：“产后当大补气血，即有杂病，从末治之；一切病多是血虚，皆不可发表。”张景岳云：“产后既有表邪，不得不解；既有火邪，不得不清；既有内伤停滞，不得不开通消导；不可偏执。如产后外感风寒，头痛身热，便实中满，脉紧数洪大有力，此表邪实病也。又火盛者，必热渴躁烦，或便结腹胀，口鼻舌焦黑，酷喜冷饮，眼眵尿痛，溺赤，脉洪滑，此内热实病也。又或因产过食，致停蓄不散，此内伤实病也。又或郁怒动肝，胸胁胀痛，大便不利，脉弦滑，此气逆实病也。又或恶露未尽，瘀血上冲，心腹胀满，疼痛拒按，大便难，小便利，此血逆实证也。遇此等实证。若用大补，是养虎为患，误矣”。愚按二子之说，各有见地，不可偏废，亦不可偏听。如丹溪谓产后不可发表，仲景先师原有亡血禁汗之条，盖汗之则痉也。产后气血诚虚，不可不补，然杂证一概置之不问，则亦不可；张氏驳之，诚是，但治产后之实证，自有妙法，妙法为何？手挥目送是也。于下所治系实证，目中心中意中注定是产后。识证真，对病确，一击而罢；治上不犯中，治中不犯下，目中清楚，指下清楚。笔下再清楚，治产后之能事毕矣。如外感自上焦而来，固云治上不犯中，然药反不可过轻，须用多备少服法，中病即已。外感已即复其虚，所谓无粮之兵，贵在速战；若畏产后虚怯，用药过轻，延至三四日后，反不能胜药矣。余治产后温暑，每用此法。如腹痛拒按则化瘀，喜按即补络，快如转丸，总要医者平日用功参悟古书，临证不可有丝毫成见而已。

【笺正】

从《产后三大证论》开始到本节，系抄秦天一语而成，唯将秦氏之论拆开，加一题目，再略加按续貂以掩人耳目而已，如是著书，无怪乎子雨以剽窃责之也。

# 产后六气为病论

产后六气为病，除伤寒遵仲景师外（孕妇伤寒，后人有六合汤法），当于前三焦篇中求之。斟酌轻重，或速去其邪，所谓无粮之师，贵在速战者是也。或兼护其虚，一面扶正，一面驱邪。大抵初起以速清为要，重证亦必用攻。余治黄氏温热，妊娠七月，胎已欲动，大实大热，目突舌烂，乃前医过于瞻顾所致，用大承气一服，热退胎安，今所生子二十一岁矣。如果六气与痉瘛之因，皦然心目，俗传产后惊风之说可息矣。

## 产后不可用白芍辨

朱丹溪谓产后不可用白芍，恐伐生生之气，则大谬不然，但视其为虚寒虚热耳。若系虚寒，虽非产后，亦不可用；如仲景有桂枝汤去芍药法，小青龙去芍药法。若系虚热，必宜用之收阴。后世不善读书者，古人良法不知守，此等偏谬处，偏牢记在心，误尽大事，可发一叹。按白芍花开春末夏初，禀厥阴风木之全体，得少阴君火之气化，炎上作苦，故气味苦平（《本经》芍药并无酸字，但云苦平无毒，酸字后世妄加者也）。主治邪气腹痛，除血痹，破坚积，寒热疝瘕，止痛，利小便，益气，岂伐生生之气者乎？使伐生气，仲景小建中汤，补诸虚不足而以之为君乎？张隐庵《本草崇原》中论之最详。

**【笺正】**

《神农本草经》："吴普曰：芍药，神农苦、桐君甘、无毒，岐伯咸，李氏小寒，雷公酸。"雷公非后世人，医者云白芍味酸，亦有所本，唯谓其伐生生之气可商耳。

## 产后误用归芎亦能致瘛论

当归、川芎，为产后要药，然惟血寒而滞者为宜，若血虚而热者断不可用。盖当归秋分始开花，得燥金辛烈之气，香窜异常，甚于麻、辛，不过麻、辛无汁而味薄，当归多汁而味厚耳。用之得当，功力最速，用之不当，为害亦不浅。如亡血液亏，孤阳上冒等证，而欲望其补血，不亦愚哉！盖当归止能运血，衰多益寡，急走善窜，不能静守，误服致瘕，瘕甚则脱。川芎有车轮纹，其性更急于当归，盖物性之偏长于通者，必不长于守也。世人不敢用白芍，而恣用当归、川芎，何其颠倒哉。

**【笺正】**

"当归止能运血"一句，"止"当是"只"之误，作"止"不通。"衰多益寡"语出《易·谦》"君子以衰多益寡，称物平施。"意谓移多余以补不足，今引以说当归之功能，文义不协，引证失当。

# 产后当究奇经论

产后虚在八脉，孙真人创论于前，叶天士畅明于后，妇科所当首识者也。盖八脉丽于肝肾，如树木之有本也；阴阳交构，胎前产后，生生化化，全赖乎此。古语云：医道通乎仙道者，此其大门也。

# 下死胎不可拘执论

死胎不下，不可拘执成方而悉用通法，当求其不下之故，参之临时所现之证若何。补偏救弊，而胎自下也。余治一妇，死胎不下二日矣，诊其脉则洪大而芤，问其证则大汗不止，精神恍惚欲脱。余曰：此心气太虚，不能固胎，不问胎死与否，先固心气，用救逆汤加人参，煮三杯，服一杯而汗敛，服二杯而神清气宁，三杯未服而死胎下矣。下后补肝肾之阴，以配心阳之用而愈。若执成方而用平胃、朴硝，有生理乎？

## 催生不可拘执论

催生亦不可拘执一辙，阳虚者补阳，阴损者翕阴，血滞者通血。余治一妇，素日脉迟，而有癥瘕寒积厥痛，余用通补八脉大剂丸料，服半载而成胎，产时五日不下，是夕方延余诊视。余视其面青，诊其脉再至，用安边桂五钱，加入温经补气之品，作三杯，服二杯而生矣，亦未曾服第三杯也。次日诊其脉涩，腹痛甚拒按，仍令其服第三杯，又减其制，用一帖，下癥块长七八寸，宽二三寸，其人腹中癥块本有二枚，兹下其一，不敢再通矣。仍用温通八脉由渐而愈。其他治验甚多，略举一、二，以见门径耳。

## 产后当补心气论

产后心虚一证，最为吃紧。盖小儿禀父之肾气、母之心气而成，胞宫之脉，上系心包，产后心气，十有九虚，故产后补心气亦大扼要。再水火各自为用，互相为体，产后肾液虚，则心体亦虚，补肾阴以配心阳，取坎填离法也。余每于产后惊悸脉芤者，用加味大定风珠，获效多矣（方见温热下焦篇，即大定风珠，加人参、龙骨、浮小麦、茯神者）。产后一切外感，当于本论三焦篇中求之，再细参叶案则备矣。

## 产后虚寒虚热分别论治论

产后虚热，前则有三甲复脉三方，大小定风珠二方，专翕膏一方，增液汤一方。三甲、增液，原为温病善后而设；定风珠、专翕膏，则为产后虚损，无力服人参而设者也。古人谓产后不怕虚寒，单怕虚热。盖温经之药，多能补虚，而补虚之品，难以清热也。故本论详立补阴七法，所以补丹溪之未备。又立通补奇经丸，为下焦虚寒而设。又立天根月窟膏，为产后及劳伤下焦阴阳两伤而设也，乃从阳补阴，从阴补阳立法，所谓天根月窟间来往，三十六宫都是春也。

# 保胎论一

每殒胎五六月者，责之中焦不能荫胎，宜平日常服小建中汤；下焦不足者，天根月窟膏，蒸动命门真火，上蒸脾阳，下固八脉，真精充足，自能固胎矣。

# 保胎论二

每殒胎必三月者，肝虚而热，古人主以桑寄生汤。夫寄生临时保胎，多有鞭长莫及之患，且方中重用人参合天冬，岂尽人而能用者哉！莫若平时长服二十四味专翕膏（方见下焦篇秋燥门），轻者一料，即能大生，重者两料（滑过三四次者），永不坠胎。每一料得干丸药二十斤，每日早中晚服三次，每次三钱，约服一年。必须戒房事，毋令速速成胎方妙。盖肝热者成胎甚易，虚者又不能保，速成速坠，速坠速成，尝见一年内二三次坠者，不死不休，仍未曾育一子也。专翕纯静，翕摄阳动之太过（肝虚热易成易坠，岂非动之太过乎），药用有情者半，以补下焦精血之损；以洋参数斤代人参，九制以去其苦寒之性，炼九日以合其纯一之体，约费不过三四钱人参之价可办矣。愚制二十一味专翕膏，原为产后亡血过多，虚不肯复，痉厥心悸等证而设，后加鹿茸、桑寄生、天冬三味，保三月殒胎三四次者，获效多矣，故敢以告来者。

**通补奇经丸方**（甘咸微辛法）

鹿茸八两（力不能者以嫩毛角代之）　　紫石英（生研极细）二两
龟板（炙）四两　　枸杞子四两　　当归（炒黑）四两　　肉苁蓉六两　　小
茴香（炒黑）四两　　鹿角胶六两　　沙苑蒺藜二两　　补骨脂四两　　人
参二两，（力绵者以九制洋参代之，洋参用四两），杜仲二两

上为极细末，炼蜜为丸，如梧子大，每服二钱，渐加至三钱。大便溏者加莲子、芡实、牡蛎各四两，以蒺藜、洋参熬膏法丸。淋带者加桑螵蛸、菟丝子各四两。癥瘕久聚少腹痛者，去补骨、蒺藜、杜仲，加肉桂、丁香各二两。

**天根月窟膏方**（酸甘咸微辛法，阴阳两补、通守兼施复法也）

鹿茸一斤　乌骨鸡一对　鲍鱼二斤　鹿角胶一斤　鸡子黄十六枚　海参二斤　龟板二斤　羊腰子十六枚　桑螵蛸一斤　乌贼骨一斤　茯苓二斤　牡蛎二斤　洋参三斤　菟丝子一斤　龙骨二斤　莲子三斤　桂圆肉一斤　熟地四斤　沙苑蒺藜二斤　白芍二斤　芡实二斤　归身一斤　小茴香一斤　补骨脂二斤　枸杞子二斤　肉苁蓉二斤　萸肉一斤　紫石英一斤　生杜仲一斤　牛膝一斤　草薢一斤　白蜜三斤

上三十二味，熬如专翁膏法。用铜锅四口，以有情归有情者二，无情归无情者二，文火次第煎炼取汁，另入一净锅内，细炼九昼夜成膏；后下胶、蜜，以主中有粉无汁之茯苓、莲子、芡实、牡蛎、龙骨、鹿茸、白芍、乌贼骨八味为极细末，和前膏为丸梧子大。每服三钱，日三服。

此方治下焦阴阳两伤，八脉告损，急不能复，胃气尚健（胃弱者不可与，恐不能传化重浊之药也），无湿热证者；男子遗精滑泄，精寒无子，腰膝酸痛之属肾虚者（以上数条，有湿热皆不可服也）；老年体瘦痹中，头晕耳鸣，左肢麻痹，缓纵不收，属下焦阴阳两虚者（以上诸证有单属下焦阴虚者，宜专翁膏，不宜此方）；妇人产后下亏，淋带癥瘕，胞宫虚寒无子，数数殒胎，或少年生育过多，年老腰膝尻胯酸痛者。

# 卷六 解 儿 难

## 解儿难题词

**【原文】**

儿曷为乎有难？曰：天时人事为之也，难于天者一，难于人者二。天之大德曰生，曷为乎难儿也？曰：天不能不以阴阳五行化生万物；五行之运，不能不少有所偏，在天原所以相制，在儿任其气则生，不任其气则难，虽天亦莫可如何也，此儿之难于天者也。其难于人者奈何？曰：一难于儿之父母，一难于庸陋之医。天下之儿皆天下父母所生，天下父母有不欲其儿之生者乎？曷为乎难于父母耶？曰：即难于父母欲其儿之生也。父母曰：人生于温，死于寒。故父母惟恐其儿之寒也。父母曰：人以食为天，饥则死。故父母惟恐其儿之饥也。天下之儿，得全其生者此也；天下之儿，或受其难者，亦此也。谚有之曰：小儿无冻饿之患，有饱暖之灾。此发乎情，不能止乎义礼，止知以慈为慈，不知以不慈为慈，此儿之难于父母者也。天下之医，操生人之术，未有不欲天下之儿之生，未有不利天下之儿之生，天下之儿之难，未有不赖天下之医之有以生之也。然则医也者，所以补天与父母之不逮以生儿者也，曷为乎天下之儿，难于天下之医也？曰：天下若无医，则天下之儿难犹少，且难于天与父母无怨也。人受生于天与父母，即难于天与父母，又何怨乎？白天下之医愈多，斯天下之儿难愈广，以受生于天于父母之儿，而难于天下之医，能无怨乎？曷为乎医愈多，而儿之难愈广也？曰：医也者，顺天之时，测气之偏，适人之情，体物之理，名也，物也，象也，数也，无所不通，而受之以谦，而后可以言医，尤必上与天地呼吸相通，下与小儿呼吸相通，而守之以诚，而后可以为医。奈何夹生人之名，为利己之术，不求岁气，不畏天和，统举四时，率投三法，毫无知识，囿于见闻，并不知察色之谓何，闻声之谓何，朝微夕甚之谓何，或轻或重之谓何，甚至一方之中，外自太阳，内至厥阴，既与发表，又与攻里；且坚执小儿纯阳之说，无论何气使然，一以寒凉为准，无论何邪为病，一以攻伐为先；谬造惊风之说，惑世诬民；妄为疳疾之丸，戕生伐性；天下之儿之难，宁有终穷乎？前代贤医，历有辨难，而未成书，瑭虽不才，愿解儿难。

# 儿科总论

古称难治者，莫如小儿，名之曰哑科。以其疾痛烦苦，不能自达；且其脏腑薄，藩篱疏，易于传变；肌肤嫩，神气怯，易于感触；其用药也，稍呆则滞，稍重则伤，稍不对证，则莫知其乡，捉风捕影，转救转剧，转去转远；惟较之成人，无七情六欲之伤，外不过六淫，内不过饮食胎毒而已。然不精于方脉妇科，透彻生化之源者，断不能作儿科也。

## 俗传儿科为纯阳辨

古称小儿纯阳，此丹灶家言，谓其未曾破身耳，非盛阳之谓。小儿稚阳未充，稚阴未长者也。男子生于七，成于八，故八月生乳牙，少有知识；八岁换食牙，渐开智慧；十六而精通，可以有子；三八二十四岁真牙生（俗谓尽根牙）而精足，筋骨坚强，可以任事，盖阴气长而阳亦充矣。女子生于八，成于七，故七月生乳牙，知提携；七岁换食牙，知识开，不令与男子同席；二七十四而天癸至；三七二十一岁而真牙生，阴始足，阴足而阳充也，命之嫁。小儿岂盛阳者哉！俗谓女子知识恒早男子者，阳进阴退故也。

**【笺正】**

小儿体属纯阳之说为宋·钱乙所提出，不得竟视为丹灶家言。其说为叶氏等部分医家所宗。此观《幼科要略》中"小儿热病最多，以体属纯阳，六气著人，气血皆化为热也"等说自知。究叶氏宗此说之旨，是因小儿热病最多，乃就病理论。若就生理论，阳之与迈，原自均平，小儿阴阳未充，吴氏以稚阴稚阳称之，是亦合理，然生理之与病理，究不可混同立论矣。

## 儿科用药论

世人以小儿为纯阳也，故重用苦寒。夫苦寒药，儿科之大禁也。丹溪谓产妇用白芍，伐生生之气，不知儿科用苦寒，最伐生生之气也。小儿，春令也，东方也，木德也，其味酸甘，酸味人或知之，甘则人多不识。盖弦脉者，木脉也，《经》谓弦无胃气者死。胃气者，甘味也，木离土则死，再验之木实，则更知其所以然矣，木实惟初春之梅子，酸多甘少，其他皆甘多酸少也。故调小儿之味，宜甘多酸少，如钱仲阳之六味丸是也。苦寒之所以不可轻用者何？炎上作苦，万物见火而化，苦能渗湿。人，倮虫也，体属湿土，湿淫固为人害，人无湿则死。故湿重者肥，湿少者瘦；小儿之湿，可尽渗哉！在用药者以为泻火，不知愈泻愈瘦，愈化愈燥。苦先入心，其化以燥也，而且重伐胃汁，直致痉厥而死者有之。小儿之火，惟壮火可减；若少火则所赖以生者，何可恣用苦寒以清之哉！故存阴退热为第一妙法，存阴退热，莫过六味之酸甘化阴也。惟湿温门中，与辛淡合用，燥火则不可也。余前序温热，虽在大人，凡用苦寒，必多用甘寒监之，惟酒客不禁。

## 儿科风药禁

近日行方脉者，无论四时所感为何气，一概羌、防、柴、葛。不知仲景先师，有风家禁汗，亡血家禁汗，湿家禁汗，疮家禁汗四条，皆为其血虚致痉也。然则小儿痉病，多半为医所造，皆不识六气之故。

# 痓因质疑

　　痓病之因，《素问》曰："诸痓项强，皆属于湿"。此湿字，大有可疑，盖风字误传为湿字也。余少读方中行先生《痓书》，一生治病，留心痓证，觉六气皆能致痓。风为百病之长，六气莫不由风而伤人；所有痓病现证，皆风木刚强屈之象。湿性下行而柔，木性上行而刚；单一湿字，似难包得诸痓。且湿字与项强字即不对，中行《痓书》一十八条，除引《素问》《千金》二条，余十六条内，脉二条，证十四条，俱无湿字据。如脉二条：一曰：夫痓脉按之紧如弦，直上下行；二曰：《脉经》云：痓家，其脉伏坚，直上下。皆风木之象，湿之反面也。余十四条，风寒致痓居其十，风家禁下一条，疮家禁汗一条，新产亡血二条，皆无所谓湿也者。即《千金》一条，曰：太阳中风，重感于寒，湿则变痓也。上下文义不续，亦不可以为据。中行注云：痓，自《素问》以来，其见于《伤寒论》者，乃叔和所述《金匮》之略也；《千金》虽有此言。未见其精悉。可见中行亦疑之。且《千金》一书，杂乱无章，多有后人羼杂，难以为据。《灵枢》《素问》二书，非神圣不能道，然多述于战国汉人之笔，可信者十之八九，其不可信者一二；如其中多有后世官名地名，岂轩岐逆料后世之语，而先言之哉？且代远年湮，不无脱简错误之处。瑭学述浅陋，不敢信此湿字，亦不敢直断其非，阙疑以俟来者。

# 湿痓或问

　　或问子疑《素问》痓因于湿，而又谓六淫之邪皆能致痓，亦复有湿痓一条，岂不自相矛盾乎？曰：吾所疑者诸字皆字，似湿之一字，不能包括诸痓，惟风可以该括，一也；再者湿性柔，不能致强，初起之湿痓，必兼风而后成也。且俗名痓为惊风，原有急慢二条。所谓急者，一感即痓，先痓而后病；所谓慢者，病久而致痓者也。一感即痓者，只要认证真，用药确，一二帖即愈。易治也。病久而痉者，非伤脾阳，肝木来乘；即伤胃汁肝阴，肝风鸱张，一虚寒，一虚热，为难治也。吾见湿因致痉，先病后痉者多，如夏月小儿暑湿泄泻暴注，一昼夜百数十行，下多亡阴，肝乘致痉之类，霍乱最能致痉，皆先病后痉者也。当合之杂说中《风论》一条参看。以卒得痉病而论，风为百病之长，六淫之邪，皆因风而入。以久病致痉而论，其强直背反瘛疭之状，皆肝风内动为之也。似风之一字，可以包得诸痉。要知痉者筋病也，知痉之为筋病，思过半矣。

## 痉有寒热虚实四大纲论

六淫致痉，实证也；产妇亡血，病久致痉，风家误下，温病误汗，疮家发汗者，虚痉也。风寒、风湿致痉者，寒证也；风温、风热、风暑、燥火致痉者，热痉也（按此皆瘛证属火，后世统谓之痉矣，后另有论）。俗称慢脾风者，虚寒痉也；本论后述本脏自病者，虚热痉也（亦系瘛证）。

## 小儿痉病瘛病共有九大纲论

### 寒痉

仲景先师所述方法具在，但须对证细加寻绎，如所云太阳证体强，几然，脉沉迟之类，有汗为柔痉，为风多寒少，而用桂枝汤加法；无汗为刚痉，为寒痉，而用葛根汤，汤内有麻黄，乃不以桂枝立名，亦不以麻黄立名者，以其病已至阳明也。诸如此类。须平时熟读其书，临时再加谨慎，手下自有准的矣。

风寒咳嗽致痉者，用杏苏散辛温例，自当附入寒门。

### 风温痉（按此即瘛证。少阳之气为之也；下温热，暑温，秋燥，皆同此例）

乃风之正令，阳气发泄之候，君火主气之时，宜用辛凉正法。轻者用辛凉轻剂，重者用辛凉重剂，如本论上焦篇银翘散、白虎汤之类；伤津液者加甘凉，如银翘加生地、麦冬，玉女煎以白虎合冬、地之类；神昏谵语，兼用芳香以开膻中，如清宫汤、牛黄丸、紫雪丹之类；愈后用六味、三才、复脉辈，以复其丧失之津液。

风温咳嗽致痉者，用桑菊饮（方见上焦篇），银翘散辛凉例，与风寒咳嗽迥别，断不可一概用杏苏辛温也。

**温热痉**（即六淫之火气，消铄真阴者也，《内经》谓先夏至为病温者是也）

即同上风温论治。但风温之病痉者轻而少，温热之致痉者多而重也。药之轻重浅深，视病之轻重浅深而已。

**暑痉**（暑兼湿热，后有湿痉一条，此则偏于热多湿少之病，去温热不远，《经》谓后夏至为病暑者是也）

按：俗名小儿急惊风者，惟暑月最多，而兼证最杂，非心如澄潭，目如智珠，笔如分水犀者，未易辨此。盖小儿肤薄神怯，经络脏腑嫩小，不奈三气发泄。邪之来也，势如奔马，其传变也，急如掣电，岂粗疏者所能当此任哉！如夏月小儿身热头痛，项强无汗，此暑兼风寒者也，宜新加香薷饮；有汗则仍用银翘散，重加桑叶；咳嗽则用桑菊饮；汗多则用白虎，脉芤而喘，则用人参白虎；身重汗少，则用苍术白虎；脉芤面赤多言，喘喝欲脱者，即用生脉散；神识不清者，即用清营汤加钩藤、丹皮、羚羊角；神昏者，兼用紫雪丹、牛黄丸等；病势轻微者，用清络饮之类，方法悉载上焦篇，学者当与前三焦篇暑门中细心求之。但分量或用四之一，或用四之二，量儿之壮弱大小加减之。痉因于暑，只治致痉之因，而痉自止，不必沾沾但于痉中求之。若执痉以求痉，吾不知痉为何物。夫痉，病名也，头痛，亦病名也。善治头痛者必问致头痛之因，盖头痛有伤寒头痛，伤风头痛，暑头痛，热头痛，湿头痛，燥头痛，痰厥头痛，阳虚头痛，阴虚头痛，跌扑头痛，心火欲作痈脓之头痛，肝风内动上窜少阳胆络之偏头痛，朝发暮死之真头痛，若不问其致病之因，如时人但见头痛，一以羌活、藁本从事，何头痛之能愈哉！况痉病之难治者乎？

**湿痉**（按此一条，瘛痉兼有，其因于寒湿者，则兼太阳寒水气，其泄泻太

甚，下多亡阴者，木气来乘，则瘈矣）

按：中湿即痉者少，盖湿性柔而下行，不似风刚而上升也。其间有兼风之痉，《名医类案》中有一条云："小儿吐呃欲作痫者，五苓散最妙"；本论湿温上焦篇，有三仁汤一法；邪入心包，用清宫汤去莲心、麦冬，加银花、赤小豆皮一法；用紫雪丹一法；银翘马勃散一法；千金苇茎汤加滑石、杏仁一法；而寒湿例中，有形似伤寒，舌白不渴，经络拘急，桂枝姜附汤一法，凡此非必皆现痉病而后治。盖既感外邪，久则致痉，于其未痉之先，知系感受何邪，以法治之，而痉病之源绝矣，岂不愈于见痉治痉哉！若儿科能于六淫之邪，见几于早，吾知小儿之痉病必少。湿久致痉者多，盖湿为浊邪，最善弥漫三焦，上蔽清窍，内蒙膻中，学者当于前中焦下焦篇中求之。由疟痢而致痉者，见其所伤之偏阴偏阳而补救之，于疟痢门中求之。

### 燥痉

燥气化火，消铄津液，亦能致痉，其治略似风温，学者当于本论前三焦篇秋燥门中求之。但正秋之时，有伏暑内发，新凉外加之证，燥者宜辛凉甘润，有伏暑则兼湿矣，兼湿则宜苦辛淡，甚则苦辛寒矣，不可不细加察焉。燥气化寒，胁痛呕吐，法用苦温，佐以甘辛。

### 内伤饮食痉（俗所谓慢脾风者是也）

按；此证必先由于吐泻，有脾胃两伤者，有专伤脾阳者，有专伤胃阳者，有伤及肾阳者，参苓白术散、四君、六君、异功、补中益气、理中等汤，皆可选用。虚寒甚者，理中加丁香、肉桂、肉果、诃子之类，因他病伤寒凉药者，亦同此例。叶案中有阴风入脾络一条，方在小儿痫痉厥门中，其小儿吐泻门中，言此证最为详细。案后华岫云驳俗论最妙，学者不可不静心体察焉！再参之钱仲阳、薛立斋、李东垣、张景岳诸家，可无余蕴矣。再按此证最险，最为难治，世之讹传妄治已久，四海同风，历有年所，方中行驳之于前，诸君子畅论于后，至今日而其伪风不息，是所望于后之强有力者，悉取其伪书而焚耳。细观叶案治法之妙，全在见吐泻时，先防其痉，非于既痉而后设法也。故余前治六淫之痉，亦同此法，所谓上工不治已病治未病，圣人不治已乱治未乱也。

**客忤痉**（俗所谓惊吓是也）

按小儿神怯气弱，或见非常之物，听非常之响，或失足落空、跌扑之类，百证中或有一二，非小儿所有痉病，皆因于惊吓也。证现发热，或有汗，或无汗，面时青时赤，梦中呓语，手足蠕动，宜复脉汤去参、桂、姜、枣，加丹参、丹皮、犀角，补心之体，以配心之用。大便结者，加元参，溏者加牡蛎；汗多神不宁有恐惧之象者，加龙骨、整琥珀、整朱砂块（取其气而不用其质，自无流弊），必细询病家确有所见者，方用此例。若语涉支离，猜疑不定者，静心再诊，必得确情，而后用药。

愚儿三岁，六月初九日辰时，倚门落空，少时发热，随热随痉，昏不知人，手足如冰，无脉，至戌时而痉止，身热神昏无汗；次日早，余方与复脉汤去参、桂、姜、枣，每日一帖，服三四杯。不饮不食，至十四日巳时，得战汗而愈。若当痉厥神昏之际，妄动乱治，岂有生理乎！盖痉厥则阴阳逆乱，少不合拍则不可救，病家情急，因乱投药饵，胡针乱灸而死者，不可胜纪。病家中无主宰，医者又无主宰，儿命其何堪哉！如包络热重，唇舌燥，目白晴有赤缕者，牛黄清心丸，本论牛黄安宫丸、紫雪丹辈，亦可酌而用之。

**本脏自病痉**（此证则瘈病也）

按此证由于平日儿之父母，恐儿之受寒，复被过多，着衣过厚，或冬日房屋热炕过暖，以致小儿每日出汗，汗多亡血，亦如产妇亡血致痉一理。肝主血，肝以血为自养，血足则柔，血虚则强，故曰本脏自病。然此一痉也，又实为六淫致痉之根；盖汗多亡血者，本脏自病，汗多亡卫外之阳，则易感六淫之邪也。全赖明医参透此理，于平日预先告谕小儿之父母，勿令过暖，汗多亡血，暗中少却无穷之病矣，所谓治未病也。治本脏自病法，一以育阴柔肝为主，即同产后血亡致痉一例，所谓血足风自灭也。六味丸，复脉汤，三甲复脉三方，大小定风珠二方，专翕膏，皆可选用。专翕膏为痉止后，每日服四五钱，分二次，为填阴善后计也。六淫误汗致痉者，亦同此例。救风温、温热误汗者，先与存阴，不比伤寒误汗者急与护阳也，盖寒病不足在阳，温病不足在阴也。

## 小儿易痉总论

按小儿易痉之故，一由于肌肤薄弱，脏腑嫩小，传变最速；一由近世不明六气感人之理，一见外感无论何邪，即与发表。既痉之后，重用苦寒，虽在壮男壮女，二、三十岁，误汗致痉而死者，何可胜数！小儿薄弱，则更多矣。余于医学，不敢自信，然留心此证几三十年，自觉洞彻此理，尝谓六气明而痉必少，敢以质之明贤，共商救世之术也。

## 痉病瘈病总论

《素问》谓太阳所至为痉，少阳所至为瘈。盖痉者，水也；瘈者，火也；又有寒厥、热厥之论最详。后人不分痉、瘈、厥为三病，统言曰惊风痰热，曰角弓反张，曰搐搦，曰抽掣，曰痫、痉、厥。方中行作《痉书》，其或问中所论，亦混瘈而为痉，笼统议论。叶案中治痫痉、厥最详，而统称痉厥，无瘈之名目，亦混瘈为痉。考之他书，更无分别，前痉病论因之，从时人所易知也。谨按痉者，强直之谓，后人所谓角弓反张，古人所谓痉也。瘈者，蠕动引缩之谓，后人所谓抽掣、搐搦，古人所谓瘈也。抽掣搐搦不止者，瘈也。时作时止，止后或数日，或数月复发，发亦不待治而自止者，痫也。四肢冷如冰者，厥也；四肢热如火者，厥也；有时而冷如冰，有时而热如火者，亦厥也。大抵痉、瘈、痫、厥四门，当以寒热虚实辨之，自无差错。仲景刚痉柔痉之论，为伤寒而设，未尝议及瘈病，故总在寒水一门，兼风则有有汗之柔痉，盖寒而实者也；除寒痉外，皆瘈病之实而热者也。湿门则有寒痉有热瘈，有实有虚；热病久耗其液，则成虚热之瘛矣。前列小儿本脏自病一条，则虚热也。产后惊风之痉，有寒痉，仲景所云是也；有热瘛，本论所补是也。总之痉病宜用刚而温，瘛病宜用柔而凉。又有痉而兼瘛，瘛而兼痉，所谓水极而似火，火极而似水也。至于痫证，亦有虚有实，有留邪在络之客邪，有五志过极之脏气，叶案中辨之最详，分别治之可也。瑭因前辈混瘛与痉为一证，故分析而详论之，以备裁采。

# 六气当汗不当汗论

六气六门，止有寒水一门，断不可不发汗者。伤寒脉紧无汗，用麻黄汤正条；风寒夹痰饮，用大小青龙一条。饮者，寒水也，水气无汗，用麻黄甘草、附子麻黄等汤。水者，寒水也，有汗者即与护阳。湿门亦有发汗之条，兼寒者也；其不兼寒而汗自出者，则多护阳之方。其他风温禁汗，暑门禁汗，亡血禁汗，疮家禁汗，禁汗之条颇多，前已言之矣。盖伤于寒者，必入太阳，寒邪与寒水一家，同类相从也。其不可不发者何？太阳本寒标热，寒邪内合寒水之气，止有寒水之本，而无标热之阳，不成其为太阳矣。水来克火，如一阳陷于二阴之中，故急用辛温发汗，提阳外出。欲提阳者，乌得不用辛温哉！若温暑伤手太阴，火克金也，太阴本燥标湿，若再用辛温，外助温暑之火，内助脏气之燥，两燥相合，而土之气化无从，不成其为太阴矣，津液消亡，不痉何待！故初用辛凉以救本脏之燥，而外退温暑之热；继用甘润，内救本脏之湿，外敌温暑之火，而脏象化气，本来面目可不失矣。此温暑之断不可发汗，即不发汗之辛甘，亦在所当禁也。用伤寒门中，兼风而自汗者，即禁汗，所谓有汗不得用麻黄。无奈近世以羌活代麻黄，不知羌活之更烈于麻黄也。盖麻黄之发汗，中空而通，色青而疏泄，生于内地，去节方发汗，不去节尚能通能留，其气味亦薄；若羌活乃羌地所生之独活，气味雄烈不可当。试以麻黄一两，煮于一室之内，两三人坐于其侧，无所苦也。以羌活一两，煮于一室内，两三人坐于其侧，则其气味之发泄，弱者即不能受矣。温暑门之用羌、防、柴、葛，产后亡血家之用当归、川芎、泽兰、炮姜，同一杀人利剑，有心者共筹之。

【笺正】

"麻黄汤正条"，"正"当是"五"之误。

# 疳 疾 论

疳者，干也，人所共知。不知干生于湿，湿生于土虚，土虚生于饮食不节，饮食不节，生于儿之父母之爱其子，惟恐其儿之饥渴也。盖小儿之脏腑薄弱，能化一合者，与一合有半，即不能化，而脾气郁矣。再小儿初能饮食，见食即爱，不择精粗，不知满足，及脾气已郁而不舒，有拘急之象，儿之父母，犹认为饥渴而强与之。日复一日，脾因郁而水谷之气不化，水谷之气不化而脾愈郁，不为胃行津液，湿斯停矣。土恶湿，湿停而脾胃俱病矣。中焦受气，取汁变化而赤，是谓血，中焦不受水谷之气，无以生血而血干矣。再水谷之精气，内入五脏，为五脏之汁；水谷之悍气，循太阳外出，捍卫外侮之邪而为卫气。中焦受伤，无以散精气，则五脏之汁亦干；无以行悍气，而卫气亦馁，卫气馁故多汗，汗多而营血愈虚，血虚故肢体日瘦，中焦湿聚不化而腹满，腹日满而肢愈瘦，故曰干生于湿也。医者诚能识得干生于湿，湿生于土虚，且扶土之不暇，犹敢恣用苦寒，峻伤其胃气，重泄其脾气哉！治法允推东垣、钱氏、陈氏、薛氏、叶氏，诚得仲景之心法者也。疏补中焦，第一妙法；升降胃气，第二妙法；升陷下之脾阳，第三妙法；甘淡养胃，第四妙法；调和营卫，第五妙法；食后击鼓，以鼓动脾阳，第六妙法（即古者以乐侑食之义，鼓荡阳气，使之运用也）；《难经》谓伤其脾胃者，调其饮食，第七妙法；如果生有疳虫，再少用苦寒酸辛，如芦荟、胡黄连、乌梅、使君、川椒之类，此第八妙法，若见疳即与苦寒杀虫便误矣；考洁古、东垣，每用丸药缓运脾阳，缓宣胃气，盖有取乎渣质有形，与汤药异岐，亦第九妙法也。

近日都下相传一方，以全蝎三钱，烘干为末，每用精牛肉四两，作肉团数枚，加蝎末少许，蒸熟．令儿逐日食之，以全蝎末完为度，治疳疾有殊功。愚思蝎色青，属木，肝经之由，善窜而疏土，其性阴，兼通阴络，疏脾郁之久病在络者最良，然其性慓悍有毒。牛肉甘温，得坤土之精，最善补土，禀牡马之贞，其性健顺，既能补脾之体，又能运脾之用。牛肉得全蝎而愈健，全蝎得牛肉而不悍，一通一补，相需成功，亦可备用。一味金鸡散亦妙（用鸡内金不经水洗者，不拘多少，烘干为末，不拘何食物皆加之，性能杀虫磨炽，即鸡之脾，能复脾之本性）。小儿疳疾，有爱食生米、黄土、石灰、纸、布之类者，皆因小儿无知，初饮食时，不拘何物即食之，脾不能运，久而生虫，愈爱食之矣。全在提携之者，有以谨之于先；若既病治法，亦惟有暂运脾阳，有虫者兼与杀虫，断勿令再食，以新推陈，换其脏腑之性，得其本来之真方妙。

## 痘 证 总 论

《素问》曰：治病必求其本。盖不知其本，举手便误，后虽有锦绣心思，皆鞭长莫及矣。治痘明家，古来不下数十，可称尽善，不比温病毫无把握，尚俟愚陋之鄙论也。但古人治法良多，而议病究未透彻来路，皆由不明六气为病，与温病之源。故论痘发之源者，祇及其半，谓痘证为先天胎毒，由肝肾而脾胃而心肺，是矣。总未议及发于子午卯酉之年，而他年罕发者何故。盖子午者，君火司天；卯酉者，君火在泉；人身之司君火者，少阴也。少阴有两脏，心与肾也。先天之毒，藏于肾脏，肾者，坎也，有二阴以恋一阳，又以太阳寒水为腑，故不发也，必待君火之年，与人身君火之气相搏，激而后发也。故北口外寒水凝结之所，永不发痘。盖人生之胎毒如火药，岁气之君火如火线，非此引之不发。以是知痘证与温病之发同一类也。试观《六元正纪》所载，温厉大行，民病温厉之处，

皆君相两火加临之候，未有寒水湿土加临而病温者，亦可知愚
之非臆说矣。

## 痘证禁表药论

表药者，为寒水之气郁于人之皮肤经络，与人身寒水之气
相结，不能自出而设者也。痘证由君火温气而发，要表药何
用？以寒水应用之药，而用之君火之证，是犹缘木而求鱼也。
缘木求鱼，无后灾；以表药治痘疮，后必有大灾。盖痘以筋骨
为根本，以肌肉为战场，以皮肤结痂为成功之地。用表药虚
表，先坏其立功之地，故八九朝灰白塌陷，咬牙寒战，倒靥黑
陷之证，蜂起矣。古方精妙不可胜数，惟用表药之方，吾不敢
信。今人且恣用羌、防、柴、葛、升麻、紫苏矣。更有愚之愚
者，用表药以发闷证是也。痘发内由肝肾，外由血络，闷证有
紫白之分：紫闷者，枭毒把持太过，法宜清凉败毒，古用枣变
百祥丸，从肝肾之阴内透，用紫雪芳凉，从心包之阳外透；白
闷则本身虚寒，气血不支之证，峻用温补气血，托之外出，按
理立方，以尽人力，病在里而责之表，不亦愚哉！

## 痘证初起用药论

痘证初起，用药甚难，难者何？预护之为难也。盖痘之施
肥，灌浆，结痂，总从见点之初立根基，非深思远虑者不能
也。且其形势未曾显张，大约辛凉解肌，芳香透络，化浊解毒
者，十之七八；本身气血虚寒，用温煦保元者，十之二三。尤
必审定儿之壮弱肥瘦，黑白青黄，所偏者何在？所不足者何
在？审视体质明白，再看已未见点，所出何苗？参之春夏秋
冬，天气寒热燥湿，所病何时？而后定方。务于七日前，先清
其所感之外邪，七日后只有胎毒，便不夹杂矣。

## 治痘明家论

治痘之明家甚多，皆不可偏废者也。若专主于寒、热、

温、凉一家之论，希图省事，祸斯亟矣。痘科首推钱仲阳、陈文中二家，钱主寒凉，陈主温热，在二家不无偏胜，在后学实不可偏废。盖二家犹水火也，似乎极不同性，宗此则害彼，宗彼则害此。然万物莫不成于水火，使天时有暑而无寒；万物焦矣，有寒而无暑，万物冰矣，一阴一阳之谓道，二家之学，似乎相背，其实相需，实为万世治痘立宗旨。宗之若何？大约七日以前，外感用事，痘发由温气之行，用钱之凉者十之八、九，用陈之温者一二。七日以后，本身气血用事，纯赖脏真之火，炼毒成浆，此火不外鼓，必致内陷，用陈之温者多，可用钱之凉者少也。若始终实热者，则始终用钱；始终虚寒者，则始终用陈；痘科无一定之证，故无一定之方也。丹溪立解毒、和中、安表之说，亦最为扼要。痘本有毒可解，但须解之于七日之前，有毒郁而不放肥，不上浆者，乌得不解毒哉！如天之亢阳不雨，万物不生矣。痘证必须和中，盖脾胃最为吃紧，前所谓以中焦作战场也。安表之论，更为妙谛，表不安，虽至将成犹败也，前所谓以皮肤结痂，为成功之地，何可不安之也哉！安之不暇，而可混发以伤之也哉！至其宗钱而非陈，则其偏也。万氏以脾胃为主，魏氏以保元为主，亦确有见识，虽皆从二家脱化，而稍偏于陈。费建中《救偏琐言》，盖救世人不明痘之全体大用，偏用陈文中之辛热者也；书名救偏，其意可知，若专主其法，悉以大黄、石膏从事，则救偏而反偏矣。胡氏辄投汗下，下法犹有用处，汗法则不可也。翁仲仁《金镜录》一书，诚为痘科宝笺，其妙处全在于看，认证真确，治之自效，初学必须先熟读其书，而后历求诸家，方不误事。后此翟氏、聂氏，深以气血盈亏，解毒化毒，分析阐扬钱氏、陈氏底蕴，超出诸家之上，然分别太多，恐读者目眩。愚谓看法必宗翁氏，叶氏有补翁仲仁不及之条；治法兼用钱、陈，以翟氏、聂氏为钱、陈之注，参考诸家可也。近日都下盛行《正宗》一书，大抵用费氏、胡氏之法而推广之，恣用大汗大下，名归宗汤，石膏、大黄始终重用，此在枭毒太过者则可，岂可以概治天下之小儿哉！南方江西江南等省，全恃种痘，一遇自

出之痘，全无治法；医者无论何痘，概禁寒凉，以致有毒火
者，轻者重，重者死，此皆偏之为害也。

## 痘疮稀少不可恃论

相传痘疮稀少，不过数十粒，或百余粒，根颗圆绽者，以
为状元痘，可不服药。愚则以为三四日间，亦须用辛凉解毒药
一帖，无庸多服；七八日间，亦宜用甘温托浆药一帖，多不过
二帖，务令浆行满足。所以然者何？愚尝见稀少之痘，竟有浆
行不足，结痂后患目，毒流心肝二经，或数月，或半年后，烦
躁而死，不可救药者。

## 痘证限期论

痘证限期，近日时医，以为十二日结痂之后，便云收功；
古传百日内，皆痘科事也。愚有表侄女，于三四月间出痘，浆
行不足，百日内患目，目珠高出眼外，延至次年二月方死，死
时面现五色，忽而青而赤而黄而白而黑，盖毒气遍历五脏，三
昼夜而后气绝。至今思之，犹觉惨甚，医者可不慎哉！十二日
者，结痂之限也；况结痂之限，亦无定期。儿生三岁以后者，
方以二十日为准；若初周以后，只九日限耳，未周一岁之孩，
不过七日限。

## 行浆务令满足论

近时人心不古，竟尚粉饰，草草了事。痘顶初浑，便云浆
足，病家不知，惟医是听。浆不足者，发痘毒犹可医治；若发
于关节隐处，亦致丧命，或成废人；患目烦躁者，百无一生，
即不死而双目失明矣。愚经历不少，浆色大约以黄豆色为准，
痘多者腿脚稍清犹可。愚一生所治之痘，痘后毫无遗患，无他
谬巧，行浆足也。近时之弊，大约有三：一由于七日前过用寒
凉，七日后又不知补托，畏温药如虎，甚至一以大黄从事，此
用药之不精也；二由于不识浆色，此目力之不精也；三由于存

心粉饰，心地之不慈也。余存心不敢粉饰，不忍粉饰，口过直而心过慈，以致与世不合，目击儿之颠连疾苦而莫能救，不亦大可哀哉！今作此论，力矫时弊，实从数十年经历中得来。见痘后之证，百难于痘前。盖痘前有浆可上，痘后无浆可行；痘前自内而外出，外出者顺，痘后自外而内陷，内陷者逆也。毒陷于络，犹可以法救之；毒陷于脏而脏真伤，考古竟无良法可救。由逆痘而死者，医可以对儿；由治法不精，而遗毒死者，其何以对小儿哉？阅是论者，其思慎之于始乎？

## 疹　论

若明六气为病，疹不难治。但疹之限期最迫，只有三日。一以辛凉为主，如俗所用防风、广皮、升麻、柴胡之类，皆在所禁。俗见疹必表，外道也。大约先用辛凉清解，后用甘凉收功。赤疹误用麻黄、三春柳等辛温伤肺，以致喘咳欲厥者，初用辛凉，加苦梗、旋复花，上提下降，甚则用白虎加旋覆、杏仁；继用甘凉加旋覆花以救之；咳大减者去之。凡小儿连咳数十声不能回转，半日方回如鸡声者，千金苇茎汤合葶苈大枣泻肺汤主之；近世用大黄者，杀之也。盖葶苈走肺经气分，虽兼走大肠，然从上下降，而又有大枣以载之缓之，使不急于趋下；大黄则纯走肠胃血分，下有形之滞，并不走肺，徒伤其无过之地故也。若固执病在脏泻其腑之法，则误矣。

**【笺正】**

升麻为清热解毒要药，柴胡善于解表退热，此二味俱为辛凉之品，近代本草著作，将其归于辛凉解表类甚是。鞠通识药不真，每有论药失真之失。

## 泻白散不可妄用论

钱氏制泻白散，方用桑白皮、地骨皮、甘草、粳米，治肺火皮肤蒸热，日晡尤甚，喘咳气急，面肿热郁肺逆等证。历来注此方者，只言其功，不知其弊。如李时珍以为泻肺诸方之准

绳，虽明如王晋三、叶天士，犹率意用之。愚按此方治热病后
与小儿痘后，外感已尽真气不得归元，咳嗽上气，身虚热者，
甚良；若兼一毫外感，即不可用。如风寒、风温正盛之时，而
用桑皮、地骨，或于别方中加桑皮、或加地骨，如油入面，锢
结而不可解矣。考《金匮》金疮门中王不留行散，取用桑东
南根白皮以引生气，烧灰存性以止血，仲景方后自注云：小疮
即粉之，大疮但服之，产后亦可服，如风寒，桑根勿取之。沈
目南注云：风寒表邪在经络，桑根下降，故勿取之。愚按：桑
白皮虽色白入肺，然桑得箕星之精，箕好风，风气通于肝，实
肝经之本药也。且桑叶横纹最多而主络，故蚕食桑叶而成丝，
丝，络象也；桑皮纯丝结成象筋，亦主络；肝主筋，主血，络
亦主血，象筋与络者，必走肝，同类相从也，肝经下络阴器，
如树根之蟠结于土中；桑根最为坚结，诗称："彻彼桑土"，
《易》言："系于苞桑"是也。再按：肾脉之直者，从肾上贯
肝膈，入肺中，循喉咙，夹舌本；其支者，从肺出络心，注胸
中。肺与肾为子母，金下生水。桑根之性，下达而坚结，由肺
下走肝肾者也。内伤不妨用之，外感则引邪入肝肾之阴，而咳
嗽永不愈颐。吾从妹八九岁时，春日患伤风咳嗽，医用杏苏散
加桑白皮，至今将五十岁，咳嗽永无愈期，年重一年，试思如
不可治之嗽，当早死矣，如可治之嗽，何以至四十年不愈哉？
亦可以知其故矣。愚见小儿久嗽不愈者，多因桑皮、地骨，凡
服过桑皮、地骨而嗽不愈者，即不可治，伏陷之邪，无法使之
上出。至于地骨皮之不可用者，余因仲景先师风寒禁桑皮而
悟出者也。盖凡树木之根，皆生地中，而独枸杞之根，名地骨
者何？盖枸杞之根，深入黄泉，无所终极，古又名之曰仙人
杖，盖言凡人莫得而知其所终也。木本之入下最深者，未有如
地骨者，故独异众根，而独得地骨之名。凡药有独异之形，独
异之性，得独异之名者，必有独异之功能，亦必有独异之偏胜
也。地骨入下最深，禀少阴水阴之气，主骨蒸之劳热，力能至
骨，有风寒外感者，而可用之哉！或曰：桑皮、地骨，良药
也，子何畏之若是？余曰：人参、甘草，非良药耶？实证用人

参，中满用甘草，外感用桑皮、地骨，同一弊也。

**【笺正】**

桑皮、地骨为泻白散主药，用于外感后表邪已尽，邪入于肺，肺火炽盛者甚合。不可谓只有内伤方可用之，谓小儿久嗽，凡用过此二味者，即不可治，未免过甚其词。鞠通对麻黄、升麻、柴胡、桑皮等许多治病要药，每过扬其弊之一端而视如蛇蝎，使用药路子变窄，此亦导致治术衰退之一因。

## 万物各有偏胜论

无不偏之药，则无统治之方。如方书内所云：某方统治四时不正之气，甚至有兼治内伤产妇者，皆不通之论也。近日方书盛行者，莫过汪讱庵《医方集解》一书，其中此类甚多，以其书文理颇通，世多读之而不知其非也。天下有一方而可以统治四时者乎？宜春者即不宜夏，宜春夏者更不宜秋冬。余一生体认物情，只有五谷做饭，可以统治四时饿病，其他未之闻也。在五谷中尚有偏胜，最中和者莫过饮食，且有久日饮汤，夏日饮水之别，况于药乎！得天地五运六气之全者，莫如人，人之本源虽一，而人之气质，其偏胜为何如者，人之中最中和者，莫如圣人，而圣人之中，且有偏于任，偏于清，偏于和之异。千古以来不偏者，数人而已。常人则各有其偏，如《灵枢》所载阴阳五等可知也。降人一等，禽与兽也；降禽兽一等，木也；降木一等，草也；降草一等，金与石也；用药治病者，用偏以矫其偏。以药之偏胜太过，故有宜用，有宜避者，合病情者用之，不合者避之而已。无好尚，无畏忌，惟病是从。医者性情中正和平，然后可以用药，自不犯偏于寒热温凉一家之固执，而亦无笼统治病之弊矣。

## 草木各得——太极论

古来著本草者，皆逐论其气味性情，未尝总论夫形体之大纲，生长化收藏之运用，兹特补之。盖芦主生，干与枝叶主长，花主化，子主收，根主藏，木也；草则收藏皆在子。凡干皆升，芦胜于干；凡叶皆散，花胜于叶；凡枝皆走络，须胜于枝；凡根皆降，子胜于根；由芦之升而长而化而收，子则复降而升而化而收矣。此草木各得一太极理也。

　　愚之学，实不足以著书，是编之作，补苴罅漏而已。末附二卷，解儿难、解产难，简之又简，祇摘其吃紧大端，与近时流弊，约略言之耳。览者谅之。

　　【笺正】

　　从编排来说，此文与上"万物各有偏胜论"应归于卷四杂说中，以其无关大体，且"愚之学"一段为编后语，故仍其旧。

# （二）叶氏温病论案新编

# 引　言

在外感热病学发展史上，贡献卓著，影响最大者，唯张仲景、吴又可、叶天士三人。仲景著《伤寒论》，虽云述而不作，但不引古经一语。其所创六经大法，奠定了中医辨证论治的基础，开了后世无限之法门。故医者不独推其为外感热病学派之鼻祖，且尊之为医圣。迄明·吴又可著《温疫论》，是书亦不引古经一语，但渊源有自，如承气、白虎、茵陈、抵当，法均本乎仲景，而其擅用攻下逐邪之经验，已在继承基础上实现了前所未有之超越，故大大丰富了温疫之治法，且所论颇多创言，在理论上亦有长足之进展，故为杨栗山、戴麟郊、刘松峰、余师愚诸家所尊奉，渐形成温疫学派，是为外感热病学派第一大分支。明末清初之叶桂，毕生忙于诊务，未暇著述，但医论医案，传世颇多，惜散乱无统，亟待整理。其习用轻清之治温药法，于张、吴诸家外别开生面，形成了自己鲜明的特色，后人喜其平淡清灵，颇多宗法，浸而成为又一大派，习称叶派，亦称温病学派，是为外感热病学派之另一大分支。此两派均对勘寒温，以伤寒为寒病，倡言寒温不同，强调温多寒少。但另一以俞根初为代表之伤寒学派，继承《内经》学说，持伤寒为热病之观点，谓伤寒为外感百病之总名，主张寒温一统。至此，一源三歧，鼎足之势成。顾明清以还治外感热病之学者，"逃杨归墨"，莫此能外。而医之相率研究三家学说者，则又以叶氏门墙为最多。

就研究叶氏温热之学论，编撰著作，具有大影响者，当推顾景文、吴鞠通、王孟英三家。景文尝随师游于洞庭，于舟中录叶氏谈温医论，整理穿缀为文，名《温热论》，由华岫云等收编于《临证指南》中，后复经唐笠山修润，定名《温证论治》，再刊于《吴医汇讲》，复经孟英、章楠诸家之捧场，一刻再刻，声价日高，流布至广。华岫云谓此书是为新感温病说

法，姜春华老谓是指一病言，识见超卓！但总因鞠通作俑，来
者盲从，近人仍咸指首文十二字为一切温病之提纲，这种以偏
概全之见，遂使叶氏论温大旨泯灭而不闻。至于鞠通以上中下
三焦类归部分叶案，演作《温病条辨》，虽云以叶法为宗，而
实未获叶氏论温之心法，故牵强误会，错讹百出，孔庆莱谓其
学有通有不通，似通似不通，名通实不通（斯评先我而言，
深得余心之同然），所谓"红紫色、郑卫音"，叶氏论温大旨，
因之而更晦（此所以余有《温病条辨笺正》之撰作）。孟英有鉴《温病
条辨》之谬误而编著《温热经纬》，在收录《温热论》的同
时，又取《幼科要略》中有关温病之内容，采编注释，命名
为《叶香岩三时伏气外感篇》，若是谋篇，有利于彰明叶氏新
感伏气并论之大旨。《幼科要略》中有关温病之医论，亦由是
而日益引起医界之注重，孟英此举，就发扬叶氏温热之学来
说，诚所谓"筚路蓝缕，功不可没"，他的这个功绩，首先应
预肯定。较之景文、鞠通、虚谷等诸家，孟英在继承发扬前人
论温精萃方面，确是最有成绩者。但所可惜者，是他不按叶氏
以四时伏气新感论温之大纲去充实内容，类归论案，俾论、案
珠联璧合，互为发明，反而在编写伏气外感篇时，删去了叶氏
论冬时伏气外感的有关医论，从而桌脚成鼎，无端失一，使人
在冬时有无伏温病之惑（今之《温病学》教材，事实上已给人以冬时无伏
温之影像）？在《幼科要略》有否论冬时温病等问题上，产生了
许多的疑惑和误解。除了这个缺点，孟英在医论的取舍编排方
面，亦有欠当处，如原书"夫春温、夏热、秋凉、冬寒，四
时之序也"至"兹以四气常法列左"一段，乃是四时代气外
感之概论，孟英为了符合他"三时"的编法，连类此医论，
亦予割弃；又如痧、痘、惊、疳这儿科四大症，如从温病学角
度来看，痧（即麻疹）本就是一种常见的温热病，而惊较之于
疳，于温病关系亦更密切，可是孟英却有取乎疳、胀，而反无
取乎痧、惊。后人对这些不足之处，咸不知察（余谓唯能识其不
足，才有可能通过衡正其失、整理充实，使之完善，从而求得进一步的发扬、发
展和提高）亦有人反为之讳失而加辩饰，说"《幼科要略》，王

孟英为何把它改名为《三时伏气外感篇》？这是有原因的。其一，王氏曾说：'奈大方家视为幼科治法，不过附庸，于此集皆不甚留意；而习幼科者，谓此书为大方之指南，更不过而问焉。即阐发叶氏如东扶、鞠通、虚谷者，亦皆忽略而未之及也。予谓虽为小儿说法，大人岂有他殊，故于《温热论》后，附载春温、夏暑、秋燥诸条，举一反三，不仅为活幼之慈航矣'。这是王氏改名的理由之一。其二，华岫云注．《温热论》说：'邪从口鼻而入，故曰上受，但春温冬时伏寒，藏于少阴，遇春时温气而发，非必上受之邪也。'王孟英引沈尧封云：'温亦火之气也，盖火之微者曰温，火之甚者曰热，三时皆有，唯暑为天上之火，独甚于夏令耳。'这就是王孟英称三时而不称四时的理由。"（《温热名著通俗讲话》）余谓此说词费而理拙。因为第一个"理由"，无非是说医界不重视《幼科要略》，这断然不成其可改四时为三时之论据。至于第二个所谓的"理由"，其引华氏文为据，显是论证过程有错误；至于所引沈氏文，原为温热病春、秋、冬三季均有，唯暑病独甚于夏季之意，今以此作为可以改四时为三时之论据，犹显荒谬。愚有见如上，故在完成《温病条辨》笺正之后，不揣浅陋，重为类编，颜曰叶氏温病论案新编，目的在彰明叶氏论温之大法，并冀通过为叶学存真，认真做好继承发扬、古为今用的工作，借以为开展温病研究之一助。

　　　　　　　　　　　　　　　　　　柴中元
　　　　　　　　　　　　　　　　　1991. 10. 10

# 卷一　四时伏气外感概论

## 【原文】

夫春温夏热，秋凉冬寒，四时之序也。春应温而反大寒，夏应热而反大凉，秋因凉而反大热，冬应寒而反大温，皆不正之乖气也。病自外感，治从阳分。若因口鼻受气，未必恰在足太阳经矣。大凡吸入之邪，首先犯肺，发热咳喘。口鼻均入之邪，先上继中，咳喘必兼呕逆䐜胀。虽因外邪，亦是表中之里。设宗世医发散阳经，虽汗不解。幼稚质薄神怯，日期多延，病变错综，兹以四气常法列左。

小儿发热最多（变蒸之热，头绪繁，不能载，详于《巢氏病源》矣），然春温、夏热、秋凉、冬寒，四季中伤为病，当按时论治。其内伤饮食治法，不宜混入表药。消滞宜用丸药，洁古、东垣已详悉。

小儿热病最多，以体属纯阳，六气著人，气血皆化为热也；饮食不化，蕴蒸于里，亦从热化矣。然有表解已复热，攻里热已复热，利小便愈后复热，养阴清热亦不除者，张季明谓元气无所归著，阳浮则候热矣，六神汤主之。

按：五气分主四时，气候正常，五气就长养万物，"四时失序"，五气就化为六淫，六淫为气失其正，此叶氏所以称之为乖气，人感此气而得病，即为外感，外感以热病居多，故河间曰"六气皆从火化"，丹溪曰"阳常有余"，而钱乙又有小儿"体属纯阳"之论，此均为诸家治病之经验谈，未可厚非，而叶氏宗之。当然，若就人体之生理论，阳何尚有余？在小儿，亦以"稚阴稚阳"说为合理。

又按：中医的表里概念是相对的。如就五脏与六腑言，则六腑为表，五脏为里。如就五脏六腑与躯体呼吸道肠道言，则五脏六腑为里，躯体呼吸道肠道为表。如就躯体与呼吸道肠道言，则躯体为表，呼吸道肠道为里。但医界很少有人就躯体与呼吸道肠道相对言表里。叶氏论病机深入细致、分析精微，是有他实践基础的。因为从临床来看，外感初起而具恶寒、脉浮等表证者，有的发热困倦、肢酸体痛等全身症状明显而乏呼吸系和肠道之症状（或虽有而轻微）；亦有鼻塞流涕、咽干喉痛、咳嗽气喘等呼吸系症状明显而乏肠道症状，或全身症状虽兼而很不明显者；亦有咳喘等呼吸系症状和心泛呕恶、脘闷腹胀、食减泄泻等肠道症状并见（如胃肠型感冒），而并无明显全身症状者。叶氏认为，第一种情况是外邪侵犯体表足太阳，第二种情况是外邪侵犯肺系手太阴，第三种情况是外邪侵犯肺脾手足两太阴。后二者虽也隶属于"外邪伤表"范畴，但毕竟表中之里，所以，倘按一般医生习用的发散阳经表邪之法治疗，虽得汗而病亦不解。叶氏的这种认识，是他的经验之谈，对临床实践，有很好指导价值。至于具体治法，叶氏原则地指出，要结合四时不同气候变化对人体的影响，并参考病人体质等有关情况，综合分析，进行辨证论治，难以一概而论。在小儿，因体质柔弱，神气未壮，一感外邪，每即发热，故患热病者最多，如处理不当，日期多延，病变错综，未可掉以轻心。有的病儿，经解表、攻里、利尿等多法治疗，热总不退，即考虑到热病伤阴，顾及其体质，用滋阴清热之法，亦乏效验，这时就应想到是元气虚亏、阳气浮越所致，张季明对此曾有论及，当主之以六神汤。但饮食不化，蕴蒸于里，亦可发热，这种发热，应按内伤饮食治，因其与外感无关，就不宜再混入解表药，而消滞，用汤剂不如用丸剂，对此，张洁古、李东垣尝有详论。但世俗医者，既不注意四时气候变化对人体的不同影响，又不知气血阴阳之辨，以初则发散解肌，混入消导（这是辨证不清），继用清热苦降，或兼下夺（这是论治不精），再令病家禁食乳食（这是忽视胃气），为通套之法泛治，"每致胃气索然，内风来乘，变见惊痫，告毙甚多。"叶氏正是鉴于这种弊端，所以在《幼科要略》开首就对此提出批评，并就"四气常法"来介绍他治外感热病及其他儿科常见病的经验。

这些经验虽原为小儿说法，但大人亦无他殊，故经孟英整理指出之后，引起了医界注意，并成了温病学中的一个重要文献。

# 卷二　春时伏气外感论案

## 1. 春　温

**【原文】**

春温一证，由冬令收藏未固，昔人以冬寒内伏，藏于少阴，入春发于少阳，以春木内应肝胆也，寒邪深伏，已经化热，昔贤以黄芩汤为主方，苦寒直清里热，热伏于阴，苦味坚阴，乃正治也，知温邪忌散，不与暴感门同法。若因外邪先受，引动在里伏热，必先辛凉以解新邪，继进苦寒以清里热，况热乃无形之气，幼医多用消滞攻治有形，胃汁先涸，阴液劫尽者多矣。

春温皆冬季伏邪，详于大方诸书。幼科亦有伏邪，治从大方。

按：叶氏在新感温病方面，固有他一定的贡献，然其在温病学上之成就，尤足称道者，实为伏气温病方面的继承和发扬。徐灵胎认为《临证指南医案》暑门"所列诸案，皆平素伏暑之症为多，其卒然受暑之病绝少。"实则温热门及《清代名医医案大全·叶天士医案》等著作中，亦均不乏伏温证。但自鞠通采《临证指南医案》中部分新感温病案为"条辨"以来，医者咸注重叶氏于新感温病之建树，而对其伏气之论及案，每多忽视。究近人以叶氏为新感温病派代表之原因，亦即在此，这说明医界于《幼科要略》和叶案之研究，尚欠深入，故造成了对叶氏温热学说的误解。作者有鉴于此，今特将四时伏气外感之论重为编注，并以医案印证其论，冀能释疑解惑，存叶学之真。

又按：温病初起，只有表证而无里证者，自不得谓之伏气；只有里证而无表证者，则不得谓之新感；若表里证兼见，则有两种说法，一谓新感引动伏邪，一谓表证皆里证浮越于外，这种病机解释上的争执，乃是治疗用药主张不同的反映。根据"从外至内而盛于内者，先治其外而后调其内；从内至外而盛于外者，先治其内而后调其外"之经旨，前者主张先治外，后者主张要治内，不同意见，悬若冰炭，纷纷之议，使人眩目，若不加剖白，必然入主出奴，不能通贯。作者认为，春温为伏气之病，伏温之发，病从里出，"里邪原无发散之理。"即由新感引动，也不能"必先解外"、不顾其内，根据见症治症原则，本不妨表里兼治之为得，叶氏必先用葱豉解新邪之观点值得商榷，不可盲从。杨璇基于"温病虽有表证，表证即里证浮越于外也。""温病虽有表证，实无表邪"的认识，强调"治温病以清里为主"，谓"里热除而表证自解。"此亦有所见而云然。其实伏温之治，直清里热为主法，透达伏邪为要法，若恐病初而投苦寒，有凉遏之弊，不妨以清为主，以透为辅，清透并施，亦合解外之治，大可不必硬将伏温之治，纳入到"先表后里"之治轨中。究春温必先解新邪之目的，无非是为伏邪从里达外求出路，然诚如杨璇所说："伤寒一发汗，而外邪即解；温病一发汗，而里邪愈炽。"善辩者竟将投解表药后而里热更炽，解为伏火外透，余则谓是治疗失法，疾病加重，至于时逸人谓"表邪得解，即有伏气，亦冀其随解。"此真脱离实际之理想空谈也。对此，作者曾有专文讨论，不复在此赘述。

**【医案】**

先寒后热，是属伏邪，体质阴弱，未宜发表。伏邪者，乘虚伏于里也，当从里越之，春温篇中有黄芩汤可用。黄芩汤（未）

按：柳宝诒论伏温治法，认为"用黄芩汤加豆豉、元参，为至当不易之法。"但又以"辛凉清解，则失之肤浅"责叶氏，殊不知叶氏治伏温亦主张用黄芩汤苦寒坚阴为正治，且有时用原方（如本案），有时加生地、阿胶（如某案），有时加竹叶、薄荷（如暑门池案），有时加杏仁、枳壳（如汪案），因症加减，各有取义，颇显其运用之灵活，而柳氏所说之法，尽包于其中，盖柳氏亦只见叶氏治新感之法，忽视其伏温之论，故有此妄贬耳。作者鉴此，曾有叶氏用黄芩汤治温经验之专文，文附书末⑯，读者可参阅。

又按：本案阴弱伏邪而主以黄芩汤，说明撤热存阴亦为叶氏治伏温之要法。陆九芝、张山雷抨击叶氏只知养阴敌阳，不知撤热存阴，若就席姓案等个别医案言，诚是；若概言之，则非，本案即是明证。

某　春温内陷，下痢，最易厥脱。川连　阿胶　淡黄芩　炒生地　白芍　炙草（痢门）

按：本案用黄芩汤合黄连阿胶汤化裁，属苦寒甘寒合法，此法对春温内陷、热痢伤阴，甚为合拍，作者治产后热痢亦喜用之，此方清热止痢、养阴护虚，均有力量，而白芍量宜重，殊效。但生地不须炒，须知生地用炒，玄参用心，枳实用汁，淡菜熬膏之类，是叶氏用药好奇之陋习，作者对此，尝有专文附书末⑤，此不复赘。

某　春温，身热，六日不解，邪陷劫津，舌绛，骨节痛，以甘寒息邪。竹叶心　知母　花粉　滑石　生甘草　梨皮（温热门）

按：叶氏虽云春温以黄芩汤为正治，但撤热并不局限于黄芩汤苦寒一法。如本案，因伏邪不从外透而内陷，津液被劫，若苦寒直清，即须防其遏邪，又当虑其化燥，故叶氏不用芩、芍，而以知、滑清热，偕花粉、竹叶，既可于清热中生津，又可于清滋中透邪，故虽从甘寒立法，而实能凉润透解，且方药简洁，理路清晰，诚属善治。这种治法，是叶氏在继承基础上之发展，能体现叶氏治春温药法之特色。

马　少阴伏邪，津液不腾，喉燥舌黑，不喜饮水，法当清解血中伏气，莫使液涸。犀角　生地　丹皮　竹叶　玄参　连翘（同上）

按：时医用药，"不分气血阴阳，但知见症施治。"叶氏病之，尝予批评。究叶氏之治伏温，于气血之辨，亦较重视，如前案侧重于清气，本案侧重于凉血，较而观之，便可见气血之异治。但伏邪不论在气分在血分，总以从内出外为顺，故两案均用竹叶以清透，以伏气在气较浅，伏气在血更深，浅者尚易外达，深者尤恐难透，故此案并用连翘助其力。视其用方，是属犀角地黄汤加减，而竹叶、连翘之用，是属营血之邪，可转气分而解之药法。

包　老年下虚，春温上受，痰潮昏谵，舌绛苔黄，面赤微痉，先清上焦。天竺黄　金银花　竹叶心　连翘　竹沥（同上）

按：叶氏有"春温皆冬季伏邪"之明论，故此"春温上受"，非"温邪上受，首先犯肺"者之比，而应作伏于少阴，上犯太阴看。由是可见，"藏于少阴"，"发于少阳"，乃是据五脏与四时相应之理论而推断之之说，仅可看作春温发病之常。若读书死于句下，因"发于少阳"一句，使春温之治，囿于黄芩汤一方，则叶氏之活法泯灭矣！此所以叶氏医论医案，必须互参也。本案痰潮昏谵，心包受累，故用竺黄、竹沥化其痰，并以竹叶、连翘透其邪，务使无形之热，不与有形之痰相抟结，此与分离湿热则温邪势孤而病易解同义，但属权宜之法，故曰"先清上焦"。

黄　体虚温邪内伏，头汗淋漓，心腹窒塞，上热下冷，舌白烦渴，春阳升举为病，犹是冬令少藏所致，色脉参视，极当谨慎。阿胶　生地　生牡蛎　生白芍　茯苓　（同上）

按：叶氏治伏温有虚实之辨，黄芩汤苦寒坚阴，以泻为补，属实证治法。对虚证，叶氏每用复脉汤化裁，并有"古人立法，全以育阴祛热"之说，本案治法以滋阴为主，于滋阴中佐敛摄，亦属虚证治法之一种。亦有邪实正虚，虚实兼夹之证，其治或清透为主佐以生津，或养阴为主参以清透，或甘寒养阴与苦寒清热并重，此综前后诸案而观之自明。

又按：吴鞠通制一甲复脉汤，即由本方以甘草易茯苓而成。

席　脉左数，右缓弱，阳根未固，阴液渐涸，舌赤微渴，喘促自利，溲数，晡刻自热，神烦呓语，夫温邪久伏少阴，古人立法，全以育阴祛热，但今见症，阴分固有伏邪，真阴亦不肯收纳，拟仿河间浊药轻投，不为上焦热阻，下焦根蒂自立，冀其烦躁热蒸渐缓。熟地炭　茯苓　淡苁蓉　远志炭　川石斛　五味子　饮子煎法

又　晚诊，阴中伏邪，晡时而升，目赤羞明，舌绛而渴，与育阴清邪法。生地炭　元参心　川石斛　炒麦冬　犀角　石菖蒲

又　脉左数右软，舌干苔白，小溲淋漓，吸气喘促，烦汗，肾阴不承，心神热灼蒙闭，议以三才汤，滋水制热。三才加茯神、黄柏、金箔，晚进周少川牛黄清心丸一服

又　昨黄昏后诊脉，较诸早上，左手数疾顿减，惟尺中垂而仍动，呓语不已，若有妄见，因思肾气承心，膻中微闭，神明为蒙，自属昏乱，随进周少川牛黄丸一服，俾迷漫无质之热，暂可泄降，服后颇安，辰刻诊脉濡小，形质大衰，舌边色淡，下利稀水，夫救阴是要旨，读仲景少阴下利篇，上下交征，关闸欲撤，必从堵塞阳明为治，以阳明司阖，有开无阖，下焦之阴，仍从走泄矣，议用桃花汤。人参　赤石脂　炮姜　白粳米

又　晚服照方加茯苓

又　脉左沉数，右小数，暮热微汗，时烦，辰刻神清，虚邪仍留阴分，议用清补。人参　茯苓　川石斛　炙甘草　黑稽豆皮　糯稻根须

又　金匮麦门冬汤。

按：陆九芝对此案曾详加评批，主要是认为撤热不力。金寿山撰文反驳，说陆氏是在"把看好的病当做看坏来批"。但细加研究，金氏之说令人怀疑。本案为病甚重，徐灵胎在四诊时有"此症恐不治"之注，这从四五两诊是一日两诊这一点也可得到反映，因为病重，所以前后诊时间很近，由此可见，首尾七诊，至多也不过 10 天时间。金氏说："初诊处方针对性不强，可谓不着边际。""三诊时病情尚未完全好转，遽然撤

去犀角元参清邪之品，进以三才之补，遂至昏蒙更甚"，由是而论，至少有两诊治不得法，可谓是重病而几经周折，从四诊开始，就算是药无虚发，治均入扣，也难作短时间内"看好"之判断，故金氏此结论，未免轻率。据龙文书局校印本，徐氏并未加圈于此案，而金氏说"徐批叶案，要求比较严格，而对于此案再诊所处之方，则加圈赞赏。"又说再诊"此方得力，无怪徐氏加圈。"其说不知因何而来？然是非取徐评本核之而可立判。又三诊时叶氏用三才汤，三才汤本含人参，但金氏说"三诊时人参当加"，是评亦不免"昏昏昭昭"之诮。由是可见，对前人学说有喜恶而使心理失衡，亦为中医理论研究之一弊。叶案为临床之实录，大多未知治效，诚如金氏说："叶天士不是神仙，治病不会个个都治好，甚至会治错。"因此，对其医案的研究，必须作客观的分析，诚如华氏云，如据症论药，合乎医理，便可宗法；但若药症不合，或病重药轻，就不能曲辩。如暑门王案，"暑邪寒热，舌白不渴、吐血，此名暑瘵，重证"。然叶氏用药："西瓜翠衣　竹叶心　青荷叶汁　杏仁　飞滑石　苡仁"，诚可谓重病轻药，轻淡如儿戏，然鞠通宗之而演为上焦篇三二条，类此弊端，误人祸世，实无底止。九芝之评本案，大致合理，此案可否效法，读者自可研究。

某二十　脉数、暮热、头痛、腰痛、口燥，此属温邪。连翘　淡豆豉　淡黄芩　黑山栀　杏仁　桔梗　（同上）

按：温病脉自数，热盛则头痛，暮热、腰痛、口燥，是肾阴虚亏，伏邪从少阴发出之征。柳宝诒说："伏寒化热，由少阴而发，每有骨节烦疼，腰脊强痛之证，以肾主骨髓，腰脊又为太阳经所辖之地也。内热上蒸，则作头痛，慎勿误认为表证，而强与发汗也。"故叶氏取清心凉膈散去薄荷，而代之以豆豉，因"豆豉为黑豆所造，本入肾经，又经蒸罨而成，与伏邪之蒸郁而发相同，且性味平和，无逼汗耗阴之弊，故豆豉为宣发少阴伏邪的对之药。"又因"少阴之系，上连于肺，邪热由肾系而上连于肺，则见肺病。况温邪化热，火必克金，则肺脏本为温邪所当犯之地。"故伏温犯肺而见肺气失宣者甚多，本案之用杏仁，即是为此。要之，本案以芩、栀清泄里热为主药，配合翘、豉之宣透；杏、梗之理肺，目的在顺应病势，俾伏温从手太阴气分而外出。然虽说伏温透则阴可保，但口燥已显津损，故若再加玄参、花粉两味，清透提滋，数法兼行，似更周匝。

吴　冬月伏邪，入春病自里发，里邪原无发散之理，更误于禁绝水谷，徒以芩、连、枳、朴，希图清火消食以退其热，殊不知胃汁受劫，肝风掀动，变幻痉厥危疴，诊视舌绛、鼻窍煤黑、肌肤甲错干燥、渴欲饮水、心中疼热，何一非肝肾阴液之尽，引水自救，凡阳内烁，躁乱如狂，皆缘医者未曾晓得温邪从阴，里热为病，清热必以存阴为务耳。今延及一月，五液告涸，病情未为稳当，所持童真，食谷多岁，钱氏谓幼科易虚易实，望其有生机而已。阿胶　生地　天冬　川石斛　鸡子黄　元参心

又　咸润颇安，其热邪深入至阴之地，古云热深厥深，内涸若此，阴液何以上承，虑其疳融阻咽，故以解毒佐之。元参心　真阿胶　真金汁　细生地　天冬　银花露

又　胃未得谷，风阳再炽，入暮烦躁，防其复厥。生地　白芍　麦冬　金汁　阿胶　牡蛎　金银花露

又　神识略苏，常欲烦躁，皆是阴液受伤，肝风不息，议毓阴和阳。生地　牡蛎　阿胶　麦冬　木瓜　生白芍

又　膻中热炽，神躁舌干，痰多咳呛，皆火刑肺金，宜用紫雪丹一钱（痛痉厥门）

按：此案从痰多咳呛等症状来看，似是小儿肺炎，因初治失法，病久阴液大伤，叶氏采用留人治病法，冀养阴制阳、扶正祛邪，是不得已之举。二诊曰咸润颇安，四诊曰神识略苏，说明养阴法有一定作用，但清泻肺火之治，究嫌不力，及至五诊而用紫雪，疾病仍处危险关头。

汪天植　脉虚如浮，重按无力，发热自利，神识烦倦，咳呛痰声如嘶，渴喜热饮，此非足三阳实热之证，乃体属阴虚，

冬月失藏，久伏寒邪，已经蕴遏化热，春令阳升，伏邪随气发泄而病，未及一旬，即现虚靡不振之象，因津液先暗耗于未病时也，今宗春温下痢治。淡黄芩　杏仁　枳壳　白芍　郁金汁　橘红（清）

按：柳宝诒说："伏邪在少阴，其由经气而外出者，则达于三阳；其热而内壅者，则结于胃腑；此温热病之常也。""其或热壅于胃，上熏于膈，则邪热由胃而炎及于肺，更为病势所应有。"从以上诸案来看，伏于少阴，上犯太阴之证，在伏温亦为常见，故伏于少阴，发于少阳，毕竟仅为春温发病之一端。本案伏邪犯肺及肠，故见咳、呛、自利等症，叶氏在用芩、芍清热之同时，加了理气化痰药，以疏展气机，开拓伏邪透出之路，此为本案蕴义之所在。

**【选论】**

邵新甫：冬伤于寒，春必病温者，重在冬不藏精也。盖烦劳多欲之人，阴精久耗，入春则里气大泄，木火内燃，阳强无制，燔燎之势，直从里发，始见必壮热烦冤，口干舌燥之候矣，故主治以存津液为第一，黄芩汤坚阴祛邪，即此义也。再者，在内之温邪欲发，在外之新邪又加，葱豉汤最为捷径，表分可以肃清。至于因循误治，岂止一端，或因气燥津枯，或致阴伤液涸，先生用挽救诸法，如人参白虎汤、黄连阿胶汤、玉女煎、复脉法，申明条例甚详，余则治痉厥以甘药缓肝，昏闭用幽芳开窍，热痰之温胆，蓄血而论通瘀，井井有条，法真周到。

张石顽：凡治温病热病，无正发汗之理。盖其邪自内达外，无表证明矣。若果证显非时暴寒，恶寒头痛而脉紧者，亦不可纯用表药，宜栀豉汤或益元散加薄荷、葱、豉；重则用凉膈散去硝、黄，加葱、豉，探吐取汗最妙。盖此怫郁之热，乘春温之气而发，虽有非时暴寒，只宜辛平之剂发散。

按：石顽论温，有伏邪自内达表，必先少阳经始，无客邪者，黄芩汤主之；以及证显非时暴寒，宜栀豉汤或益元散加薄荷、葱、豉等说，这些说法对叶氏影响很大。究叶氏之论及案，对张氏之说，多有继承，但叶氏不拘一家之说，故其治春温，灵活多变，药法较张氏更为丰富。所可商者，其论外邪引动伏热，谓必先辛凉以解新邪，自注用葱豉汤。然葱豉为辛温解表方，不合辛凉法。邵氏只知遵奉叶氏，又说："在内之温邪欲发，在外之新邪又加，葱豉汤最为捷径。"后人将邵氏之文，误为叶氏之言（如《古今名方发微》），不察其失，又复传讹，眩于叶氏大名者，咸相率盲从，不敢质疑，实则葱豉一方偏温，以温治温，已属欠当，舍内治外，尤须商榷。

# 2. 风　温

## 【原文】

风温者，春月受风，其气已温，经谓春气病在头，治在上焦，肺位最高，邪必先伤，此手太阴气分先病，失治则入手厥阴心包络，血分亦伤，盖足经顺传，如太阳传阳明，人皆知之，肺病失治，逆传心包络，幼科多不知者，俗医见身热咳喘，不知肺病在上之旨，妄投荆、防、柴、葛，加入枳、朴、杏、苏、卜子、楂、麦、广皮之属，辄云解肌消食，有见痰喘，便用大黄礞石滚痰丸，大便数行，上热愈结，幼稚谷少胃薄，表里苦辛化燥，胃汁已伤，复用大黄大苦沉降丸药，致脾胃阳和伤及，陡变惊痫莫救者多矣。

春季温暖，风温极多，温变热最速，若发散风寒消食，劫伤津液，变症尤速。初起咳嗽喘促，通行用：薄荷（汗多不用）连翘　象贝　牛蒡　花粉　桔梗　沙参　木通　枳壳　橘红桑皮　甘草　山栀（泄泻不用）苏子（泻不用，降气）。表解、热不清用黄芩　连翘　桑皮花粉　地骨皮　川贝　知母　山栀。里热不清，早上凉，晚暮热，即当清解血分，久则滋清养阴。若热陷神昏，痰升喘促，急用牛黄丸、至宝丹之属。

按：在前概论中，叶氏已简要指出，外感初起，有邪伤足太阳，邪伤手太阴，邪伤手足两太阴之不同。上两条则专就邪伤手太阴之风温言。风温为新感，具有"温邪上受，首先犯肺"的特点，它与风寒伤足太阳，化热后传阳明之症不同，但俗医不知温邪犯肺证的病理特性，所用荆、防、柴、葛，仍是发散阳经表邪之法，杂入理气消食品，乃是足太阴之药，药不对证，疾病加重，初仅咳嗽，渐见喘促，医见痰喘而用大黄礞石攻下，是病位在肺而攻肠，妄汗已伤胃津，攻消治上犯中，表里苦辛化燥，脾胃阳和伤极，陡变惊痫者不少。叶氏在《幼科要略》中反复论述了当时医界的这种弊端，在指出发散风寒消食，不合风温之治后，介绍了自己的用药经验。从叶氏开列的常用药中，可以看出，风温初起，宜辛凉解表合轻宣肺气之品以清肃上焦；若表解热不清，宜泻肺清热合化痰止咳品以防其逆传；若日数渐多，邪仍不解，则有清解血分，滋清养阴，凉膈泻火等治法；若逆传膻中，须用清心开窍以救急；若病后余热，一般用甘寒清养胃阴为常法。这些用药经验，叶氏是就风温一病言。若邪从口鼻而入，由中道直犯募原，则另有法。若伏温内发，更不可与新感相混言。华岫云知此论旨，故其注"温邪上受，首先犯肺"说："邪从口鼻而入，故曰上受。但春温冬时伏寒，藏于少阴，遇春时温气而发，非必上受之邪也。"然近人必欲以"上受犯肺"十一字为一切温病之提纲，这显然不符叶氏之原意。

又按：初起，通行用之"桑皮"，必是桑叶之误。

**【医案】**

项二一　风温，脉虚，嗽。桑叶　薄荷　杏仁　象贝　大沙参　连翘（咳嗽门）

某十岁　头胀咳嗽，此风温上侵所致。连翘钱半　薄荷七分　杏仁钱半　桔梗一钱　生甘草三分　象贝一钱（同上）

按：治风温初起咳嗽者，用桑叶、薄荷、连翘辛凉解表，用杏仁、象贝、桔梗止咳化痰，这是叶氏习用之法。吴鞠通制桑菊饮，即从类此叶案化裁而来。但桑菊饮中的菊花、芦根，叶氏很少用。我们如用叶氏运用最繁之象贝、沙参来代菊花、芦根，就能更好地反映叶氏这一习用之药法。

某十二　风温上受、咳嗽失音、咽痛。杏仁　薄荷　连翘

桔梗　生甘草　射干（同上）

某　风温上受，吐血。桑叶　薄荷　杏仁　连翘　石膏
生甘草（吐血门）

沈　脉右搏数，风温呛咳。桑叶　杏仁　象贝　苡仁　瓜
蒌皮　白沙参（咳嗽门）

按：某十二案因失音、咽痛，故加射干。某案因热盛动
血，故用石膏。沈案以轻宣肺气为主，必是呛咳较著。类此诸
案，《未刻本叶氏医案》中收录甚多，以其但云温邪，无风温
明文，且方药重复，故不悉录，但须知以上方药，叶氏运用最
频，此系其治风温之常法。

某女　风温发热，咳。薄荷　连翘　杏仁　桑皮　地骨皮
木通　黄芩　炒楂（同上）

按：前数案偏重于治卫，本案已偏重于治气，若气热较
甚，自当清气，泻白散加减，已是深一层治法。鞠通针对类此
叶案，尝作"泻白散不可妄用论"以贬之，实则芩、连、桑、
地，俱为肺炎热炽时之要药，若不讲辨证，妄斥芩、连犯中，
桑皮恋邪，这是轻弃前人已效之成法。

宋二一　脉右浮数，风温干肺化燥，喉间痒咳不爽，用辛
甘凉润剂。桑叶　玉竹　大沙参　甜杏仁　生甘草　糯米汤煎
（同上）

陆二三　阴虚体质，风温咳嗽，苦辛开泄，肺气加病，今
舌咽干燥，思得凉饮，药劫胃津，无以上供，先以甘凉，令其
胃喜，仿经义虚则补其母。桑叶　玉竹　生甘草　麦冬　白沙
参　蔗浆（同上）

某　风温客邪化热，劫烁胃汁，喉间燥痒呛咳，用清养胃
阴，是土旺生金意。金匮麦门冬汤。

某　风温咳嗽，多劳，气分不充，戊已汤。人参　茯苓
于术　炙草　广皮　炒白芍（同上）

按：阳气不充，卫外不固，则易感外邪，阴虚体质，感受
温邪，则易从燥化。药误劫津，风温化燥，叶氏每用辛甘凉润
以理上燥，此与治秋时温燥证同法。若表邪已解，胃汁被劫，

则用麦门冬汤，侧重于养胃阴；若气分不充，则用戊已汤，侧重于益胃气，这固反映出叶氏治温病，重视存津液、养胃气之学术观，但属后一步治法。若风温初起，表证明显、外邪方张，则玉竹、麦冬，未可骤入，洄溪对此有评，宜作参考。同门邱、某等案，药法与宋、陆案大致同，故不复辑入。

某 外受风温郁遏，内因肝胆阳升莫制，斯皆肺失清肃，咳痰不解，经月来，犹觉气壅不降，进食颇少，大便不爽，津液已久乏上供，腑中之气亦不宣畅，议养胃阴以杜阳逆，不得泛泛治咳。麦冬 沙参 玉竹 生白芍 扁豆 茯苓 (同上)

按：鞠通之沙参麦冬汤，即从类此叶案而出之。由是可知，风温化燥，其治与温燥原可互通。而风温之发，非独仅见于春时，陈平伯谓冬时亦有风温，此即近人所称之冬温；若发于秋，即为温燥；若发于夏，叶氏则名曰暑风。此观其案自知。

徐 阴虚风温，气逆咳血。生扁豆 玉竹 白沙参 茯苓 桑叶 郁金 (吐血门)

汪 右脉大，咽喉痒呛，头中微胀，此风温内侵，阳气不伏，络热血得外溢，当调其复邪。桑叶 山栀皮 连翘 白沙参 象贝 牛蒡子 (同上)

按：观此两案及前某案，可知风温咳痰带血，需视其血之多少，若血少，无须见血张惶，骤投滋腻血药，当知清疏外邪，宁络即可止血，此所以如上诸咳血案，叶氏但取一味桑叶之凉血，而并不多用止血之药也。

顾四十 寸口脉搏动而劲，痰血能食，初因风温咳嗽，震动络血，以清心营肺卫之热。小生地 黑山栀 地骨皮 天花粉 丹参 连翘 竹叶心 (同上)

某 风温衄血。丹皮 连翘 赤芍 茅花 黑栀皮 元参 (衄门)

按：《温热论》说："在卫汗之可也；到气才可清气：入营犹可透热转气，如犀角、玄参、羚羊角等物；入血就恐耗血动血，直须凉血散血，如生地、丹皮、阿胶、赤芍等物。"以上两案，已属邪入血分，故以凉血止血立法，瘀血衄血，血出量多者，又不可拘泥"外邪得红汗而解"诸说，而忽视及时止血之必要性。

董二四　风温湿上受，痹阻气分，上则咳呛不得卧息，下则溺少便溏，夫肺主一身之气化，邪壅则升降不得自如，仿经旨湿淫于内，主以淡渗，佐以苦温为治。飞滑石　茯苓皮　白蔻仁　竹叶　厚朴　杏仁　芦根 (公选医案)

吴　风温上受，饮邪上泛，卧枕则咳甚，饮阴类也，先以轻扬肃上，再议理饮。桔梗　兜铃　米仁　茯苓　通草　象贝

急火煎服一次 (清)

风温肺热，上郁肺气，咽喉阻塞，胸脘不通，故呻吟呼吸不爽，上下交阻，逆而为厥，乃闭塞之甚，病在上焦，幼科消食发散，表里混治，久延必致慢惊莫救。芦根　飞滑石　川通草　甜水梨皮　桑叶 (同上)

按：风温有化燥者，亦有夹湿者，化燥则宜甘润以保津，夹湿则宜淡渗以分清。《温热论》论温邪上受说："夹风则加入薄荷、牛蒡之属；夹湿加芦根、滑石之流。或透风于热外，或渗湿于热下，不与热相搏，势必孤矣"。上三案用芦根、滑石、茯苓、通草之属，可与风温干肺化燥诸案治法相对勘。

僧二五　近日风温上受，寸口脉独大，肺受热灼，声出不扬，先予辛凉清上，当薄味调养旬日。牛蒡子　薄荷　象贝母　杏仁　冬桑叶　大沙参　南花粉　黑山栀皮 (风温门)

秦六三　体质血虚，风温上受，滋清不应，气分燥也，议清其上。石膏　生甘草　薄荷　桑叶　杏仁　连翘。

又　照前方去连翘、薄荷，加陈蒌皮、郁金、栀皮 (同上)

按：陈光淞说："盖温邪为病，必有所夹，不外风与湿之两途：风，阳邪，宜表而出之，故曰透外。"透外以薄荷、牛蒡之属，叶氏已有明文，上二案药法正属，但此为偏于邪在肺卫之治，若热郁胸膈，叶氏习用栀豉加郁金、蒌皮之类，秦案又诊，已露移步转换之端倪。

又按：邵餐芝对张锡纯以连翘代桂枝、以薄荷代麻黄之法

极为推崇。谓其"超叶吴而通寒温，"及观叶案，予谓其法京从继承叶氏而来，如上秦氏案，即系麻杏甘石汤以薄荷代麻黄，并加桑叶、连翘而成，叶氏治温病，常用黄芩、白虎、麻杏甘石、栀豉、黄连阿胶等经方，但多有灵活之化裁，从中我们可以看出叶氏对仲景学说的继承和发扬。

某　风温从上而入，风属阳，温化热，上焦进肺，肺气不得输转，周行气阻，致身痛脘闷，不饥，宜微苦以清降，微辛以宣通。医谓六经，辄受羌防，泄阳气，泄胃汁。温邪忌汗，何遽忘之。杏仁　香豉　郁金　山栀　瓜蒌皮　蜜炒橘红（同上）

郭　风温入肺，气不肯降，形寒内热，胸痞，皆膹郁之象，辛凉佐以微苦，手太阴主治。黑山栀　香豉　杏仁　桑叶　瓜蒌皮　郁金（同上）

方　风温上受　心营肺卫皆热，气不宣降则痞胀，热熏膻中则神迷，此上焦客邪，想有酒食内因之湿，互相挟持，七八日未能清爽，以栀豉汤主之。山栀　豆豉　杏仁　郁金　蒌皮　鲜菖蒲（公选医案）

按：热郁胸膈，气失输转，痞胀较著者，以栀豉加杏、蒌、郁金辛苦宣降，俾气机得运，津血不致因蕴郁而化火，此亦叶氏治风温之常法。以上三案，药法大同，唯某案兼脘闷，故入橘红；郭案有寒热，仍用桑叶；方案见神迷，乃加菖蒲，此均随症加减之活法。

杨　脉左实大，头目如蒙，清窍不爽，此风温仍在上焦，拟升降法。干荷叶　薄荷　象贝　连翘　钩藤　生石膏末（温热门）

某氏　风温发热，左耳后肿痛。干荷叶　苦丁茶　马勃　连翘　杏仁　黑栀皮（耳门）

某　风温上郁，目赤，脉左弦，当用辛以散之。桑叶　夏枯草　连翘　草决明　赤芍（目门）

风温袭于上焦、发热颐肿。薄荷　牛蒡子　马勃　桔梗　鲜芦根　连翘（末）

按：风温是一以病因命名的类病名，究其内涵，主要是指犯肺后出现咳嗽、喘促等呼吸系症状的疾病，但也包括上蒙清窍后的耳疾、目疾、发颐等证，如上四案，病因虽均属风温而发病不同，故治疗用药有偏于清泄胆经郁火、偏于清热平肝明目、偏于疏风清热解毒等等之差异。

某　风温热伏，更劫其阴，日轻夜重，烦扰不宁。生地　阿胶　麦冬　白芍　炙草　蔗浆（温热门）

马三五　风温热灼之后，津液未复，阳明络脉不旺，骨酸背楚，治以和补。生黄芪　鲜生地　北沙参　玉竹　麦冬　归身（同上）

按：温病易伤阴津，故疾病后期，邪退正虚时多从养阴法入手，调理得当，病体可康。但若阴虚较甚，如上某案药法，谓之养阴制阳，叶氏亦喜用之，然据此类案而倡复脉为热邪劫阴之总司，谓正气能与邪抗争时亦应重与复脉，这是主张太过，作者对此曾有专文驳，文附书末⑭，读者可参阅。

毕三三　壮年，脉来小数促，自春月风温咳嗽，继以两耳失聪，据述苦降滋阴不效，是不明虚实经络矣，《内经》以春病在头，膏粱之症，厚味酒醴，助上痰火，固非治肾治肝可效。每晚卧时，服茶调散一钱。

又　鲜荷叶汁　羚羊角　石膏末　连翘　玄参　鲜菊叶牛蒡子午服。

又　照前方去牛蒡、菊叶，加鲜生地、鲜银花（耳门）

顾　上年小产，下虚不复，冬月藏聚未固，春夏阳升，风温乘虚上受，清窍不利，耳失聪，鼻多塞，咽燥痰稠悉见，上焦不清，究竟下虚是本，议食后用清窍，早上用镇纳。青菊叶三钱　羚羊骨一钱　黑栀皮一钱　连翘心钱半　元参心二钱　苦丁茶一钱　磁石六味丸加龟胶、北五味（产后门）

按：耳聋失聪，虚实异治，毕案属实，苦降滋阴不效，故用疏风清肝法。顾案属上实下虚，采用早上（食前）镇纳，食后清窍，服法大有巧思。

某　阴虚风温，气从左升。桂枝汤加花粉、杏仁（风温门）

按：桂枝汤加花粉即瓜蒌桂枝汤，此方原治柔痉，若移治凉燥，亦属可法，从《未刻本叶氏医案》来看，此为叶氏治风寒犯肺咳嗽之常法。虽说倘轻用桂枝、重用花粉，亦可借以治风温之热化未甚者，但总觉选方欠妥，叶氏偶一为之，后人不应盲从，然鞠通据而倡桂枝（倍桂）汤治温，诚为煽风点火之举矣！虽有孟英等屡加驳正，无奈颓风难挽，不意一人作俑，而竟毒痡四海，遗祸后世，良可叹息。

【选论】

自注：风温肺病，治在上焦。夫风温、春温忌汗，初病投剂，宜用辛凉，若杂入消导发散，不但与肺病无涉，劫尽胃汁，肺乏津液上供，头目清窍，徒为热气熏蒸，鼻干如煤，目瞑或上窜无泪，或热深肢厥，狂躁溺涩，胸高气促，皆是肺气不宣化之症，斯时若以肺药少加一味清降，使药力不致直趋肠中，而上痹可开，诸窍自爽，无如城市庸医，全云结胸，皆用连、蒌、柴、枳，苦寒直降，致闭塞愈甚，告毙甚多。

此证初因发热喘嗽，首用辛凉清肃上焦，如薄荷、连翘、牛蒡、象贝、桑叶、沙参、栀皮、蒌皮、花粉。若色苍热胜烦渴，用石膏、竹叶辛寒轻散，瘔疹亦当宗此。若日数渐多，邪不得解，芩、连、凉膈，亦可选用。至热邪传入膻中，神昏，目瞑，鼻窍无涕泪，诸窍欲闭，其势危急，必用至宝丹，或牛黄清心丸，病减后余热，只甘寒清养胃阴足矣。

风温乃肺先受邪，遂逆传心包，治在上焦，不与清胃攻下同法。吾乡幼科当此，初投发散消食，不应，改用柴、芩、瓜蒌、枳实、川连，再下夺不应，多致危殆，皆因不明手经之病耳。

若寒痰阻闭，亦有喘急胸高，不可与前法，用三白吐之或妙香丸。

按：分辨邪犯何经，审经论治，是中医十分重视的一种定位方法，若定位不清，施治便难中的。就伤寒六经之辨证法来说，虽张锡纯有六经包括十二经，足经原可统手经之说，但查核仲景原文，很难证实手太阴经包括在足太阴经中，因此，医界又有手太阴经包括在足太阳经中之说，由于诸说歧义，遂至纷争不息，这反映了手太阴经在伤寒六经中定位不明之事实。叶氏有鉴于此，并从临床实际出发，强调手太阴经证要与足太阳经证及足太阴经证分清，为了使外感初起表证的定位明确可依，此所以叶氏将手太阴经证与足太阳经证作对勘，并将手太阴经证与足太阴经证相比较，所以产生了寒伤太阳、温先犯肺、治上犯中等理论，从而丰富了中医辨证论治的内容，也发展了仲景的分经论治之辨证法，这正是叶氏对外感热病学说所作之贡献。以上自注文进一步强调了肺病治上，勿犯中下；肺病主表，但为表中之里；温邪宜辛凉，不可辛温的学术观，并指出了误治所产生的变症及救治法。

　　**附：温病喘咳**

　　**【原文】**

　　春月暴暖忽冷，先受温邪，继为冷束，咳嗽痰喘最多，辛解忌温，只用一剂，大忌绝谷，若甚者，宜昼夜竖抱勿倒三四日，夫轻为咳，重为喘，喘急则鼻掀胸挺。如头痛恶寒，发热喘促，鼻塞声重，脉浮无汗，原可表散，春令温舒，辛温宜少用，阳经表药，最忌混乱，至若身热咳喘、有痰之症，只宜肺药辛解，泻白散加前胡、牛蒡、薄荷之属，消食药只宜一二味，若二便俱通者，消食少用，须辨表里上中下何者为急施治。

　　肺位最高，主气，为手太阴脏，其脏体恶寒恶热，宣辛则通，微苦则降，若药气味重浊，直入中下，非宣肺方法矣，故手经与足经大异，当世不分手足经混治者，特表及之。

　　按：上前条原以春温风温标题，究其内容，论痰喘咳嗽为主，属专论小儿肺炎之文，故采编于此，内中"春温皆冬季伏邪"等数语已录出附春温论之后。叶氏论温病喘咳，原有"然暴感为多"一语，故前条文后，原接论风温喘咳之常用药法，因风温为因，喘咳为证，其文已编于风温论后，故前后宜当互参。

　　上后条原在喘门，虽系依案论证之语，实为喘咳一证说法，故亦采编于此。

又按：温病喘咳，有表邪者原可发散，但辛解忌温，麻黄汤类方，未可轻投，故叶氏开列常用药，率多辛凉轻宣之品，但先受温邪，继为冷束，成外寒内热之证，则麻杏甘石亦为叶氏所常用，此观其案自知。

**【医案】**

朱　风温不解，邪结在肺，鼻窍干焦，喘急腹满，声音不出，此属上痹，急病之险笃者，急急开其闭塞。葶苈大枣合苇茎汤。

又　风温喘急，是肺痹险证，未及周岁，脏腑柔嫩，故温邪内陷易结，前用苇茎汤，两通太阴气血颇验，仍以轻药入肺，昼夜竖抱，勿令横卧为要，用泻白散法。桑白皮　地骨皮　苡仁　冬瓜仁　芦根汁　竹沥（肺痹门）

某　肺痹，卧则喘急，痛映两胁，舌色白，二便少。苇茎汤（同上）

龚　襁褓吸入温邪，酿为肺胀危证。芦根　桃仁　苡仁　冬瓜子（温热门）

按：上三案均用苇茎汤，说明此方为叶氏治温病喘咳之要方，朱案为病重险，故首诊合葶苈大枣汤泻肺，又诊合泻白散清金，此为实证治法，可取为处理小儿肺炎之借鉴。昼夜竖抱一法，徐灵胎称为"独得之秘"。

某　温邪化热，肺痹喘急，消渴胸满，便溺不爽，肺与大肠见症。淡黄芩　知母　鲜生地　阿胶　天冬　花粉（同上）

王　先寒后热，咳呛，是春月风温肺病，风为阳邪，温渐变热，客气着人，即日时气，妊娠九月，足少阴肾脉养胎，上受热气，肺痹喘急，消渴胸满，便溺不爽，皆肺与大肠为表里之现证，状若绘矣。芎归辛温，参术守补，肉桂沉香辛热，皆胎前忌用，致大热烦闷，势属危殆，议以清肺之急，润肺之燥，俾胎得凉则安，去病身安，自为不补之补，古人先治其实者，邪也。泡淡黄芩　知母　鲜生地　花粉　阿胶天冬。

又　喘热减半，四肢微冷，腹中不和，胎气有上冲之虑，

昨进清润之方，絷絷有汗，可见辛燥耗血，便是助热，今烦渴
既止，问初病由悲哀惊恐之伤，养肝阴滋肾液为治，稳保胎
元，病体可调。复脉去桂麻姜枣加天冬、知母、子芩（胎前门）

按：上两案苦寒甘寒合法，属虚实夹杂者治法。鲜生地若
绞汁服，亦能通血痹。

又按：上两案可能是同一例医案。

任奶奶　风温及手太阴肺病，与伤寒足经不同，轻剂恰合
治上，无如辛散消克，苦寒清火，劫损胃汁，致娇柔脏肺，一
伤于邪，再伤于药，气郁不行，壅塞喘咳，不饥不饱，此胃气
已逆，旬日以外，当甘凉生胃津，少佐宣降，不宜重剂。玉竹
霜桑叶　大沙参　生甘草　甜杏仁　甘蔗汁（公选医案）病体已
虚，风温再侵，喘嗽身热脘闷，小便不利，全是肺病，此症反
复太多，深虑病伤成劳，凡药之味苦辛泄者慎用。青蔗汁　鲜
枸杞根皮　玉竹　桑叶　北沙参　蜜炒知母　炒川贝（清）

按：前某、王两案是热炽阴伤者法，此两案津液虽耗，但
邪热不猖，故在清养肺胃津液中参以止咳化痰平喘之药，而从
桑叶之用，可看出卫分证尚未全罢，其与某、王两案较之，热
之炽与不炽，病之深与不深，已可概见。

王　产后未复，风温入肺，舌白面肿，喘咳，泄泻，小水
渐少，必加肿满，不易治之证。芦根　苡仁　通草　大豆黄卷

又　淡渗通泄气分，肺壅得开而卧，再宗前议。通草　芦
根　苡仁　大豆黄卷　木防己　茯苓

又　过投绝产凝寒重药，致湿聚阻痰，两投通泄气分已
效，再用暖胃涤饮法。半夏　姜汁　黍米　茯苓

又　支饮未尽　溏泄不渴，神气已虚，用泽术汤。生于术
建泽泻　茯苓　苡仁（产后门）

按：此案原有支饮宿恙，因风温而引发，但外邪不甚，内
湿则著，叶氏说："水湿久渍，逆行犯肺，必生咳嗽喘促，甚
则坐不得卧，俯不能仰，危期速矣。大凡喘必生胀，胀必生
喘，方书以先喘后胀者治在肺，先胀后喘者治在脾，亦定论
也。"本案水湿渍肺，肺气壅闭，小水不利，有肿满变胀之

虑，治从淡渗立法，不治喘而正治喘也。喘平而改用暖胃涤饮、健脾渗湿，是善后之法。

章 凉风外袭，伏热内蒸，秋金主令，内应乎肺，喘咳身热，始而昼热，继而暮热，自气分渐及血分，龈肉紫而肌垒发疹，辛寒清散为是。薄荷 连翘 石膏 淡竹叶 杏仁 桑皮 苡仁 （瘕瘀疹瘰门）

按：此案是新感引动伏气，治以透伏热为主，方亦属用麻杏石甘汤以薄荷代麻黄加减之之法。

袁 温邪痰嗽，气喘肚膨，四日不解，发瘀。连翘 山栀 牛蒡 杏仁 石膏 （瘀疹门）

脉促神倦，目上视，咳痰欲喘，唇燥舌红，温邪发热，半月外不解，所拟发散消导之药，病不少减，正气反伤，内风乘虚上扰，虑有痉厥变幻，非轻小之恙，姑与甘缓法。炒麦冬 北沙参 淮小麦 生甘草 南枣肉 （清）

按：疲药塞责，药症不协，不释。

王 暑风热气入肺，上热痰喘嗽。石膏 连翘 竹叶 杏仁 桑皮 苡仁 橘红 生甘草

又 肺壅遏气，身热，喘咳，溺少。苇茎汤合葶苈大枣汤 （暑门）

按：风温犯肺，四季可见，若在夏时，叶氏名为暑风，暑风喘咳，治与春、秋、冬三时风温喘咳不异，本案与后案均应归入暑病，但因本案药法与前章案、朱案大同。后案以其亦属温病咳喘，故附列于此。

施 发热身痛咳喘，暑湿外因，内阻气分，有似寒栗，皆肺病也。竹叶 连翘 薄荷 杏仁 滑石 郁金汁 （疟门）

按：《经》云，暑当与汗皆出勿止。叶氏治暑常用薄荷，盖遵此旨。又叶氏谓"暑必夹湿"，故其治暑每清热与祛湿并重，本案用滑石，即本此义。且滑石、竹叶同用，亦合乎"治暑之法，清心利小便最好"之说，至于连翘透解、杏仁宣肺、郁金疏滞，俱为叶氏治温病咳喘之常法。本案为暑湿咳喘，故方药具治暑湿之特色。

某 风温化热上郁，肺气咽喉阻塞，胸脘不通，致呻吟呼吸不爽，上下交阻，逆而为厥，乃闭塞之证，病在上焦，幼科消食发散苦降，但表里之治，上气仍阻，久延慢惊，莫可救疗。芦根 桑叶 滑石 梨皮 苡仁 通草（同上）

**【选论】**

李士材：伤寒，太阳无汗而喘，太阳阳明膈满而喘，俱麻黄汤。邪气壅盛而喘，虽汗而喘不已，宜再发之，麻黄杏子石膏。误下太阳利不止，喘而有汗，脉促，葛根黄连黄芩汤。太阳汗后，饮多水停而喘，小青龙去麻黄加杏仁，小腹满加茯苓。太阳下之微喘，表未解也，桂枝汤加厚朴杏仁。水停心下，肾气乘心，为悸而喘。五苓散。阴喘脉伏而逆，理中汤、四逆汤。喘而气促腹满，大柴胡汤。

张景岳：实喘之证，以邪实在肺也。肺之实邪，非风寒则火邪耳。盖风寒之邪，必受自皮毛，所以入肺而为喘。火之炽盛，金必受伤，故亦以病肺而为喘。治风寒之实喘，宜以温散，治火热之实喘，宜以寒凉。又有痰喘之说，前人皆曰治痰，不知痰岂能喘，而必有所以生痰者，此当求其本而治之。

按：《内经》虽有"肺病者，喘息鼻胀"之说，但清前医家之论喘，每按六经分证，特别对伤寒喘促，有"气喘唯有太阳阳明二证"之说。而李中梓论喘，亦重太阳阳明两经。唯景岳独重虚实之辨，不循六经常法，论多创见，于虚喘证治，尤多阐发，其论实证，对勘寒温，其责在肺，于后人亦颇具启迪。叶桂受前代医家论喘之影响，对温病喘咳，从清肺宣肺、辛凉解外诸法入手，无论就治则药法来说，还是就辨证方法来说，在继承之基础上，都有所创新和发扬，故其治温病喘咳之法，对肺炎、支气管炎等急性发作时的治疗，有很好的指导作用和借鉴意义。

# 卷三　夏时伏气外感论案

## 1. 暑　热

**【原文】**

　　夏为热病，然夏至以前，时令未为大热，《经》以先夏至病温，后夏至病暑，温邪先已申明，暑热一证，幼医易眩，夏暑发自阳明，古人以白虎汤为主方。后贤刘河间，创议迥出诸家，谓温热时邪，当主三焦，投药以苦辛寒为主，若拘六经分证，仍是伤寒治法，致误多矣，盖伤寒外受之寒，必先从汗解，辛温散邪是已，口鼻吸入之寒，即为中寒阴病，治当温里，分三阴见证施治。若夫暑病，专方甚少，皆因前人略于暑详于寒耳，考古如《金匮》暑暍痓之因，而洁古以动静分中暑中热，各具至理，兹不概述，论幼科病，暑热夹杂别病有诸，而时下不外发散消导，加入香薷一味，或六一散一服，考本草香薷辛温发汗，能泄宿水，夏热气闭无汗，渴饮停水，香薷必佐杏仁，以杏仁苦降泄气，大顺散取义若此。长夏湿令，暑必兼湿，暑伤气分，湿亦伤气，汗则耗气伤阳，胃汁大受劫伤，变病由此甚多，发泄司令，里真自虚。张凤逵云，暑病首用辛凉，继用甘寒，再用酸泄酸敛，不必下。可称要言不烦矣。然幼科因暑热蔓延，变生他病，兹摘其概。

　　夏令受热，昏迷若惊，此为暑厥，即热气闭塞空窍所致，其邪入络，与中络同法，牛黄丸、至宝丹芳香利窍可效，神苏以后，用清凉血分，如连翘心、竹叶心、玄参、细生地、鲜生地、二冬之属，此症初起大忌风药，初病暑热伤气，竹叶石膏汤，或清肺轻剂，大凡热深厥深，四肢逆冷，但看面垢齿燥，二便不通，或泻不爽为是，大忌误认伤寒也。

　　暑热邪伤，初在气分，日多不解，渐入血分，反渴不多饮，唇舌绛赤，黄芩、膏、知不应，必用血药，谅佐清气热一味足矣。轻则用青蒿、丹皮（汗多忌）、犀角、竹叶心、玄参、鲜生地、细生地、木通（亦能发汗）、淡竹叶。若热久痞结，泻心汤选用。

又夏月热久入血，最多蓄血一证，言语昏狂，看法以小便清长者，大便必黑为是，桃仁承气汤为要药。

按：叶氏论春温，原以伏气两字标题，且明云伏气不与暴感同法，故就其春温、风温之论而别其新感伏气之殊不难。及其论夏时热病，则悉以暑称，故就其暑病之论及案以断伏气新感，欲求分析至当不易。但细究之，亦非毫无可凭，如叶氏"经以先夏至病温，后夏至病暑……夏暑发自阳明"云云，显系就伏气言；而暑门诸案中，暑"从鼻吸而受，必犯先肺"云云，明是就新感说，此大较可别者一也；又其论新感，谓"暑必夹湿"，而冬寒内伏、夏至后发之热病，虽以暑名，何尚必夹湿，且多伤阴，此大较可别之二也；又观其治法，于伏气咸以清里热为主，而每佐以滋、透之品，于新感则多散外邪为主，而具有药多辛凉轻清，宣肺解表之特色，此亦大较有别之三也。今即据此而将其论及案分为暑热、暑湿二大类，意谓暑热为伏气，暑湿为新感，虽或未必尽然，当亦十不离八，故借此以窥叶氏夏时伏气新感症治之崖略。

又按：伤寒初起，寒邪在表，宜辛温散邪；中寒初起，寒邪入里，宜暖中温里。而温病初起，邪在表者，如"温邪犯肺"、"暑湿犯肺"之类，虽云在表，亦是表中之里，且一寒一温，病邪不同，一上一外，病位不同，难与伤寒中寒同法；至于在里伏邪，入春发自少阳，夏时发自阳明，均属里热之证，更与中寒大异。时医不知别此，泛用发散消导，唯知加入香薷一味，或六一散一服，便云治暑，殊不知大顺散为夏日中寒治法，立法一误，必致暑热蔓延，变生他病，故叶氏不独继承"夏暑发自阳明"，"以白虎汤为主方"之古法，并推崇张凤逵之说。但黄芩、白虎、竹叶石膏，俱为暑热在气之法，若病已入血，清气不应，必用血药，如地、玄、犀、冬之类。并参翘、竹、蒿、通类透邪，为滋、清、透合法，此最为叶氏治伏邪所喜用。至若热盛动风而用"三宝"苏神，热久癃结而用泻心开癃，热久蓄血而用承气逐瘀，类此诸法，亦俱为治暑所不可忽。究叶氏上文之蕴义，大意不外乎此。

【医案】

叶　热伤气分，用甘寒方。白虎汤加竹叶（温热门）

脉洪大，烦渴汗出，的系白虎汤候也。石膏　甘草　麦冬知母　粳米（清）

按：白虎为仲景治温病之要方，若气分热炽而口不渴者可用原方，若口大渴者当加人参，此法后世遵而不失，多收良效。叶案以伏温从内而达外，故加竹叶以透邪；后案以烦渴而未大渴，故加麦冬以生津，此俱为叶氏用白虎加减之常法，亦为叶氏治暑热伏气之常法。

杨　伏邪发热，烦渴，知饥无寐，乃胃津受伤所致，拟进竹叶石膏汤加花粉（温热门）

某　右脉未和，热多口渴，若再劫胃汁，怕有脘闷不饥之事，当清热生津，仍佐理痰，俟邪减便可再商。麦冬　人参知母　石膏　粳米　竹叶　半夏（同上）

按：以上两案都用竹叶石膏汤，此方近人咸日用于温病后期，余热未退，气津受伤时，然叶氏明云"初病暑热伤气，竹叶石膏汤"，可见伏温之治，自与新感有异。竹叶石膏为白虎之类方，夏暑发自阳明而热炽者，则用白虎，发热不甚而气津虚亏者，则用本方，综上四案以印证其论，即可见叶氏治暑热起手习用之法。

施四七　以烦劳伤阳，交长夏发泄令加，见症都是气弱，亦热伤气也，烦渴有痰，先治其胃，盖阳明经脉，主乎束筋骨以流利机关耳。金匮麦门冬汤（暑门）

按：热伤气津，烦渴有痰，乃是燥痰，用本方治燥痰咳嗽，亦前人已效之成法，然唯暑热伏气已解者宜之。

叶二八　仲景云，阴气先伤，阳气独发，不寒瘅热，令人消烁肌肉，条例下不注方，但曰以饮食消息之，后贤谓甘寒生津解烦热是矣，今脉数舌紫渴饮，气分热邪未去，渐次转入血分，斯甘寒清气热中，必佐存阴，为法中之法。生地　石膏　生甘草　知母　粳米　竹叶心　白芍 (温热门)

　　程　阴气先伤，阳气独发，有瘅热无寒之虑。鲜生地　知母　麦冬　竹叶心　滑石 (疟门)

　　某　脉右数大，烦渴舌绛，湿邪气血两伤，与玉女煎。生地　竹叶　石膏　知母　丹皮　甘草 (温热门)

　　按：暑热邪伤，若在气分，则用黄芩、膏、知；若日多不解，渐入血分，则用地黄、犀、玄，对此叶氏已有明论。若气热正炽，并及血分，气血两燔，则用玉女煎法。上三案邪伏少阴，阴气先伤，发自阳明，气热炽烈，叶氏于甘寒清气热中，一面存阴，一面透邪，故云法中有法。

　　王　身热自汗，腹痛，大小便不利，脉虚右大左小，暑热内闭，拟和表里法。薄荷　枳实　黄芩　生白芍　竹叶心　黑山栀　通草　甘草 (暑门)

　　按：春温发自少阳，夏暑发自阳明，叶氏此两说均是根据五脏与四时相应之理论，结合春、夏伏温的发病特点而推断之说，故未可胶柱鼓瑟，应当活看，诚如柳宝诒所说："伏温之病，随经可发"，暑热证亦然，故叶氏之治，虽主以白虎，但不限于白虎，唯里热当清、伏邪宜透之原则不移，如本案即以芩、芍、山栀苦寒坚阴 (即黄芩汤法) 为主药。徐灵胎评本案，谓"自汗不宜用此" (指薄荷)，究叶氏用意，是宗《内经》"暑当与汗偕出，勿止"之旨，但合竹叶而用，显亦含透发伏邪之意，而竹叶偕通草，并符"治暑之法，清心利小便最好"之说。

　　王二五　气分热炽，头胀痰嗽。连翘　石膏　杏仁　郁金　薄荷　山栀 (咳嗽门)

　　按：此案药法，诚可谓踪仲景麻杏甘石而多有化裁，启锡纯清解寒解而已开先路，且清透中参以疏郁，并具景岳葳蕤饮之寓意。华岫云谓观叶案，须"具虚心活泼灵机，曾将《灵》、《素》及前贤诸书，参究过一番者，方能领会此中意趣"。此说诚然。

王 舌白烦渴，心中胀闷，热邪内迫，气分阻闭，当治肺经，倘逆传膻中，必致昏厥。杏仁 郁金 滑石 黄芩 半夏 橘红 瓜蒌皮 (暑门)

按：本案气分阻闭，有逆传膻中，窍闭神昏之虑，故叶氏在以芩、滑合郁金清气血郁热之同时，用了较多的化痰理气药以灵其气机，这一治法，唯何印岩独得三昧，何氏说，"邪伏既久，血气必伤，故治法与伤寒伤暑正法大异，且其气血亦钝而不灵，故灵其气机，清其血热，为治伏邪第一要义。"本案药法，正是如此。

陆六九 高年热病八九日，舌燥烦渴，谵语，邪入心包络中，深怕液涸神昏，当滋清去邪，兼进牛黄丸驱热利窍。竹叶心 鲜生地 连翘心 玄参 犀角 石菖蒲 (温热门)

顾 温邪误表劫津，邪入包络内闭。至宝丹 (同上)

按：暑厥神昏，邪入包络，乃热气闭塞空窍所致，用牛黄丸、至宝丹苏神利窍，叶氏前有明文，上两案可与前论互为印证。

程 暑久入营，夜寐不安，不饥微痞，阴虚体质，议理心用。鲜生地 元参 川连 银花 丹参 (暑门)

按：此案以生地、玄参凉血清营，合丹参活络化瘀，并以川连，银、翘清解热毒，且有透热转气之作用。鞠通制清营汤，即由此案方药加犀角、麦冬、竹叶三味而成。

高 脉数，汗出身热，吐血五日，胸脘不舒，舌色白，此阴虚本质，暑热内侵营络，渐有时疟之状，小溲茎中微痛，宣通腑气为宜。鲜生地 连翘 郁金汁 滑石 竹叶 甘草梢

又 气阻不饥。黑栀皮 香豉 蒌皮 郁金 杏仁 橘红 (吐血门)

按：新感邪从外入，故常汗出热退，伏气邪从里发，故每汗出身热。又新感由气入血，伏气由血出气。此案先用生地血药，一为阴虚本质，亦为邪侵营络。又诊以栀豉汤加味，撤去血药生地，其治偏于气分，是营络伏邪透热转气、疾病向愈

之象。

胡　不饥不食不便，此属胃病，乃暑热伤气所致，味变酸浊，热痰聚脘，苦辛自能泄降，非无据也。半夏泻心汤去甘草、干姜，加杏仁、枳实（暑门）。

按：若无形之热与有形之痰搏结日久，聚于胃脘，痞结不解，每见不饥不食不便之症，叶氏治此，或以泻心汤，或用小陷胸，此均继承仲景法，但每加枳实，确能加强开痞之作用。

吴　诊脉肝胆独大，尺中动数，先天素弱，水亏木少滋荣，当春深长夏，天地气机泄越，身中烦倦食减，皆热伤元气所致，进以甘酸充养胃阴，少俟秋肃天降，培植下焦，固纳为宜。炒麦冬　木瓜　北沙参　生甘草　乌梅（同上）

按：陈修园尝云，“人之未生，以先天生后天；人之既生，以后天养先天，全赖从中宫输精及肾，而后肾得补益。”此症烦倦食减，先从甘酸养胃入手，即是此意，此为热邪已退之治法。

万　暑邪不解，陷入厥阴，舌灰消渴，心下板实，呕恶吐蛔，寒热下利血水，最危之症。川连　黄芩　干姜　生白芍　川椒　乌梅　人参　枳实（同上）

江　暑邪深入厥阴，舌缩，少腹坚满，声音不出，自利，上下格柜，危期至速，勉拟暑门酸苦泄热，辅正驱邪一法。黄连　淡干姜　乌梅　生白芍　人参　半夏　枳实（同上）

按：此两案寒热互用，攻补兼施，宗仲景乌梅丸法。

凌　一岁四气之交，夏季发泄为甚，凡夏至一阴初复，未及充盈，恰当产期，为阴气未充先泄，暑热乘隙内侵，正如《内经》最虚之处，便是容邪之处矣，产科未明此旨，徒晓产后逐瘀成药、苦辛破血，津液愈劫，所伏暑热，无由可驱，六气客邪，内迫脏腑，渐渐昏蒙内闭，攻热害正，养正留邪，药难立方调治，幼读仲景，揣摩圣海，惟育阴可以除热，况乎暑必伤气，人参非益气之圣药乎，大队阴药，佐以人参，诚为阴分益气之法。服此热疖累累而起，恶露缓缓而下，扶正却邪，并行不悖，今食谷已安，谅无反复，难成易亏之阴，须安养可望图功，倘加情志感触，轻则奇经带滞，重则髓枯蓐损，莫道赠言之不详也。雄乌骨鸡一只　人参二两　秋石拌鲜生地三两　柏子仁两半　天冬三两半　阿胶二两　建莲肉三两　茯神二两熬膏（产后门）

按：此案伏邪乘产后体虚而发，前医虚作实治，破血劫津，使所伏暑热，无由外出，内迫脏腑，渐致昏蒙，攻补两难，为病不轻，叶氏从养阴除热入手，在大队阴药中佐以人参，起到了扶正却邪之作用，因食谷已安，阴难骤复，故用养阴益气、健脾补虚方药熬膏以调理善后。

程二八　温热病，已伤少阴之阴，少壮阴未易复者，恰当夏令发泄，百益酒酿造有灰，辛热劫阴泄气，致形体颓然，药难见效，每日饵鸡距子，生用，其汤饮用马料豆（温热门）

按：此亦为热撤阴伤的善后调治法。

【选论】

柳宝诒：春时温病，有伏气暴感两种之不同，夏月之热病亦然。《内经》云：凡病伤寒而成温者，先夏至日者为病温，后夏至日者为病暑。则暑病即发于夏月之别名也。仲景恐与夏月暴感之病相混，故于暴感者另立病暍病之名，以别于伏气所发之暑病，亦既苦心而为分明矣。洁古辈徒以阴阳动静断断致辨，而于伏暑一层全未道及，舍本逐末，固无足论；张凤逵畅论暑病，独开生面，而其所论，亦只就暑病之暴感者言之。诚以温病中之伏气暴感，治法迥殊；暑病则无论暴感伏气，均可以白虎为主方，治法相同，则议论尤易混淆也。

王秉衡：冬伤于寒，伏于少阴，夏至前发出者，名曰温病矣；若夏至后发出者，名曰热病。以夏至前天气尚温，夏至后天气已热，皆随时令以名其病也。其名虽异，其病相同，故温热两病，古人往往互称。《内经》则云：后夏至日为病暑。亦以夏至后，炎暑司令，故曰病暑。且在天为热，在地为火，其性为暑，是暑即热之谓也。第此之病暑，因于伏寒化热，与吸受暑邪而病者，其名虽同，其因则异也。

周禹载说："冬伤于寒，夏必病热。则是春温与热病对峙，而非夏时所感之热也"。又说：热病即伏寒也。彼冬伤于寒，发于春为温病，发于夏为热病……其发源皆自少阴。热病由出之途自阳明，温病由出之途自少阳，虽所合之经不一，要不离乎阳明、少阳者，各因时令之气也。但为日既迟，为热愈炽，此仲景所以用石膏升凉胃热，以知母荡涤肾火，用甘草、粳米维持中气，名汤曰白虎汤。

按：叶氏春温夏热之论，似是秉周氏说而来，但药法则有发展，此观其案自知。

## 2. 暑　　湿

【原文】

暑邪必夹湿，状如外感风寒，忌用柴、葛、羌、防，如肌表热，无汗，辛凉轻剂无误。香薷辛温气升，热伏易吐，佐苦降如杏仁、川连、黄芩则不吐。宣通上焦，如杏仁、连翘、薄荷、竹叶。暑热深入，伏热烦渴，白虎汤、六一散。暑病头胀如蒙，皆湿盛生热，白虎、竹叶。酒湿食滞，加辛温通里。

夏季身痛属湿，羌、防辛温宜忌，宜用木防己、蚕沙。

按：暑必夹湿是叶氏反复申述的论点，但这是就新感而言。暑湿新感，如《温热论》所云："温邪上受，首先犯肺"，肺亦主表，故初起状如风寒。但病因病位，与风寒伤足太阳经之症均有不同，故忌用足阳经辛温解表之药，而应用辛凉轻剂宣肺解表。如果用香薷发汗解暑，应配合苦降品以使扬长抑短。宣通上焦药与风温大体同。暑病伏热多烦渴，暑病湿盛多头胀，气分热炽，均以白虎为主方，六一散、竹叶石膏汤亦可酌用。若夹有酒湿，亦可酌加辛温药通里。长夏湿令，身痛虽多属湿邪，但辛温宜忌，可用木防己、蚕沙之类。上文文义，大意如此。

又按：长夏湿气主令，江南地处卑湿，炎热下迫，湿气上蒸，人在气交中感而成病，湿热兼夹者最多，故叶氏有暑必夹湿之说，但诚如前人所说，亢旱之年，湿难必得，暑与湿毕竟各为六气之一气，不可因其每相兼夹而竟误二气为一气，对此，王孟英曾加辨正，其说甚是，故采附于后。

**【选注】**

王孟英：暑令湿盛，必多兼感，故曰夹，犹之寒邪夹食，湿证兼风，俱是二病相兼，非谓暑中必有湿也。故论暑者，须知为天上烈日之炎威，不可误以湿热两气并作一气始为暑也，而治暑者，须知其夹湿为多焉。

暑乃天之热气，流金铄石、纯阳无阴。或云阳邪为热，阴邪为暑者，甚属不经。《经》云：热气大来，火之胜也。阳之动，始于温，盛于暑，盖在天为热，在地为火，其性为暑，是暑即热也，并非二气。或云暑必兼湿者，亦误也，暑与湿原是二气，虽易兼感，实非暑中必定有湿也。譬如暑与风亦多兼感，岂可谓暑中必有风耶？若谓热与湿合始名为暑，然则寒与风合又将何称？更有妄立阴暑阳暑之名者，亦属可笑！如果暑必兼湿，则不可冠以阳字，若知暑为热气，则不可冠以阴字，其实彼所谓阴者，即夏月之伤于寒湿者耳，设云暑有阴阳，则寒亦有阴阳矣。

**【医案】**

龚六十　暑必夹湿，二者皆伤气分，从鼻吸而受，必先犯肺，乃上焦病，治法以辛凉微苦，气分上焦廓清则愈，惜乎专以陶书六经看病，仍是与风寒先表后里之药，致邪之在上漫延，结锢四十余日不解，非初受六经，不须再辨其谬，经云，病自上受者，治其上，援引经义以论治病，非邪僻也，宗河间法。杏仁　瓜蒌皮　半夏　姜汁　白蔻仁　石膏　知母　竹叶秋露水煎（暑门）

按：新感暑病，邪先犯肺，而医按六经分证法先解太阳之表，继清其里，因定位失误，肺邪无损，漫延日久，结锢不解，故叶氏详析病机，辨其讹误，改从清化热痰、理气宣肺法从治肺入手。此案析机颇明，惜述症过简，此为写案之一病。

杨二八　暑热必夹湿，吸气而受，先伤于上，故仲景伤寒，先分六经。河间温热，须究三焦，大凡暑热伤气，湿著阻气，肺主一身周行之气，位高为手太阴经，据述病情，面赤足冷，上脘痞塞，其为上焦受病显著，缘平素善饮，胃中湿热久伏，辛温燥烈，不但肺中不合，而胃中湿热，得燥热锢闭，下利稀水，即协热下利，故黄连苦寒，每进必利甚者，苦寒以胜其辛热，药味尚留于胃底也，然与初受之肺邪无当。此石膏辛寒，辛先入肺，知母为味清凉，为肺之母气，然不明肺邪，徒曰生津，焉是至理，昔孙真人未诊先问，最不误事。再据主家说及病起两旬，从无汗泄，经云，暑当汗出勿止。气分窒塞日久，热侵入血中，咯痰带血，舌红赤，不甚渴饮，上焦不解，蔓延中下，此皆急清三焦，是第一章旨，故热病之淤热留络，而为遗毒，注腑肠，而为洞利，便为束手无策。再论湿乃重浊之邪，热为熏蒸之气，热处湿中，蒸淫之气，上迫清窍，耳为失聪，不与少阳耳聋同例，青蒿减柴胡一等，亦是少阳本药，且大病如大敌，选药如选将，苟非慎重，鲜克有济，议三焦分清，治从河间法。飞滑石　生石膏　寒水石　大杏仁　炒黄竹茹　川通草　莹白金汁　金银花露（同上）

　　按：此案初起暑湿先伤于上，病位在肺，医投辛温苦燥，不合于病，致两旬不解，漫延中下，热侵入血，涉及三焦，为病不轻，叶氏析机论药，辨证更法，用三石清热，以杏、茹化痰，配通草渗湿、两金解毒，合而三焦同治，湿热分清，组方章法清晰，不必因其托名河间之说无据而非之。

　　姚　奔走气乱，复饮烧酒，酒气辛热，有升无降，肺气䐜郁，上下不通，舌白消渴，气结自胸及腹，瀄瀄自利不爽，周身肤腠皆痛，汗大出不解，无非暑瀄瀄湿热气，始由肺受，漫布三焦，群医消导苦药，但攻肠胃，在上痞结仍然，议淡渗佐以微辛，合乎轩岐上病治上之方。西瓜翠衣　川白通草　大豆黄卷　马兜铃　射干　苡仁（同上）

　　陈四五　暑湿伤气，肺先受病，诸气皆痹，当午后阴升，烦喘更加，夫无形气病，医以重药推消，多不见效。西瓜翠衣　活水芦根　杏仁　苡仁（同上）

　　杨女　暑热秽浊，阻塞肺部，气痹腹满，宜以轻可去实。

西瓜翠衣　白通草　活水芦根　生苡仁　临好加入石膏末二钱
（同上）

按：暑湿犯肺，气痹湿重者，淡渗利水，微辛宣肺，亦叶氏治暑湿之常法，叶氏认为此种药法有轻以去实之能，无重药推消之弊，合乎上病治上之旨。上三案药法亦反映了叶氏治暑重湿之特色。

陈　脉左动右濡，头痛脘闷，麻痹欲厥，舌白，此暑邪内中，蒙闭清空，成疟之象，平昔阴虚，勿犯中下二焦。嫩竹叶
连翘　飞滑石　野郁金汁　大杏仁　川贝母（同上）

张四七　三疟之邪在阴，未经向愈，春季洞利不食，想春雨外湿，水谷内聚亦湿，即湿多成五泄之谓。痎疟仅泄经隧湿邪，而里之湿邪未驱，长夏吸收暑邪，上蒙清空诸窍，咳嗽耳聋的系新邪，非得与宿病同日而语。连翘　飞滑石　嫩竹叶
荷叶边汁　桑叶　杏仁　象贝　黑山栀（同上）

按：吸受暑邪，首先犯肺，蒙闭清空，轻药治上，这一药法，与风温上受犯肺之治大体同，故上两案以翘、竹、桑、杏之类以治新邪，但"暑必夹湿"，故并用滑石以清暑湿。

某　暑湿热气，触入上焦空窍，头胀，脘闷不饥，腹痛恶心，延久不清，有疟痢之忧，医者不明三焦治法，混投发散消食，宜乎无效。杏仁　香豉　橘红　黑山栀　半夏　厚朴　滑
石　黄芩（同上）

按：本案从清化湿热，疏理气机入手，属上中二焦同治法。叶氏治暑湿，屡从三焦说法，而于风温、春温等则否，可见近人谓三焦辨证宜于辨湿热之说，亦非无稽之谈，而是其来有自。不意鞠通布置三焦，竟纳一切温病于其中，其不合叶氏论三焦之原旨亦明甚，何后人率意盲从，略不醒悟，总缘未于叶案细究耳。

何　暑湿，皆客邪也，原无质，故起初头胀胸满，但伤上焦气分耳，酒家少谷，胃气素薄，一派消导，难以辛散苦寒，胃再伤残，在上湿热，延及中下，遂协热自利，三焦邪蒸，气冲塞填胸，躁乱口渴，瓜果下脘，格拒相斗，此中宫大伤，况

进热饮略受，其为胃阳残惫，而邪结内踞可知矣，考暑门时风烦躁，清浊交乱者，昔贤每以来复丹五六十粒，转运清浊为先，攻补难施之际，望其效灵耳。来复丹（同上）

按：吴鞠通采此案而演为下焦篇三八条，但所引来复丹药量有误，当注意。

某三三　秽暑吸入，内结募原，脘闷腹痛，便泻不爽，法宜芳香逐秽，以疏中焦为主。藿香梗　杏仁　厚朴　茯苓皮　半夏曲　广皮　香附　麦芽（同上）

按：清邪冲上，首先犯肺，秽浊吸入，率多犯脾，盖鼻入口入，明分二路，谢诵穆谓温病有肺、胃两系，的有所见，然叶氏亦有秽浊直走中道，先犯募原诸说，故温邪上受，首先犯肺云云，乃就肺系温病言，不概胃系温病说，以此而稽核叶案，方不扞格。本案在足太阴，故以疏中焦为主，就药测症，当属湿多热少之治。

程四二　秽热由清窍入，直犯募原，初头痛肌胀，今不饥痞闷，以苦辛寒法。杏仁　半夏　厚朴　橘红　竹叶　黄芩　滑石（同上）

按：此与上案均从乎中治，唯前案偏重于芳香逐秽，是湿浊较重者之治，本案偏重于苦降辛开，是湿热并重者之法。又按：叶氏论秽浊湿邪之治，宜与疫疠门互参。

暑湿乃夏秋时令之病，其邪先着气分，氤氲蒙昧，有形无质，医投攻夺，乃有形治法，气伤阳损，至今肢冷溏泻，何一非阳微肿胀之征，此宜温补下中，莫治眼前。人参　白术　木瓜　淡附子　益智仁　炒广皮　厚朴（清）

按：此为救误法，非暑湿正治法。

【选论】

邵新甫：天之暑热一动，地之湿浊自腾，人在蒸淫热迫之中，若正气设或有隙，则邪从口鼻吸入，气分先阻，上焦清肃不行，输化之机失于常度，水谷之精微，亦蕴结而为湿也。人身一小天地，内外相应，故暑病必夹湿者，即此义耳。

## 附：暑风

**【医案】**

程三六　暑风必夹湿，湿必伤于气分，断疟疮发，即湿邪内发之征，湿伏热蕴，致气壅塞咽底脘中，及至进谷无碍，二便匀调，中下无病显然。白通草　西瓜翠衣　活水芦根　苡仁（暑门）

周二三　暑风热，神呆。白通草　活水芦根　生苡仁　临好加入石膏末二钱（同上）

暑风作咳。杏仁　芦根　通草　桑皮　象贝　苡仁（未）

按：叶氏所说之暑风即发于夏日之风温，夏日风温，颇多夹湿，此所以有"暑风必夹湿"之说，但毕竟"必"字未必，故"必"当作"多"看。以上数案虽曰暑风，但湿邪为著，故采用"渗湿于热下，不与热相搏"以孤其势之治法。

某二五　暑风外袭，肺卫气阻，头胀咳呛，畏风微热，防作肺疟。丝瓜叶　大杏仁　香薷　桔梗　连翘　六一散（暑门）

某二九　咳嗽头胀口渴，此暑风入于肺卫。杏仁三钱　香薷五分　桔梗一钱　桑皮一钱　飞滑石三钱　丝瓜叶三钱（咳嗽门）

暑风外袭。鲜丝瓜叶　香薷　桑白皮　杏仁　飞净滑石橘红　川通草　连轺（未）

暑风上阻，头胀鼻塞咳嗽。丝瓜叶　桑皮　杏仁　白芦根桔梗　苡米（同上）

暑风上袭，头重咳嗽。丝瓜叶　桑皮　杏仁　飞滑石　橘红　苡仁（同上）

暑风作咳。丝瓜叶　桑皮　杏仁　薏苡仁　橘红　芦根（同上）

此新受暑风，郁于腠理，与宿恙无涉。细香薷　连翘　杏仁　飞滑石　橘红　川通（同上）

阴弱，近受暑风，额痛鼻塞，宜用轻药。丝瓜叶　连翘杏仁　川贝母　桔梗　桑皮（同上）

按：综上类案观之，暑风初起，邪在肺卫，其症不外乎头胀鼻塞，畏风微热，咳嗽口渴。其治不外乎轻清宣肺，微辛解表，并参化湿解暑。其药以丝瓜叶、杏仁、桑皮、滑石、香薷等最为繁用。夏时感冒，用此类药法，最为轻灵可法。

倪二三　两寸脉皆大，冷热上受，咳嗽无痰，是为清邪中上，从暑风法。竹叶　萋皮　橘红　滑石　杏仁　沙参（暑门）

复感暑风，发为风疹。桑皮　芦根　桔梗　大力子　薄荷连轺　赤芍　飞滑石（未）

潘氏　久咳不已，则三焦受之，是病不独在肺矣，况乎咳甚呕吐涎沫，喉痒咽痛，致咳之由，必冲脉之伤，犯胃扰肺，气蒸熏灼，凄凄燥痒，咳不能忍，近日昼暖夜凉，秋暑风潮热溏泄，客气加临，营卫不和，经阻有诸，但食姜气味过辛致病，辛则泄肺气，助肝之用，医者知此理否耶，夫诊脉右弦数，微寒热，渴饮，拟从温治上焦气分，以表暑风之邪。用桂枝白虎汤（咳嗽门）。

汪　暑风久入营络，微热忽凉，议用玉女煎。玉女煎去麦冬、牛膝，加丹皮、竹叶（暑门）

按：上两案邪在肺卫，故药用竹叶、薄荷之类，偏于宣肺疏散；潘案气热已炽，故用桂枝白虎汤原方，治属清透热邪；汪案邪入营络，故用玉女煎加减，立法气营二清。足见病邪有浅深，施治要活法。

某　舌灰黄，头痛咳逆，左肢掣痛，此烦劳伤阳，暑风乘虚袭入，最虑风动中厥。鲜荷叶三钱　鲜莲子五钱　茯神钱半益元散三钱　川贝母钱半　橘红一钱（同上）

某　暑风湿热混于上窍，津液无以运行凝滞，遂偏头痛，舌强干涸，治宜清散。连翘　石膏　生甘草　滑石　蔓荆子羚羊角　荷梗　桑叶（头痛门）

按：此两案一则头痛伴左肢掣痛，一则头痛伴舌强，叶氏恐外风引动内风，肝阳上亢无制，变生厥证，故用清肝疏风、升清化浊之药。

王三岁　暑风入肺，煽热咳嗽，防惊。益元散　黄芩竹叶花粉　苡仁　地骨皮（咳嗽门）

暑风入肺，咳痰发热，四肢无力，微冷，气喘，神倦，恐邪犯心包，有慢脾惊搐之虑，拟进局方至宝丹芳香逐秽，使喘缓神安，再商进和脾胃药。

又　汗出热缓，神识昏愦，邪热内闭，未得外越，易变痉厥，进芳香开闭，以逐秽邪。牛黄丸。

又方　生地　甘草　知母　淡竹叶　滑石　银花。

又方　人参　甘草　知母　南枣肉　麦冬　茯神　广皮（清）

按：王案高热咳嗽，用泻白散法，后案痰喘神昏，用"三宝"开窍，从用药来看，病均不轻，故不用轻淡方药，后人忽视及此，于重证大病之治，亦侈言"越轻清平淡越神奇"，实属偏执之见。

暑风湿邪侵郁，怯风脘胀。藿香　杏仁　茯苓　厚朴　半夏　陈皮（未）

按：此症为暑风湿邪侵犯手足太阴，且湿郁较甚，故法以芳化湿浊，流气宽胀入手，夏时胃肠型感冒及湿阻症多有用此法者。

向有肝风乘胃，阴弱可知，近头痛转在右太阳，且鼻衄，上焦未免暑风侵焉。桑叶　囫囵大葳蕤　南沙参　川贝　嘉定天花粉　生甘草（同上）

某十八　左耳聤痛，舌白脉虚，体质阴虚，夹受暑风，上焦气热，宜用辛凉轻药。鲜菊叶　苦丁茶　黑山栀　飞滑石连翘　淡竹叶（耳门）

按：上两案均为体质阴虚，感受暑风，但前案生津养液以培汗源，后案辛凉轻散略兼淡渗，药法有异，亦总缘症况不同故。

【选论】

曹炳章：章虚谷言暑为火湿合化，此实误解矣。盖暑为天日炎酷之气，本为六气之一，火湿亦各为一气，如中暑、冒暑、伤暑，皆自立暑名。所谓二气合化者，如暑兼湿则名暑湿，若暑兼风则名暑风，其谓火与湿合者，当名湿火，可谓名正言顺，亦且顾名思义。若火湿为暑，则名不正，言亦不顺矣。

按：暑风一证，前人多指高热动风而症见抽搐者言，然此非暑邪兼夹风邪者之比。暑邪兼夹风邪之暑风，后人多称为冒暑，叶氏称受热惊厥者为暑厥，称有头胀咳嗽等冒暑症状者为暑风，读其暑门案，当先识此。

### 附：急惊痉厥

### 【原文】

小儿仓猝骤然惊搐，古曰阳痫，从热证治，古人用凉膈散为主方。

按急惊属阳，热病用凉膈以清膈间无形之热，膈上热邪逼近膻中，络闭则危殆矣，此宣通乃一家之法，然必询病因察时候治之。

幼科以痰热风惊四治，犹可说也，吾乡有专科，立方钩藤、连翘、木通、薄荷、前胡、枳壳、桔梗，加入表散消食，多不效验。

惊为七情，内应乎肝，肝病发惊骇，木强火炽，其病动不能静，并火内寄肝胆，火病来必迅速，后世龙、荟、芩、连，必加冰、麝、硝、黄，取其苦寒直降，咸苦走下，辛香通里窍之闭也，如牛黄丸、至宝丹、紫雪，皆可选用。凡热邪塞窍，神迷昏愦者仿此。

钩藤、丹皮之属，仅泄少阳胆热，与急惊暴热内闭之症无益，若火热劫烁血液，苦寒咸寒，不中与也，宜用犀角地黄汤之属。方书有镇坠金石之药，有攻风劫痰之药，虽非常用，不可不考。

惊与厥，皆逆乱之象，仲景云，蛔厥都从惊恐得之，凡吐蛔腹痛呕恶，明是肝木犯胃，幼医乱治，束手告毙，余宗仲景法每效。

急惊者，身热面红痰盛，忽然手足牵引，啼不出声，目睛上视者是。

按：七情之惊与急惊慢惊，惊字虽同，病大有别，不可混淆。小儿因高热而骤然抽搐昏迷，谓之急惊，此实与大人热病出现抽搐昏迷之症同，故痉厥急惊，实异名而同病，然此与阳痫亦大有区别，不可不辨。

对温热病人，积极控制高热是防止抽搐昏迷的关键，在急惊厥痉时，不但要及时使用蜈蚣、地龙、全蝎等药，仍须迅速撤热。开窍苏神之法虽要，但用药不能自限于"三宝"，须知通腑凉膈，上病下治，有时亦有醒脑止搐之作用。

又按：叶氏引前人说，失考者颇多，仲景著作中，并无"蛔厥都从惊恐得之"之说。

【医案】

方　热闭神狂，因乎食复，畏人舆（疑有脱文），肢筋牵动，仍属暑病变痉，通三焦以清神明，冀有转机。紫雪丹。

又　舌欲萎，肤燥筋挚，热劫脂液殆尽为痉，用河间甘露饮，再服紫雪丹一钱（痉厥门）

杨　暑由上受，先入肺络，日期渐多，气分邪热逆传入营，遂逼心包络中，神昏欲躁，舌音缩，手足牵引，乃暑热深陷，谓之发痉，热闭在里，肢体反不发热，热邪内闭则外脱，岂非至意，考古人方法，清络热必兼芳香，开里窍以清神识，若重药攻邪，直走肠胃，与包络结闭无干涉也。犀角　玄参　鲜生地　连翘　鲜菖蒲　银花　化至宝丹四丸（同上）

金　暑热结聚于里，三焦交阻，上则神呆不语，牙关不开，下则少腹冲气，小溲不利，邪结皆无形之热，闭塞渐有痉厥之状，昨大便即下而现此象，岂是垢滞，议芳香宣窍，通解在里蕴热。紫雪丹一钱五分，开水化匀三服（同上）

张未病先有惊恐，先寒战，后发热，心中极热，干呕，烦躁，渴，冷饮仍不解渴，诊脉小弦，舌白无苔，曾肢冷如冰，此热邪已入厥阴肝经，所谓热深厥深也，病全入里，极为棘手，议用紫雪丹开深伏之热结，取其芳香宣窍，冀得躁扰势缓，方有转机。紫雪丹二钱（同上）

施　温邪如疟，阴气先伤，苦辛再伤阳及胃，内风肆横，肢掣瘈疭，邪闭心包络中，痰潮神昏，乃热气蒸灼，无形无

质，此消痰清食清火，竟走肠胃，与病情隔靴搔痒，速速与至宝丹三分，冷开水调服，若得神清，再商治法 (温热门)

周五五　阴虚质弱，风温湿温，皆邪在气分，汗散伤液，邪入心营，神识昏昧，肢节微痉，仲景痉湿暍萃于一门，小溲不利，有三焦阻闭之危。飞滑石　鲜菖蒲根　茯苓皮　川通草寒水石　广皮　煎药化服牛黄丸 (公选医案)

按：前人说："温为热之渐，暑为热之甚"，痉厥多由高热成，仲景痉湿暍萃于一门，是有他一定道理的，叶氏也注意到了这一点，今将急惊痉厥附于暑病后，亦即此意。但暑病固可变痉，即春、秋、冬三时温病亦然，故不可以附于暑病后而谓急惊痉厥悉属于暑病，亦难骤断叶氏所云温邪内陷，伏邪发热诸案非暑病，明乎此，于余以四时类归叶氏温病案之难臻尽美尽善，谅可无责矣。

又按：急惊、痉厥是温热病一种危重表现，以上数案，即是近人救急好用"三宝"之源头，但叶氏自云热结络闭而用芳香宣通，此乃一家之法，在叶氏，就其案观之，固好用此法，但亦不限于用此法。在今人，就继承言之，既要深入研究，领会叶法，更要放宽眼界，全面继承。故急惊痉厥之处理，以"三宝"盖顶塞职之风气，必须改变。而陆九芝"从来神昏，悉属胃家"等学术观，也值得加以很好地研究，若出奴入主，妄为学派之争而不能抛弃门户之见而努力兼收并采、唯美是尊、唯真是尊，实非中医振兴之幸。

再按：金案有"昨天大便即下而现此象，岂是垢滞"之语，说明叶氏并非未注意到胃肠积粪可以引起昏谵痉厥的问题，凉膈通腑虽差承气一等，但亦能治垢滞所致之痉厥，唯承气诸方，考诸其案，确实罕用，近人不因此而否认叶氏"三宝"治痉厥之法并重视它，这是对的，但视"三宝"为救治痉厥之法宝，却是自限于狭隘。以上金、张两案单用紫雪，施案单用至宝，这是一种救急法，必另有治病方药，惜其不全，难加研究。而方案用甘露饮吞紫雪，杨案用犀角等煎药化服至宝丹，周案用滑石等煎药化服牛黄丸，药法应症而施，贯串了辨证论治的精神，亦具见其运用之灵活，值得比观摩索，细细玩味。

蔡　暑湿热都著气分，乃消食苦降滋血乱治，热炽津涸，舌板成痉，究竟邪闭阻窍，势属不稳。人参　生甘草　石膏　知母　粳米（痉厥门）

按：张锡纯对人参白虎汤的涤热养阴之功极为推许，以此方治热盛蒸脑，痉厥欲作之症，确是要法，若微见抽搐动象，蜈蚣、全蝎亦可先期加入。

诊脉左虚大，右涩小弱，症见短气，遗尿，目瞑，肢掉，神识渐迷，渴不欲饮，侵早稍安，晡时烦躁，此乃积劳元伤，热气内迫，劫烁脏液，致内风欲扰，有痉厥之虑，仲景谓元气受伤致病，当与甘药，就暑热伤气，亦属发泄所致，东垣发明内伤、暑病益气诸法，只为炳据，若动攻表里，是速其散越耳。麦冬　生甘草　鲜莲子　知母　竹叶心（清）

按：方药力薄，不释。

鲍　舌白渴欲冷饮，气促呛咳而呃，胸闷昏谵，此暑风湿热秽浊痹塞，宿垢尚在小肠，旬日间渐变痉厥，是为险机，议逐秽积以冀消清。大杏仁　连翘心　竹叶心　川贝母　菖蒲根汁　辰砂益元散　煎化牛黄丸一服（痉厥门）

按：本案以化浊开窍、通腑逐秽立法，属实，上案属虚，可对勘。

史　温热已入厥阴，阴伤致风阳上巅，遂为痉厥，厥发丑寅，阳明少阳之阳震动，昨进咸苦清其阴分之热已效，今复入镇阳以止厥。生地　天冬　阿胶　鸡子黄　生龙骨　小麦（同上）

罗　温邪内陷，津液被劫，厥阳夹内风上逆，遂至痉厥。生牡蛎　阿胶　熟地炭　生白芍　炒远志　石菖蒲。

又　厥阴误进刚药，五液劫尽，阳气与内风鸥张，遂变为痉，平昔内损，继以暴邪，本属难调，此阴气竭绝，戌亥当防。熟地炭　磁石　生白芍　木瓜　远志　茯神（同上）

余　脉细促，神迷舌缩，言謇耳聋，四肢牵引，牙关不紧，病已月余，乃温邪劫液，阳浮独行，内风大震，变幻痉厥危疴，议以育阴息风法，必得痉止神清，方有转机。阿胶二钱 鸡子黄一枚 人参、秋石拌烘一钱 天冬一钱 细生地二钱 白芍钱半。

又 神气稍苏，脉来敛静，五液内涸，风阴尚动，滋液救其焚燎，清补和阳去热，用药全以甘寒，津液来复，可望向安。阿胶 人参 淡菜 鲜生地 天冬 川斛（同上）

按：内风震动、厥阳上逆，叶氏立法甘寒，育阴涵阳，滋液息风，是治其本，有时以介属重镇镇摄浮阳，酌加龙、牡、磁石之类，亦属常法，如上诸案药法即是如此，这类药法大多用在温病后期，故鞠通尝据其有关医案而归纳为定风珠、复脉、三甲诸法，置于下焦篇，可结合参阅。

毛 瘦人而病湿热，神呆舌赤，诊脉时两手牵掣震动，此津液受劫，肝风内鼓，是发痉之原，议以养胃汁，息肝风，务在存阴耳。用仲景复脉汤法去参、姜、桂（同上）

毛 少阴不藏，温邪深入，喘促汗出，渴不多饮，舌辛似缩，症非轻小，拟用复脉汤，为邪少虚多之治，去姜。

又 舌绛汗泄，齿燥痰腻，热劫津液，最防痉厥。复脉汤去姜、桂（同上）

朱先生 劳倦嗔怒，是七情内伤，而温邪感触，气自口鼻，直走膜原中道，盖伤寒阳证，邪自太阳，次第传及，至于春温夏热，则鼻受气，肺受病，口入之气，竟由脘中，所以原有手经见症，不比伤寒足六经之病也，其原不同，治法亦异，仲景论温邪不可发汗，汗则劫津伤阳，身必灼热，一逆尚引日，再逆促命期。又云，鼻息鼾，语言难出，剧则惊痫瘈疭，无非重劫津液所致。今病发热，原不是太阳客邪见症，所投羌防，辛温表汗，此误即为逆矣，上窍不纳，下窍不便，亦属常事，必以攻下，希图泄热，殊不知强汗劫津而伤阳，妄下劫液更亡阴。顷诊脉，两手如撮而战，舌干燥而无苔，前板齿干，目欲瞑，口欲开，周身灯照而淡晦斑纹隐隐约约，几日来，时有呃逆，因胃乏谷气而中空，肝阳冲突，上冒肆虐耳，为今返正，先与糜粥，使胃中得濡，厥阳不致上冒，而神昏之累可已，进药之理，甘温可以生津除热，即斑疹亦不足虑，观仲景论中，邪少虚多，阴液阳津并涸者，复脉汤主之，谨仿此义。

炙甘草　人参　生地　白芍　阿胶　麦冬（清）

按：热盛动风者，必须撤热以存阴；液虚动风者，必须养阴以息风。前者多用于邪炽之时，若撤热得力，自可截断逆转；后者多用于虚多之际，若调治得法，亦能息风涵阳，故此两法成为叶氏处理痉厥不二之法门。但热劫津液，正气尚能与邪抗争时，不能偏执养阴敌阳之说而重与复脉。前毛案虚风内动而用复脉，无可非议。后毛案热劫津液，不祛其热，徒曰存阴，诚不免陆氏之消笑。朱案为救误而投复脉，合乎邪少虚多之治。

某　伏邪经旬，发热不解，唇焦舌渴，暮夜神识不清，虑其邪陷心包，有痉厥之变。犀角　卷心竹叶　鲜石菖蒲　连翘　元参心　浙生地。

又　化热液枯。生地　竹叶心　丹皮　元参　麦冬　生白芍（痫痉厥门）

按：前人评类此诸案，有防其医之消，谓用犀角、菖蒲之类，是送邪入心。余谓并非犀角等药真能将邪送入心中，主要是撤热不力，缺乏截断逆转之力，故有防其伤阴而阴即伤，防其痉厥而即昏谵之弊。此案热炽，神昏，津液受烁。防其陷入心包而用开窍之药，结果热劫液枯，是治未中的。又诊以养阴为主，参以竹叶清透、丹皮散血，方药简洁，属对症之治，但若仍发热不解，石膏之类仍应再用。

【选论】

华岫云：小儿阴气未足，外感之风温、风热、风火，以及寒邪化热，并燥火诸症，最易伤阴，阴伤则血不营筋，液伤则脉络滞涩，热盛，亦能使内之木火风相继而起，所现之症，与受惊者类亦相同，然实非因受惊而起，其所治之法，大有区别。

# 卷四　秋时伏气外感论案

## 伏　暑

**【原文】**

夏秋久热，口鼻吸暑，其初暑邪轻小，不致发病，深秋气凉外束，里热欲出，与营卫二气交行，邪与二气遇触，斯为热起，临解必有微汗者，气邪两泄，然邪不尽，则混处气血中矣。故圣人立法，以石膏辛寒，清气分之伏热，佐以桂枝辛甘温之轻扬，引导凉药以通营卫，兼知母专理阳明独胜之热，而手太阴肺亦得秋金肃降之司，甘草、粳米，和胃阴以生津，此一举兼备，方下自注云，一剂和，二剂已者，谓病已知其对症，已者，中病当愈之称耳。

按：此系疟门胡案后之按语，以其围绕伏暑说理，故今移为秋时伏气之论，正好补《幼科要略》未及秋时伏气之缺。

伏暑与伏寒，其原虽殊，但蕴伏日久，同归火化，诚如何廉臣所说："凡伏气温热，皆是伏火。虽其初感受之气，有伤寒、伤暑之不同。而潜伏既久，酝酿蒸变，逾时而发，无一不同归火化。"暑病有暑热、暑湿之不同，伏火亦有湿火燥火之区别，就伏暑论，倘"以治燥火之法治湿火，则湿愈遏而热愈伏，势必为痞满，为呕呃，为形寒热不扬，为肠鸣泄泻，甚则蒙闭清窍，谵语神昏，自汗肢厥，或口噤不语，或手足拘挛。以治湿火之法治燥火，则以燥济燥，犹拨火使扬，势必为灼热，为消渴，为热盛昏狂，为风动痉厥，甚则鼻煽音哑，舌卷囊缩，阴竭阳越，内闭外脱。是以对症发药，必据燥火、湿火之现症为凭，分际自清，误治自少。"以此而观叶氏治伏暑诸案，亦朗若列眉矣。桂枝白虎一法，叶氏亦仅为内有伏火、外有凉束伏暑一证设，诸如湿火、阴伤诸症，参后伏暑诸案自知。

【医案】

丁　脉右数，左小弱，面明，夏秋伏暑，寒露后发，微寒多热，呕逆身痛，盖素有痰火，暑必夹湿，病自肺经而起，致气不宣化，不饥不食，频溺短缩。乃热在气分，当与温疟同例，忌葛柴足六经药。桂枝白虎汤加半夏（疟门）

按：伏气皆火，里热当清，清热用石膏、黄芩、山栀之类，是叶氏治伏温之常法，此不独治春温、夏热然，即治伏暑、冬温亦然。本案热多寒少，而桂枝白虎以寒为主、寒热互用，清中能透，原为温疟之名方，借为伏暑之要药，亦移用的当。又因兼夹痰湿，故加半夏，亦化裁得法。

池　伏暑至深秋而发，头痛烦渴少寐。薄荷　淡竹叶　杏仁　连翘　黄芩　石膏　赤芍　木通（暑门）

按：《幼科要略》论春温，原以伏气标题，叶氏谓黄芩汤苦寒清热为正治。前人谓温乃热之渐，暑乃热之甚，热甚之伏暑，若单凭黄芩汤之芩、芍、甘草以清热，恐力有不逮，故本案以石膏之辛寒、木通之苦寒，以加强其清伏火之力量，为恐苦寒遏邪，伏火不易外透，故合薄荷、连翘等用之，亦为叶氏治伏温之常法。

张　舌白罩灰黑，胸脘痞闷，潮热呕恶，烦渴汗出，自利，伏暑内发，三焦均受，然清理上中为要。杏仁　滑石　黄芩　半夏　厚朴　橘红　黄连　郁金　通草（同上）

按："暑必夹湿"是叶氏治暑的一个重要观点，鞠通继承了这一论点，故有"伏暑必夹火与湿，不能单顾一边"之说，但究之叶案，有清而兼透者，有清而兼渗者，亦有清而兼滋者。不能概以湿热视，但确以湿热相兼案为多，本案亦属。鞠通尝采本案而演为中焦篇四二条，命方为杏仁滑石汤，谓"热处湿中，湿蕴生热，湿热交混，非偏寒偏热可治，故以杏仁、滑石、通草，先宣肺气，由肺而达膀胱以利湿，厚朴苦温以泻湿满，芩、连清里而止湿热之利，郁金芳香走窍而开闭结，橘、半强胃而宣湿化痰，以止呕逆，俾三焦混处之邪，各得分解矣。"较之治湿名方三仁汤，本案少蔻仁、米仁、竹叶而多芩、连、橘红、郁金。可知本案是以芩、连、滑石之清，以朴、夏、通草之渗为组方之主体，而杏、橘、郁金，宣肺理气，既利于气化之趋常，亦便于伏气之外透，但为佐使法。

某　嗽已百日，脉右数大，从夏季伏暑内郁，治在气分。桑叶　生甘草　石膏　苡仁　杏仁　苏梗（咳嗽门）

按：伏气宜透，透邪用薄荷、连翘、桑叶之类，亦是叶氏治伏温之常法，伏暑治法亦然，但有气血之分，如邪在血分，则每用玄参、犀角配黑栀皮、连翘、银花之类；如邪在气分，则常用石膏、黄芩配豆豉、薄荷、桑叶之类，本案以桑叶配石膏，目的即在清透伏邪，属气分之治，其方实为麻杏甘石汤以桑叶代麻黄加味。此案用药与暑门池、范两案之以膏、栀、芩、芍配豉、薄、连翘之药法类同。

程氏　伏暑深秋而发，病从里出，始如疟状，热气逼迫营分，经事不当期而来，舌光如镜，面暗青晦，而胸痞隐痛，正气大虚，热气内闭，况乎周身皆痛，卫阳失和极矣，先拟育阴祛热，肝风不旋，不致痉厥，五日中不兴风波，可望问安。生地　阿胶　天冬　麦冬　麻仁　生牡蛎（肝风门）

按：此为燥火治法，与伏暑夹湿症之药法迥异。叶氏以育阴祛热立法，为恐液虚动风，肝风震动，致生痉厥，但从滋阴托邪着眼，尚可再加竹叶、郁金。

范　伏暑阻其气分，烦渴、咳呕、喘急，二便不爽，宜治上焦。杏仁　石膏　炒半夏　黑山栀　厚朴　竹茹。

又　痰多咳喘，是暑郁在上，医家乱投沉降，所以无效。石膏　杏仁　炒半夏　郁金　香豉　黑山栀（暑门）

按：此案伏暑犯肺，故用石膏、黑山栀合香豉清透伏邪，以杏仁、半夏止咳化痰，以厚朴、郁金流气散血，合之有宣肺达邪之作用，此案虽二便不爽，因肺与大肠相表里，主一身之气化，肺气郁可致便不爽，故肠痹治肺，为叶氏喜用之常法。作者反其意而用之，对大便不爽之咳喘，常用瓜蒌仁、枳壳，甚至用承气之类以通腑，确能提高疗效，故谓鞠通宣白承气之法，组方甚为合理。

某　初病伏暑，伤于气分，微热渴饮，邪犯肺也，失治邪张，逆走膻中，遂舌绛缩，小便忽闭，鼻煤裂血，口疮耳聋，神呆，由气分之邪热，漫延于血分矣。夫肺主气，心主营，营卫二气，昼夜行于经络之间，与邪相遇，或凉或热，今则入于络、津液被劫，必渐昏寐，所谓内闭外脱。鲜生地　连翘　玄参　犀角　石菖蒲　金银花（同上）

按：王孟英说："伏气温病，自里出表，乃先从血分，而后达于气分。"此虽为通论，实未可定论。《难经》说：温邪行在诸经，不知何经之动。柳宝诒说，伏温外发，初无一定之路径。叶氏谓春温发自少阳，夏暑发自阳明。此诸家之说，均未尝有伏温初发，必在血分之意。就叶案观之，伏温初发在气者有之，初发在血者亦有之，即如本案，即初发在肺经气分，因失治而逆走，才蔓延于血分。唯伏邪由里达外，从血转气为顺，反之为逆，故邪陷入血之后，生地、犀角之类果所当用，而连翘、银花之类，参伍用之，仍能促其透热转气，本案药法。即是如此。而菖蒲之用，是为伏气入络内闭设。

张　病几一月，犹然耳聋，神识不慧，嗽甚痰黏，呼吸喉间有音，此非伤寒暴感，皆夏秋间暑湿热气内郁，新凉引动内伏之邪，当以轻剂清解三焦，奈何医者不晓伏气为病，但以发散消食、寒凉清火为事，致胃汁消亡，真阴尽灼，舌边赤、齿板燥，裂血，邪留营中，有内闭痉疭厥逆之变，况右脉小数，左脉涩弱，热固在里，当此阴伤日久，下之再犯亡阴之戒，从来头面，皆是清窍，既为邪蒙，精华气血不肯流行，诸窍失司聪明矣、此轻清清解，断断然也，议清上焦气血之壅为先，不投重剂苦寒，正仿古人肥人之病虑虚其阳耳。连翘心　元参犀角　郁金　橘红蜜水炒　黑栀皮　川贝　鲜菖蒲根　加竹沥。

又　昨进清上焦法，诸症虽然略减，而神识犹未清爽，总由病久阴液内耗，阳津外伤，聪明智慧之气，俱被浊气蒙蔽，所以子后午前稍清，他时皆不清明，以阳盛时，人身应之也，拟进局方至室丹，藉其芳香，足以护阳逐邪，庶无内闭外脱之虞。至宝丹每服二次，灯心、嫩竹叶汤送。

又　脉右缓大，左弱，面垢色已减，痰嗽不爽，良由胃中津液，为辛散温燥所伤，心营肺卫，悉受热陷蒸迫，致神呆喘急耳聋，清阳阻痹，九窍不利，首方宣解气血，继方芳香通窍，无形令其转旋，三焦自有专司，岂与俗医但晓邪滞攻击而已。今已获效，当与清养胃阴肺气。体素丰厚，阳弱不耐沉寒，然深秋冬交天气降，则上焦先受，试观霜露下垂草木皆改异色，人在气交，法乎天地，兼参体质施治。枇杷叶　炒黄川贝　橘红　郁金　茯苓　苡仁（同上）

按：叶氏按五脏与四时相应理论而有"春温发自少阳"，"夏暑发自阳明"之说，至于秋时伏温发自何经何脏？叶氏并无明文。但按这个理论推断，应是"伏暑发自太阴"，若结合叶案来考察这个推断，若合符节，故可认为，虽无此文，实有此意。如本案，就其嗽甚痰黏喘急诸症来看，即是伏暑发自太阴（或可云伏暑邪犯太阴手经）之症甚明。本案内伏之邪虽由新凉引动，但究非新感犯肺证之比，惜医不晓伏气为病，药治失当，伤胃损阴，致病久延，邪陷血分，有内闭之险，故用橘、贝、菖、沥化痰开窍以防痉疭厥逆之变，以犀、玄、郁、栀、连翘以清疏上焦气血之壅，服后诸症略减，神识未爽，继进芳香通窍，获效后以止咳化痰合茯苓、苡仁调理善后，综观全案，实为救误之法，若病方进、邪尚炽，此等方药恐难取效如是。治病者当知凡病均有进行期、退行期，若在进行期而予此等方药，欲截断逆转实难。本案病几一月，症似较重，病实已在退行期，叶氏不投重剂苦寒，正是他的经验，否则苦寒损正，干扰自调自控机能之恢复，恐反生变或迁延。

伏暑，发热形寒，脘闷身痛，恶心。藿香　杏仁　橘白厚朴　半夏　滑石（末）

伏暑，发热，脘闷。杏仁　半夏　藿梗　厚朴　橘白　茯苓（同上）

伏暑，发热脘痞。藿香　半夏　广皮白　杏仁　厚朴　莱

菔汁（同上）

伏暑蒸热，头痛身疼。藿香　杏仁　陈皮　厚朴　半夏　茯苓（同上）

胸闷妨食，战栗肢寒，气弱，伏暑之候，且以和法。茯苓　煨姜　杏仁　半曲　橘白　藿梗（同上）

舌苔尚白，伏暑未肃，仍宜开泄。鲜藿香　橘白　半夏　枇杷叶　杏仁　茯苓（同上）

按：以上诸案，药法雷同，说明湿盛者以藿朴夏苓汤加减，亦为叶氏治伏暑之常法。叶氏谓"暑必夹湿"，伏暑邪犯手太阴经，每热多而宜清，犯足太阴经，每湿多而宜温，若湿热相兼，每用清化，此综观之自知。

唐　积劳伏暑，欲寐时心中轰然上升，自觉神魂缥缈，此皆阳气上冒，内风鼓动，所以陡然昏厥。石膏　知母　甘草　粳米　生地　麦冬　竹叶心（痉厥门）

孙　阴气先伤，阳气独发，犹是伏暑内动，当与金匮瘅疟同例。竹叶　麦冬　生地　玄参　知母　梨汁　蔗浆（疟门）

按：上两案药法亦相类似，唐案以白虎合地、麦，是玉女煎法，孙案亦可看作增液汤加味。两案同用竹叶透邪，是叶氏治伏温喜用之法。但唐案清滋透并施，清热作用较强，孙案亦立足清透，但滋阴托邪为胜。

金　热止津津汗出，伏暑已解，只因病魔日久，平素积劳，形色脉象虚衰，深虑病变，今饮食未进，寤寐未宁，议以敛液补虚。人参　茯神　麦冬　五味　炒白芍　块辰砂一两绵裹同煎。

又　热久胃汁被劫，不饥不便，亦病后常事耳，古人论病，必究寝食，今食未加餐，难寐，神识未清，为病伤元气，而热病必消烁真阴，议用三才汤意。人参　天冬　生地　麦冬　五味子（暑门）

无锡　三十一　夏月带病经营，暑湿乘虚内伏，寒露霜降，天凉收肃，暴冷引动宿邪，寒热数发，形软食减汗出，医工治嗽，恐其胃倒，渐至劳怯变凶。归芪建中汤（清）

按：以上两案是叶氏治伏暑之变法而非常法，须知常法有尽而变法无穷，故伏暑之治，前案以三才之敛补，后案用建中为调理，此为见症发药，量人施治，非矢对伏暑者可比。鞠通采金氏案演为三九条，而于叶氏治伏暑常法诸案均无取，自用新法，不论表虚表实，气分血分，悉以银翘散加减主之，后人以其著多采叶案裁成，误认叶法，及取叶案比观，便可悟鞠通原未获叶氏治伏暑之心法。

席　脉右歇，舌白渴饮，脘中痞热，多呕逆稠痰，曾吐蛔虫，此伏暑湿，皆伤气分，邪自里发，神欲昏冒，湿邪不运，自利黏痰，议进泻心法。半夏泻心汤（吐蛔门）

阴弱，伏暑发热，鼻衄汗多，慎加调理，勿忽视之。赤麦冬　鲜莲子　霍斛　木瓜　茯神（未）

伏暑，心中灼热，头胀，治以辛凉。连翘　花粉　川贝益元散　灯心　辰砂　竹叶（未）

按：伏暑热重、湿重、湿热互结以及伤阴、兼新感诸症宜与暑热、暑湿诸症相互参。

金匮十七　夏伏暑湿，秋季如疟，邪不尽解，能食不化，腹中气滞有形，脾胃不和，用东垣清暑益气法。人参　黄芪白术　青皮　陈皮　神曲　炙草　麦冬　五味　黄柏　泽泻当归　升麻　葛根　苍术　姜枣煎（清）

按：匮字必系衍文。东垣此方原为暑湿伤气者立法，借用以治寒热如疟。脾胃不和之伏暑，方症不协。

## 【选论】

邵新甫：暑湿之伤，骤者在当时为患，缓者于秋后为伏气之疾，其候也，脉色必滞，口舌必腻，或有微寒，或单发热，热时脘痞气窒，渴闷烦冤，每至午后则甚，入暮更剧，热至天明，得汗则诸恙稍缓，日日如是，必要二三候外，日减一日，方得全解。倘如元气不支，或调理非法，不治者甚多。然是病比之伤寒，其势觉缓，比之疟疾，寒热又不分明，其变幻与伤寒无二，其愈期反觉缠绵，若表之汗不易彻，攻之匮易溏泻，过清则肢冷呕恶，过燥则唇齿燥裂，每遇秋来，最多此症。求之古训，不载者多，独《己任编》名之曰秋时晚发，感症似疟，总当以感证之法治之。要之伏气为病，四时皆有，但不比风寒之邪，一汗而解，温热之气，投凉即安，夫暑与湿为熏蒸黏腻之邪也，最难骤愈，若治不中窾，暑热从阳上熏而伤阴化燥，湿邪从阴下沉而伤阳变浊；以致神昏耳聋，舌干龈血，脘痞呕恶，洞泄肢冷，棘手之候丛生，竟至溃败莫救矣？

王孟英：伏气温病，自里出表，乃先从血分，而后达于气分，故起病之初，往往舌润而无苔垢。但察其脉软，而或弦或微数，口未渴，而心烦恶热，即宜投以清解营阴之药，迨邪从气分而化，苔始渐布，然后再清其气分可也。伏邪重者，初起即舌绛咽干，甚有肢冷脉伏之假象，亟宜大清阴分伏邪，继必厚腻黄浊之苔渐生，此伏邪与新邪先后不同处。更有伏邪深沉，不能一齐外出者，虽治之得法，而苔退舌淡之后，逾一二日，舌复干绛，苔复黄燥，正如抽蕉剥茧，层出不穷，不比外感温热，由卫及气，自营而血也。秋月伏暑证，轻浅者邪伏募原，深沉者亦多如此。苟阅历不多，未必知其曲折乃尔也。

周扬俊：人受暑热之毒，栖伏三焦肠胃之间，久久而发者，为伏暑。如霍乱吐泻，发于秋间，以及疟疾等证。又如昔人云：三伏之时，以书晒曝烈日之中，随即收藏于笥，火气未散，冬时启笥，触之遂病。明者细询其因，以香薷饮，服之立愈。

伏暑霍乱腹痛泄泻，正气散。身热足冷，势危者，五苓散下来复丹。

## 2. 秋　　燥

【原文】

秋深初凉，稚年发热咳嗽，症似春月风温证，但温乃渐热之称，凉即渐冷之意，春月为病，犹冬藏固密之余，秋令感伤，恰值夏月发泄之后，其体质之虚实不同。但温自上受，燥自上伤，理亦相等，均是肺气受病。世人误认暴感风寒，混投三阳发散，津劫燥甚，喘急告危。若果暴凉外束，身热痰嗽，只宜葱豉汤，或苏梗、前胡、杏仁、枳、桔之属，仅一二剂亦可。更有粗工，亦知热病，与泻白散加芩、连之属。不知愈苦助燥，必增他变，当以辛凉甘润之方，气燥自干而愈，慎勿用苦燥劫烁胃汁。

秋燥一证，气分先受，治肺为急，若延绵数十日之久，病必入血分，又非轻浮肺药可医，须审体质症端，古谓治病当活泼泼地，如盘走珠耳。

按：时论治是《幼科要略》的一个重要学术观点，此亦《内经》"必先岁气，毋伐天和"说之具体化。同样的一种感冒，发于春天与发于秋天就不同，春天气候渐热．秋天气候渐冷，这种不同气候对病人的影响在治疗用药时须加考虑；冬藏固密，夏热发泄，人的体质在顺应四时气候的不同变化中，有相对虚实之差异，这种差异在治疗用药时也须加以考虑。究四时主气，春秋两季，有风燥之殊，但温邪上受，首先犯肺则不异。若因秋凉已起，误认秋燥为暴感风寒，不知分经定位，病在手太阴，而竟混投三阳发散之药，常致津劫燥甚，变生喘急危症。如果真有暴凉外束，因病在肺卫，故身热痰喘，只宜用葱豉汤或苏梗、前胡等治肺卫之方药。粗心医工，虽知秋燥热病，不知卫气之辨，忽视燥易劫津，恣投泻白散加芩、连之属，苦寒化燥，必增他变。因为新感温病具有上受犯肺的共性，而秋燥具有燥易伤津之特性，故治疗当辛凉以解外邪。甘润以平气燥，特别要注意不能用苦燥药劫烁肺津胃汁。如迁延日久，病入血分，则轻清宣肺，辛开甘润之剂就很难解决，病位也不能必其在肺一经而不移，这时就须参考病人体质和症状变化，进行辨证论治，也就是说，要如盘走珠，灵活变化了。从叶氏以上所述，治秋燥显然须注意以下三点：其一，燥邪有易伤津液之特点，用药必须甘润。而苦寒化燥，辛温劫液之刚烈燥药慎勿轻用；其二，秋燥虽在秋凉肃杀之气行令后发，但属温热病，与暴感风寒不同，暴感风寒虽也有邪犯肺卫者，但只宜辛温解表、轻宣肺卫，如葱豉或苏梗、前胡之属，而秋燥当辛凉解表、合甘润之品以组方；其三，秋令感伤，恰值夏月发泄之后，阴虚之质，更易感受外燥为病，内外之因每互为感召，故治疗既要着眼于辛凉甘润治外燥，也要注意其内燥，以便"先安其未受邪之地"，而玄参、生地之类，有时也可早用，若因卫气营血四层之分，指玄参、生地为营血分药，而谓病在卫气，不敢即用，实是只重外燥而轻忽内燥。

**【医案】**

翁姓予　方数月，秋燥，潮热，咳嗽，如疟，幼科用发散药，二日不效，忙令禁乳，更医用泻白散，更加芩、连，二日昼夜烦热，喘而不咳，下痢黏腻，药后竟利药水。延余诊之，余曰，稚年以乳食为命，饿则胃虚气馁，肺气更不爽矣。与玉竹，甘草，炒广皮，竹叶心，一剂热缓，继与香粳米，南枣，广皮，甘草，沙参二钱，与乳少进，合夜抱勿倒，三日全愈。

按：此案原载《幼科要略》秋燥条议论后，旨在举案印证，以说明泛用发散、苦寒治秋燥之误。然据症分析，在初起潮热，咳嗽，如疟，药后烦热，气喘，下痢情况下，经投玉竹等甚为平易之四味药，而能一剂热缓，继与米、枣等五味，而能三日全愈，恐系自愈而非治愈，凡病在进行期时，往往虽见症尚轻而截断逆转不易，在退行期时，往往虽见症较重而平淡方药易效，此在有临症经验者多知之。故用药治病，要尽量避免药误之弊，不使自调自控之机能反而受到干扰。小儿虽脏腑娇嫩，易受外邪伤害，但也生机蓬勃，恢复较快，故一般感冒，只要不乱投药饵，多能自愈。叶氏经验老到，见症不惑，故书平淡方药四味以顺其势为调治，但从中可以看出其对养胃方法的重视和处方用药之平稳。

某妪　近交秋令，燥气加临，先伤于上，是为肺燥之咳，然下焦久虚，厥阴绕咽，少阴循喉，往常口燥舌糜，是下虚阴火泛越，先治时病，燥气化火，暂以清润上焦，其本病再议。

白扁豆勿研三钱　玉竹三钱　白沙参二钱　麦冬去心三钱　甜杏仁去皮尖勿研二钱　象贝母去心勿研二钱　冬桑叶一钱　卷心竹叶一钱　洗白糯米七合清汤煎 (中风门)

按：此案为一中风老妇之第三诊，因为中风非数剂可瘳，在中风病过程中复感秋燥，故予先治时病，暂清上焦。立方用药一面以扁豆、玉竹等清养肺胃以滋上焦，一面用桑叶、竹叶冀清宣肺卫以解外邪，并用杏仁、象贝等止咳化痰以清肺络，合之即为辛凉甘润之方，具有清理上焦、不妨下虚之作用。

林氏　夙病营卫二虚，兹当燥气上犯，暴冷外侮，气馁卫怯，肺先受邪，脉浮数，咳喘欲呕，上热下冷，宜先清化上气，有取微辛苦之。桑叶　杏仁　苏梗　山栀　象贝　苡仁　糯米汤煎（咳嗽门）

按：虽有暴冷外侮，燥气郁必化火，此案脉见浮数已非风寒外感之比，故取微辛苦之，以宣散肺卫之邪为主。

陆　秋暑燥气上受，先干于肺，令人咳热，此为清邪中亡，当以辛凉清润，不可表汗以伤津液。青竹叶　连翘　花粉　杏仁　象贝　六一散

又　脉右大，痎疟无寒，暑郁在肺，当清气逆，佐以宣通营卫。桂枝白虎汤加麦冬。

又　热止，脉右数，咳不已，知母　生甘草　麦冬　沙参　川贝母　竹叶（同上）

按：首诊时病在肺卫，故以竹叶、连翘等辛散卫分之邪，二诊时气热已炽，故用桂枝白虎加味以清气热为主，三诊时热止，故用清润肺燥，止咳化痰之药以善后，此案因症发药，药随症变，处方得体，颇可宗法，但从痎疟、秋燥两个病名诊断，反映了辨病含混之事实。而精于辨证，疏于辨病，这是一般中医之通病。

陈　秋燥，痰嗽气促。桑叶　玉竹　沙参　花粉　苡仁　甘草　蔗浆

又　用清燥法。桑叶　玉竹　沙参　苡仁　甘草　石膏　杏仁（同上）

胡六六　脉右劲，因疥疮频以热汤沐浴，卫虚易伤冷热，皮毛内应于肺，咳嗽气塞痰多，久则食不甘，便燥结，胃津日耗，不司供肺，况秋冬天降，燥气上加，渐至老年痰火之象，

此清气热以润燥，理势宜然，倘畏虚日投滞补，益就枯燥矣。霜桑叶　甜杏仁　麦冬　玉竹　白沙参　天花粉　甘蔗浆　甜梨汁熬膏（同上）

陆女　燥风外侵，肺气不宣，咳嗽痰多，不时身热，当用轻药以清上焦。桑叶　杏仁　花粉　大沙参　川贝　绿豆皮（同上）

吴七岁　燥气上迫，咳呛，以甘寒治气分之燥。大沙参　桑叶　玉竹　生甘草　甜梨皮（同上）

某十二　燥热内伏，发热，咳嗽，口渴，桑叶　杏仁　白沙参　连翘　圆囵滑石　鲜芦根（同上）

脉数阴亏，气燥作咳。桑叶　川贝　白沙参　葳蕤　花粉　地骨皮（未）

燥侵作咳，但左脉弦数，恐络动失血。桑叶　南沙参　嘉花粉　玉竹　川贝母　麦门冬（未）

体质阴亏，燥侵作咳。桑叶　白沙参　玉竹　川贝　天花粉　生草（未）

阴亏气燥咳嗽。玉竹　桑叶　南沙参　川贝　花粉　扁豆仁（未）

阴亏气燥音嘶。玉竹　桑叶　南沙参　川贝　花粉　北梨汁（未）

按：从以上诸案来看，叶氏治秋燥，桑叶、沙参、花粉、玉竹四味，运用最繁，川贝、杏仁、甘草运用亦多，其他如蔗浆、梨汁、麦冬等生津药以及连翘、绿豆皮之类，每相机参用一二味，这反映了叶氏治秋燥用药的一般规律，鞠通制桑杏汤，即取叶氏这一药法而裁定。

施　脉沉弦为饮，近加秋燥，上气咳逆，中焦似痞，姑以辛泄凉剂，暂解上燥。瓜蒌皮　郁金　香豉　杏仁　苡仁　橘红　北沙参　山栀（咳嗽门）

某　脉右数大，议清气分中燥热。桑叶　杏仁　大沙参　象贝母　香豉　黑栀皮（燥门）

按：燥热郁于胸膈，中焦似痞者用栀豉加瓜蒌皮、郁金最为切当。

某四十　脉弦，胸膈痹痛，咳嗽头胀，此燥气上侵，肺气不宣使然，当用轻药以清上焦。枇杷叶　桑叶　川贝　杏仁　冬瓜子　桔梗（咳嗽门）

按：苇茎汤、大黄牡丹汤之瓜瓣是瓜蒌子而非冬瓜子，冬瓜子古人作为美容药，并无排脓之作用，作者对此尝有专论，此不赘。本案之冬瓜子应改用瓜蒌实为妥，瓜蒌实不独化痰止咳、善治内痈，于胸膈痹痛亦效，用治燥痰尤为合适。

某十九　舌白咳嗽，耳胀口干，此燥热上郁，肺气不宣使然，当用辛凉，宜薄滋味。鲜荷叶一钱　连翘壳钱半　大杏仁三钱　白沙参一钱　飞滑石三钱　冬桑叶二钱（同上）

按：习用连翘升清解热，其法始自叶氏，后张锡纯谓重用之并能发汗，其论颇多发挥，而源头在斯，古人则罕用，故可视为叶氏独到之经验。

某二四　鼻渊三载，药投辛散，如水投石，未能却除辛辣炙博耳。近复咳嗽音嘶，燥气上逼肺卫使然。杏仁　连翘　象贝　白沙参　桑皮　兜铃（同上）

按：徐灵胎评本案谓"方轻不中病"。

朱女，肝阴虚，燥气上薄，咳嗽夜热。桑叶　白沙参　杏仁　橘红　花粉　地骨皮　糯米汤煎（同上）

按：桑皮、地骨皮两味，在邪偏卫分时多不宜骤用，此案阴虚夜热，燥气上薄，加地骨皮于清润方中则合。橘红性偏温燥，张锡纯尝有温病禁用之论，宜参，但药有常性而无定性，以一味橘红置大队凉润药中，亦无温燥之害，此即扬长抑短、化裁在人之义。

周三三　秋气从天而降，肾液无以上承，咳嗽吸不肯通，大便三四日一更衣，脉见细小，议治在脏阴。牛乳　紫衣胡桃　生白蜜　姜汁（同上）

丁六三　秋令天气下降，上焦先受燥化，其咳症最多，屡进肺药无功，按经云，久咳不已，则三焦受之，是不专于理肺可知矣，六旬又三，形体虽充，而真气渐衰，古人于有年久嗽，都从脾肾子母相生主治，更有咳久气多发泄，亦必益气甘补敛摄，实至理也，兹议摄纳下焦于早晚，而纯甘清燥暮进，填实在下，清肃在上，凡药末苦辛宜忌，为伤胃泄气预防也。

早服：水煮熟地八两　白云苓乳制四两　五味子三两　建莲三两　准山药四两　车前子三两　准牛膝三两　紫衣胡桃肉霜三两　上为末，用蒸熟猪脊髓去膜捣丸，服二三钱。

晚用：益胃土以生金方法　北沙参　生芪皮　麦冬　白扁豆　生甘草　南枣肉　淡水煎汁，滤清收膏，临成加真柿霜二两收，晚上开水化服（同上）

顾妪　阳明脉大，环跳尻骨筋掣而痛，痛甚足筋皆缩，大便燥坚常秘，此老年血枯，内枯风生，由春升上僭，下失滋养，昔喻氏上燥治肺，下燥治肝，盖肝风木横，胃土必衰，阳明诸脉，不主束筋骨流利机关也，用微咸微苦，以入阴方法。鲜生地八钱　阿胶二钱　天冬钱半　人中白一钱　川斛二钱　寒水石一钱

又　咸苦治下入阴，病样已减，当暮春万花开放，阳气全升于上，内风亦属阳化，其下焦脂液，悉受阳风引吸，燥炳之来，实甚于此，高年生生既少，和阳必用阴药，与直攻其病者有间矣。生地三钱　阿胶二钱　天冬一钱　麦冬一钱　柏子霜二钱　松子仁二钱（便闭门）

按：以上三案俱属内燥，内燥多由肝肾精血亏虚而致，肝肾精血虚亏者最易内外感召，复患外燥，如上周、丁两案，均在秋令天气下降时，燥气犯肺，上焦先受燥化而咳嗽，但体质阴亏，以其内燥而招致外燥，故专于理肺，是治标不治本，往往难效，故丁案屡进肺药而无功。叶氏治此，遵上燥治肺，下燥治肝之说，秉肾为肝母，土为金母之旨，常滋养肝肾以治内燥，充养胃土以滋肺燥，实为穷本求源之治。周案在滋润品中加入姜汁一味，秉《内经》辛润之旨，组方尤显慰贴。

王六七　老人舌腐，肉消肌枯，心事繁冗，阳气过动，致五液皆痼而为燥，冬月无妨，夏月深处，林壑心境凝然，可以延年，每早服牛乳一杯（燥门）

陈　秋燥复伤，宿恙再发，未可补涩，姑与甘药养胃。麦冬　北沙参　生甘草　茯神　糯稻根须（同上）

某　上燥治气，下燥治血，此为定评，今阳明胃腑之虚，因久病呕逆，投以辛耗破气，津液劫伤，胃气不主下行，致肠中传送失司，《经》云，六腑以通为补，半月小效，全在一通博工夫，岂徒理燥而已，议甘寒清补胃阴。鲜生地　天冬　人参　甜梨肉　生白蜜（同上）

张　脉虚数，舌红口渴，上腭干枯，腹热不饥，此津液被劫，阴不上承，心下温温液液，用炙甘草汤。炙甘草　阿胶　生地　麦冬　人参　麻仁（同上）

某氏　心中烦热，正值经来，而热渴不已，若清肺气大谬，用复脉法。炙甘草　生地　阿胶　麦冬　枣红　蔗浆（同上）

某　阳津阴液重伤，余热淹留不解，临晚潮热，舌色若赭，频饮救亢阳焚燎，究未能解渴，形脉俱虚，难投白虎，议以仲景复脉一法，为邪少虚多，使少阴厥阴二脏之阴少苏，冀得胃关复振，因左关尺空数不藏，非久延所宜耳，人参　生地　阿胶　麦冬　炙草　桂枝　生姜　大枣（同上）

按：以上六案俱见于燥门，除陈案外，俱无秋燥之明文，而今辑入者，以内燥虽四时可发，唯秋令气降，燥气行令之际，内外感召而发为尤多也。且内燥之症在温热病后期，因热灼阴伤亦有之，若邪少虚多，阴伤难复，主以复脉去姜、桂，本为叶氏治外感热病之常法，故以上诸案，虽无秋燥明文，实难必其无涉乎秋燥。今采入于此；比观外燥内燥之治法，亦利于了知叶氏治秋燥之药法。上陈、某两案，偏于治中，属充养胃阴以滋肺燥法，后三案，偏于治下，属滋养肝肾以治内燥法，这一药法与前周、丁诸案大同。

陆二二　秋凉燥气咳嗽，初病皮毛凛凛，冬月失音，至夏未愈，而纳食颇安，想屡经暴冷暴暖之伤，未必是二气之馁，仿金实无声议治。麻黄　杏仁　石膏　甘草　射干　苡仁。

又　芦根汁　杏仁汁　莱菔汁　鲜竹沥熬膏（失音门）

按：麻杏甘石汤为治外邪犯肺，外寒内热之名方，风温犯肺，病发于春，叶氏习用桑叶代麻黄；本案凉燥干肺，病发于秋，又兼失音，故用原方加射干，并用芦根汁等以润燥，但燥病属虚，火病属实，本案燥气郁而化火，其病属实，故从金实无声议治，然此为治燥之变法。

鲍氏　秋风化燥，上焦受邪，目赤珠痛。连翘　薄荷　黄芩　山栀　夏枯草　青菊叶　苦丁茶　桑皮（目门）

按：此为秋燥干犯清窍之症，非犯肺症之比，因肝开窍于目，而白睛属肺，故目赤珠痛，常从清肺肝二经入手，本案治法，即是如此。

卞　夏热秋燥致伤，都因阴分不足。冬桑叶　玉竹　生甘草　白沙参　生扁豆　地骨皮　麦冬　花粉（燥门）

按：虽是阴分不足，仍是外燥为主，故用肺胃同治、甘润微辛法。案用地骨皮，想有潮热等症，惜书写太简，故鞠通裁方，置地骨皮于加减中。

某　燥火上郁，龈胀咽痛，当辛凉清上。薄荷梗　连翘壳　生甘草　黑栀皮　桔梗　绿豆皮（同上）

按：此亦秋燥干犯清窍之症，合前鲍氏等案而观之，可见燥犯清窍，每从郁火论治，此亦叶氏治燥之变法，故异于以辛凉甘润治犯肺症之常法。

中气素虚，形寒饮冷，遏伏暑湿之火，蕴于膻中，劫津耗液，尽从燥化，肺气不能下输，肠胃燥满不行，下之遂逼血下行，血既下夺，亦云竭矣，阴不配阳，汗从外泄，即为上厥，上厥下竭，肺经独受燥累，急进清燥救肺汤以回阴液。枇杷叶　人参　麦冬　桑叶　阿胶　杏仁　生石膏　竹叶（清）

按：此案系暑湿之邪蕴郁化火，劫津耗液，尽从燥化，其因与外燥干肺异，其变与燥邪干肺同，机同治同，故用清燥救肺汤，然即此案而论，则秋燥亦有伏气矣。

肺家留热，频年呛发，据说痘后有此，长夏诸阳升腾，而霉天反燥，当清肺之急迫，润肺之燥烈。清阿胶　枯黄芩　南花粉　地骨皮　绿豆皮（清）

按：外燥犯肺，初见卫分表证时，自当用辛凉甘润如桑叶、花粉、沙参之类。日久表罢，悉属里证，偏于血分时，则当用甘寒清润如阿胶、地骨、黄芩之属，本案正属后种治法。久热，五液全耗，阴伤非谬，频渴安受梨蔗，晡起寒热倏然而至，验及舌色绛赤，显然由脏络之空隙，致阴勿交恋其阳，按经义从下交合，难见速功，肝肾病必累及跷维所致。人参 知母 麋角胶 元武板（清）

按：人参四阴六阳，合知母即能生津，偕黄芪独擅补气，此案久热伤阴致燥，以参、知清热生津，合龟、麋滋阴涵阳，药虽四味，法亦周到。

用白虎汤，渴烦少减，略饥必形神爽倦，津液既遭热迫，阳明脉络自怯，当以清燥法，清气热以涵液。人参 麦冬 知母 石膏 生地 阿胶 甘草（清）

按：此方清燥之力颇宏，凡热炽阴伤及气营两燔之证，均可应用，鞠通之加减玉女煎，即由类此叶案而出。

脉虚数，喉干舌燥，舌干欲渴。乃阴亏于下，燥烁于上，非客病也。生地 熟地 天冬 麦冬 扁豆（清）

阴弱，秋燥侵肺血发，金水同治。熟地 白茯神 清阿胶 川斛 天门冬 麦门冬（清）

营阴枯槁，气燥作咳。熟地 天冬 稽豆皮 阿胶 茯神 鸡子黄（清）

按：以上三案俱以地黄滋肾，门冬润肺，俾金水以互生，又恐矛药阴腻，不利运化，故扁豆、茯神，参佐一味，虽其药味略异，立案大法同此。

【选论】

邵新甫：燥为干涸不通之疾，内伤外感宜分。外感者由于天时，风热过胜，或由深秋偏亢之邪，始必伤人上焦气分，其法以辛甘凉润肺胃为先，喻氏清燥救肺汤。及先生用玉竹门冬，桑叶薄荷，梨皮甘草之类是也；内伤者乃人之本病，精血下夺而成，或因偏饵燥剂所致，病从下焦阴分先起，其法以纯阴静药，柔养肝肾为宜，大补地黄丸、六味丸之类是也。要知是症，大忌者苦涩，最喜者甘柔，若气分失治，则延及于血，下病失治，则槁及乎上，喘咳痿厥，三消噎膈之萌，总由此致。大凡津液结而为患者，必佐辛通之气味；精血竭而为患者，必藉血肉之滋填。在表佐风药而成功；在腑以缓通为要务。古之滋燥养营汤．润肠丸，五仁汤，琼玉膏，一炁丹，牛羊乳汁等法，各有专司也。

费晋卿：燥者干也，对湿言之也。立秋以后，湿气去而燥气来，初秋尚热则燥而热，深秋既凉则燥而凉。以燥为全体，而以热与凉为之用，兼此二义，方见燥字圆活，法当清润、温润。

### 附：疟疾

### 【原文】

疟因暑发居多。方书虽有痰、食、寒、热、瘴之互异，幼稚之症，都因脾胃受病，然气怯神弱，初病惊痫厥逆为多，在夏秋之时，断不可认为惊痫。大方疟症，须分十二经，与咳症相等。若幼科，庸俗但以小柴胡去参，或香薷、葛根之属，不知柴胡劫肝阴，葛根竭胃汁，致变屡矣。幼科纯阳，暑为热气，症必热多烦渴。邪自肺受者，桂枝白虎汤，二进必愈。其有冷食不运，有足太阳脾①病见症，初用正气，或用辛温，如草果、半夏、生姜之属，方书谓草果治太阴独胜之寒，知母治阳明独胜之热，疟久色夺，唇白汗多，馁弱，必用四兽饮。阴虚内热，必用鳖甲、首乌、知母，便渐溏者忌用。久疟营伤寒胜，加桂、姜。拟初中末疟门用药于左。②

初病暑风湿热疟药：脘痞闷　枳壳　桔梗　杏仁　厚朴　瓜蒌皮　山栀　香豉。头痛，宜辛凉轻剂　连翘　薄荷　赤芍　羚羊角　蔓荆子　滑石（淡渗清上）重则用石膏，口渴用花粉，烦渴用竹叶石膏汤，热甚则用黄芩、黄连、山栀，夏季身痛属

---

①　足太阳当为足太阴之误。

②　中末用药泛指暑言，暑热邪伤、夏月热久两条已移暑热下，可互参。

湿，羌、防辛温宜忌，宜用木防己、蚕沙。

按：《内经》有"夏伤于暑，秋必疟"之说，叶氏秉其旨以论疟，故曰"疟因暑发居多"。暑为温热之气，故暑疟常表现为瘅疟，瘅疟、温疟，同属热疟，故鞠通有云："伏气为病，如春温、冬咳、温疟，《内经》已明言之矣。"然《内经》明言痎疟，究未可因暑邪致疟多热证，而竟直断痎疟指温疟也。须知痎疟为疟之总称，而疟疾原有寒热之当分，热疟固可责因于暑，而寒疟则未可也。故叶氏循"暑必夹湿"之思路，以湿邪之胜为寒疟之因。故其论疟，于热症则有幼科纯阳，暑为热气，桂枝白虎汤主之之说；于寒证则有冷食不运，暑湿困脾，初用正气，或用辛温之说。由是可见，其论疟虽责因于暑，而治疗用药仍有暑热、暑湿之辨。而庸俗忽视辨证，以小柴胡为套法，故叶氏引前人柴胡劫肝阴、葛根竭胃汁之说以针砭泛投小柴胡、烩香薷葛根之时弊。

暑疟，热盛者，多责邪发于阳明；湿胜者，多责邪困于太阴。故曰方书虽有痰、食、寒、热之互异，实都因脾胃之受病，从中可见，叶氏论疟，亦反映出其对脾胃之重视。但暑疟究非痎疟之全体，故阳明太阴两经，论暑疟固当重视，而大方疟证，仍须分十二经以论治，味上文文义，余谓大要在此。

**【医案】**

张　舌赤烦汗不寐，肢体忽冷、乃稚年瘅疟，暑邪深入所致。杏仁　滑石　竹叶　西瓜翠衣　知母　花粉

又　热甚而厥，幼稚疟证皆然。竹叶石膏汤去人参半夏，加知母（疟门）

朱　舌黄烦渴，身痛，心腹中热躁，暑热不解为疟，经言暑脉自虚，皆受从前疲药之累瘁。石膏　知母　生甘草　炒粳米　麦冬　竹叶（同上）

按：叶氏论瘅疟，多责之暑邪，暑热邪盛，立法甘寒，主以白虎，若肢节疼痛，兼以桂枝；若暑热伤气，兼以人参；若夹湿邪，每用滑石；若阴伤津烁，则加花粉，麦冬，甚则生地、玄参，这一药法，参疟门诸案自知，上两案药法，大体

类此。

冯　暑伤气分，上焦先受，河间法至精至妙，后医未读其书，焉能治病臻效，邪深则疟来日迟，气结必胸中混濛，如痞无形之热，渐蒸有形之痰，此消导发散，都是伤津，无能去邪矣。石膏　杏仁　半夏　厚朴　知母　竹叶（同上）

按：昔有无痰不作疟之说，此案胸痞有痰，故用杏仁、半夏、厚朴理气以化痰，并以石膏、知母、竹叶清暑热，药法颇简洁。但枳壳治胸痞见长，厚朴治脘闷见长，乌药治小腹胀见长，医者当知同是理气之药，作用有偏上中下之不同。

黄　脉数，目皆黄，舌心干白，黄苔，口中黏腻，脘中痞闷，不思纳谷，由于途次暑风客邪内侵募原，营卫不和，致发疟疾，夫暑必兼湿，湿也热也，皆气也，气与邪搏，则清浊交混，升降自阻，古称湿遏必热自生矣，圣帝论病，本乎四气，其论药方、推气味，理必苦降辛通，斯热气痞结可开，消导攻滞，香燥泄气，置暑热致病之因于不治，不识何解。川连　黄芩　花粉　桔梗　白蔻仁　郁金　橘红　六一散。

又　苦降能祛热除湿，辛通能开气宣浊，已经见效，当减其旨，仍祖其意。川连　桔梗　白蔻仁　厚朴　茵陈　茯苓皮　银花　白通草（同上）

按：此案暑邪内侵募原，湿热蕴郁中焦，脘中痞闷，症偏足太阴经，故用辛开苦降法，投之而效，故祖原意而减其制以善后。

汪氏　微冷热多，舌白，脘闷呕恶，暑秽过募原为疟。杏仁　郁金　滑石　厚朴　黄芩　炒半夏　白蔻仁　橘红（同上）

按：湿热在中焦每见脘闷呕恶，用辛开苦降为叶氏喜用之法，此案之治亦属。其用杏仁，是肺主一身之气，气顺则蕴郁之湿热易于消散故。

费　舌白渴饮，身痛呕恶，大便不爽，诊脉濡小。乃暑湿从口鼻入，湿甚生热，四末扰中，疟发脘痞胀痹，当以苦辛寒清上撤邪，不可谓遗泄而病，辄与温补助邪。黄芩　知母　白蔻　郁金　蒌皮　厚朴　杏仁　半夏　姜汁　石膏。

又　脉濡口渴，余热尚炽。人参　知母　石膏　竹叶　甘草　麦冬。

又　热缓不欲食，津液受烁，当和胃生津。人参　炒白芍　知母　橘红　五味　半夏曲（同上）

按：此案前诊所用亦是辛开苦降法，二诊改用清滋，三诊改用酸敛，是湿去热退，渐露出阴虚之底板，故移步转换若此。

项　阳气最薄，暑入为疟，先由肺病，桂枝白虎汤，气分以通营卫为正治。今中焦痞阻，冷饮不适，热邪宜清，胃阳亦须扶护，用半夏泻心法。半夏　川连　姜汁　茯苓　人参　枳实（同上）

按：暑热犯肺，热多寒少、肢节疼痛之疟，叶氏习用桂枝白虎汤，此方虽寒热互用，但性仍偏凉，胃阳弱者时有不宜。本案子桂枝白虎汤后改用泻心法，想是热势已稍退，而湿浊尚在中宫，半夏合人参最能通补胃阳，以此合川连正邪兼顾，的是湿热阻中之善治。

张妪　暑风入肺成疟。淡黄芩　杏仁　滑石　橘红　青蒿梗　连翘（同上）

按：此案芩、滑清肺之暑热，杏、橘化肺之痰湿，蒿梗顺气而透疟，连翘清轻以散邪，其治偏重于肺。

柳　暑湿都伤气分，不渴多呕，寒起四肢，热聚心胸，乃太阴疟也，仍宜苦辛，或佐宣解里之郁热。川连　黄芩　炒半夏　枳实　白芍　姜汁　烦躁甚另用牛黄丸一丸（同上）

按：足太阴脾疟有寒热虚实之辨，此为湿热偏重者法。

钱氏　暑热伤气成疟，胸痞结，呕吐痰沫，皆热气之结，前医泻心法极是。人参汁　枳实汁　黄连　黄芩　炒半夏　杏仁　厚朴　姜汁（同上）

按：此与柳案药法大同，但一则里热郁甚而用牛黄，一则暑热伤气而君人参，辛开苦降不异，偏实偏虚有间。

又按：人参、枳实用汁，好奇。

王五三　暑湿伤气，疟久伤阴，食谷烦热愈加，邪未尽也，病已一月，不饥不饱，大便闭阻，仍有潮热，全是津液暗伤，胃口不得苏醒，甘寒清热，佐以酸味，胃气愈振，清补可投。麦冬　干首乌　乌梅肉　知母　火麻仁　生白芍（同上）

　　按：精生于谷，胃气不苏，津损难复。又前人有久病不复，寻到脾胃之说。此案病久气阴两伤，潮热未尽，叶氏立法甘寒、佐以酸敛，目的在甘酸化阴以苏胃，胃气愈振，清补可投，胃口不苏，阴柔宜慎。

　　周　舌白脉小，暑邪成疟，麻黄劫汗伤阳，遂变痉证，今痰咸有血，右胁痛引背部，不知饥饱，当先理胃津。大沙参桑叶　麦冬　茯神　生扁豆　苡仁（同上）

　　按：此案痰中带血，右胁疼痛，恐非疟疾，因不知饥饱而先从胃治，非医病法，不宜曲释，留待研究。

　　某　风温阳疟。杏仁　淡竹叶　连翘　黄芩　青蒿　滑石（同上）

　　按：疟疾好发于夏秋，其热较重者，叶氏多以暑论，此云风温阳疟，必为疟发于春者。疟痢瘴惊诸病，虽各有多发之时令，但俱当结合四时气候对人体影响而论治，未可执一。此案偏于治上，亦为肺疟之法，其用药之理，可与风温诸案互参。

　　暑风成疟，头胀恶心。藿香　杏仁　半夏　滑石　通草橘白（未）

　　伏暑成疟，舌苔浊腻，中脘不爽，恶心恶风。藿香　厚朴白豆蔻　杏仁　半夏　广皮白（未）

　　伏暑湿成疟，脘闷。藿香　茯苓　半夏　厚朴　广皮　杏仁（未）

　　伏暑间疟，脘闷不爽。藿香　半夏　杏仁　厚朴　橘白生姜（未）

　　伏暑成疟，体弱，不宜过于攻泄。藿梗　杏仁　橘白　茯苓　半夏　木瓜（未）

　　伏暑成疟。藿香　半夏　厚朴　杏仁　滑石　白蔻（未）

　　按：以上六案立法用药俱从藿朴夏苓化裁，综而观之，凡见恶心脘闷，舌苔浊腻之症而属湿蕴中焦者，其治总以芳化淡渗、辛开疏理为要。"伏暑间疟"，恐系"伏暑成疟"之讹。

某　伏暑胃凉发疟，以羌防苏葱辛温大汗，汗多卫阳大伤，胃津亦被劫干，致渴饮心烦无寐，诊脉左弱右促，目微黄，嗜酒必中虚谷少，易于聚湿蕴热，勿谓阳伤骤补，仿《内经》辛散太过，当食甘以缓之。大麦仁　炙草　炒麦冬　生白芍　茯神　南枣

又　药不对证，先伤胃口，宗《内经》辛苦急，急食甘以缓之，仲景谓之胃减，有不饥不欲食之患，议用金匮麦门冬汤，醒胃汁以开痰饮，仍佐甘药，取其不损阴阳耳。金匮麦门冬汤去枣米加茯神、糯稻根须。

又　脉右大，间日寒热，目眦微黄，身痛，此平素酒湿夹时邪流行经络使然，前因辛温大汗，所以暂养胃口，今脉症既定，仍从疟门调治。草果　知母　人参　枳实　黄芩　半夏　姜汁 (疟门)

按：前两次用养心宁神、生津补虚之法，是救药误，非治疟之法，于疟病无损，至三诊始治疟，这样地将调体治病分二步走，如改作调体治病双管齐下，在首诊救药误的同时就治疟，是否将进一步提高治效，缩短愈期，这个问题显然值得研究。叶氏虽然是大名医，但他治病不可能都治好，他的治疗手段、理论、用药，合理的要继承发扬；不合理的要识得其失；合理与否尚难骤下判断的，不妨存疑，留待研究。但有的人对其案不加客观的分析和深入的研究，一概的奉为圭臬，作为后学之矜式，并从这个目的出发，千方百计讳饰其失，似乎名医医案，一切都有他的合理性，这实是医案研究之一弊。

胡　间日疟，痰多脘闷；汗多心热，伏暑内炽，忌与风寒表药。滑石　黄芩　厚朴　杏仁　通草　白蔻　半夏　瓜蒌皮　知母

又　黄芩　草果　知母　半夏　生白芍　乌梅 (同上)

按：湿热扰中，邪伏募原而见苔腻脘闷，汗多热壮之症，不论正疟类疟，是疟非疟，又可达原饮均可应用，此案又方可视为达原饮加减，首方以清化湿热，辛开苦降立法，选药

亦当。

　　伏暑成疟，神识不爽，良由邪盛故耳。竹叶　杏仁　滑石
连翘　蔻仁　厚朴　半夏　通草（未）

　　按：叶案多书写简略，此案述症亦不详，但究其用药，与
湿门冯三一诸案大体相类，故可取而互参。叶氏治湿，虽有上
中下之分，但多三焦同治，治上用杏仁开肺气，是即提壶揭盖
之意，治中用蔻仁辟浊湿，是即辛开芳化之法；治下用通草利
小便，是即淡渗利水之治。若夹热加滑石、黄芩之类，若脾虚
兼苡仁、茯苓之属，均为常法，本案用药，亦是如此。徐灵胎
认为，叶氏"治湿不用燥热之品，皆以芳香淡渗之药疏肺气
而和膀胱，此为良法。"

　　伏暑瘅疟，汗多脉细。生谷芽　木瓜　乌梅肉　半夏曲
知母　细青蒿（未）

　　按：瘅疟热多，脉细阴虚，而又多汗，故此案用木瓜、乌
梅以敛汗，合知母、青蒿清热透邪，合之有截疟之效，偕谷
芽、半夏同用，并能化痰以护胃。

　　孙　阳虚之体，伏暑成疟，凉药只宜少用，身麻属气虚，
生姜泻心法。半夏　生姜汁　茯苓　炙甘草　南枣肉（疟门）

　　吴　体白色丰，阳气本虚，夏秋伏暑，夹痰饮为疟，寒热
夜作，邪已入阴，冷汗频出，阳气益伤，今诊得脉小无力，舌
白，虚象已著，恐延厥脱之患，议进救逆汤法。人参　龙骨
牡蛎　炙草　桂枝木　炒蜀漆　煨姜　南枣

　　又　闽产阳气偏泄，今年久热伤元，初疟发散，不能祛
病，便是再劫胃阳，致邪深入厥阴，昏冒大汗，思肝肾同属下
焦，厥阳夹内风冒厥，吐涎沫胶痰，阳明胃中，久寒热戕扰，
空虚若谷，风自内生，阅医药不分经辨证，但以称虚道实，宜
乎鲜有厥效，但用仲景安胃泄肝一法。人参　川椒乌梅　附子
干姜　桂枝　川连　生牡蛎　生白芍

　　又　诸症略减，寒热未止，尚宜实阳明泄厥阴为法。人参
炒半夏　淡干姜　桂枝木　茯苓　生牡蛎

　　又　天暴冷，阳伤泄泻，脉得左手似数而坚，口微渴，舌

仍白，阴液既亏，饮水自救，非热炽也，议通塞两用，冀其寒热再缓。人参　淡附子　桂枝木　茯苓　生牡蛎　炒黑蜀漆（同上）

按：上两案不知缘何断为伏暑，存疑不释。"闽产阳气偏泄"一语，费解，恐是误文。

何　劳倦伤气，遗泄伤阴，暑邪变疟，炽则烦冤最盛，分解使邪势轻，参术芪附，皆闭固邪气也。草果仁　知母　淡黄芩　川贝母　青蒿梗　花粉（同上）

按：草果祛脾寒，知母清胃热，是分解寒热，使邪势轻之意，但君二臣一，势有所偏，仍属奇方，故宜于热胜之暑疟，而不宜于湿胜之痰疟。

《经》云，夏伤于暑，秋为痎疟。今时已孟冬，疟始发动，盖以邪气内藏于脏，为厥少两阴经疟也，拟以温脏法。厚朴　制附子　生牡蛎　炙甘草　大枣（清）

按：此为寒疟，寒疟归因于暑，实属曲解经文，此与上孙案、吴案，虽有伏暑成疟之文，实非伏暑疟证之治。

李　初病劳倦晡热，投东垣益气汤未尝悖谬，而得汤反剧，闻谷气秽，间日疟来，渴思凉饮，此必暑邪内伏，致营卫周流，与邪触著，为寒热分争矣。故甘温益气，升举脾脏气血，与暑热岐异，胃中热灼，阳上愈燥，上脘不纳，肠结便闭，其初在经在气，其久入络入血，由阳入阴，间日延为三疟，奇脉跷维，皆被邪伤，《内经》谓阳维为病，苦寒热也。维为一身纲维，故由四末寒凛而起，但仍是脉络为病，故参芪术附，不能固阳以益其虚，归桂地芍，无能养营以却邪。昔轩岐有刺疟之旨，深虑邪与气血混成一所，汗吐下无能分其邪耳。后汉张仲景，推广圣经蕴奥，谓疟邪经月不解，势必邪结血中，有癥瘕疟母之累瘵，制方鳖甲煎丸，方中大意，取用虫蚁，有四意，谓飞者升，走者降，灵动迅速，追其沉混气血之邪，盖散之不解，邪非在表，攻之不驱，邪非著里，补正却邪，正邪并树无益，故圣人另辟手眼，以搜剔络中混处少邪，治经千百，历有明征，服十二日干支一周，尚未全功，当以升

其八脉之气，由至阴返于阳位，无有不告安之理（疟门）

按：疟疾在劳倦情况下发作，医与益气，只治诱因，不治病因，所以无效，叶氏说未尝悖谬，我看是治未得法。小柴胡为历代相传治疟名方，于正疟疗效确切，叶氏治疟，独无取乎此，徐灵胎加以批评，有他一定的道理。此案病久入络，叶氏用鳖甲煎丸治疗，服十二日，尚未全功，故从奇脉论治，用以升八脉之气，惜原案未见方药，难以研究其合理与否，而徐氏认为内经阳维之文，"不关疟事，瞎引证。"以案非佳案，无劳深究。

又按：疟症治法甚多，本书专论温疟，仅从此角度选案，故非关因暑所致之疟门案，概不辑入，痢门等均同此例，读者当知。

【选论】

邵新甫：（疟疾）此症春月及冬时间有，惟夏秋暑湿为患者居多。暑必夹湿，专伤气分，第一要分别其上焦中焦之因，暑湿二气，何者为重。若暑热重者，专究上焦肺脏清气，疟来时必热重而寒微，唇舌必绛赤，烦渴而喜凉饮，饮多无痞满之患，其脉色自有阳胜之候，当宗桂枝白虎汤及天水散，加辛凉之品为治；若湿邪重者，当议中焦脾胃阳气、疟来时虽则热势蒸燔，舌必有黏腻之苔，渴喜暖汤，胸脘觉痞胀呕恶，其脉色自有阳气不舒之情状，当宗正气散及二陈汤，去甘草加杏、蔻、生姜之类主之，必要阳胜于阴，而后配和阳之剂，日后方无贻累。倘症象两兼，则两法兼之可也。

### 痢疾

【原文】

夫疟痢皆起夏秋，都因湿热蒸郁，以致脾胃水谷不运，湿热灼气，血为黏腻，先痛后痢，痢后不爽，若偶食瓜果冰寒即病，未必即变为热，先宜辛温疏利之剂，若脓血几十行，疼痛后重，初用宣通驱热，如芩连大黄，必加甘草以缓之，非如伤寒粪坚，须用芒硝咸以软坚，直走破泄至阴，此不过苦能胜湿，寒以逐热，足可却病，古云，行血则便脓愈，导气则后重

除，行血凉血，如丹皮、桃仁、延胡、黑楂、归尾、红花之
属，导气如木香、槟榔、青皮、枳、朴、广皮之属，世俗通
套，不过如此。盖疟伤于经，犹可延挨，痢关乎脏，误治必
危，诊之大法，先明体质强弱，肌色苍嫩，更询起居致病因
由，初病体坚症实，前法可遵，久病气馁神衰，虽有腹痛后
重，亦宜祥审，不可概以攻积清夺施治。

噤口不纳水谷，下痢都因热升浊攻，必用大苦如芩、连、
石莲清热，人参辅胃益气，热气一开，即能进食，药宜频频进
二三口。

小儿休息久痢，变为粪后下血，最难速愈，有因气弱下陷
者，补中益气；虚寒饮食不化者，钱氏益黄散；湿热未尽，气
分延虚者，清暑益气汤；胃强善食者，苦寒清热，更节饮食，
须善调经月。

久泻久痢，必伤及肾，以肾司二便也，必肛门后坠不已，
与初病湿热里急下重不同，治以摄阴液或佐疏补，久则纯与
摄纳。

**【医案】**

沈　暑必夹湿，伤在气分，古称滞下，此滞字非停滞饮
食，言暑湿内浸，腑中流行阻遏，而为滞矣，消导升举温补，
暑邪无有出路，胸痞不饥不食，黏腻未已，而肛门沉坠，里
结，三焦皆受邪蒸，上下混如两截，延为休息久痢，缠绵展
转，岂旦晚骤愈之病。淡干姜　生姜　小川连　人参　枳实
（痢门）

按：此案以姜、连清开暑湿，以枳实理气导滞，合人参攻
补并施，方药简洁，合乎湿热痢日久者之治，但不当与休息痢
混滥，近人谓休息痢相当于西医之阿米巴痢疾，查核症状，殊
觉符合，然以此等方药治休息痢无效，若真休息痢，宜加鸦
胆子。

卢　痢症湿热，皆是夏令伏邪，但以攻消，大伤胃气，不
能去病，今微呕不饥不寐，大便欲解不通，是九窍六腑不和，
总是胃病。人参一钱　吴萸炒川连四分　泡淡生干姜五分　茯苓

三钱　川楝子肉一钱　生白芍钱半（同上）

按：从所用药之份量看，似乎是治小儿方。叶案多无药量，但从有药量的少部分医案看，即成人，叶氏用药亦很轻（用某些药也有用较重的），反映了苏派医的特色。从《傅氏男科》等著作看，中医治痢亦有白芍等每用一二两的，彼则自成一派。湿热痢并非难治之病，但若药量太轻，往往不能有效地截断逆转。

某女　舌色灰黄，渴不多饮，不饥恶心，下利红白积滞，小溲不利，此暑湿内伏，三焦气机不主宣达，宜用分利气血，不必见积以攻涤下药。飞滑石　川通草　猪苓　茯苓皮　藿香梗　厚朴　白蔻仁　新会皮（同上）

按：治痢与治泻不能等视，治痢可以通因通用，若有积而滞下不畅，初病多有投予攻涤下药者，然殊少竟可以之治泻；治泻可以利小便实大便，谓之开支河，濡泄而小便不利者更为合宜，然不能移之治痢疾。本案以淡渗利水为主，与芳化辛开相合，发球治湿治泻法，以此等方药治痢，其合理性值得研究。

陆氏　经来暑秽，痧胀心烦，自利黑瘀。淡黄芩　枳实　川连　石菖蒲　郁金　橘红（同上）

按：此案以芩、连苦寒清湿热，以菖、郁芳香辟秽浊，以枳、橘宽胀疏滞气，但经期患病，自利黑瘀，似尚可再加一二味血分药。

陈　泻痢两月，肢体浮肿，高年自属虚象，但胸脘痞闷，纳谷恶心，每利必先腹痛，是夏秋暑热郁滞于中，虚体夹邪，焉有补涩可去邪扶正之理，恐交节令变症，明是棘手重证。人参　茯苓　川连　淡干姜　生白芍　枳实（同上）

按：高年体虚，已泻利日久，故用人参。肢体浮肿，是脾虚有湿，故用茯苓。痞闷而予枳实，恶心而投干姜，暑热而用川连，腹痛而用白芍，此案用药味味有着落，案语亦无浮泛。

某　脐上青筋突痛，太阴脾受伤，此前症也。近日腹痛白积，两旬不已，是新受夏秋暑气，与病异岐。先理新病，导气

分消主之。霍香　厚朴　广皮　茯苓皮　川连　木香　木瓜　扁豆 (同上)

按：前人有白痢属湿，红痢属热之说，实则不然。此案因腹病而用朴、香，因白积而用广、茯，即导气分消之法，其用霍、连、扁豆，是为清热解暑设，为方中之辅佐。作者经验，湿热痢之腹痛，若重用芍药，收效甚佳，此法叶氏不用，而好用淡渗利水、导气分消主之，这种治痢法，实效殊堪怀疑。

某　痰喘宿病，正在初秋而发，又值寒热下痢血积，腹痛吐逆，脉来右弦左弱，目黄羞明，必是暑湿凝滞着里，以补虚之中，佐以清邪，乃通剂法。人参　黄芪　白芍　广皮　石莲子　川连　山楂肉　草决明　金银花 (同上)

按：剂非通剂，药证欠切，不释。

潘　时令暑湿，都从口鼻而受，气郁则营卫失于转运，必身热无汗，其邪自上以及中，必循募原，致肠胃亦郁，腹痛泻积，无非湿热之化，此分消利湿则可，若以表药，则伤阳气矣。茯苓　陈皮　厚朴　木香　炒扁豆　炒山楂。

又　协热下利，黏腻血水，是肠胃中湿热之化也。北秦皮　白头翁　茯苓　泽泻　炒银花　益元散 (同上)

按：前诊用理气健脾、分消利湿法治痢，不切于病，值若误治。又诊用秦皮、白头翁对症，但仍用苓、泽，总因囿于"湿"字，而有泻痢不分之嫌。

某　痛痢不爽，已有血下，暑湿不独在气分，且积劳茹素，攻夺宜慎。当归　白芍　南山楂　厚朴　草果　炮姜 (同上)

按：前数味用药切当，草果，炮姜只宜小量，治暑湿痢不可太温，芩、连类尚可酌加一二味。

季　痢将两月，目微黄，舌白口干，唇燥赤，腹痛按之软，竟日小便不通，病者自述，肛门窒塞，努挣不已，仅得进出黏液点滴，若有稀粪，自必倾肠而多，思夏秋间暑湿内着为痢，轩岐称曰滞下，谓滞主气血，不独食滞一因，凡六腑属阳，以通为用，五脏皆阴，藏蓄为体，先泻后痢，脾传肾则逆，即土克水意，然必究其何以传克之由。盖伏邪垢滞，从中不清，因而下注矣，迁延日久，正气因虚，仲景论列三因，至太阴篇中，始絜出腹满字样，脾为柔脏，惟刚药可以宣阳驱浊，但今二肠窒痹，气不留行，理中等法，决难通腑，考《内经》二虚一实者，治其实，开其一面也，然必温其阳，佐以导气逐滞，欲图扭转机关，舍此更无他法。制附子　生厚朴　木香　制大黄　炒黑大茴

又　懈弛半月，脾肾复惫，脾败不主健运，纳食皆变痰味，肾真失司纳气，水液上泛阻咽，皆痢伤浊壅变胀未传，脉见弦劲，是无胃气，小愈变病，最属不宜，入冬为藏阳之令，今阳渐溃散，而阴液枯槁，渴不多饮，饮不解渴，治阳必用刚药，其阴更涸矣，转展无可借箸，勉与脾肾分调，脾阳动则粪运，肾阳静可望藏，王道固难速功，揆之体用，不可险药。早服炒焦肾气丸，午服参苓白术散加益智仁（同上）

按：此案病情不轻，用药亦欠得法，恐不能愈病。首诊口干唇燥、小便不通，就应考虑到久痢伤阴。腹满而按之软，亦是虚满，不意泛词曲释，推出必温其阳之论，竟与温通，无怪乎服后脾肾复惫，脉无胃气，值脾败肾惫，阳溃阴枯之际，舍病治人，先补脾肾，亦是不得已之法，犹然用药好奇，肾气丸炒焦后服，后人切莫盲从。

孙　脉左数，下利，腹不甚痛，暮夜微热，所伏暑热，乘阴虚下陷，是清热理脾不效，当摄阴升阳。熟地炭　当归炭　山楂炭　炒黑麦芽　炙黑甘草　防风根　炒黑升麻。

又　照方去山楂、麦芽，加人参、焦白芍。

又　泻痢，久必阴损液耗，此口渴微咳，非实火客邪，与甘酸化阴。人参　山药　炙草　炒乌梅　木瓜　炒胡莲肉（同上）

按：治泄泻可用炭药，治痢则不必，若下利伤阴而用归、地，正宜取其滋润之性以生津滋液，若炒炭后用，有何作用，徐灵胎对类此做法尝加批评，甚是。末诊用酸甘化阴法亦不能祛病，此案药法亦多未妥。

乔　初起无寒热，即泻痢呕恶不食，乃噤口痢重病，夫暑邪之伤，由口鼻吸气而入，邪与水谷交混，蒸变湿热、酿为积滞脓血，肠胃气滞，欲解不能通爽，遂致里急后重，香连苦辛理气、导湿清热，初用颇是，皆缘劳碌之人，非膏粱温养之质，淡薄积劳，中气易伤，四十日来，积少痛缓，医称病解，而食不下咽，不知饥饱，诊得脉弦形衰，舌白不渴，饮水日泻数行，全属胃倒气夺，中宫损极，下关不摄，谷不能咽，焉能承受汤药，药味气劣，胃衰必恶，久痢久泻，务在能食，古人非醒脾胃，即安肾摄纳，再询粉浆下咽，或呛或噎，议以上脘宜通其清阳，下焦当固涩其滑脱，仿古方中，参苓白术散末，当以米饮，日服二次，间以不腻滑之物，食些少勿多，以示胃之所喜为补，必须胃气渐醒，方可转危为安。人参二钱　焦术钱半　茯苓钱半　炙草五分　炒扁豆二钱　苡仁钱半　桔梗一钱　砂仁七分炒　炮姜炭一钱　肉豆蔻一钱上药研细，秤准分量，每次用香粳米汤，调服一钱五分，须日进二次 (同上)

按：叶氏治病甚重脾胃，"久痢久泻，务在能食"一语，即表明了其学术观点。此案胃倒气夺、中宫损极，故予参苓白术散，但若痢疾未愈，川连、白芍之类，尚可酌加。

鲍　舌心黄微白，渴饮，水浆停胃脘，干呕，微微冷呃，自利稀水，小便不利，诊脉坚劲不和，八旬又二，暑湿热邪内著，必脾胃气醒，始可磨耐，以高年不可过清过消，用清暑益气方法。川连　黄芩　石莲子　煨干葛　青皮　人参　茯苓　厚朴　猪苓　泽泻

又　口中干燥，小水全无，泉源已竭，阴液无以上承，痢证噤口，都是湿热壅于胃口，下元衰败，冲脉气震高突，此攻病保真，理难捉摸矣。川连　黄芩　草决明　石莲子　乌梅　白芍 (同上)

按：痢疾小便不利，多属阴伤，叶氏囿于暑必夹湿之见，治痢亦好用淡渗法，此案首诊以芩、连清暑热，以苓、泽利水湿，配合人参、石莲、厚朴等品健脾扶正，导气疏滞，看似颇为合理，实则对阴伤有所忽视，故服后口中干燥，小水全无，

始悟泉源已竭，阴乏上承，故急撤两苓、泽泻，并温燥之厚朴，"竭胃汁"之葛根等俱去之，而加入乌梅、白芍之酸敛，可证前方之欠酌。

蔡　脉右数，左细数，面垢舌燥，白苔点点，肌肤甲错．左胁动气，伏暑当秋凉而发，初病如疟，当从苦辛寒法，里邪炽烈。变为下痢，胃津液劫。阴液大耗，昔贤于热病受涸，急以救阴为务，苟胃关得苏，渐以冀安，否则犯喻氏所指客邪内陷，液枯致危之戒矣。复脉汤去姜、桂、麻。

又　酸甘化阴法。人参　生地　乌梅　炙草　麦冬　木瓜（同上）

按：复脉去姜、桂、麻，治痢于阴伤而热邪已杀者可以有效，此为滋阴敌阳法，但白芍要重用，若热邪尚炽，宜与芩、连等合用。

陈氏　温邪经旬不解，发热自利，神识有时不清，此邪伏厥阴，恐致变痉。白头翁　川连　黄芩　北秦皮　黄柏　生白芍

又　温邪误表，劫津神昏，恐致痉厥。炒生地　阿胶　炒麦冬　生白芍　炒丹皮　女贞子（同上）

按：首诊用白头翁汤加芩、芍，治热痢颇为得力。又诊改用甘寒养阴以救津养液，法亦合理，但生地、麦冬不宜炒用，地黄无先炒后生之理。

包　川连　人参　黄芩　白芍　草决明　炒山楂　炒银花

又　噤口痢，乃热气自下上冲而犯胃口，肠中传导皆逆阻似闭，腹痛在下尤甚，香连梅芍仅宜中焦，未能泄下热燔燎，若不急清，津液同归于尽，姑明其理，以俟高明备采。白头翁汤。

又　脉左细数，右弦，干呕不能纳谷，腹痛里急后重，痢积不爽，此暑湿深入著腑，势属噤口痢，症非轻渺，用苦寒清热解毒，必痛缓胃开，方免昏厥之变。川连　黄芩　银花　炒山楂　干姜　白芍　木香汁

又　下午病剧，乃阴气消亡之征，若但阴柔，恐生生不

至，疏补胃药，正宜进商。生地　阿胶　人参　生白芍　炒山楂　炒银花（同上）

按：此案首诊有方无案，结合后几诊看，是暑湿之邪引起之热痢，二诊用白头翁汤急清下热，是撤热存阴法，亦可谓之苦寒坚阴法。及至四诊而用甘柔，是热撤阴伤之治。此案前后四诊，方药均可法，但云香、连、梅、芍仅宜中焦则未免自相科牴牾，痢疾下焦邪热燔燎灼阴者．以川连、梅、芍类急清，正是要法。

【选论】

邵新甫：痢疾古名滞下，惟夏秋暑湿夹积者居多，其次则风淫火迫寒侵也，推之燥气，独不为患，考前法悉有定例，不必再述。至于暑者，有阴暑阳暑之分，其邪必兼乎湿，夫阴暑由于人之阳气先亏，加以贪凉喜冷，郁折生阳，故主于温；阳暑由于天之热伏，阻气化浊，则重于清，医之下手功夫，于此须细心认定。

# 卷五　冬时伏气外感论案

## 1. 冬　温

**【原文】**

若冬令应寒，气候温暖，当藏反泄，即能致病，名曰冬温。温为欲热之渐，非寒证得汗而解，若涉表邪一二，里热必见七八，是瘾疹丹痧，非徒风寒。或外受之邪，与里邪相薄，亦令郁于经络。或饮醇厚味，里热炽烈，而胃气不与营分相和。或不正直入内侵，即有腹痛下痢诸症。其治法按证，必以里证为主，稍兼清散有诸，设用辛温，祸不旋踵矣。

按：自陈平伯之《外感温病篇》问世，后之医者，咸指冬温为新感，谓冬温即发于冬时之风温，这与孟英编《温热经纬》采陈氏之说，而删叶氏冬温之论，实有很大的关系。通论往往难定论，我们研究叶氏之说，倘能不以后人之说证前人，则其所论冬温主要为伏温病亦显然。究叶氏之论四时热病，于新感伏气之辨綦严，这在春夏秋三时然，在冬时亦然。《幼科要略》冬寒条虽文字不多，言颇简略，但以伤寒冬温对举，意在剖别冬时伏气新感之旨亦甚明。味叶氏上文之义，谓冬令若气候寒冷，阳气藏固，伏气即隐匿不发，若气候温暖，阳气于当藏之令而反泄，伏气亦可随之而发，有如冬寒内伏值春日温暖之际随风阳升泄而发然，因其病发于冬，故名冬温。此种冬温病属伏气，纵由新感引发，亦不能得汗而解如伤寒然，因毕竟病从内发，故即涉表邪一二，里热必见七八，如麻疹类病，非仅是新感风寒之为患，而实新感引动伏气而内发。但伏温之发，可以是外感新邪与在里伏邪互相搏击，蕴郁于经络；亦可以是因饮醇酒厚味，引动营血分之伏邪，致里热炽烈，胃气不和；亦可能邪气不蕴郁于经络，而直入中道，内侵肠腑，若是即有腹痛下痢诸里证，其治疗大法，按证而论，必以清里之伏热证为主，而稍加清散以透达伏气，若不知与暴感风寒对勘，因其表有新感，竟误冬温伤伤寒，误投辛温，则祸必旋踵矣。此义若结合其案观之甚明，孟英编改《幼科要略》，删此要文而成《三时伏气外感篇》，删的没有道理。

又按：何廉臣自号印岩，服膺叶法，对叶氏温热之学，有深入的研究和阐发，在《重订广温热论》中，他说："温热，伏气病也，通称伏邪。"何氏认为，若以时令别其病名，"其发于春者，曰春温，或曰春时晚发。发于夏者，曰夏温，或曰热病。发于秋者，曰秋温，或曰秋时晚发，或曰伏暑。发于冬者，曰冬温，或曰伏暑冬发。"叶氏认为，伏暑必夹湿，故常从清透化湿治，但何氏认为："凡伏气温热，皆是伏火，虽其初感受之气有伤寒、伤暑之不同，而潜伏既久，蕴酿蒸变，逾时而发，无一不同归火化。"既然伤寒伏气与伤暑伏气，已同归火化，则从燥火治还是从湿火治，自当以症为据，辨证而定，这个见解，合乎临床实际。何氏结合己之经验并引前人学说为论证说："王秉衡曰：风寒暑湿，悉能化火，血气郁蒸，无不生火，所以人之火证独多焉。朱心农曰：东南方天气多热，地气多湿，最多湿温、湿热之证，正伤寒证极少，即云冬月多正伤寒证，亦不尽然。历代以来，恒见大江以南，每逢冬令太温，一遇感冒，表分虽有外寒，内则竟多伏火，悉以伏火治之，丝毫不爽。"就何氏之文论，其于冬温，亦重在伏气，这显是受叶氏学说之影响，而由此亦可得出如下之结论，近人悉以冬温属新感，此非叶氏温热之学，或者说这是曲解了叶氏之学。

【医案】

某　温邪发痧不透，热毒内陷深藏，上熏肺为喘，下攻肠则利，皆冬温化火之证，《经》云，火淫于内，治以苦寒。幼科不究病本，不明药中气味，愈治愈剧，至此凶危。川连　黄芩　飞滑石　炒银花　连翘　甘草　丹皮　地骨皮（痧疹门）

按：麻疹为常见伏气温病。究伏气之源，虽有伤寒伤暑之异，但蕴伏日久，同归火化，何廉臣对此，早有论述。本案伏气化火，发之于冬，故曰冬温，亦即前云"若涉表邪一二，里热必见七八，是瘾疹丹痧，非徒风寒"之证。因其里热炽烈，故用连、芩、滑石清热而泻火。因伏邪从血分而发出，故用丹皮、地骨皮凉血而散血。因其热毒内陷，故用银、翘、甘草透邪而解毒（银、翘、竹叶为叶氏治邪入营血，透热转气之常用药），这一药法，与前论冬温文印证，若合符节。

　　杨二四　形瘦色苍，体质偏热，而五液不充。冬月温暖，真气少藏，其少阴肾脏，先已习习风生，乃阳动之化，个以育阴驱热以却温气，泛泛乎辛散为暴感风寒之治，过辛泄肺，肺气散，始咳不已，苦味沉降，胃口戕而肾关伤，致食减气怯，行动数武，气欲喘急，封藏纳固之司渐失，内损显然，非见病攻病矣，静养百日，犹冀其安。麦冬　甜沙参　生甘草　南枣肉，冲入青蔗浆一杯（咳嗽门）

　　按：此案病人系木火之质，体偏阴亏，时值冬令，气候当寒反温，阳气应藏反泄，伏气随之而发，奈医者不晓冬温伏气之症，泛泛乎辛散为暴感风寒之治，气散液劫，咳嗽不已，复用苦味沉降，戕胃伤肾，遏邪难透，故病反加重，叶氏鉴于已内损显然，认为不能再见病攻病，故从清养肺胃阴津入手，但若能略加宣透品一二味，就犹为妥贴。

　　二四　脉左坚数促，冬温咳嗽，是水亏热升，治不中窾，胃阴受伤，秽浊气味，直上咽喉，即清肺冀缓其嗽，亦致气泄，而咳仍未罢，先议甘凉益胃阴，以制龙相，胃阴自立，可商填下。生扁豆　米炒麦冬　北沙参　生甘草　冬桑叶　青蔗浆水（同上）

　　按：伏气冬温，虚实攸分，属实者火淫于内，当治以苦寒，泻火可坚阴；属虚者水亏热升，当育阴驱热，滋阴可制阳。医不知此，治不中窾，每致犯肺之邪未已，而胃阴反受戕伤，叶氏治此，常从甘凉益胃阴入手，本案治法与前杨二四等案之治法，即是如此。从治病攻邪角度来说，这样用药，似避重就轻，针对性不强，其实是一种"避其锐气，击其坠归"

的治则，有些病，邪势方张时若迎头痛击，正邪剧争，不但难期有效地截断逆转，而且容易伤正，治病以去邪而不伤正为贵，叶氏先立胃阴以救药误，不但可为从容填下打好基础，而且为清透伏气做好了准备，本案参桑叶于益胃方中，已露滋中参透之端倪。

洪三二　劳烦经营，阳气弛张，即冬温外因咳嗽，亦是气泄邪侵，辛以散邪，苦以降逆，希冀嗽止，而肺欲辛，过辛则正气散失，音不能扬，色消吐涎喉痹，是肺痿难治矣，仿《内经》气味过辛，主以甘缓。北沙参　炒麦冬　饴糖　南枣（肺痿门）

按：前人论冬温，有从伏气立说者，亦有从新感立说者，叶氏受前人学说之影响，论冬温以伏气为主，但备采两说，亦有从新感立论时。如本案所论，即属新感。新感冬温即为冬日之风温，其初治立法，辛以散邪，本属不误，但须顾及体质。本案病人，因劳烦经营，阳气弛张，而感受冬温外因，虽有邪侵，亦是气泄卫虚招致，医者不顾及此，过辛散气，苦以降逆，反不利正气逐邪乏力之病机，致病迁延，成为肺痿。叶氏勉为其难，先立胃基，是一种旨在纠药误以恢复机体自调自控能力的权宜之法，属于新感冬温之变治法。

孙　望八大年，因冬温内侵，遂至痰嗽暮甚，诊脉大而动搏，察色形枯汗泄，吸音颇促，似属痰阻，此乃元海根微，不司藏纳，神衰吃洿，阳从汗出，最有昏脱之变，古人老年痰嗽喘证，都从脾肾主治，今温邪扰攘，上中二焦留热，虽无温之理，然摄固下真以治根本，所谓阳根于阴，岂可不为讲究。熟地炭　胡桃肉　牛膝炭　车前子　云茯苓　青铅（喘门）

按：此乃痰喘宿恙因冬温邪扰而引发，因高年神衰，有昏脱之变，故从摄固下真入手，若非下元大虚，上焦热，亦当廓清。徐灵胎谓："今人有少年痰嗽等症，亦从脾肾主治，故谬。"是说信然。

胡　脉数舌赤，耳聋胸闷，素有痰火，近日冬温引动复病，加以劳复，小溲不利，议治包络之热。鲜生地五钱　竹叶

心一钱　丹参钱半　元参钱半　石菖蒲根六分　陈胆星六分（温热门）

按：本案既有痰火，又显阴虚，又有心包受蒙之虑，故用生地、玄参养阴以清热，用胆星，菖蒲化痰以开窍，用竹叶清透，用丹参散血，合之有滋阴不恋邪，化痰兼清热之作用，但若再加瓜蒌皮一味以宽胸涤痰，就更为合拍。

吴十五　近日天未寒冷，病虚气不收藏，所感之邪，谓冬温，参、苓益气，薄荷、桔梗、杏仁泄气，已属悖谬，加补骨脂温涩肾脏，尤不通之极，自述夜寐更深，漐漐有汗，稚年阴不足，阳易泄，论体质可却病。桑叶　大沙参　玉竹　苡仁　生甘草　糯米汤煎药（同上）

陈半岁　冬温入肺，胶痰化热，因未纳谷之身，不可重药消痰。炒麦冬　桑叶　大沙参　甜杏仁　地骨皮（同上）

按：上两案均属小儿冬温，药法大同。小儿纯阳，阴常不足，是叶氏之重要学术观，阴不足，故易感温邪，体纯阳，故易患热病，两案从甘寒立法，配桑叶祛邪，仍属辛凉甘润之法，此与秋燥治法可以互参。

冬温为病，乃正气不能藏固，热气自里而发，齿板舌干唇燥，目微红，面油亮，语言不爽，呼吸似喘，邪伏少阴，病发三焦皆受，仲景谓发热而渴者为温病，明示后人寒外郁则不渴饮，热内发斯必渴耳，治法清热存阴，勿令邪热焚灼津液，致瘛疭痉厥神昏谵狂诸症，故仲景复申治疗法云，一逆尚引日，再逆促命期，且忌汗忌下忌辛温，九日不解，议清膈热。飞滑石　连翘　淡黄芩　郁金汁　竹叶心　天花粉　橘红　苦杏仁（清）

按：冬令温暖，正气不藏，少阴伏邪，随之而动，热气自里而出，三焦皆受邪侵，故用滑石、黄芩清久伏之暑湿，连翘、竹叶透欲出之伏热，郁金疏血中之壅，橘红理气分之滞，花粉存阴，杏仁宣肺，合之有清透伏热，疏展气机，徙薪救焚，驱邪存阴之作用。

又按：叶氏治伏温，不论春温、冬温，不论夏热、伏暑，

常用散血理气之药，此法唯何印岩独得三昧，何氏说："邪伏
既久，血气必伤，故治法与伤寒伤暑正法大异；且其气血亦钝
而不灵，故灵其气机，清其血热，为治伏邪第一要义。"余谓
叶氏此法是承景岳制徙薪饮之余义，因疏气分之滞，宣血分之
壅，可使气血津液不致蕴郁而化火，而徙薪救焚、疏展气机，
正可拓扩伏邪透出之路。

　　劳倦伏邪，初起即用柴胡、紫苏，三阳混散，津液被劫，
热邪上结，胸中懊侬，神烦谵语，渴欲饮冷，诊得脉无神，舌
色白，病在上焦气分，阅医药不分上下气血，况冬温气泄，老
人积劳，七日未见病退机关，此属重证，岂可藐视轻淡。瓜蒌
皮　黑栀子　白杏仁　郁金　香豉　枳壳汁（清）

　　按：冬温气泄，伏邪内发，奈医不晓伏邪为患，混投三阳
发散，致热邪蕴结于上，化火内扰，津液熬痰，致出现懊侬神
烦诸症，但此案里热尚未大炽，故用栀豉汤加蒌皮、郁金等从
清化热痰、疏通气机入手。若里热已炽，或正气大伤，则另有
治法。

　　积劳伏热，值初冬温暖，天地气不收降，伏邪因之而发，
是为冬温，实非暴感，表散无谓，其痰喘气促，左胁刺痛，系
身中左升不已，右降失职，高年五液已衰，炎上之威莫制，脉
现左细右搏，尤属阴气先伤，烦劳兼以嗔怒，亦主七情动阳，
从来内伤兼证，不与外感同法，苦辛劫燥胃津，阴液日就枯
槁，故仲景凡于老人虚体，必以甘药调之，夫喘咳之来，固是
肺热，以诊脉面色论之，为下焦正气不主摄纳，肾病何疑，即
初起热利，亦是阴不固，拟用复脉汤。炙甘草　细生地　炒麦
冬　生白芍　麻仁　蔗浆（清）

　　按：此案说理甚明，若与前论冬温议论互参，叶氏于冬温
重伏气之旨跃然。伏温初起，虚实治异，本案为虚证，故用复
脉养阴以制阳，但肺热痰喘，左胁刺痛，究以兼治为妥，且不
与轻透相参，恐有恋邪之弊。

　　山塘　七十五　立冬未冷，温热之气外入，引动宿饮，始
而状如伤风，稀痰数日，继则痰浓咽干，是少阴脉中，乏津上

承，五液尽化痰涎，皆因下虚，易受冷热，是以饮邪上泛，老年咳嗽，大要宜调脾肾，最忌发散，泄肺理嗽，暂用越婢法。

麻黄　石膏　甘草　芍药　生姜　大枣（清）

按：此案老年下虚，素有宿饮，因新感冬温外邪而引发，先予越婢汤清肃上焦，是权宜之法，若外邪一清，自当从调治脾肾入手，这一治法，今之医家多宗之。

冬温咳嗽，忽值暴冷，外寒内热，引动宿痰伏邪，夜卧气冲欲坐，咽喉气息有声，宜暖护安居，从痰饮门越婢法。麻黄

　甘草　石膏　生姜　大枣（清）

按：此与前案同法。综上两案观之，可见麻黄、石膏同用，既可治外感风温，亦可治外寒内热之证。仲景越婢、小青龙加石膏、麻杏甘石等麻黄石膏同用之诸方，本为温病初起者设，而宗叶学之鞠通，竟托名仲景，厚诬古人，倡用桂枝加桂以治温，乱道惑世，莫此为极。

冬温失藏，稚年阴亏阳亢，三阴之阳，当夜分升腾，烦躁上热不宁，昼则安康人健，宜用六味磁石方法。生六味加磁石辰砂（清）

按：夜热烦躁，昼则安康，稚儿多有之，因发于冬日，是阳动之化，故名冬温，此案伏气欲发未发（若发则昼夜但热矣），故用六抹滋阴，合重镇摄纳，俾阴可涵阳，风阳不动，疾亦可因机体自调自控机制恢复而自瘳。

某　先发水痘，已感冬温，小愈不忌荤腥，余邪复炽，热不可遏，入夜昏烦，则云头痛，邪深走厥阴，所以发厥，诊脉两手俱细，是阳极似阴，鼻煤舌干，目眦黄，多属邪闭败环，谅难挽回，用凉膈散（痉厥门）

按：热病最恐食复，酒肉尤为大忌，本当清淡调离，无奈小忌荤腥，死灰复燃，热不可遏，头痛昏烦，鼻煤发厥，均由高热而致，故用凉膈散急清以冀撤热，但两手脉细，阴分已伤，故叶氏断为邪闭败坏，而有谅难挽回之语。此可为热病不慎饮食调养者之戒。

## 【选论】

何廉臣：伏气有二，伤寒伏气，即春温、夏热病也；伤暑伏气，即秋温、冬温病也。

吴又可：凡病各有病因，如伤寒自觉触冒风寒，如伤食自觉饮食过度，各有所责。至于温病，乃伏邪所发，多有安居静养，别无他故，倏焉而病。询其所以然之故，无处寻思。况求感受之际，且自不觉。故立论者或言冬时非节之暖，或言春之温气，或言伤寒过经不解，或言冬时伏寒，至春夏乃发，或指冬不藏精，春必病温。又见冬时之温病，与春夏之温疫，脉证相同，治法无异。据云：冬时即病为伤寒，今温病亦发于冬时，思之至此，不能无疑，乃觉前人所论难凭，务求其所以然之故，既不可言伤寒，又不可言伏寒，因以冬时非节之暖，牵合而为病原。不思严寒酷暑，因其峰利，人所易犯，故为病最重。至于温暖，乃天地中和之气，万物得之而发育，气血得之而融和，当其肃杀之令，权施仁政，未有因其仁政而反蒙其害者。窃尝较之冬时，未尝温暖，亦有温病，或遇隆冬，暂时温暖，虽有温病感温之由，亦无确据，此不过猜疑之说，乌足以为定论。

谢诵穆：《小品》之冬温，若以后世言伏气者观之，可假称之为伏气冬温；吴坤安之冬温，殆所谓新感冬温矣。

邵登瀛：冬温以少阴为本，太阴为标。如少阴温邪升犯太阴，脉大，面赤身热而渴者，宜治以咸苦寒，黄连阿胶去鸡子黄，加生地、知母、川贝。如不系少阴升犯，外感非时温气，客入手太阴，面肿、咳嗽、咽痛、下利者，宜苇茎汤、清燥救肺汤、泻白散、黄芩汤、麻杏石甘汤、牛蒡子散、甘草汤、桔梗汤、普济饮、梨浆饮之类。

按：前代医家对冬温的说法并不一致。一般认为：冬应寒而反暖，感其温气而发，名为冬温。但诚如又可所说，冬时未尚温暖之情况下，亦有温病，这个事实不能否定。又可认为温暖乃天地中和之气，若无伏邪戾气，不可能感温气而生病，这个说法有他一定的道理。因为冬时在温暖和寒冷的情况下，都可以有温病发生，而温病初发时有的先见表证，有的表里证兼见，也有的但见里证而无表证，既然事实如此，执感受冬时温气而发一说，不但不能很好地予以解释，也无法用来指导临床。对此，若不废伏气之学，就可完善圆满地解释。如冬时温暖而发温病，初起见有表证时，属新感，自可用应寒反暖，感温气而发，邪从外入之说来解释；初起无表证而只有里证时，可说是属伏气，可以用应藏反泄，伏邪随阳气外泄而发，邪从内出之说来解释；初起表里证兼见时，如表证重里证轻，可用新感引发伏气来解释；如表证轻里证重，也可用表证皆里证浮越于外来解释。倘冬时严寒而发温病，但见里证的，就用伏气因劳倦而发说来解释；表里证兼见的，就用新感引动伏气说来解释；而单见表证的，事实上在严寒情况下所发，多显伤寒、伤风之证型，很少反显新感冬温之证型，这在有临证经验者自知之。以上解释的价值，并不仅在其言之成理，主要是用来指导临床，可以解决实际问题。所以，论冬温不可废伏气，观叶氏之论及案，其于冬温一证，于伏气、新感两说，兼收并蓄，所以药法因证活变，很可师法，亦足证其临床经验之奉富。近人论冬温，只注意陈平伯之说而忽视叶氏之论案，孟英难辞作俑之咎。

又按：何廉臣说伤暑伏气即秋温、冬温，是偏重于伏气；令人说冬温即冬月之风温，是偏重于新感。究之叶法，于冬温亦有新感伏气之辨。新感冬温"温热之气外入"，属"温邪上受，首先犯肺"之类，叶氏习用麻黄配石膏类方辛凉以解外，或用清轻宣肺类方药；伏气冬温热自里发，"实非暴感，表散无谓"，叶氏已有明文告诫，而究其治则虚实有辨，实证用苦寒撤热以坚阴，大法与春温之用黄芩汤同；虚证用复脉汤去姜、桂、参，以滋阴托邪为常法；而清透伏气、灵通气机之品，每相参用。而对后一药法能发微烛幽者，应推乡先辈何廉臣，何氏自幼服膺叶法，自号印岩，于叶学颇有研究。何氏说："伏暑之邪，古无是说。至深秋而发者，始见于叶氏之《指南》，霜未降者轻，霜既降者重，冬至尤重。然竟有伏至来春始发者，由于秋暑过酷，冬令仍温，收藏之令不行，中气因太泄而伤，邪热因中虚而伏，其绵延淹滞，较《指南》所论更甚。调治之法则尤难，非参、芪所能托，非芩、连所能清，惟藉轻清灵动之品，缓缓拨醒其气机，疏通其血络，始可十救一二。若稍一呆钝，则非火闭，即气脱矣。"此于叶氏治伏温何以好用灵动之品拨醒其气机，的是较好之一解。

## 2. 伤 寒

**【原文】**

深秋入冬，暴冷折阳，外感发热，头痛身痛，呕恶，必从太阳，若渴能饮水者，里热见证，即非纯以表散。伤寒每以风伤卫，用桂枝法；寒伤营，用麻黄法。小儿肌疏易汗，难任麻、桂辛温，表邪太阳，治用：轻则紫苏、防风一二味，身痛无用羌活，然不过一剂。伤风证亦肺病为多，前、杏、枳、桔之属，辛胜即是汗药，其葱豉汤，乃通用之要方。若肢冷寒战，呕吐自利，或身无热，即从中寒里证，三阴须分，但小儿科太阴中寒最多，厥阴间有。

按：伤寒与中寒不同，伤寒为热病，中寒为寒病，故《经》有"热病者，皆伤寒之类也"之明文，越人以伤寒统温病，即秉其旨。但随着温病学派之崛起，明清以降，医家渐以温病统伤寒，至恽铁樵，则明确地将温病分为二大类，即将先宜辛凉之外感热病为一类，称为温病系温病；将先宜辛温之外感热病为一类，称为伤寒系温病。伤寒系温病在初起未尝传经化热时，为寒证，故与初起即宜辛凉之温病大异，若传经化热之后，即与温病不殊。未传经化热之伤寒四季均可发生，但以冬时寒气主令，故伤之者为多，又名正伤寒，亦《难经》所论狭义之伤寒，叶氏之深秋入冬，暴冷折阳，必从太阳云云，即指此证言，但若渴能饮水，此是里热见证，纵使表有寒束，亦是表寒里热，不能纯以表散；又指出小儿肌疏易汗，难任麻、桂辛温，宜用苏、防等药性较和缓之品，且勿过剂，此均为叶氏之小心处，亦为其临证之经验谈。又指出伤风证亦肺病为多，宜用葱、豉、前、杏之属，此系继概论言外感初起，不能必其在太阳一经余意而再申说。终言中寒里证，亦须分经定位以别三阴，而小儿科具太阴证最多之特点，中寒证系与伤寒对举言而涉及，不属温病范围，且叶论亦简，不须深究。叶氏伤寒诸案，多无冬寒或正伤寒字样，确指坐实为难，但以其本系外感热病之一类，又多发于冬时，故后录诸伤寒案附于冬寒议论后，此正合叶氏冬寒、冬温相对论之法。

**【医案】**

某五三　寒伤卫阳，咳痰。川桂枝五分　杏仁三钱　苡仁三钱　炙草四分　生姜一钱　大枣二枚（咳嗽门）

某三九　劳伤阳气，形寒咳嗽。桂枝汤加杏仁（同上）

某四四　寒热咳嗽，当以辛温治之。桂枝汤去芍加杏仁（同上）

某五十　形寒咳嗽，头痛口渴。桂枝汤去芍加杏仁　花粉（同上）

王三一　脉沉细，形寒咳嗽。桂枝一钱　杏仁三钱　苡仁三钱　炙草五分　生姜一钱　大枣二枚（同上）

某五二　复受寒邪，背寒头痛，鼻塞。桂枝汤加杏仁（寒门）

形寒咳嗽脉小。杏仁　桂枝　生姜　炙草　花粉　大枣（未）

形寒头胀身痛。杏仁　花粉　生姜　桂枝　炙草　大枣（未）

劳伤夹邪，形凛发热。瓜蒌桂枝汤（未）

脉小，咳嗽，背冷。杏仁桂枝汤去芍加米仁（未）

新凉外束，卫阳失护，背凛嗽逆，势欲发哮。杏仁桂枝汤去芍加茯苓（未）

按：喻昌遥承孙思邈之说，以桂枝、麻黄、青龙三方鼎立三纲，有风伤卫，寒伤营，风寒两伤营卫之说，柳氏病之。陆九芝以此三方为三级，谓桂枝证为风寒伤营卫之轻证，大青龙为风寒伤营卫之重证，而麻黄汤介其间。从以上十一案来看，叶氏于寒伤卫而用桂枝汤，与三级说吻合，九芝之说，亦有可能受类此叶案之启发。古人之所以称伤寒为热病，是因为伤寒为热病之诱因，热病为伤寒之归宿，故张锡纯用麻黄汤，主张先加知母，预治其将转必化之发热。叶氏用桂枝汤，于口渴者即加花粉，与之方异而法类。麻、桂二方，虽为太阳之主方，但李时珍认为肺经风寒此亦为要方。仲景固从六经以分证，后人未可拘经以限药。故风寒伤肺卫之轻证，用桂枝去芍加杏仁之治亦属可法。但小儿肌疏易汗，即有太阳表邪，亦宜用较为和缓之苏、防。但伤风究以肺病为多，治法以前、杏、葱、豉类为主，又不可拘于桂枝、麻黄二方，此宜再参《临证指南》风门治法。

吴四一　咳嗽声音渐窒，诊脉右寸独坚，此寒热客气包裹肺俞，郁则热。先以麻杏石甘汤。

又　苇茎汤（咳嗽门）

吴三六　外冷内热，久逼失音，用两解法。麻杏甘膏汤（失音门）

宋三十　先失音，继喉痹，是气分窒塞，微寒而热，水饮呛出，咯痰随出随阻，此仍在上痹，舌黄口渴，议与苦辛寒方。射干　麻黄　杏仁　生甘草　苡仁（同上）

按：麻杏甘石为叶氏治外寒内热之主方，凡宜表里双解者，外寒内热用原方正合，若内外均热，叶氏习用薄荷代麻黄。宋案喉痹失音，故用射干而不用石膏，但若热炽，石膏仍当用，玄参亦可加。若口渴而无喉痹，则可加花粉，若小儿，并可加党参，以小儿气津易伤也。

杨四二　太阳脉行由背抵腰，外来风寒，先伤阳经，云雾自下及上，经气逆而病发，致呕痰涎头痛，小便数行，病解膀胱气通，斯逆者转顺矣，当通太阳之里。用五苓散，倘外感病发，再议（寒门）

按：此为外感风寒引动水饮逆上之病，外感虽兼而不甚，病偏太阳之里，故用五苓散化气利水。

某二八　劳伤阳气，形寒身热，头痛、脘闷、身疼。杏仁

三钱　川桂枝八分　生姜一钱　厚朴一钱　广皮一钱　茯苓皮三钱（同上）

按：桂枝加厚朴杏子汤为仲景治风寒喘咳之名方，本案以无气喘而有脘闷，故去草、枣、芍药而加广皮、茯苓皮。但头痛，身疼，症似偏表，即羌活亦可加。

某二二　客邪外侵，头胀，当用辛散。苏梗　杏仁　桔梗　桑皮　橘红　连翘（同上）

某　寒热，头痛，脘闷。淡豆豉　嫩苏梗　杏仁　桔梗　厚朴　枳壳（同上）

某十九　时邪外袭，卫痹，发热头痛，先散表邪。淡豆豉　苏梗　杏仁　厚朴　木防己　茯苓皮（同上）

按：上三案药法大同，主以理气宣肺而略参苏梗、豆豉以散邪，即"辛胜即是汗药"之意，此类药法宜于寒未化热时。某二二案方有桑皮、连翘，当系有热化见症之治，惜案略欠详，难以深究。

高年气血皆虚，新凉上受，经络不和，脑后筋掣牵痛，阴气安静，乃阳风之邪，议用清散轻剂。新荷叶　青菊叶　连翘壳　藁本　苦丁茶（清）

按：既曰新凉上受，又有脑后筋掣牵痛，非寒伤太阳经而何？乃复云为阳风之邪，又用清凉散剂，而所谓阳风亦当指温风矣，方药固不无可取，惜案语自显，牴牾。

口苦恶热，腹满虚烦，汗出，此阳明证也。《内经》云，邪中于面则入于膺，而未全归腑，故有是证，拟仲景栀子厚朴汤。香豉　栀子　厚朴　连翘　枳壳（清）

按：案语及方药俱佳，此为传经伤寒热化未甚之治，故在朴、枳理气除满之同时，仍可主以栀豉加连翘以凉解。

凡三阳证，邪未入里归腑，尚在散漫之时，用承气汤误下之则热不解而下利，神虚妄言见矣，拟苦清以通腑气，仍用葛根解肌开表，斯成表里两解之法耳。葛根　黄连　黄芩　甘草（清）

按：伤寒三阳证传经热邪未燥化结实者，未可用承气汤攻下，若表里俱热而见下利，投葛根芩连汤诚为不二之法门。陆九芝论温独重阳明，谓此为温病初发之主方，然则温病初发不能必其在阳明一经，若风温初发病在太阳，则麻杏甘石亦为初发之要方；若春温初发病在少阳，则黄芩汤即成初发之要方；若夏热初发病在阳明，则白虎汤正是初发之要方，此叶氏固已论及矣，何九芝竟忽之耶！后张锡纯又有温病初发在少阴，当主以黄连阿胶汤等说，此诸家均能发皇仲景治温之经旨，故不失为继承仲景学说之功臣，而浅学之辈，竟谓《伤寒论》只论寒病而略于温病，真不知何所见而云然。

热邪入里，脘痞，按之痛，脉浮滑者，此邪结阳分，拟仲景小陷胸汤：川黄连　瓜蒌实　半夏　杏仁　枳实（清）

按：小陷胸为痰热互结心下之要方，开痞作用加枳实而更强，是法颇受后近人之推崇。

脉濡涩数，至暮昏乱，身热未尽，腹痛便黑，阳明蓄血，拟仲景桃仁承气以逐其邪。桂枝　大黄　甘草　芒硝　丹皮桃仁（清）

按：综观叶氏治温案。运用承气者极少，承气逐邪，为攻治温病重要之法，两《临证指南》诸书中竟难得一见，亦奇绝（人谓叶氏治温习用轻清药。是说的非无据），准斯以观，华岫云谓《临证指南》所集。治中治末者十居七八，初治者不过一二，是说并不尽然。

## 【选论】

华岫云：伤寒证，仲景立法于前，诸贤释注于后。先生虽天资颖敏，若拟其治法？恐亦不能出仲景范围，其所以异于庸医者，在乎能辨证耳，不以冬温、春温、风温、温热、湿温、伏暑、劳倦、温疫等证，误认为伤寒，其治温热、暑湿诸证，专辨邪之在卫在营，或伤气分，或伤血分，更专究三焦，故能述前人温邪忌汗，湿家忌汗，当用手经之方，不必用足经之药等明训，垂示后人，此乃先生独擅见长之处也。

### 附：痧疹

【原文】

痧属阳府经邪，初起必从表治，症见头痛喘息、咳嗽气粗，呕恶，一日二日即发者轻，三五日者重，阳病七日外隐伏不透，邪反内攻，喘不止，必腹痛胀秘闷危矣，治法宜苦辛清热，凉膈去硝黄。

方书谓足阳明胃疹，如云布密，或大颗如痘，但无根盘。方书谓手太阴肺疹，但有点粒，无片片者，用辛散解肌。冬天无汗，壮热喘急，用麻、杏，如华盖散、三拗汤；夏月无汗，用辛凉解肌，葛根、前胡、薄荷、防风、香薷、牛蒡、枳、桔、木通之属。

古人以表邪口渴，即加葛根，以其升阳明胃津。热甚烦渴，用石膏辛寒解肌，无汗忌用。

凡疮疹辛凉为宜，连翘辛凉，翘出从草，能升能清，最利幼科，能解小儿六经诸热。

春令发痧从风温①；夏季从暑湿，风暑必兼热；秋令从热烁燥气；冬月从风寒。

疹宜通泄，泄泻为顺，下痢五色者亦无妨，惟二便不利者，最多凶症，治法大忌止泻。

痧本六气客邪，风寒暑湿，必从火化，痧既外发，世人皆云邪透，孰谓出没之际，升必有降，胜必有复，常有痧外发，身热不除，致音哑龈腐，喘急腹胀，下痢不食，烦躁昏沉，竟以告毙者，皆属里证不清之变，须分三焦受邪孰多，或兼别病累瘁，须细体认。

上焦药用辛凉，中焦药用苦辛寒，下焦药用酸寒。上焦药气味宜以轻，肺主气，皮毛属肺之合，外邪宜辛胜，里甚宜苦胜，若不烦渴，病日多，邪郁不清，可淡渗以泄气分。中焦药，痧火在中，为阳明燥化，多气多血，用药气味苦寒为宜，若日多胃津消烁，苦则助燥劫津，甘寒宜用。下焦药，咸苦为主，若热毒下注成痢，不必咸以软坚，但取苦味坚阴燥湿。

古人以痧为经腑之病，忌温燥涩补，所谓痘喜温暖，疹喜清凉也，然常有气弱体虚，表散寒凉非法，淹淹酿成损怯，但阴伤为多，救阴必扶持胃汁，气衰者亦有之，急当益气，稚年阳体，纯刚之药忌用。《幼科方书》歌括云，赤疹遇清凉而消，白疹得温暖而解，此温字即后人酒酿楂木粗草纸木绵纱之属，虽不可不知，然近年用者多无益。

痧痦，湿盛热蒸，口舌咽喉痦蚀，若不速治，有穿腮破颊，咽闭喘促告毙矣，治之宜早，外治亦另有专方，若汤药方法，必轻淡能解上病，或清散亦可。

痧痢，乃热毒内陷，与伤寒协热邪尽则痢止同法，忌升提，忌补涩，轻则分利宣通，重则苦寒解毒。

按：痧疹为儿科第一大证，《幼科要略》论此之文不少，但究其内容，有合理可法的，也有可疑宜商的，现先将值得怀疑的几点提出，以俟高明之教正：

一、手太阴肺为痧疹必犯之地，故痧疹每见咳喘等肺系症状，何以反云痧属阳腑经邪？

二、如云布密无根者是斑，但有点粒无片者为疹，疹属肺，斑属胃，此方书之通论，今指斑为疹，何所见而云然？

三、痧疹为温病，如冬月无汗，壮热喘急，叶氏用麻杏甘膏甚为合法，何以反云华盖散、三拗汤？三拗汤虽较麻杏石甘汤仅少石一味，治痧疹壮热喘急不合法。

四、辛胜即是汗药，无汗石膏何忌，鞠通拾此唾余，复创白虎四禁，踏倒了前人之经验，埋灭了白虎之功用，幸赖张锡纯反复畅论以明之，谬误源头，不意在此。令人费解。合理可法，值得一提的有几下几点：

一、痧疹虽好发于冬春，但四时可见，春令从风温，夏令从暑湿，秋令从燥气，冬月从风寒，此即"当按时论治"之意，故痧疹虽有顺利透解为佳之特性，而透之之法，尚须与四时温病互参。

二、痧疹多属新感引动伏气之病，而客邪不论风寒暑湿，郁久同归火化，郁火非透不散，痧出即是其征，"痧既外发，世人皆云邪透"以下一段，诚人于痧出后仍宜注意，不可轻忽。有他一定的道理，鞠通谓痧疹只要善治，可以不出，值属呓语。此在有经验者自知之。

三、分三焦论用药秉本草轻清走上、重浊走下之旨，此仅言其大概，徐灵胎谓不能徒知其气味，终当深知其专治及功能，故当活看，不可坐实，如黄芩善泻肺火、黄连善泻心火，肺、心俱属上焦，而芩、连性均苦寒，鞠通执泥叶氏之说。因芩、连苦寒而列为治上之禁药，曲解了治上犯中之意，致其所论药禁，捉襟见肘，矛盾众多，难以自圆，作者尝有专文论此③，不复赘述。

四、疹宜通泄而喜清凉，小儿阳体而多热病。温燥宜忌。纯刚勿用云云，此俱叶氏治疹之经验谈，足资参考。

**【医案】**

谭六岁　温邪时疬，触自口鼻，秽逆游行三焦而为麻疹。目赤鼻煤，吐蛔泻蛔，津津汗出，而喘咳欲饮，当与苦辛寒，刘河间法，世俗不知，金曰发痧，但以荆、防、蝉、壳升提，火得风扬，焰烈莫遏，津劫至变矣。凉膈散去硝、黄，加石膏、牛蒡、赤芍（痧疹门）。

按：《幼科要略》痧疹条，痧疹与痧子（吴音）、瘄子（浙江），疹（北音）、丹等名并列，本案又称麻疹，可见痧疹就是麻疹，叶氏并列诸名，就是要说明名虽异而实则同这一点。

又按：本案痧发喘咳，目赤鼻煤，上焦火炽，焰烈莫遏，治用苦辛寒，投凉膈加减，上病治中，亦寓抽薪之意，即是观之，治上犯中本非上病不可治中之义亦明矣！

江　温邪发疹，湿热内蕴，便闭不通，先开上焦。杏仁　苏子　瓜蒌皮　紫菀　山栀（癍痧疹瘰门）

按：肠痹宣肺为叶氏喜用之法，此法近人多忽之，宜予发扬发掘。杏、苏均能润肠，利于通便，紫菀亦能通便，但须大量用之，以此为肠痹宣肺之治，选药的当。但疹宜通泄，不宜便闭，若有便闭，亦不妨肺肠同治，可有互为促进之效。余于鞠通之学多有批评，唯宣白承气一方，心折其立方之当。余治肺气失宣之症尝反其意而用药，每注意假通便之药以宣肺，确能增效，故凡肺气失宣而又有便闭者，总以肺肠同治为合适。

　　某　风温发痧。薄荷　连翘　杏仁　牛蒡子　桔便　桑皮
甘草　山栀（同上）

　　某　风温发疹。薄荷　赤芍　连翘　牛蒡子　桔梗　桑皮
甘草　山栀（同上）

　　按：上两案即"春令发痧从风温治"，"初起必从表治"
之意，亦即先予辛凉解外之意，辛凉解外与清透伏气，语义虽
然有异，而用药实多类同，故均以薄荷、连翘之属。肺为麻疹
必犯之地，肺气顺畅，疹易透发，故桔梗、牛蒡等宣肺之品，
亦均常用。叶氏治外感温病，分四层用药很严，有到气才可清
气等说，但麻疹纵由新感引动，毕竟是有伏火热毒在内之证，
故透散轻解之中，如桑皮之泻肺、山栀之清热，赤芍之散血，
亦不妨相机参用，上两案药法，即是如此。

　　邹　咽痛，鼻燥，唇肿，自痢，风温热化发疹，上焦热
炽，宜辛凉微苦以降泄。连翘　黄芩　犀角　桔梗　牛蒡　杏
仁　元参　通草（同上）

　　江　温邪自利瘾疹。黄芩　连翘　牛蒡子　桔梗　香豉
薄荷　杏仁　橘红　通草（同上）

　　按：疹宜通泄，泄泻为顺，大忌止泻，叶氏已有明文，但
从上两案均用黄芩、通草来看，不是不须理泻，只是忌用堵
塞，已可意会。邹案热炽阴伤，犀角、元参与辛凉微苦同用，
已偏于气血同治，江案以辛凉微苦为主，治偏于卫。

　　叶　风温入肺，肺气不通，热渐内郁，如舌苔黄，头胀，
咳嗽，发疹，心中懊恼，脘中痞满，犹是气不舒转，邪欲结
痹，宿有痰饮，不欲饮水，议栀豉合凉膈方法。山栀皮　豆豉
杏仁　黄芩　瓜蒌皮　枳实汁（风温门）

　　按：春令发痧从风温治，初则辛凉透解，偏于治卫；若肺
卫不清，热邪渐炽，辛凉必参微苦，清气热以泻肺火；若热郁
邪结，气不舒转，胸脘闷痞，苦辛宜参清疏，本案药法，即属
后者。

　　吴　病在暴冷而发，肌表头面不透，是外蕴为寒，内伏为

热，肺病为卫，卫气分两解为是。麻黄　石膏　牛蒡子　枳壳汁　杏仁　射干　桔梗　生甘草（斑痧疹瘰门）

费　暴寒骤加，伏热更炽，邪郁则气血壅遏，痧疹不肯外达，痰气交阻，神迷喘促，渐入心包络中，有内闭外脱之忧，热注下迫，自利黏腻不爽，法当开其结闭、消毒、解其膻中之壅，必得神清，方保无变。连翘心　飞滑石　石菖蒲　炒金银花　射干　通草　煎化牛黄丸一丸（同上）

按：上两案均属外寒内热，疹透不畅之症，但治法不同。吴案用麻杏甘膏汤加理气宣肺升提解毒之品，卫气双解，促伏热外达以冀帮助疹子顺利透出，这是叶氏之常法。费案伏热与痰气交阻，神迷喘促，邪已逆传心包，且兼下利，已有内闭外脱之忧，故以开窍解毒为急，属于治痧疹之变法。

痧，是肺卫气分邪火内迫津液，上焦受损，元未全复，更为夏热内蒸其血，不必为阴虚治，秋末入冬，用清燥意。天冬麦冬　知母　贝母　水梨肉（清）

按：此即"秋令从热烁燥气"治之例案，但须知此等药法，只可用于痧疹顺利透发者，若痧透不顺，必清燥中参以辛凉透达，方克有济。

王　痧将退，热未去，肺气不清，咳逆无痰。前胡　桑皮杏仁　橘红　桔梗　木通　苏子　象贝（痧疹门）

按：麻疹在痧将退时，往往热渐撤，咳渐缓，是属顺症，若热不退，咳不清，宜加重视，此多肺气不清，伏热余毒为患，可从清肺宣肺止咳化痰治，本案用药，亦是常法。

王　痧隐太早，咳喘发热，宜开肺气。薄荷　杏仁　象贝桑皮　木通　紫菀　郁金（同上）

按：上两案药法类同，但痧隐太早，伏毒未能尽透，故仍用薄荷透邪，合郁金疏气分血分之滞，以冀余邪可继续外透。

艾　痧退后，呻吟不肯出声，涕泪皆无，唇紫焮肿，乃毒火未经清解，上窍渐闭，气促痰鸣，犹是温邪客气致此，自当清解务尽，其神色自和，奈何畏虚滋肺，邪火愈炽矣。川连玄参　杏仁　甘草　黄芩　连翘　桔梗　银花（同上）

按：此案方药论案俱佳，可与前"常有痧外发，身热不除"条互参。

王　痧后，及暮加喉痛，咳。元参　犀角　鲜生地　连翘　花粉　丹皮（同上）

尹　环口燥裂而痛，头面身半以上，发出瘾疹赤纹，乃阳明血热，久蕴成毒，瘦人偏热，颇有是症，何谓医人不识。犀角地黄汤（同上）

按：上两案均用犀角地黄为基本方，此方治血热阴伤而不兼表邪者甚合，若加银、翘用之，不但可增清热解毒之力，而且兼具透热转气之功，王案因有喉痛，而君之以玄参，加减亦得法。

朱十二　痧后痰多，咳嗽气急。芦根一两　杏仁钱半　桔梗一钱　飞滑石钱半　桑皮八分　通草一钱（同上）

某　痧后伏火未清，内热身痛。玉竹　白沙参　地骨皮　川斛　麦冬　生甘草（同上）

某　痧后热不止，阴伤。生白芍　炙甘草　生扁豆　炒麦冬　川斛　谷芽（同上）

按：常法有尽，变法无穷，痧后变症甚多，叶氏颇为重视，故前有告诫，须细体认。上朱案痰多，咳嗽，气急，是肺气不清，故治从清肃肺气，止咳化痰立法。两某案均痧后发热，虽因伏火未清，但余毒不甚，阴伤为著，故从养胃入手，此即"救阴必扶持胃汁"之法。

北城下　三十六　温疹，是一股乖戾不正无形之气，从口鼻吸收，上窍阻塞，呛物不得下咽，医不辨有形无形，但曰清火，寒降重药，直入肠胃，与咽中不相干涉。连翘心　马勃　牛蒡子　银花　鲜芦根（清）

按：瘟疫在点上散发而不流行时，即为温病。温病由点到面，在面上广泛流行时，即为瘟疫；传播面广，流行迅速，病情多重，病死率高时，即为大疫。瘟疫发热明显，宜用清执寒凉药治疗者，为温疫；反之，寒重热轻，宜用温热祛寒药治疗者，为寒疫。明瞭了这些概念，便可知麻疹在点上散发时，即为温病之一种；若在流行较广时，即为温疫之一类，叶氏论疫，每责之乖戾不正之气，此案乖戾之气致上窍阻塞，从咽物困难及用银、翘、马勃等药来看，可能是咽喉肿痹，但麻疹咽喉肿痹者较少，本案但曰温疹而不曰痧疹，亦须考虑到烂喉痧等其他发疹性温病。中医虽有辨证、辨病及辨证辨病结合之法，但大多辨证精而辨病粗，此在叶氏亦不免，故痧疹诸案，既可肯定主要指麻疹，亦须考虑夹杂其他发疹性温病之可能。

耳聤，环口浮肿，是少阳阳明风热，久而失解，邪漫经络，倏然疹现随没，当予罗谦甫既济解毒汤。枯芩　大黄　防风　银花　葛根　升麻　川连　荆芥　甘草　陈酒浸半日阴干煎（清）

按：此恐非麻疹，不释。因其亦有发疹而录资研究。

蒋　喘为肺病，胀乃肝病，因时痧寒热未解，热邪内陷所致，王先生用苦辛酸法极通，然浮肿腹痛未减，得非经腑之湿热留著欤。木防己　石膏　杏仁　大豆黄卷　通草　苡仁　连翘（痧疹门）

按：麻疹多有喘而罕有胀，此案虽有时痧热邪内陷所致之说，但浮肿腹痛恐非时痧所致。叶氏认为湿热留著，若治之非法，水湿久渍，逆行犯肺，必生咳喘，而"喘必生胀，胀必生喘，方书以先喘后胀者，治在肺，先胀后喘者，治在脾。"叶氏虽认为此亦定论，但毕竟湿热留着为因，本案喘胀寒热并见，浮肿腹痛未减，观其用药，显是立法清化淡渗，已从治湿热入手，故苦辛酸法极通一语，似是虚誉而故为王先生开脱语，叶氏有一师为王晋三，是否则难说，且此等方药亦非治痧疹之常法，故浮肿喘胀恐非由时痧所致，此当存疑。

【选论】

张锡纯：幼年温热诸证，多与痧疹并至。然温热之病，初得即知。至痧疹初得，其毒恒内伏而外无现象，或迟至多日始出；又或不能自出，必俟服托表之药而后能出。若思患预防，宜于治温热之时，少用清表痧疹之药。不然，恐其毒盘结于内，不能发出，其温热之病亦不能愈也。愚临证数十年，治愈温热兼痧疹者不胜计，莫不于治温热药中，时时少加清表痧疹之品，以防痧疹之毒内蕴而不能透出。故恒有温热之病，经他医治疗旬日不愈，势极危险，后经愚为诊治，遂发出痧疹而愈者。

汝锡畴：疹为肺经之病。脾为肺母，主肌肉，疹子之发，由肌肉以越皮毛，肺之受制独甚，故曰肺病也。观其未出之先，咳嗽、鼻塞、喷嚏可验矣。其有目泪汪汪者，肺乘所克，毒侵于肝也；其有恶心、干呕、烦闷者，肺与心连，毒邪熏灼于心也。故前人云：疹属心脾湿热之火，四脏俱伤，惟肾无忌，而肺则病之所由发也。

陆廷珍：夫痧即是疹，疹即是痧，本属一类，因各处称名不同耳。如吴地称为痧子，浙人称为瘄子，川陕称为疹子，山东称为麻子是也。古人论斑为阳明热毒，点大而色鲜。疹子为太阴红热，点细而色红。总属温热所化，发泄于外。

萧　霆：痧子古无定称，有名"痧子"者，有称"疹子"者，有呼"麻子"者，"瘄子"者，各随土俗而异其名也。谓之为瘄者，以其形琐碎如沙也；谓之疹者，以其邪在肌肤，疹出肌肤之上也；谓之为麻者，以其形如芝麻也；谓之瘄者，以疹热发如抱火厝之积薪上也。世俗以粗为痧，以细为疹，有粗痧细疹之说，亦为穿凿。要之，痧、疹、麻、瘄同一感受冬温而发，其名虽异，其实则同。若必因名生义，必致妄生枝节。求道之明，为道之晦矣。

# 疫　疬

**【原文】**

婴儿肌肉柔脆，不耐风寒，六腑五脏气弱，乳汁难化，内外二因之病自多，然有非风寒竟致外感，不停滞已属内伤，其故何欤？尝思人在气交之中，春夏地气之升，秋冬天令之降，呼出吸入，与时消息，间有秽浊吸入，即是三焦受邪，过募原直行中道，必发热烦躁，倘幼医但执前药，表散消导，清火通便，病轻或有悻成，病重必然颠覆，钱仲阳云，粪履不可近褴褕小儿，余言非无据矣。四十年来，治效颇多，略述其概云。

时毒疠气，必应司天，癸丑湿土气化运行，后天太阳寒水湿寒合德，夹中运之火流行，气交阳光不治，疫气大行。故凡人之脾胃虚者，乃应其疠气，邪从口鼻皮毛而入，病从湿化者，发热目黄，胸满丹疹，泄泻，当察其舌色，或淡白，或舌心干焦者，湿邪犹在气分，甘露消毒丹治之。若壮热旬日不解，神昏谵语斑疹，当察其舌锋干光圆硬、津涸液枯，是寒从火化，邪已入营矣，用神犀丹治之。

按：叶氏"温邪上受，首先犯肺"之说，是在继承前人学说基础上提出来的，叶氏提出这个论点，旨在弥补六经辨证在分经定位上，手太阴经证并不明确这个缺憾，并不是要用他这个学说来取代温病的各个发病学说，所以，他明确提出伏温不与暴感门同法，据五脏与四时相应理论，提出了春温发自少阳、夏暑发自阳明等说后，又提出了秽浊吸入，过募原直行中道之说，由此可见，叶氏对前人的温病发病学说，是兼收而并蓄。叶氏强调温邪上受，原是对温病发病学说的补充，上受犯肺说与发自少阳，发自阳明，发自少阴，以及直侵中道等发病学说，原互为补充，而并不互相排斥。近人必欲以温邪上受，首先犯肺为一切温病之规律，这不但是对叶氏学说的曲解，实是借叶氏大名以售欺。后人于叶氏温病发病学说。若能稍加研究，便不难解疑而破惑。

上文提出秽浊吸入，三焦受邪，过募原直行中道，是继承了喻氏之说，温邪上受、秽浊犯中二说，是与《内经》清邪中上、浊邪中下之论点相一致的。但三焦受邪，有重在上、重在下、重在中之区别，重在上则治上，重在下则治下，这只说明治疗要抓住重点，故不可因医案中有"治在上焦"之法，以及"肺先受邪"之语而疑惑，须知秽浊总是三焦受邪，而犯中居多，这是其常，若不知其常，或以变为常，就很难理解叶氏之论，亦难进一步析所附之案。

又按：秽浊之气亦四时均有，其盛衰则与气候变化关系最密。秽浊之气叶氏又称乖戾之气，与又可所说戾气为同类。中国医家中，论戾气最详者莫过于又可，《温疫论》不引古经一语，但受王充论疫之影响，故研究疫疠者当参《温疫论》及《论衡》两书。

又按：雍正癸丑，疫气流行，抚吴使者，嘱叶天士制方救之，叶氏根据疫病从湿化从火化的不同病机，遂制普济消毒丹、神犀丹两方。叶氏认为，疫气流行、与气运有关，而人之感受疠气发病，往往有脾胃虚之一面，但从其所制两方来看，治疫用药，总以祛邪为要。王孟英认为："普济消毒饮，乃湿温时疫之主方；神犀丹，乃温热暑疫之主方也。若初病即觉神情躁乱，而舌赤口干者，是温暑直入营分，酷热之时，阴虚之体，及新产妇人，最易患此，急用神犀丹，多可挽回，切勿拘泥日数，误投别药，以致偾事。"这说明疫病当据症发药，不可拘于先表后里、先卫后气之法。以上论疫之文载于《续名医类案·疫门》，今采附于此。

**【医案】**

朱　疫疠秽邪，从口鼻吸受，分布三焦，弥漫神识，不是风寒客邪，亦非停滞里证，故发散消导，即犯劫津之戒，与伤寒六经，大不相同，今喉痛丹疹，舌如朱，神躁暮昏，上受秽邪，逆走膻中，当清血络以防结闭，然必大用解毒，以驱其秽，必九日外不致昏愦，冀其邪去正复。犀角　连翘　生地　玄参　菖蒲　郁金　银花　金汁（疫门）

姚　疫毒口糜丹疹，喉哑，治在上焦。犀角　鲜生地　玄参　连翘　石菖蒲　银花　金汁　至宝丹（同上）

谭　口鼻吸入秽浊，自肺系渐于心包络，初病喉痛舌躁，最怕窍闭神昏之象，疫毒传染之症，不与风寒停滞同法。玄参　连翘　郁金　银花　石菖蒲　靛叶　射干　牛蒡　冲入真白金汁一杯（同上）

按：以上三案，从症状分析，似是烂喉痧，叶氏明确指出是传染疫毒所致，不与风寒停滞同法，此病不适用伤寒六经的辨证方法来分经定位，故其治亦与六经之法大不相同，必以解毒逐秽为主，这是病因疗法；因秽浊最怕蒙闭心包，故必参芳香化浊开窍；因疫毒最易化火伤阴，故必参甘寒凉血滋阴，这既是对症疗法，也是扶正疗法。上三案药法大同，是治病治人治症三者相结合的一种治疗法。

时疫六日不解，头疼发热，舌绛烦渴，少腹痛剧，已经心包，虑其厥痉。犀角　连翘心　银花　元参　通草　鲜生地 (清)

按：少腹剧痛，岂可不顾，通草宜改用芍药。

杨　吸入疫疠，三焦皆受，久则血分渐瘀，愈结愈热，当以咸苦之制，仍是清扬理上，仿古大制小用之意。玄参　西瓜翠衣　金银花露　莹白金汁 (疫门)

按：既然血分渐瘀，愈结愈热，何以不用散血解结之药，案语方药不协。

某三三　秽暑吸入，内结募原，脘闷腹痛，便泄不爽，法宜芳香逐秽，以疏中焦为主。藿香梗　杏仁　厚朴　茯苓皮　半夏曲　广皮　香附　麦芽 (暑门)

臭秽触入，游行中道，募原先受，分布三焦上下，头胀脘闷洞泄，以芳香逐秽法。藿香梗　生香附　茯苓皮　白豆蔻　飞滑石　炒厚朴　新会皮 (清)

按：温疫可区分为热毒、秽浊二证，前者一般以清解为主治，后者一般以芳化为主法，但均须逐邪外出。逐邪之法，用汗吐者少，用通利者多，而攻下之法，于热毒证较为多用，淡渗之剂，于秽浊证亦多相兼。上两案均从芳香逐秽立法，并均以治中为主，但前案参杏仁以宣肺，后案参滑石以利水，仍属三焦同治法。

丁　口鼻吸入热秽，肺先受邪，气痹不主宣通，其热邪由中及于募原，散布营卫，遂为寒热，既为邪踞，自然痞闷不饥，虽邪轻未为深害，留连不已，热蒸形消，所谓病伤渐至水损而后已。桂枝白虎汤。

又　气分之热稍平，日久胃津消乏，不饥不欲纳食，大忌香燥破气之药，以景岳玉女煎，多进可效，忌食辛辣肥腻自

安。竹叶石膏汤加鲜枸杞根皮（温热门）

　　按：叶氏论秽，多责邪在募原，但有肺先受邪，及于募原，以及由中道直走募原二说。其治邪在募原。独无取乎又可达原饮一法。窃以为又可创达原一法，诚为秽湿侵犯募原之要法，继承此法而不囿于此法，则可。若轻弃此法则不可。故读叶案，既须善学其长处，亦须注意其局限。如本案用桂枝白虎治邪及募原，想是热势较炽，但桂枝白虎长于候热而不能辟募原之秽浊，故药后热势虽得稍平，而不饥不纳依然，叶氏不责秽浊邪踞，断为胃津消乏，用竹叶石膏汤，此尚可解，不意插入玉女煎多服可效之语，令人顿生疑惑。类此叶案，殊难强解，留待研究。

　　此吸收秽浊，募原先病，呕逆，邪气分布，营卫热蒸，头胀，身痛经旬，至神识昏迷，小溲不通，上中下三焦交病，舌白，渴不多饮，仍是气分室塞，当以芳香通神，淡渗宣窍，俾秽浊气由此分消耳。通草　猪苓　茯苓皮　米仁　淡竹叶　腹皮　至宝丹（清）

　　按：此案用至宝丹芳香辟秽，开窍醒神；用煎方淡渗利湿，导浊分消，这是一种湿浊甚而热势轻的疫疠治法。此与又可之用承气逐邪法，各有可取，亦可对勘，临证可应症而选。

　　秽浊不正之气扰中，痞闷恶心，头疼烦渴，形寒内热，邪不在表，未可发散。杏仁　蒌皮　滑石　通草　白蔻　郁金　花粉　连翘（清）

　　按：此与湿门首二案药法大同，亦属"开气分以降湿"之法，鞠通制三仁汤，即从类此叶案出。

　　时疫发热，脘闷恶心，斑发不爽，神烦无寐，舌色转红，邪热将入营分，虽胃津未清，亦宜先清营热，勿得滋腻为稳。鲜竹心　元参　连翘心　鲜菖蒲　银花　川贝（清）

　　按：方轻灵，合乎时疫发热而热势未甚者之治。

【选论】

　　邹滋九：疫疠一证，都从口鼻而入，直行中道，流布三焦，非比伤寒六经，可表可下。夫疫为秽浊之气，古人所以饮

芳香采兰草，以袭芬芳之气者，重倏秽也。及其传变，上行极
而下，下行极而上，是以邪在上焦者，为喉哑，为口糜，若逆
传膻中者，为神昏舌绛，为喉痛丹疹，今观先生立法，清解之
中，必佐芳香宣窍逐秽，如犀角、菖蒲、银花、郁金等类，兼
进至宝丹，从表透里，以有灵之物，内通心窍，搜剔幽隐，通
者通，镇者镇，若邪入营中，三焦相混，热愈结，邪愈深者，
理宜咸苦大制之法，仍恐性速，直走在下，故用玄参、金银花
露、金汁、瓜蒌皮清扬理上，所谓仿古法而不泥其法者也。考
是症，惟张景岳、喻嘉言、吴又可论之最详，然宗张、喻两
氏，恐有遗邪留患，若宗吴氏，又恐邪去正伤，惟在临症权
衡，无盛盛，无虚虚，而遗人夭殃，方不愧为司命矣。

# 卷六　叶氏伏邪温病类案

尤　面垢油亮，目眦黄，头胀如束，胸脘痞闷，此暑湿热气内伏，因劳倦正气泄越而发，既非暴受风寒，发散取汗，徒伤阳气，按胀形濡涩，岂是表证，凡伤寒必究六经，伏气须明三焦，论症参脉，壮年已非有余之质，当以劳倦伤伏邪例诊治。滑石　黄芩　厚朴　醋炒半夏　杏仁　蔻仁　竹叶。

又　胸痞自利，状如结胸，夫食滞在胃，而胸中清气悉为湿浊阻遏，与食滞两途，此清解三焦却邪汤药，兼进保和丸消导。淡黄芩　川连　淡干姜　厚朴　醋炒半夏　郁金　白蔻仁　滑石　送保和丸三钱（痞门）

按："伤寒必究六经，伏气须明三焦"两句，为"仲景伤寒，先分六经；河间温热，须究三焦"之互词，叶氏论温重在伏气，于斯可见一斑。伏邪因新感引发者，是表有外邪，里有伏气，故多表里证兼见。而本案暑湿热气内伏，因劳倦正气泄越而发，故有里证而无表证，辨证不从乎六经，治法无取乎发散，究其用药大旨，滑石、黄芩，清热而兼以化湿；厚朴、半夏，化湿并兼以理气；杏仁宣肺，蔻仁芳化，竹叶透邪。诸药合之，于清化湿热中寓轻拨其气机，透达其伏气之法，的是暑湿伏气之善治。又诊时因其湿浊阻遏，兼夹食滞，而加川连、干姜以增苦降辛开之力，并加郁金通调气血，保和丸消导食滞，加减亦得法。

又按："胀形濡涩"，必是"脉形濡涩"之误。

五十七岁，丰腴体质，适值过劳，阳气受伤，呕吐食物，无头痛身热，已非外感风寒，而间日烦躁渴饮，唇焦舌黑，是内伏热气，由募原流布三焦。亦如疟邪分争营卫者然，然有年积劳既久，伏邪客病本轻，脉小缓，按之不为鼓击，可为征验，且二便颇通，略能纳谷，焉有停滞积聚，仲景于瘅证无寒之条，不出药方，但曰以饮食消息。后贤参圣意，甘寒以养胃阴，其热自解，要之，表散之辛温，消滞之苦温，以及苦寒沉降，多犯圣训戒律矣。鲜生地　甜杏仁　麦冬　花粉　竹叶心　青蕉叶　连翘（清）

按：本案因劳累，伏邪随正气泄越而发，与上案同，但上案属实，本案属虚，故上案用清化消导，本案用清滋托透，治法大异。

姚　老年伏气，温邪五十日不解，脘痞不饥，心中胁内独热，药下咽则呕，痰多呃逆，舌焦微渴，四末微冷，此胃伤已极，久乏谷气，致津液不复，气机郁闷，用药须忌苦燥辛温妨胃，先议芳香轻清，兼以谷气开醒上中。香梗露　香橼露　玫瑰露　银花露　米浆（公选医案）

按：上案呕、渴、唇焦，本案呕、渴、舌焦，症亦大同。但上案烦躁渴饮，内热伤阴较甚，故用甘寒养胃阴法；本案痰多脘痞，气机郁闷，故用芳香醒胃气法。但用露则全用露，用鲜则全用鲜，用心则全用心，用汁则全用汁，这是叶氏用药好奇之陋习，不足取。

王二六　脉小数，能食，干咳暮甚，冬藏失纳，水亏温伏，防其失血，用复脉法。复脉汤去参、姜、桂（咳嗽门）

按：《内经》"春伤于风，夏生飧泄；夏伤于暑，秋生痎疟；秋伤于湿，冬生咳嗽；冬伤于寒，春必温病"之文，为后世伏气说之滥觞。叶氏论温，亦宗是说。本案为秋伤于湿，冬生咳嗽之伏气证，脉小数是热征，暮咳甚是阴虚，阴虚即水亏，脉数是温伏，当藏之令而咳甚气泄，故有阳动失血之虑，用复脉养阴制热，是求本之治。

张　温邪自里而发，喉肿口渴，舌心灰滞，上焦热蒙，最怕窍闭昏痉，苦寒直降，攻其肠胃，与温邪上郁无涉。连翘　黑栀皮　牛蒡子　杏仁　花粉　马勃　瓜蒌皮　夏枯草　金汁　银花露（温热门）

按：伏气从里而发，多有内热口渴之征，温邪化火犯上，常有喉肿咽痛可见，苦寒虽可直清里热，但已与温邪郁于上焦之病机不协，故叶氏在清热泻火之同时，轻宣透解，既为伏温之外透，又防郁火犯心窍，其法可宗。

王八十　夜热早凉，热退无汗，其热从阴而来，故能食形瘦，脉数左盛，两月不解，治在血分。生鳖甲　青蒿　细生地知母　丹皮　淡竹叶（同上）

按：暴感从外入内，先气后血，伏温从里出外，由阴达阳，此其常。本案脉数左盛，是少阴伏温，两月不解，是邪未透达，故用滋阴托透，凉血散血法治之。

伏邪发热。杏仁　橘红　桑白皮　连翘　桔梗　川通草（未）

伏邪发热。苏梗　橘红　杏仁　厚朴　花粉　连翘（未）

伏邪发热，舌白。桑皮　杏仁　通草　浙苓　苡仁　芦根（未）

伏邪发热，头痛：淡豉　杏仁　枳壳　桔梗　橘红　连翘（未）

按：以上四案均为伏邪发热，用药亦大同。其用杏仁、橘红、苏梗等宣肺理气药，目的在"缓缓拨醒其气机"，用桑皮、连翘、花粉等清解气热药，目的在去邪以保肺；用通草、浙苓、苡仁等淡渗利湿药，目的在渗湿于热下以孤其势，诸药相机合用，其治偏重于气分，这与暴感初起，先见卫分表证而宜辛凉解外之治，有所不同。

潘氏　伏邪发热，厥后成疟，间日一至，咳嗽痰多，恶心中痞，其邪在肺卫之络，拟进苦辛轻剂。杏仁　黄芩　半夏橘红　白蔻　花粉（疟门）

按：间日疟寒热发作有时，前人按六经分证，责在少阳，但少阳正疟无咳嗽痰多等邪在肺络之症状，而本案有之，叶氏遇到这种情况，常用五脏分证法，此案为肺疟，故用杏仁、黄芩等治肺之方药。

邪伏少阳为疟，头胀口苦渴饮。小柴胡汤去参（未）。

按：叶氏在《幼科要略》中曾指出："疟因暑发居多"，而"幼科，庸俗但以小柴胡去参"，这一批评，主要是说暑疟不适宜用小柴胡汤治疗，本无小柴胡汤不可用之意。在《临证指南》疟门，确乏用小柴胡汤之案，同书热入血室门亦无，徐灵胎尝因此而加猛烈之抨击，说治疟禁用柴胡，此乃妄人传说，想此老决不至此，乃阅其案，乃知信然，"此老之离经叛道，真出人意表。"其实徐氏粗疏，若能将《温热论》及类此叶案结合观之，便可知叶氏治热入血室亦主以小柴胡，即治疟亦未一并废置不用，徐氏是深研叶案有得者，尚不免此失，可见做学问不易，而析案评案为尤难。

伏邪未清，寒热不罢，法宜和之。当归　柴胡　半曲　橘白　鳖甲　赤芍　茯苓　黄芩（未）

不时寒热，饮食渐减，肌肤疮痏，此长夏暑湿内伏，不独在卫，在营亦阻矣，两和营卫，令邪徐徐越出，始可望愈。焦术　归身　黄芩　炙草　柴胡　半曲　白芍　青皮　陈皮　丹皮（未）

按：以上两案，亦从小柴胡汤加减，说明叶氏治疟，于小柴胡一方，不是禁用，只是较为少用。而少用原因，则与叶氏认为"疟因暑发居多"，小柴胡不适于治暑疟之学术观有关。

暑伏上焦，身热似疟。灯心　竹叶心　连轺　白蔻仁　川通草　加辰砂益元散（未）

按：此为清心利水透邪法。

温邪伏于肺卫。桑叶　川贝　南参　花粉　杏仁　橘红（未）

按：此为宣肺化痰透邪法。

伏邪下利，脉弦，法宜和之。藿梗　广皮　泽泻　麦芽　茯苓　香附　猪苓　腹皮（未）

按：此为利水导气醒胃法，宜于湿多之濡泄，未可泛用以治痢。

伏热作咳。桑叶　川贝　杏仁　南参　天花粉　梨汁（未）

按：此与温邪伏于肺卫案大同。

劳伤伏邪，发热身痛。当归　炙草　广皮　青蒿　白芍　茯苓　半曲　黄芩（未）

按：此与前"伏邪未清"、"不时寒热"两案药法亦大同，唯此案以青蒿代柴胡而已。

伏邪寒热，身痛舌白。花粉　桂枝　白芍　炙草　生姜
大枣（未）

按：桂枝汤加花粉即瓜蒌桂枝汤，方出《金匮要略》，原
治柔痉，叶氏治伏邪寒热，乃是取其调和营卫之功。叶氏曾以
此方加杏仁以治阴虚风温。以此方治温病，必重用花粉，轻用
桂枝而方可，但总觉选方欠妥。叶氏亦常用此方治风寒外感，
实是混淆了寒温之治。余谓以此方加杏仁，治凉燥甚合适，但
今人悉用杏苏散，实则鞠通法有以燥治燥之失，不可从，乃咸
为曲释，医理怎不因之而淆乱。

目黄舌刺舌赤，伏邪余热未尽。鲜生地　麦冬　川斛　蔗
汁　竹叶心　花粉　鲜地骨皮　梨汁（清）

按：用甘寒清透治余热未尽，可法。

某　伏邪久咳．胃虚呕食，殆《内经》所谓胃咳之状耶。
麻黄　杏仁　甘草　石膏　半夏　苡仁（咳嗽门）

按：久咳因伏邪犯肺，呕食是胃虚气逆，故用麻黄、杏
仁、石膏辛凉宣肺，用苡仁、甘草、半夏降逆养胃。

卜十九　哮喘当暴凉而发，诊脉左大右平，此新邪引动宿
邪，议逐伏邪饮气，小青龙汤法（哮门）

按：哮喘伏邪，多属留饮，若由暴凉引发而其症偏寒，可
用小青龙汤；若外寒而内热，可用小青龙加石膏汤，临证可酌
用之。

【选注】

刘吉人，感六淫而即发者，轻者谓之伤，重者谓之中。感
六淫而不即病，过后方发者，总谓之曰伏邪。已发者而治不得
法，病情隐伏，亦谓之曰伏邪。有初感治不得发，正气内伤，
邪气内陷，暂时假愈，后仍复作者，亦谓之曰伏邪。有已发治
愈，而未能除尽病根，遗邪内伏，后又复发，亦谓之曰伏邪。
夫伏邪，有伏燥，有伏寒，有伏风，有伏温，有伏暑，有
伏热。

程锦雯：松峰与平伯，皆谓并无伏气，有由来也。一执

《云笈七笺》冬伤于汗之句，一执钱氏冬伤寒水之脏之文。殊不知两家只顾一面文章，全不顾春伤、夏伤、秋伤之训作何等解。思二先生天资高迈，亦受其蒙，不正其讹，反助其说，毋怪后之医者，统称暴感，恣用发散，羌、防、麻、桂，逼汗劫津，误人性命，固所不免，此不得不归咎于作俑之人也。

沈辛甫：伏气为病，皆自内而致外，不止春温一病，盖四时之气，皆有伏久而发者，不可不知也。

按：伏气之说，源出《内经》，后之医家，颇多阐发，是中医用以解释温病病理和指导临症用药的一个重要理论。但关于伏气所发的问题，诸家各执一说，很难统一。加上西医学传入我国后，一部分医家，以潜伏期观念衡伏气说，提出了否定的见解，从而围绕伏邪有无问题，引起了争论。因伏气所伏所发，本无统一之说，故持否定观者，有废弃伏气说之主张，于今之医界，有不小之影响。作者认为，学说之可贵，不在于能解释问题，而在于能解决问题。由是而论伏气说，则伏气诚为温病学中最有价值之理论。按照新感温病说，外感之病，必先表后里，由外入内，诚所谓"卫之后方言气，营之后方言血"，但揆诸实际，温病初发，有先见里证而并无表证者，有先见血分证而后见气分证者，亦有表里证兼见，以及气血分证兼见等种种并不合乎先表后里，先卫后气规律的情况。再从分经定位的辨证角度来说，伤寒六经，其新感必先太阳，温病三焦，其新感必先上焦。但证诸临床，外感热病，先见足太阳、手太阴者固有之，然先见阳明证者亦有之，先见少阳证者亦有之，先见少阴证者亦有之，这就很难用新感学说来解释，也无法用新感学说来指导治疗；前代医家，见温病初起多见少阳症状者，倡发于少阳说，按发于少阳论治而获效，即证其说之价值；见温病初起多见募原症状者，倡邪伏募原说，按邪伏募原论治而获效，亦即证其说之价值；其他诸说，无不皆然，故伏气所伏所发，不必强求统一，而实可兼收并蓄，观叶氏伏气之论及案，正是备采诸说，可谓善于继承。但由于近人只注意叶氏在新感温病学说方面之创论，忽视其在伏气温病学说方面之继承，由是而以《温热论》首文十二字为一切温病之提纲，硬把伏气温病亦纳入到首先犯肺的臆造规律中，导致了温病初起，必先辛凉轻清，桑菊、银翘，泛泛而用之时弊，责其根由，源出对叶氏温热学说之误会，故倡明《幼科要略》新感伏气为温病大纲之旨，不仅是为叶学存真之需，而且是指导临床合理用药，纠正时弊，继承发扬中医温病学说之精华，借以提高临床疗效之所需，此亦作者重编论案为本书的目的意义之所在。

# 卷七　叶氏治温方方论

## 1.《幼科要略》备用方方论

**黄芩汤**：黄芩　芍药　甘草　大枣

【选注】

张石顽：黄芩汤，温病之主方，即以桂枝汤以黄芩易桂枝去生姜也。盖桂枝主在表风寒，黄芩主在里风热，其生姜辛散，非温病所宜，故去之。

柳宝诒：伏温从少阴初发，用黄芩汤加豆豉、元参，为至当不易之法。盖黄芩汤为清泄里热之专剂。加以豆豉为黑豆所造，本入肾经，又蒸窨而成，与伏邪之蒸郁而发相同，且性味平和，无逼汗耗阴之弊，豆豉为宣发少阴伏邪之对之药。再加元参以补肾阴。一面泄热，一面透邪，凡温邪初起，邪热未离少阴者，其治法不外是矣。

按：黄芩汤为《伤寒论》治温病之要方，张石顽认为："凡温病之发，必大渴烦扰，胁满口苦，不恶寒反恶热，脉气口反盛于人迎，明系伏邪自内达表，必先少阳经始。"张氏对伏温初发，除了因客寒引发者主张用小柴胡随所经证加减外，对无客邪者和太阳少阳合病者，均主以黄芩汤，有"凡三阳表证，烦热口渴，俱宜黄芩汤之类"之说。叶氏论温，深受其影响，但认为"柴胡劫肝阴"，故不取客寒引发用小柴胡之说，而有黄芩汤苦寒直清里热，为伏温之正治诸说。而考诸其案，或用原方，或参化湿（如暑门王案），或兼轻透（如暑门池案），或偕理气（如"清"汪天植案），运用颇显灵活，堪资临证借鉴。

**葱豉汤**：葱白　豆豉

【选注】

汪讱庵：此足太阳药也。葱通阳而发汗，豉升散而发汗。

邪初在表，宜先服此以解散之。

尤在泾：温邪之发，阴必先伤，设有当行解散者，必兼滋阴之品于其中，昔人于葱豉汤内加童便，于栀豉汤中加地黄、麦冬，亦此意也。

按：葱豉汤为足太阳解表散寒之剂，药仅二味，其力较薄，故《类证活人书》与麻黄、干葛合用，方名同。叶氏因"柴胡劫肝阴"，而无取石顽之说，故改用本方治伏温之因新感引发者，然本方为辛温解表之剂，即治风温初起，亦觉未协，用于伏温，轻内重外，其失明甚，而华、王诸家，反竞加颂扬，医道由是而不明，良可叹息。陆子贤认为伏气因新感引发者，虽宜表散、必兼清凉，此说甚是。若就叶案观之，并无葱豉汤治春温之案，亦无葱豉汤治其他伏温之案，后人不可只重其说而不考其治。再从近人实践看，即风温初起，亦少用此方，而《通俗伤寒论》之葱豉桔梗汤（葱白 豆豉 桔梗 山栀 薄荷 连翘 甘草 淡竹叶）则较为多用，但此方以解外为主，治风温固合，若治新感引动伏温之春温，尚可酌情参以清里之药，或与黄芩汤参合用之，表里兼顾，方显妥贴。

**凉膈散：** 大黄 朴硝 甘草 栀子 薄荷 黄芩 连翘 竹叶

清心凉膈散：即凉膈散去硝、黄，加桔梗。

**【选注】**

余师愚：热淫于内，治以咸寒，佐以苦甘。故以连翘、黄芩、竹叶、薄荷升散于上，大黄、芒硝推荡其中，使上升下行，而膈自清矣。

按：凉膈散为历代医家喜用之治温要方，河间治风温、暑风热郁上焦诸证，去硝、黄，加桔梗，一名刘氏桔梗汤，一名清心凉膈饮；丹溪治火郁上焦，大热面赤，舌黄唇焦，大便不通等症，于本方加川连，名清心汤；杨栗山治温，于本方加僵蚕、蝉蜕、姜黄、黄连，名加味凉膈散，推为"温病主方"，极赞其妙；余师愚治热疫重证初起，于本方去硝、黄，加桔梗、石膏，认为"最稳而灵"。孟英说："法本《宣明》，剪裁甚善。"张石顽说："凡治温病热病，无正发汗之理。盖其邪自内达外，无表证明矣。若果证显非时暴寒，恶寒头痛而脉紧者，亦不可纯用表药。"张氏认为："怫郁之热，乘春温之气而发，虽有非时暴寒，"不可恣用辛温，轻者宜栀豉汤加薄荷、葱、豉；重则凉膈散去硝、黄，加葱、豉为最妙。叶氏受前代医家之影响，故凉膈散去硝、黄，治温之法，亦喜用之。

苇茎汤：苇茎　薏苡仁　瓜瓣　桃仁

【选注】

张秉成：肺痈之证，皆由痰血火邪，互结肺中，久而成脓所致。桃仁、甜瓜子皆润降之品，一则行其瘀，一则化其浊。苇茎退热而清上，苡仁除湿而下行。方虽平淡，其散结通瘀化痰除热之力，实无所遗。以病在上焦，不欲以重浊之药重伤其下也。

按；此为治肺痈之名方，因温病喘咳，其肺部由痰热蕴阻引起气血周行不畅之病机实与肺痈同，故叶氏移用于治肺痹，肺痹解则喘咳自平，此所以叶氏列苇茎汤为治湿病喘咳之首方也。

原方瓜瓣，或云为甜瓜瓣，或云为瓜蒌子，或云丝瓜子，或云冬瓜子，众说不一。作者对此，尝详加考证，发有专文⑨，谓瓜瓣当是瓜蒌子，读者可参阅。

泻白散：地骨皮　桑白皮　炙甘草　粳米

【选注】

张山雷：此为肺火郁结，窒塞不降，上气喘急者之良方。桑皮、地骨，清泄郁热，润肺之燥，以复其顺降之常。惟内热上扰，燥渴舌绛者为宜。若外感寒邪，抑遏肺气，鼻塞流涕，咳嗽不爽，法宜疏泄外风，开展肺闭者，误用是方，清凉抑降，则更增其壅矣。

按：泻白散为钱乙所制之名方，亦为小儿肺炎之要方，叶氏列为温病喘咳之备用方。而鞠通特撰"泻白散不可妄用论"加以抨击，认为桑白皮"内伤不妨用之，外感则引邪入肝肾之阴，而咳嗽永不愈矣。"又说："愚见小儿久嗽不愈者，多因桑皮、地骨，凡服桑皮、地骨而嗽不愈者，即不可治。"此说在医家很有影响，若不加以辨正，直使良方泯灭。须知叶氏于新感温病用药之法，有卫气营血之辨，温病初起在卫，叶氏主以辛凉，并不用此泻肺，然卫分证罢而气分郁热化火，肺金受灼，症见喘咳，用桑皮、地骨加前胡、牛蒡、薄荷之属，诚属善治，岂可轻诋。

**葶苈大枣泻肺汤**：葶苈子　大枣

按：痰涎壅盛，肺实喘咳，无论肺痈、肺痹，本方咸可用之。但若肺热较盛，又当与黄芩、桑皮等参用之。叶氏每以本方合苇茎汤治温病肺实喘咳，可法。

又按：葶苈为泻肺峻烈之品，仲景为和缓其性，故配以大枣。《外台》加杏仁合杵如膏，蜜丸之，孟英取汤煮大枣食，亦均为缓其性也。

**白虎汤**：石膏　知母　炙甘草　粳米

【选注】

成无己：白虎，西方金神也，应秋而归肺。热甚于内者，以寒下之，热甚于外者，以凉解之；其有中外俱热，内不得泄，外不得发者，非此汤则不能解之也。夏热秋凉，暑暍之气，得秋而止，秋之令曰处暑，是汤以白虎名之，谓能止热也。

按：白虎为清气分热之主剂，石膏是撤高热之要药。此方虽擅治阳明独胜之热，但不可拘经以限药，观仲景治太阳中暍而用之，叶氏于风温肺热亦备之，鞠通列为手太阴涤热之主剂，良有以也。

至宝丹：犀角　玳瑁　琥珀　朱砂　雄黄　龙脑　麝香牛黄　安息香　金箔　银箔

【选注】

王晋三：至宝丹，治心脏神昏，从表透里之方也。犀角、牛黄、玳瑁、琥珀以有灵之品，内通心窍，朱砂、雄黄、金银箔以重坠之药，安镇心神，佐以龙脑、麝香、安息香搜剔幽隐诸窍。李杲曰：牛、雄、脑、麝入骨髓，透肌肤。《抱朴子》

言：金箔、雄黄合饵，为地仙，若与丹沙同用，为圣金，饵之可以飞升。故热入心包络，舌绛神昏者，以此药入寒凉汤药中用之，能祛阴起阳，立展神明，有非他药之可及。

按：王晋三为叶氏之师，叶氏治"逆传心包"而见神昏者，习用至宝，即秉王氏之教，九芝非之，似觉偏执。

**清心牛黄丸：** 牛黄　辰砂　黄连　黄芩　山栀　郁金

【选注】

王晋三：此丸古有数方，其义各别。若治温邪内陷包络神昏者，惟万氏此方为妙。盖温热入于心包络，邪在里矣，草木之香，仅能达表，不能透里，必借牛黄幽香物性，乃能内透包络，与神明相合，然尤在佐使之品，配合咸宜。万氏用芩、连、山栀以泻心火，郁金以通心气，辰砂以镇心神，合之牛黄至妙。是丸调入犀角、羚羊角、金汁、甘草、人中黄、连翘、薄荷等汤剂中，颇建奇功。

按：王氏已指出牛黄丸同名者有数方，一方为：牛黄、陈胆星、黄连、归身、炙甘草、辰砂、金箔等七味；一方为：牛黄、雄黄、黄连、黄芩、栀子、犀角、郁金、朱砂、珍珠、冰片、麝香。汪谢诚认为万氏方太轻，后方有力。但王晋三为叶氏师，叶氏所说牛黄丸，当系万氏方，万氏方亦有用药简洁之特点，故王氏有此方为妙之看法。

**竹叶后膏汤：** 竹叶　石膏　半夏　麦冬　人参　甘草
粳米

【选注】

吴谦等：是方也，即白虎汤去知母，加人参、麦冬、半夏、竹叶也。以大寒之剂，易为清补之方，此仲景白虎变方也。《经》曰，形不足者，温之以气；精不足者，补之以味。故用人参、粳米，补形气也；佐竹叶、石膏清胃热也。加麦冬生津，半夏降逆，更逐痰饮，甘草补中，且以调和诸药也。

按：本方竹叶、石膏、人参相合，具有清、透、托之作用，而半夏合人参、草、米养胃阳，麦冬合人参、草、米养胃阴，强中正所以御邪，故不独伤寒温病后期，用于余热未尽、胃家虚亏者之调补为甚合，亦是伏温初发，病在阳明之要方。缪希雍论春温夏热病尝云：冬伤于寒，至春变为温病，"至夏变为热病，其表证大约与春温同，但热比于温则邪气更烈耳，解表用白虎汤、竹叶石膏汤。"缪氏基于"邪气之入，必从口鼻，故兼阳明证者独多"。"白虎汤加麦门冬、竹叶，名竹叶石膏汤。石膏辛能解肌镇坠，能下胃家痰热，肌解热散则不呕而烦躁壮热皆解矣"等认识，治温习用本方及白虎汤，并有每重用石膏之特点，其治章衡阳铨部阳明热病一案，投大剂本方，以"房荆非六十万人不可，李信二十万则奔还矣"为喻，在医界影响很大，叶氏治夏热病主以白虎及本方，即是对仲景药法和缪氏经验之继承。

**喻氏清燥救肺汤：**桑叶　石膏　甘草　人参　麻仁　阿胶
麦冬　杏仁　枇杷叶

**【选注】**

喻嘉言：今拟此方，命名清燥救肺汤，大约以胃气为主，胃土为肺金之母也。其天门冬虽能保肺，然味苦而气滞，恐反伤胃阻痰，故不用也；其知母能滋肾水清肺金，亦以苦而不用；至于苦寒降火正治之药，尤在所忌，盖肺金自至于燥，所存阴气不过一线耳，倘更以苦寒下其气，伤其胃，其人尚有生理乎？

汪谢诚：此治秋燥证之神方。

柯韵伯：古方用香燥之品以治气郁，不获奏效者，以火就燥也。惟缪仲淳知之，故用甘凉滋润之品，以清金保肺立法。喻氏宗其旨，集诸润剂，而制清燥救肺汤，用意深，用药当，无遗蕴矣。石膏、麦冬禀西方之色，多液而甘寒，培肺金主气之源，而气可不郁。土为金母，子病则母虚，用甘草调补中宫生气之源，而金有所恃。金燥则水无以食气而相生，母令子虚矣，取阿胶、胡麻黑色通肾者，滋其阴以上通生水之源，而金始不孤。西方虚，则东方实矣，木实金平之，二叶禀东方之色，入通于肝，枇杷叶外应毫毛，固肝家之肺药，而经霜之桑叶，非肺家之肝药乎？损其肺者益其气，人参之甘以补气。气有余便是火，故佐杏仁之苦以降气，气降火亦降，而治节有权，气行则不郁，诸痿喘呕自除矣。要知诸气膹郁，则肺气必大虚，若泥于肺气伤肺之说，而不用人参，必郁不开而火愈炽，皮聚毛落，喘而不休。此名之救肺，凉而能补之谓也。若谓实火可泻，而久服芩、连，反从火化，亡可立待耳，愚所以服膺此方而深赞之。

按：清燥救肺汤为治秋时温燥之要方，叶氏列为风温之备用方，说明风温化燥与秋时温燥，治法不异，故于其医案亦当互参。

## 2. 叶氏治温常用方方论

**犀角地黄汤**：犀角　生地　连翘　甘草

**【选注】**

王晋三：温热入络，舌绛烦热，八九日不解，医反治经，寒之散之攻之，热势益炽，得此汤立效者，非解阳明热邪，解心经之络热也。按本草犀角、地黄能走心经，专解营热，连翘入心散客热，甘草入心和络血，以治温热证热邪入络，功胜局方。

按：本方同名者有数方，一方为犀角、生地、芍药、丹皮，出《千金》，最著名；一方为犀角、生地、芍药、丹皮、黄芩、黄连，出《校注妇人良方》；一方为犀角、生地、黄连、黄芩、大黄，出《证治准绳》；一方为犀角、生地、丹皮、芍药、黄芩、升麻、出《景岳全书》。叶氏由于受王氏之影响，故最喜用有连翘之一方，而每加竹叶、银花以透邪；或增玄参、花粉以养阴；若血热动血，则凉血散血而参丹皮；若心窍被蒙，则芳香开窍而入菖蒲。诸此损益，足见其运用本方之灵活。

**复脉汤**：炙甘草　人参　生地　麦冬　麻仁　阿胶　桂枝　大枣　生姜　酒

## 【选注】

王晋三：炙甘草汤，仲景治心悸，王焘治肺痿，孙思邈治虚劳，三者皆是津涸燥淫之证。《至真要大论》云：燥淫于内，金气不足，治以甘辛也。第药味不从心肺，而主乎肝脾者，是阳从脾以致津，阴从肝以致液，各从心肺之母以补之也。人参、麻仁之甘以润脾津，生地、阿胶之咸苦以滋肝液，重用地、冬浊味，恐其不能上升，故君以炙甘草之气厚，桂枝之轻扬，载引地、冬上承肺燥，佐以清酒芳香入血，引领地、冬归心复脉，仍使以姜、枣和营卫，则津液悉上供于心肺矣。

喻嘉言曰：此仲景伤寒门中之圣方也。仲景方每多通利，于此处特开门户，重用生地，再借用麦冬手经药者，麦冬与地黄、人参气味相合，而脾胃与心经亦受气相交。脉络之病，取重心经，故又名复脉。

柯韵伯：仲景于脉弱者，用芍药以滋阴，桂枝以通血，甚则加人参以生脉，未有地黄、麦冬者，岂以伤寒之法，义重扶阳乎？抑阴无骤补之法与？此以心虚脉代结，用生地为君，麦冬为臣，峻补真阴，开后学滋阴之路。地黄、麦冬味虽甘而气大寒，非发陈蕃莠之品，必得人参、桂枝以通脉，生姜、大枣以和营，阿胶补血，酸枣安神，甘草之缓不使速下，清酒之猛捷于上行，内外调和，悸可宁而脉可复矣。酒七升，水八升，只取三升者，久煎之则气不峻，此虚家用酒之法，且知地黄、麦冬得酒良。

按：此方有滋阴和阳、复脉补虚之功效，王晋三从泽燥释方，王氏之《绛雪园古方选注》原系由其门人叶天士等所校定，叶氏所受影响自深，故复脉为叶氏治秋燥之常用方，但叶氏从滋阴制阳着眼，每于本方去姜、桂、参、酒，用以治疗伏温初发之虚证，扩大了本方之治范。后鞠通继承叶氏此法，以加减复脉汤为热邪劫阴之总司。实则加减复脉一方，叶氏只用于邪少虚多者，若正气尚能与邪分争，或热势已甚，恣投复脉，恐反致恋邪之弊。昔九芝排击叶氏，斥其撤热不力，张山雷呵斥滋腻恋邪，亦俱有所见而云然，故学叶氏者，当取其长而避其短，他山之石，可以攻玉，陆氏、张氏诸家之论，亦当取而互参。

**黄连阿胶汤：**黄连　黄芩　阿胶　芍药　鸡子黄

【选注】

王晋三：芩、连，泻心也；阿胶、鸡子黄，养阴也，各举一味以名其汤者，当相须为用也。少阴病烦，是君火热化为阴烦，非阳烦也，芩、连所不能治，当与阿胶、鸡子黄交合心肾，以除少阴之热。鸡子黄色赤，入通于心，补离中之气，阿胶色黑，入通于肾，补坎中之精，第四者沉阴滑利，恐不能留恋中焦，故再佐芍药之酸涩，从中收阴，而后清热止烦之功得建。

张锡纯：《伤寒论》原文：少阴病，得之二三日以上，心中烦，不得卧，黄连阿胶汤主之。

二三日以上，即一日也，合一二三日而浑言之，即初得也。细绎其文，是初得即为少阴病，非自他经传来也。其病既非自他经来，而初得即有热象者，此前所谓伏气化热而窜入少阴者也。

按：此为苦寒合咸寒方，苦寒泻心火以下降，咸寒滋肾水以上潮，故有交济心肾之作用，王氏之释甚明。本方以泻心火为主，按三焦论方，柯氏属之手少阴，有一定道理。而张氏注点明了此汤为温病初治之要方，深得余心之同然。即此而观鞠通置黄连阿胶、麻杏甘石诸方于下焦篇，其有失叶氏治温之旨亦明甚。

本方治热痢阴虚者亦有很好之作用，叶氏亦赏用之。

**栀子豉汤：**栀子　豆豉

【选注】

王海藏：烦，气也；躁，血也。烦出于肺，躁出于肾，故用栀子治肺烦，香豉治肾躁，亦用作吐药，以邪在上焦，吐之则邪散，经所谓在上者因而越之也。

按：此方古人咸视为涌吐之剂，徐灵胎说："古方栀子皆生用，故入口即吐，后人作汤，以栀子炒黑，不复作吐，全失用栀子之意，然服于虚烦证亦有验，想其清肺除烦之性故在也。"柯韵伯认为涌吐作用在豉不在栀，他说："夫栀子之性，能屈曲下行，不是上涌之剂，惟豉之腐气，上蒸心肺，能令人吐耳！观瓜蒂散必用豉汁和服，是吐在豉而不在栀也。"此两家虽意见分歧，但认为此方能吐则一同，但证诸实际，栀豉服后，多有不吐者，故近人对涌吐之说常加否定。实则涌吐郁热之法，与发汗之不可令大汗淋漓同，发汗以微微汗出为好，吐散郁热亦以微微欲呕、小小得吐为好，故服栀子豉汤，本不应期待大吐或入口即吐。即此而观服栀子豉汤者，服后心泛欲呕者固有之，若并无吐意，亦可用鹅羽探喉助之，使之心泛欲呕者数次，即能助心烦懊恼之解除。叶氏用本方，每与杏仁、郁金、蒌皮等合用，亦有加强理气散郁，除痰散热之作用。

**麻杏甘石汤：**麻黄　杏仁　甘草　石膏

**【选注】**

张锡纯：麻杏甘石汤，其方原治汗出而喘无大热者。以治温病，不必有汗与喘之兼症也，但其外表未解，内有蕴热者即可用。然用时须斟酌其热之轻重，热之轻者，麻黄宜用钱半，生石膏宜用六钱；若热之重者，麻黄宜用一钱，生石膏宜用一两。至愚用此方时，又恒以薄荷叶代麻黄，服后得微汗，其病即愈。盖薄荷叶原为温病解表最良之药，而当仲师时犹未列于药品，故当日不用也。

按：后人谓河间创辛凉解表之法，实则辛凉解表法源头在此。今人以此方治风温喘咳，卓有著效，张锡纯谓其为治温病初起之主方，亦是有见。张氏治温，尝有薄荷代麻黄、连翘代桂枝之主张，推崇者谓是"超叶吴而通寒温，"实则张氏此法，亦从继承叶氏药法来，此观叶氏用本方诸案自知。

**玉女煎：**石膏　知母　熟地　麦冬　牛膝

**【选注】**

徐玉台：阳明、少阴二经，皆是津液所关。阳明实则火炽而津液涸，少阴虚则水亏而津液亦涸。考二经合治之方，仲景猪苓汤，养阴而兼利水；景岳玉女煎，养阴而兼清火。盖白虎汤治阳明而不及少阴，六味地黄汤治少阴而不及阳明。是方石膏清胃，佐知母以泻肺气，实则泻其子也。熟地滋肾，佐麦冬以清治节，虚则补其母也。牛膝入络通经，能交和中下，尤为八阵中最上之方。

按：玉女煎为景岳所制，修园辈尝托名叶桂，对新方痛加诋毁，姚俅承其唾余，著《景岳全书发挥》，亦假叶氏之名，谓"少阴不足，是肾虚火亢，当补肾为主；至若阳明有余，乃胃中之实火，当清胃火。病属两途，岂可石膏、熟地并用乎？认病不真，立方悖谬。"直视玉女煎为无用，然稽核叶案，叶氏本喜用此方，治温病亦然，唯不泥原方，多加化裁，如每去牛膝，而加竹叶以及以生地易熟地之类，颇显其运用之灵活，亦说明地黄、石膏同用之法，为叶氏赏识、继承，遂成为叶氏治温药法之一组成部分，后之假叶氏大名以售欺者，类多若此。

**白虎加桂枝汤**：即白虎汤加桂枝

**【选注】**

邹润安：或问桂枝与白虎，寒热天渊，安可兼用？且论中谆谆以表不解禁用白虎，即可兼用，则何不加此，而必待表解乎？曰：表不解不可与白虎条，上文言脉浮、发热、无汗，乃麻黄证，非特不得用白虎，且不得用桂枝矣，白虎证者脉大也，汗出也，烦渴饮水也，三者不兼即非是，今云其脉平，身无寒但热时呕，皆非白虎证，亦未必可用桂枝。特既与白虎，则三者必具，再加骨节烦疼之表，则无寒不得用柴胡，有汗不得用麻黄，热多又不得用附子，不用桂枝和营通络而谁用者？且古人于病有分部，非如后世多以阴阳五行生克为言。伤寒有伤寒用药之例，温疟有温疟用药之例。盖伤寒自表入里，故有一毫未化之寒，即不可与全入者并论；温疟自内出外，里既全热，但有骨节烦疼一种表证，即不得全认为热，而单用白虎，故必兼桂枝使之尽化，而顷刻致和矣。

按：白虎加桂为治温疟之名方，温疟为伏温之一种，而入桂枝于白虎中，便具透达伏邪外出之意。此方叶氏前已有论，可互参。邹氏"温疟自内出外"一节，所注精当，而"三者不兼即非是"一节，张锡纯在驳鞠通白虎四禁中另尚有说，读者当知。

**小陷胸汤：**黄连　半夏　瓜蒌实

【选注】

程郊倩：黄连涤热，半夏导饮，瓜蒌润燥，合之以开结气。亦名曰陷胸者，攻虽不峻，而一皆直泻，其胸里之实邪，亦从此夺矣。

柯韵伯：小结胸是水与热结，凝滞成痰，留于膈上，故脉亦应其象而浮滑也。秽物据清阳之位，法当泻心而涤痰，用黄连除心下之痞实，半夏消心下之痰结，寒温并用，温热之结自平。瓜蒌实色赤形圆，中含津液，法象于心，用以为君，助黄连之苦，且以滋半夏之燥，询为除烦涤痰开结宽胸之剂。

按：小陷胸为治痰热互结心下作痞之要方。本方以瓜蒌实为君，此物善治燥热之痰，能如油之涤物，且能宽胀理气；佐以川连、半夏，寒热互用，具辛开苦降、化痰清热之效。叶氏以此方治温，每加枳实，确能加强开痞之力量，鞠通继承此法，收入《温病条辨》，编为中焦篇三八条，遂定其名为小陷胸加枳实汤。

**麦冬汤：**麦冬　炙草　鲜竹叶　枣肉　秫米

【选注】

王孟英：此海藏方也，即《金匮》麦门冬汤，去半夏，加竹叶，治房劳复之气欲绝者，服之大效。然《外台》于此症，主一味竹皮汤，以竹皮坚韧，能固气液之脱，而清虚火，方中似不可缺；又枸杞子纯甘多液，能补精神气血之耗伤，凡气喘吸促，根蒂欲离者，可加入两许，殊胜人参、熟地也。即不因房劳而气液两亏不能受重剂峻补者，余亦用此法接续其一线之生机，每多获效。推而广之，可以养心营，可以润肺燥，可以缓肝急，可以补脾阴，其用多矣，宜易其名曰小复脉汤。

按：此方作用虽平和，但力薄，叶氏治温，于重证亦用之，似是受前人"房劳复之气欲绝者，服之大效"说之影响，孟英认为竹皮当加不可缺，又认为枸杞亦当加，实亦以其方力薄故也，但其文总觉溢美太过。

**半夏泻心汤**：半夏　黄芩　干姜　甘草　人参　黄连大枣

**【选注】**

成无己：凡陷胸汤攻结也，泻心汤攻痞也。气结而不散，壅而不通为结胸，陷胸汤为直达之剂；塞而不通，否而不分为痞，泻心汤为分解之剂。所以谓之泻心者，谓泻心下之邪也。痞与结胸，有高下焉。结胸者，邪结在胸中，故治结胸曰陷胸汤。痞者，邪留在心下，故治痞曰泻心汤。黄连味苦寒，黄芩味苦寒，《内经》曰：苦先入心，以苦泻之。泻心者，必以苦为主，是以黄连为君，黄芩为臣，以降阳而升阴也。半夏味辛温，干姜味辛热。《内经》曰：辛走气，辛以散之。散痞者，必以辛为助，故以半夏、干姜为佐，以分阴而行阳也；甘草味甘平，大枣味甘温，人参味甘温，阴阳不交曰痞，上下不通为满，欲通上下、交阴阳，必和其中。所谓中者，脾胃是也。脾不足者，以甘补之，故用人参、甘草、大枣为使，以补脾而和中。中气得和，上下得通，阴阳得位，水升火降，则痞消热已，而大汗解矣。

方中行：半夏、干姜，辛以散虚满之痞；黄芩、黄连，苦以泄心膈之热；人参、甘草，甘以益下后之虚；大枣甘温，润以滋脾胃之液。曰泻心者，言满在心膈而不在胃也。

按：成氏对陷胸与泻心，从位有高下之异作了分析。实则小陷胸之痞与本方之痞，病位均在心下，但有虚实之殊，而同有湿热留中则不异，故二方均用黄连、半夏，泻心汤虽加黄芩、干姜，但辛开苦降之法不变，小陷胸证属实，故以瓜蒌之攻削；泻心汤证属虚，故配合人参、草、枣以健脾。但前者之实为无形之实，后者之虚为虚实相兼，仲景因证析机，因机组方，药无虚设。叶氏治病甚重脾胃，泻心汤于辛开苦降、清热化痰中，兼能调补，故暑湿、伏暑等湿热扰中痞满之症，叶氏每用之。

六一散：滑石　甘草
【选注】

杨栗山：按河间云，六一散，有益无损。大抵是温病耳。其郁热自内而达于外，故宜寒凉荡涤其热。至于正伤寒，还须参之脉症，不可轻投。

张锡纯：天水散，为河间治暑之圣药，最宜于南方暑证。因南方暑多夹湿，滑石能清热兼能利湿，又少加甘草以和中补气（暑能伤气），是以用之最宜。若北方暑证，不必兼湿，甚或有兼燥，再当变通其方，滑石、生石膏各半，与甘草配制，方为适宜。

按：六一散又名天水散。若加薄荷，名鸡苏散；加辰砂，名益元散；加青黛，名碧玉散，功略有不同，而其要均在清化湿热。叶氏意见，新感暑病，"暑必夹湿"，伏寒化热，暑常兼燥，故气分热炽者虽六一、白虎两方并主之，而润、燥有判。

**白头翁汤**：白头翁　秦皮　黄连　黄柏
【选注】

王晋三：白头翁汤，治厥阴热利后重者，太、少二阴下利属寒，惟厥阴下利主热，以厥阴司相火也。故以白头翁凉阳明血分之热，秦皮收厥阴之湿，黄连胜中焦之热，黄柏燥下焦之湿，四者皆味苦性寒，直入下焦，坚阴止利。

曹颖甫：白头翁汤方，用白头翁、秦皮以清凉破血分之热，黄连、黄柏以苦燥而兼凉性者，除下焦之湿，于是湿热并去，气无所阻而利自止矣。所以不用气分药者，湿热去而气自通也。

按：白头翁汤为治热痢之名方，其苦寒坚阴实与黄芩汤同，叶氏治热痢，实证则用原方，虚证参合阿胶，此为继承仲景法，此法证之今之临床，仍卓然有效。

**藿香正气散**：藿香　桔梗　紫苏　白芷　厚朴　大腹皮
半夏　茯苓　陈皮　甘草

**【选注】**

吴鹤皋：四时不正之气，由鼻而入，不在表而在里，故不用大汗以解表，但用芳香理气之品主之。苏、芷、陈、腹、朴、梗，皆气胜者也。若病在太阳，与此汤全无相干；伤寒脉沉发热，与元气本虚之人，并夹阴发热者，宜戒。

按：四时不正之气，由口鼻而入，或伤手太阴，或伤手足二太阴，此与风寒伤足太阳之证不同，对这一点，叶氏在《幼科要略》起首就已申明。经云清邪中上，浊邪中下，秽湿重浊之邪，由口鼻而入，每伤足太阴而见中焦证。藿香正气散有芳香辟秽，理气化浊之功效，故叶氏治温病之湿浊扰中诸症，每喜用此，但苏、芷、桔、甘常减去，杏仁、豆蔻常加入，苦湿蕴化热，滑石亦多赏用，这都是叶氏随症加减之药法，鞠通截取湿门五案，定出一二三四五这五个加减正气散方，并非是对叶氏运用本方加减药法的归纳和总结，而仅可视为叶氏运用本方加减药法之撮举。

**瓜蒌桂枝汤：** 栝楼根　桂枝　芍药　甘草　生姜　大枣

**【选注】**

王晋三：太阳痉、湿病，非但发热无汗恶寒，更加身体强几几，脉反沉迟，明是风湿混扰于太阳，阳气为湿邪所滞，不得宣通，非寒邪之沉迟脉也。治以瓜蒌桂枝汤者，风则用桂枝汤成法，湿则君以栝楼根，酸苦入阴，内走经络，解天行时热以降湿，合之桂枝和营卫而治痉，是表法变为和法也。

喻嘉言：伤寒方中，治项背几，用桂枝加葛根汤矣。彼之汗出恶风，其邪在表，而此之太阳证，罔不具备，其邪之亦在于表可知也。但以脉之沉迟，知其在表之邪为内湿，所持而不解，即系湿热，二邪交合，不当从风寒之表法起见，故不用葛根之发汗解肌，改用瓜蒌之味苦入阴，擅生津撤热之长者为君，合之桂枝和营卫养筋脉而治其痉，乃变表法为和法也。

按：瓜蒌桂枝汤为治痉之名方，考仲景痉湿暍合论之旨，重在燥湿之辨，风从燥化则病痉，风邪夹湿则病痹，热邪伤津则化燥，暍与湿合为暑湿，故方治各别。王氏谓本方"解天行时热以降湿", 实有燥湿寒热分辨不清之嫌, 叶氏受其影响, 治风寒证亦用之, 治风温证亦用之, 虽说瓜蒌根味苦入阴, "擅生津彻热之长", 若重用之, 并轻用桂枝, 去其生姜, 有如白虎桂枝之合用, 于风温固亦可予, 但本方究以辛润调和见长, 而全方偏温, 故移用治凉燥, 则叶氏习用本方加杏仁去芍药之治, 自是可法, 若病从湿化或阴虚风温之类, 选本方究非所宜。鞠通反去瓜蒌而倍桂枝, 移之治温, 遂落井下石, 误人祸世矣。

**甘露消毒丹：** 滑石　茵陈　黄芩　石菖蒲　川贝　木通　射干　连翘　薄荷　白豆蔻　藿香

【选注】

王孟英: 此治湿温时疫之主方也。六元正纪, 五运分步, 每年春分后十三日, 交二运, 徵, 火旺, 天乃渐温; 芒种后十日, 交三运, 宫, 土旺, 地乃渐湿。温湿蒸腾, 更加烈日之暑, 铄石流金, 人在气交之中, 口鼻吸受其气, 留而不去, 乃成湿温疫疠之病, 而为发热倦怠, 胸闷腹胀, 肢酸咽肿, 斑疹身黄, 颐肿口渴, 溺赤便闭, 吐泻疟痢, 淋浊疮疡等证, 但看病人舌苔淡白, 或厚腻或干黄者, 是暑湿热疫之邪, 尚在气分, 悉以此丹治之立效, 并主水土不服诸病。

按: 此方是叶氏为湿温时疫而制, 方中诸药, 有清热渗湿, 芳化辟浊之功, 近人用于湿热黄疸、暑湿腹泻等湿热扰中困脾诸证, 亦卓有效验。

**神犀丹：** 犀角　石菖蒲　黄芩　生地　银花　粪清　连翘　板蓝根　香豉　玄参　花粉　紫草

【选注】

王孟英: 温热暑疫诸病, 邪不即解, 耗液伤营, 逆传内陷, 痉厥昏狂, 谵语发斑等症, 但看病人舌色干光, 或紫绛, 或圆硬, 或黑苔, 皆以此丹救之。若初病即觉神情昏躁, 而舌赤口干者, 是温暑直入营分, 酷暑之时, 阴虚之体, 及新产妇人, 患此最多, 急须用此, 多可挽回, 切勿拘泥日数, 误设别剂, 以偾事也。兼治痘瘄毒重, 夹带紫斑危证, 暨痘疹后余毒内炽，口糜咽腐，目赤神烦诸症。方中犀角为君，镑而煎之，味极难出，磨则须时，缓不及待，抑且价昂，非贫人所能猝办，有力者预为合就施送，则患者易得救活必多，贫者重生，阴功亦大，或存心之药铺，照本制售，亦方便之一端也。

按：本方以清解热毒见长，且清中有滋，滋而能透，故用于疫毒之属燥火者甚合，而甘露消毒丹宜于疫毒之属湿火者，两方实可对勘。疫毒瘟黄，多由热毒所致，故可用本方治疗。

## 3. 叶案裁成治湿方方论

**杏仁滑石汤**：杏仁　滑石　黄芩　半夏　厚朴　橘红　黄连　郁金　通草

【选注】

吴鞠通：热处湿中，湿蕴生热，湿热交混，非偏寒偏热可治，故以杏仁、滑石、通草，先宣肺气，由肺而达膀胱以利湿，厚朴苦温而泻湿满，芩、连清里而止湿热之利，郁金芳香走窍而开闭结，橘、半强胃而宣湿化痰以止呕恶，俾三焦混处之邪，各得分解矣。

按：此为暑门张案方，方名为鞠通所加，《温病条辨》中焦篇四二条，即抄张案而成，该书之条及方，多系抄叶案而成，鞠通不注明出处，攘为己出，且时有颠字倒句、略改药味之做法，故子雨责之为剽窃，但将其辨视为叶案方之注，亦可参考，故本节多采其说。

**人参泻心汤**：人参　干姜　黄芩　川连　枳实　生白芍

【选注】

吴鞠通：湿之中人也，首如裹，目如蒙，热能令人昏，故神识如蒙，此与热邪直入包络谵语神昏有间。里虚故用人参以护里阳，白芍以护真阴；湿陷于里，故用干姜、枳实之辛通；湿中兼热，故用黄芩、黄连之苦降。此邪已内陷，其势不能还表，法用通降，从里治也。

按：此为湿门蔡案方，方名系鞠通所加。鞠通注文，前有

"湿在上焦，若中阳不虚者，必始终在上焦，断不内陷"等说，不合医理，是误会之言，故删。叶氏谓邪热内陷，神识如蒙，是气分湿热，逆传心营之意，且湿为重浊之邪，其伤人而影响气化，弥漫三焦者多有之；其邪自口鼻直行中道而犯募原者亦多有之；若据六经以分证，先见足太阴证者亦屡屡矣！何得竟云"中阳不虚，必始终在上焦"耶？

**三香汤**：瓜蒌皮　桔梗　黑山栀　香豉　枳壳　郁金　降香末

【选注】

吴鞠通：证由上焦而来，其机尚浅，故用蒌皮、桔梗、枳壳微苦微辛开上，山栀轻浮微苦清热，香豉、郁金、降香化中上之秽浊而开郁。

按：此即湿门李三二案，方名由鞠通所加。鞠通凡取一叶案，即造一方名，若是制方，实不足取。但因《温病条辨》传世甚广，人多反昧原本，而竞习是书中方，人既因之而熟是方，故本书采之而特明其原委，想可利于叶案之研究。

又按：鞠通谓前方以下焦为邪之出路，故用重；本方以上焦为邪之出路，故用轻。是释侈谈三焦，牵强误会，不明叶氏用药之心法。前方叶氏明云用泻心法，此方叶氏所用实栀豉法，叶氏用栀豉汤，喜加蒌皮、郁金、枳实之类，非独此案而然。

**茯苓皮汤**：苡仁　茯苓皮　猪苓　大腹皮　通草　淡竹叶

按：此即湿门某案方，方名系鞠通所造。某案症见热蒸头胀，身痛经旬，神识昏迷，小水不通，舌白，渴不多饮。叶氏用煎方吞牛黄丸以"芳香通神，淡渗宣窍"，鞠通改为先服牛黄丸，继以煎方，有乖原法。

**黄芩滑石汤**：黄芩　滑石　茯苓皮　大腹皮　白蔻仁　通草　猪苓

【选注】

吴鞠通：湿热两伤，不可偏治，故以黄芩、滑石、茯苓皮清湿中之热，蔻仁、猪苓宣湿邪之正，再加腹皮、通草、共成宣气利小便之功，气化则湿化。小便利则火腑通而热自清矣。

按：此即湿门某案方，方名系鞠通所定。叶氏以此案"热自湿中而来，徒进清热不应"。故在黄芩、滑石清湿热之同时，用辛开芳化淡渗之品较多，此即渗湿于热下，不使湿与热搏，则热易解之治。

**宣痹汤：**防己　杏仁　滑石　半夏　连翘　山栀　苡仁
野赤豆皮

【选注】

吴鞠通：此条以舌灰目黄，知其为湿中生热；寒战热炽，知其在经络；骨骱疼痛，知其为痹证。若泛用治湿之药，而不知循经入络，则罔效矣。故以防己急走经络之湿，杏仁开肺气之先，连翘清气分之湿热，赤豆清血分之湿热，滑石利窍而清热中之湿，山栀肃肺而泻湿中之热，薏苡淡渗而主挛痹，半夏辛平而主寒热，蚕沙化浊道中清气，痛甚加片子姜黄、海桐皮者，所以宣络而止痛也。

按：此即湿门徐案，鞠通加晚蚕沙一味，取名为宣痹汤，此方取名与上焦篇四六条一方同名，是取名不当，故邓可则对此提出商榷，认为："上焦篇之痹，痹郁于气分，为病因；中焦篇之痹，湿痹于经络，为病证，其病情自不同，故用药亦各殊，虽法皆取乎苦辛通，究竟方名难以雷同，若以法同而名亦可重，则全部《温病条辨》可以数方了之矣。"上焦篇四六条即呃门某案，鞠通采二则叶案，不察方药之异，以同一名命方，是缘粗疏所致。类此情况，尚有青蒿鳖甲汤，详下。

**薏苡竹叶散：**苡仁　竹叶　白蔻仁　滑石　茯苓　川通草
【选注】

吴鞠通：汗多则表阳开，身痛则表邪郁，表阳开而不解表邪，其为风湿无疑，盖汗之解者寒邪也，风为阳邪，尚不能以汗解，况湿为重浊之阴邪，故虽有汗不解也。学者于有汗不解之症，当识其非风则湿，或为风湿相搏也。自利者小便必短，白疹者，风湿郁于孙络毛窍。此湿证热郁之症，故主以辛凉解肌表之热，辛淡渗在里之湿，俾表邪从气化而散，里邪从小便而驱，双解表里之妙法也。

按：此即湿门最后一案方，方名系鞠通所加，原案"汗多，身痛，自利，小溲全无"，叶氏立法，以淡渗为主，有开支河止自利，利小便实大便之意，鞠通改篡叶案，将"小溲全无"一症改为"身热"，后加连翘一味，为"主以辛凉解肌"说张目，并推为"双解表里之妙法"，实有背乎叶法。

**杏仁石膏汤**：杏仁　石膏　半夏　姜汁　山栀　黄柏　枳实汁

【选注】

吴鞠通：杏仁、石膏开上焦，姜、半开中焦，枳实则由中驱上矣，山栀通行三焦，黄柏直清下焦。凡通宣三焦之方，皆扼重上焦，以上焦为病之始入，且为气化之先，虽宣通三焦之方，而汤则名杏仁石膏也。

按：此即疸门张案方，方名为鞠通所定。原案是"湿热在里，郁蒸发黄"，叶氏以半夏、姜汁辛以开湿；以石膏、栀、柏寒以清热，药虽寒温互用，但寒多热少，故曰其辛寒主之。而肺主一身之气化，气化则湿化，气运则滞散，故并用杏仁与枳实，鞠通取起首两味以命方，亦命方之最简单之法。

**连翘赤豆饮**：连翘　山栀　通草　赤小豆　花粉　香豉

按：此即疸门黄案方，方名是鞠通所取。究叶氏方义，以连翘、香豉解外感温热之气，以山栀、草、豆解湿热在里之郁，是方之主体。鞠通因其原案有素积劳倦一语而牵扯《内经》"劳者温之"之说而大发议论，所注于叶案略无剖白，不足为本方注，故不予采取。

**滑石藿香汤**：滑石　通草　猪苓　茯苓皮　藿香梗　厚朴　白蔻仁　新会皮

按：此即痢门某女案方，方名系鞠通所取。叶氏此方，从淡渗利水、芳香化湿着眼，若以此法治泻，自属可取，今下利红白积滞之痢疾亦用之，是否妥当，宜加商榷。

**银翘马勃散**：连翘　牛蒡子　银花　马勃　射干　金汁

按：此即湿门周案，方名为鞠通所加，但收入《温病条辨》时，金汁被删除。此方能清解热毒，轻开上痹，对上呼吸道感染之咽痛喉闭，如扁桃体炎之类，配合甘桔汤、玄参等用之，有较好效果。

**加减银翘散**：犀角　竹叶　连翘　元参　麦冬　银花

按：此即疟门乐二九案方，方名是鞠通所取，但取名不当，因为此方立法用药，与银翘散大异，不能因为有银翘二味，就看作为是银翘散加减。究叶氏方义，因此案热多昏谵，舌边赤，舌心黄，烦渴脉弱，是邪热已入心营，而医投发散消导，已使津液受劫，故用犀角、竹叶凉血清心以透邪，合元参、麦冬滋阴生津以托邪，是本方之主体，与犀角地黄汤之药法相类同，复加银翘二味，一面清热解毒，亦冀透热转气，实为方中之辅佐。王晋三推崇之犀角地黄汤，由犀、地、翘、甘四味组成，叶氏常用此方，但每加玄参、麦冬、银花之类，即是而论，此方应称加减犀角地黄汤，至少不得竟视为银翘散之加减方。今人但用银、翘两味，便云银翘散加减，不意源头竟在于此。

**桑杏汤**：桑叶　杏仁　大沙参　象贝母　香豉　黑栀皮

**【选注】**

张秉成：此因燥邪伤上，肺之津液素亏，故见右脉数大之象，而辛苦温散之法，似又不可用矣。止宜轻扬解外，凉润清金耳。桑乃箕星之精，箕好风，故善搜风。其叶轻扬，其纹象络，其味辛苦而平，故能轻解上焦脉络之邪。杏仁苦辛温润，外解风寒，内降肺气。但微寒骤束，胸中必为不舒，或痰或滞，壅于上焦，久而化热，故以散肌表之客邪，宣胸中之陈腐。象贝化痰，栀皮清热，沙参、梨皮，养阴降火，两者兼之，使邪去而津液不伤，乃为合法耳。

按：此即燥门某案方，方名系鞠通所造，但鞠通另增梨皮一味，故张氏之注亦有梨皮。此方凉润轻清，用于温燥伤肺，干咳少痰者甚合。

**沙参麦冬汤**：桑叶　玉竹　生甘草　沙参　生扁豆　地骨皮　麦冬　花粉

按：此即燥门卞案方，方名为鞠通所加，因鞠通认为地骨皮为外感咳嗽之大忌，故定方时特将此味减去，写入加减法中，说："久热久咳者，加地骨皮"。

**翘荷汤：** 薄荷梗　连翘　生甘草　黑栀皮　桔梗　绿豆皮

按：此即燥门某案方，方名由鞠通所加。本方以轻清宣上，凉散郁火为主功，凡温邪上犯清窍而见龈胀咽痛目赤等症者，咸可取用，若燥化之证较著，见有口渴、干咳、唇燥等症时，尚可再加沙参、麦冬之类。

**青蒿鳖甲汤：** 青蒿　桑叶　丹皮　花粉　鳖甲　知母

按：此即疟门翁案方，方名系鞠通所加。鞠通在编写下焦篇时，因粗疏忘此，复取温热门王八十案方（即青蒿、鳖甲、细生地、知母、丹皮、竹叶）演为十二条，去竹叶而同样定名为青蒿鳖甲汤，此同名异方如宣痹汤然。此方鞠通有注，但青蒿领邪，鳖甲护阴云云，不合药理，故不取。要之，伏温之夜热早凉者，是热自阴来，故叶氏每以鳖甲、丹皮、生地以散血凉血破络中邪气之蕴结；复以青蒿、桑叶、竹叶以辛凉轻清以透达伏气之出外；而邪伏阴分，热多伤阴，故并用知母、花粉清热而生津，此义在翁、王两案实均同，鞠通采一案置于中焦篇，采一案置于下焦篇，真不知何所见而然。

**小定风珠：** 真阿胶　生鸡子黄　淡菜　龟板　童便

**【选注】**

吴鞠通：温邪久踞下焦，烁肝液为厥，扰冲脉为哕，脉阴阳俱减，则细，肝木横强则劲，故以鸡子黄实土而定内风；龟板补任而镇冲脉；阿胶沉降，补液而息肝风，淡菜生于咸水之中而能淡，外偶内奇，有坎卦之象，能补阴中之真阳，其形翕阖，故又能潜真阳之上动；童便以浊液仍归浊道，用以为使也。名定风珠者，以鸡子黄宛如珠形，得巽木之精，而能息肝风，肝为巽木，巽为风也。龟亦有珠，具真武之德，而镇震木。震为雷，在人为胆，雷动未有无风者，雷静而风亦静矣。亢阳直上巅顶，龙上于天也，制龙者，龟也。古者豢龙御龙之法，失传已久，其大要不出乎此。

按：此即痉厥门顾案方，方名由鞠通所定。其所注甚玄。要之原案因阴虚而厥阳上冒，血络不得凝静，故用鸡子黄，阿胶等滋阴以息风，并用童便导热下行以化瘀止血，鞠通将肠红，形瘦面青，咽喉皆痛等症删去，只留得"厥且哕，脉细劲"两句，且注文索隐流怪，入乎异端，叶氏组方之义，反不得白矣！

**连梅汤**：阿胶　小生地　麦冬　人参　川连　乌梅肉
【选注】

吴鞠通：肾主五液而恶燥，暑先入心，助心火独亢于上，肾液不供，故消渴也。再心与肾均为少阴，主火，暑为火邪，以火从火，二火相搏，水难为济，不消渴得乎？以黄连泻壮火，使不烁津，以乌梅之酸以生精，合黄连酸苦为阴；以色黑沉降之阿胶救肾水，麦冬、生地合乌梅酸甘化阴，庶消渴可止也。肝主筋而受液于肾，热邪伤阴，筋经无所秉受，故麻痹也。再包络与肝均为厥阴，主风木，暑先入心，包络代受，风火相搏，不麻痹得乎！以黄连泻克水之火，以乌梅得木气之先，补肝之正，阿胶增液而息肝风，冬、地补水以柔木，庶麻痹可止也。

按：此即暑门顾案方，方名由鞠通所造。原案开头即说"右脉空大，左脉小芤"，鞠通将此两句及有关症状删去，并将人参改写于加减法中，说："脉虚大而芤者，加人参"，如此改篡叶案，有故意作伪之嫌，子雨责其剽窃，殊非苛论。但其注仍可作为研究叶氏方之参考。

**椒梅汤**：川连　黄芩　干姜　白芍　川椒　乌梅　人参
枳实

按：此即暑门万案方，方名为鞠通所造。暑门万案与江案，用药大致相同，万案无半夏，江案有半夏而无黄芩、川椒，唯此不同。鞠通将万、江两案合编为一条，并之成一方，故《温病条辨》之椒梅汤尚有一味半夏，此方从"酸苦泄热，辅正驱邪"立法，是叶氏所自云。

**宣清导浊汤**：猪苓　茯苓　寒水石　晚蚕沙　皂荚子

**【选注】**

吴鞠通：此湿久郁于下焦气分，闭塞不通之象，故用能升、能降，苦泄滞、淡渗湿之猪苓，合甘少淡多之茯苓，以渗湿利气；寒水石色白性寒，由肺直达肛门，宣湿清热，盖膀胱主气化，肺开气化之源，肺藏魄，肛门曰魄门，肺与大肠相表里之义也；晚蚕沙化浊中清气，大凡肉体未有死而不腐者，蚕则僵而不腐，得清气之纯粹者也，故其粪不臭不变色，得蚕之纯清，虽走浊道而清气浊全，既能下走少腹之浊部，又能化湿浊而使之归清，以己之正，正人之不正也，用晚者，本年再生之蚕，取其生化最速也，皂荚辛咸性燥，入肺与大肠，金能退暑，燥能除湿，辛能通上下关窍，子更直达下焦，通大便之虚闭，合之前药，俾郁结之湿邪，由大便而一齐解散矣。二苓、寒石，化无形之气；蚕沙、皂子，逐有形之湿也。

按：本方即湿门蔡案方，方名由鞠通所加，原案是湿郁气结，小便不利，引起神昏、小腹硬满、大便不下等症，叶氏自云："用甘露饮法"，究叶氏组方之义，此症小腹硬满，大便不下，均系由小水不利引起，故先引经文作蓄水蓄血之辨，因小便不利者为无血，故断为湿郁，而治用二苓，若小便利，便是"血症谛也"，若是蓄血，则当用桃仁承气汤，此意虽不言而已跃然于纸上。故本方必小便不利而致大便不下者，投之为方合，若小便利而大便不下，岂有反用二苓淡渗之理耶？

又按：《温病条辨》之条以叶案居多，鞠通每采一案，即取一方名，故叶案裁成之治温方极多，除上所举，如三十二汤即由湿门首案裁成，桑菊饮即由咳嗽门风温数案裁成，他如加减复脉汤、竹叶玉女煎、护阳和阴汤、加减桃仁承气汤等方以及寒湿门及治疟治痢诸方，莫不皆然。但因有些并非治温病方，有些经鞠通改篡，与叶案原方已有一定出入；有些虽经鞠通取名，而对温病界影响不大，并非近人治温常用方；且为免尽录叶案裁成方，致篇幅太繁而生喧宾夺主之嫌，故仅举部分叶案裁成方以为例。

# 卷八　《温热论》评注

　　叶天士的《温热论》和《幼科要略》，均载见于华岫云等编纂的《临证指南医案》中。《幼科要略》在孟英之前，很少有人把它当做温热论著来看待；而《温热论》原载卷七集方之后，种福堂公选医案之前（据光绪年间上海龙文书局石印本），看来当时也没有把它当做一本重要的温病论著来看待。但经孟英整理，将《幼科要略》命名为《叶香岩三时伏气外感篇》，将《温热论》命名为《叶香岩外感温热论》，收入其著《温热经纬》，加以揄扬之后，就逐渐开始在医界走红。特别是《温热论》，《吴医汇讲》刻之，《医门棒喝》刻之，贮春仙馆刻之，拜石山房刻之，一刻再刻之后，声价日高，金寿山说："叶天士的《温热论》，在温病学说当中，是一部承前启后的著作，对温病学说的影响很大。"（《温热论新编》）但也有不同的意见，如谢诵穆就曾尖锐地批评说："所谓《温证论》者"（《吴医汇讲》收入时名《温证论治》）"王孟英等所视为金科玉律者也。然循其字里行间而核之，则有自相矛盾者，有混杂不清者，凌乱支离，不可卒读，不意歌讴赞美珍同瑰宝之《温证论》，乃如此不堪，彼终身由之而不疑，信之而不违者，亦事理之不可解也。"（《温病论衡》）此可说明：医界对《温热论》，认识不一，评价不同，有争论，这是客观事实。到底孰是孰非？这须进行客观的研究。但观历来诸家之注，莫不偏执一面以为释，彼之自诩叶派者，实是在造医界之门户，而门户成见，对《温热论》的客观评论，势所必然地带来了干扰，由此来看，破此藩篱，重新评注，显有必要。

　　《温热论》传本较多，华本最早、最近原貌，而唐本已有改动，唐笠山说："《温证论治》二十则，乃先生游于洞庭山，门人顾景文随之舟中，以当时所语，信笔记录，一时未加修饰，是以辞多倍屈，语亦稍乱，读者不免眩目。烈不揣冒昧，窃以语句少为条达，前后少为移掇，唯使晦者明之。至先生立论要旨，未敢稍更一字也"（《吴医汇讲》）。这话充分说明，《温热论》本是顾景文的记录稿。因非叶氏所手定，故顾氏的记录，是否都符合叶氏的原意？这本是一个须仔细研究的问题，若再"条达语句，前后移掇"，对研究《温热论》和正确理解叶氏论旨，恐弊多于利，故评注研究，当取华本为好。

《温热论》的注释，应推章虚谷为最全面，此外王孟英编《经纬》，陈光淞作《笺正》金寿山撰《新编》，以及近今之《温病学》教材，其研究也都成系统，但我认为，诸家注释，具有通病，弊端在于只着眼于叶氏的一文一句，没有把握整体、结合其医案来分析，如"温邪上受"等首文十二字，《温病学》教材说："温邪外侵，必先犯肺而出现肺卫表证"，"本条为论证温病证治的总纲。"但华岫云早就说过："此所论温邪，乃是风温、湿温之由于外感者。"姜春华先生则说："是指一病而言，叶氏在医案中并说邪从口鼻而入，后人竟以此十二字为一切温病提纲，错在后人。"华、姜诸氏之所以比吴鞠通等人来得高明，是因为华氏注释是结合了《幼科要略》中叶氏论伏温的医论；而姜氏评论结合了叶氏的温病医案，由于所见比较全面，议论也就较为中肯。作者有见于此，在将《幼科要略》中的医论按四时伏气新感为纲进行类归，并结合医案印证之后，拟再从整体着眼（有二义：一是从叶氏温病医论医案总体着眼；一是破门户之藩篱，从研究叶学之不同意见各家着眼），以评注《温热论》，此举虽初不以渡越先哲为目的，或通过趴巨人之肩头，竟能于百尺竿头进一步，若此则足快慰于吾心矣！

【原文】

温邪上受，首先犯肺，逆传心包。肺主气属卫，心主血属营，辨营卫气血，与伤寒同，若论治法，则与伤寒大异。

【选注】

华岫云：邪从口鼻而入，故曰上受。但春温冬时伏寒藏于少阴，遇春时温气而发，非必上受之邪也。则此所论温邪，乃是风温、湿温之由于外感者也。

柳宝诒说：历代医家论温，均附于伤寒篇中，所论者，皆伏气发温之证，名之曰类伤寒，从未有专论暴感之温邪者。自叶天士《温热论》出，首用辛凉，而暴感之温邪，始有一定之证治矣。

夫内伏者，由冬时受寒，邪伏于肾，至春则寒邪化热，乘阳气上升而出，此伏气发温之原也。外感者，乃春时风温盛行，邪袭于肺而发，此外感温病之原也。受病既殊，则治病亦异，论治者必须分析清楚，庶使后人可以遵循施治，乃观其篇首所云："温邪上受，首先犯肺"二句，既实指外感温邪而言，而又未将暴感与伏气两层提清眉目，若谓温邪只有此一种者，致后来医家囿于叶氏之论，混称温邪初起，只用辛凉一法，设有以伏气发温告者，彼且茫然不知为何病，谓非叶氏此论，有以作之俑者。

虽然，叶氏之论，正不可谓其概无足取也。夫暴感温邪，即春令风温之邪也，以伤寒温散之法治之，固不相宜，即以伏温清托之法治之，亦多不合，叶氏倡轻清之论，立辛凉之法，使后人于暴感温邪之证，有成法可循，其功正复不少，宜乎吴鞠通、章虚谷辈，为之极口称扬而不置也。而愚则更有辨者，设叶氏于温邪犯肺之后，但列外感之证，如咳嗽头痛诸候，则后人读之，犹得谓叶氏此论专指暴感而言，不至与伏气相混也，而不谓其下文有"逆传心包"一语，竟将伏气之病，混入其中，而不自觉其过也。

盖邪传心包之证，皆因伏温蕴热过重，有热壅肺胃，由肺胃熏蒸而陷入者，有热不外达，经由阴经陷入者，是乃伏温中至重之证。若暴感风温，由外入内，最重者，不过郁于营络，发为斑疹喉病而已，未必有蒙陷心包之重候也。自叶氏以此语扭合于暴感之中，于是后人愈不识有伏温之病，即见有蒙陷痉闭诸险证，亦不知其邪从内发，而概以叶氏"逆传心包"一语为词，病源既混，则治法焉能丝丝入扣。

夫温邪为时邪中最重之证，叶氏此论，为习医者初起必读之书，丝毫含混，性命所关，是不可以不辨。

谢诵穆说："（温邪上受，首先犯肺，逆传心包）此十二字者，仅为犯肺温病之纲领，决不能包括湿温等胃系温病，以肺系温病之纲领，兼统胃系之温病，谚所谓张冠李戴，泾渭不分也。"又说：叶氏所谓温病，乃包含肺胃两系而言（即温疫不在内，亦有两系可分），研究温病者，于温病之初起，但注意叶氏之肺之一系，而忽略其胃之一系，实为大误。

**【按语】**

自鞠通作俑，倡"凡病温者，始于上焦，在手太阴"之说后，近人多谓"温邪上受"等十二字为一切温病之提纲。殊不知华氏早说过，此所论乃指风温、湿温之由于外感者。金寿山说华氏的解释很明白，"本篇所讲的温病是新感温病"。司今之治温病之学者，竟连这一事实也不承认。谢氏认为温病有肺胃两系，风温是肺系温病，湿温是胃系温病，肺系温病由鼻入而犯肺，胃系温病由口入而犯胃，肺胃明分二路，不可混而不分。我们研究叶氏温病之学，不能光看一文一句，应该有一个全面的观点，叶氏温病医案中，确有"风温上受……肺受热灼"，"口鼻吸入温邪，先干乎肺"，"暑必夹湿……从鼻吸而受，必先犯肺"这些话；但也应看到另一些诸如"热秽由清窍入，直犯募原"，"吸受秽邪，募原先病"，"时令湿热之气，触自口鼻，盖由募原以走中道"等的话，如能这样看，以十二字为一切温病提纲的错误是相当明显的，因为综叶氏医案医论而观之，叶氏本意并不以十二字为一切温病提纲，所以姜氏说是"错在后人。"柳氏将温病分为伏温新感二类，说后人茫然不知伏温为何病，乃叶氏"十二字"此论之作俑。这显然也是把《温热论》这叶氏论温之部分内容当作了叶氏温热学说之全体，倘柳氏能综《幼科要略》中的一些医论观之，也当不致作如此之评论，因为将温病分为伏温新感，此正叶氏论温之大纲。

至于说"辨营卫气血与伤寒同"，只能作这样理解：仲景之《伤寒论》，其辨伤寒，有辨卫气营血的方法；叶天士的《温热论》，其辨温病，也有辨卫气营血的方法，这一点是同的。但仲景的营卫气血四层，营卫浅，气血深，其由轻而重。的顺序应是卫→营→气→血；而天士的四层，卫气浅，营血重，其由轻而重的顺序乃是卫→气→营→血。天士心目中，由卫而气而营而血，逐步深入，谓之顺传，若由卫分而直入营血，谓之逆传。所以，我认为，说伤寒温病治法大异而辨卫气营血之方法同，理论上难以成立，笔者对此曾有专文详论[35]，文附书后，此不复赘。

关于治法大异作何理解，说详于后。

【原文】

盖伤寒之邪，留恋在表，然后化热入里，温邪则热变最速。未传心包，邪尚在肺。肺主气，其合皮毛，故云在表。在表初用辛凉轻剂。夹风则加入薄荷、牛蒡之属；夹湿加芦根、滑石之流。或透湿于热外，或渗湿于热下，不与热相搏，势必孤矣。

【选注】

周学海：按伤寒从毛窍而入，温病从口鼻而入二语，世莫不奉为定案矣。其实二者亦皆互有，而总以从毛窍入者为多，南人中焦湿热素盛，一感温邪，即表里合一，遂以全从口鼻而入，亦不察之甚也。若果尽从口鼻而入，何以治法中有汗法乎？

陆平一：外邪伤人，或袭皮毛，或入口鼻，皆受自表也。近人强指温病，必从口鼻入，一若分疆划界，温气必不许从皮毛入者，未免可笑。

金寿山：本节首先说明伤寒与温病治法所以大异的理由。伤寒与温病，虽在初起之时，同见表证，但因受邪的性质不同，所以治法也异。伤寒是受寒邪，寒邪之转化为热，必须经过一段时间，所谓"留恋在表，然后化热入里"，当其在表之时，应该用辛温散表；温病是受温邪，性质本来即属于热，所以化热最快，虽见表证，只宜辛凉轻剂。伤寒与温病治法之异，主要在初起见表证之时。至于化热之后，都应该凉解，出入就不大了。

伤寒与温病这两大类疾病，治法固有不同；统属于温病一类内的疾病，治法亦有小异。如夹风则加入薄荷、牛蒡之属；夹湿则加入芦根、滑石之流。其中药品不过举例而言，不必受其限制。但治风之法则，为透风于热外，而透风于热外，实际上即是辛凉解表，与温病初起基本治法原无二致；治湿之法用甘淡驱湿，是指以温邪为主，又夹湿邪之治法，故用芦根、滑石之流，利湿而不伤阴，同时使湿与热不致相搏，则热势亦孤立而易解。

**【按语】**

自王安道之后，一部分研究外感热病之学者，大倡寒温治法大异之说。为什么大异？据说病邪不同（一为寒邪，一为温邪）、伤人不同（温邪伤阴、寒邪伤阳）、传入途径不相同（温邪自口鼻入，寒邪自皮毛入）、传变途径也不同（温邪从上而下，寒邪从下而上）。但周、陆诸氏，认为温邪也可从皮毛入，寒邪也可从口鼻入，二者亦皆互有。而我认为，寒温之判，在症状不在病因，除了感寒受冷诱因之有无，并不存在传入传变异路、伤人性质不同的问题，因为中医对病因的判断，用的是从果溯因法，如同样的上呼吸道感染病人，如初起时寒重热轻、无汗苔白，就可说是伤寒；如初起即热重寒轻（或无寒）、有汗舌红，就可说是温病。因为证异，治相应而异。这是对的，但因此而猜测感邪途径、传变规律等都对立，其实并不符合事实，所以金氏说治法之异，主要在初起见表证时，化热之后，出入就不大，这显然是说寒温之治，并无大异，陶节庵等人，也都是这个观点，从临床来看，这是比较符合实际的。

笔者经验：感证初起，寒象明显而尚未发热时，自应辛温解表，但寒罢之后，多见发热，张锡纯治伤寒，主张于麻黄汤中加知母，这种先机发药的措施，就截断逆转、提高治效来说，很值得参考。如并无表寒，只见发热，应辛凉清热，如石膏之类，不必轻剂，但酌加辛凉轻剂，如薄荷、牛蒡之属，可使清中有透，的是善法。我绍地处卑湿，外感夹湿最多，加芦根、滑石之流，使湿热不致搏结，这都是经验之谈。

## 【原文】

不尔，风夹温热而燥生，清窍必干，谓水主之气，不能亡荣，两阳相劫也。温与温合，蒸郁而蒙蔽于上，清窍为之壅塞，浊邪害清也。其病有类伤寒，其验之之法，伤寒多有变症，温热虽久，在一经不移，以此为辨。

## 【选注】

章虚谷：此言风热两阳邪，劫其津液，而成燥渴，其因各不同，则治法迥异也。至风雨雾露之邪，受于上焦，与温邪蒸郁，上蒙清窍，如仲景所云，头中寒湿，头痛鼻塞，纳药鼻中一条，虽与温邪蒙蔽相同，又有寒热不同也。

凌嘉六：温热夹风为风温，夹湿为湿温，此宜分别。春夏之交多风温，夏秋之交多湿温。夹湿大便溏、小便不利；夹风则头痛、恶风或口燥。

周学海：伤寒亦有不传经者，但传经者多；温病传经者少。所以然者，寒邪为敛，其入以渐，进一境即转一象，故变证多；温邪为开，重门洞辟，初病即常兼二三经，再传而六经已毕，故变证少也。

## 【按语】

"温与温合"，唐本、王本均作"湿与温合"，所以陈光淞说："此条明风温湿温俱有清窍干塞，分析言之，恐人以伤寒之法误治，尤恐以湿温之浊邪害清，与风温之两阳相劫混治也。"凌嘉六之说也是如此。但我认为，风为阳邪，温邪上受，风夹温热，两阳相劫，邪从燥化，最易伤津劫液，这进一步说明了"温邪化热最速"的原因。温甚即火，风火两邪俱有易害空窍之特性，因邪热蒸郁而蒙蔽于上，清窍壅塞，呼吸不畅，这种情况在小儿上呼吸道感染（下简称上感）高热时很为常见，上感高热，只要撤热有力、酌佐宣透并顾护阴津，是很少种种传经变证的，仲景的伤寒所赅广、病种多，变证自然也多，叶氏的风温主要指上感发热，此证除了在稚阴稚阳之体的小儿，有时因撤热不力，可并发肺炎，产生逆传心包的变证，一经很少传经，所以说："伤寒多有变症，温热虽久，在一经不移，以此为辨。"历来注家之于本条，实有二误，一是误论一病之言为指一切温病说，如按照周学海的说法："在一经不移"就变成了一切温病的特点，医者竟可以此来作为与伤寒辨别的依据，这显然不合事实，所以《温病学》(高校教材) 说："证之临床实际并非如此。温病初起即兼二三经证候的究属少数，即使有初病即兼见几经证候，甚至在传变上有'六经已毕'的情况，那也不能说是变证少而倒是变证多。因此，周氏这段解释的理由是不充分的。"周氏之说固然理由不充分，但如不明叶氏语系指一病言，对一经不移之说，学人如冻蝇钻纸，是一世不得出头的。我认为从开首到此，叶氏都在讲上感发热的证治，前言夹风、夹湿，无非是要人注意上感发热病人有燥化湿化两途，夹湿的要"渗湿于热下，不与热相搏"，燥生的要"先安未受邪之地"。陈光淞等人说此条是言风温、湿温俱有清窍干塞，这是因所据本"温与温合"为"湿与温合"而望文生义地解释，这是第二误。

**【原文】**

前言辛凉散风，甘淡祛湿，若病仍不解，是渐欲入营也，营分受热，则血液受劫，心神不安，夜甚无寐，或斑点隐隐，即撤去气药。如从风热陷入者，用犀角竹叶之属；如从湿热陷入者，犀角、花露之品。参入清热凉血方中。若加烦躁，大便不通，金汁亦可加入。老年或平素有寒者，以人中黄代之，急急退斑为要。

**【选注】**

谢诵穆：叶氏以辛凉轻剂治犯肺之温病，寻常感冒，或足以了之，若肺胀 (此处以肺胀代肺炎) 则轻剂无能为力，故陆九芝曰："果如其说，则所称温热者，不过小小感冒，即俗所谓小风热小风温，如目赤颐肿喉梗牙痛之类，却只须辛凉轻剂，其病立愈，然何以不出数日，遽入心包，为一场大病，以至于死，若不数日而病即入心，即可死者，则必非如其所说只须轻剂之辛凉，且何以如其所言，不即愈于辛凉之轻剂耶？"盖可以辛凉之轻剂愈之者，不过如九芝先生所说之小风热小风温，而辛凉轻剂所不能愈者，则肺胀之类也。以轻剂统治一切，此叶吴之所以流毒于无穷也。

陈光淞：于按营分受热，至于斑点隐隐，急以透斑为要。透斑之法：不外凉血清热，甚者下之，所谓炀灶减薪，去其壅塞，则光焰自透。若金汁、人中黄所不能下者，大黄、元明粉亦宜加入，在学者见证施治，神而明之。细玩烦躁大便不通之语，自得之矣。

**【按语】**

用辛凉轻淡之剂统治一切温病初起，并倡"上焦如羽，非轻不举"、"用药极轻清极平淡者，取效更捷。"是否合理？是否事实？我看很值得结合临床来考察研究，中医重视辨证，但也不能不讲究辨病，如果病是寻常感冒，即陆氏所说的小风热小风温（此病古人不称为温病，是叶氏阑入温病中，谢氏对此有批评，谓叶氏为混淆温病名实之祸首，但温病之名，有沿有革，现上感发热之类作温病看，亦已约定俗成，不必循寻古义，加以非之），用桑叶、薄荷、牛蒡、银花之类，是合适的。如果病是肺痹、肺胀，石膏、麻黄、黄芩、瓜蒌之类，当用则用，不可迁执"非轻不举"、"治上犯中"之说而犹豫。如果是脑膜炎、肠伤寒之类，也因其初起而倡用辛凉轻剂，则轻描淡写，难以截断逆转，而必有入营入血，步步加重之转归。病情加重，药随证转，是必要的，但诚如九芝所说："是作者，是欲以所用轻剂愈人之病也，似又欲以所用犀角愈人之病也，乃用其所谓轻剂，而病不解，渐欲入营，血液受劫，心神不安，斑点隐隐，即随其所用不言何物之轻剂次第而来，然则用轻剂而液受劫者，轻剂不可用矣，用其所谓犀角而斑出热不解，胃津告亡，肤冷至一昼夜，仅仅未成脱证，亦即随其视同花露之犀角次第而来，然则用犀角而津告亡者，犀角又不可用矣。"如果能摒弃门户之见，我认为陆氏的话是值得思考的，用了药病不好，就要考虑药法的合理性，不能认为治温病初起必循银翘、桑菊轻清之法，用了不效再相继用竹叶、花露、犀角、金汁，再不效再用至宝、牛黄、紫雪"三宝"，好像天然节奏，由轻到重，只能如此，以前"防其医"之诮，即是不满于此而出现的。姜老曾说截断逆转是时代的要求，我说不断探索更有效的疗法是医者之天职。我们学习叶氏治温病经验的同时也要吸取叶氏的教训，如果经验教训不分，把《温热论》当做温病治疗学发展之顶峰，这就难以令人苟同了。来者治学，应善于继承，应具辨识能力，而决不能拜倒在古人之脚下。

**【原文】**

若斑出热不解者，胃津亡也，主以甘寒，重则如玉女煎，轻则如梨皮、蔗浆之类，或其人肾水素亏，虽未及下焦，先自傍徨矣，必验之于舌，如甘寒之中，加入咸寒，务在先安未受邪之地，恐其陷入易易耳。

**【选注】**

章虚谷：尤拙吾曰：芦根、梨汁、蔗浆之属，味甘凉而性濡润，能使肌热除而风自息，即《内经》风淫于内，治以甘寒之旨也。斑出则邪已透发，理当退热，其热仍不解，故知其胃津亡，水不济火，当以甘寒生津。若肾水亏者，热尤准退，故必加咸寒，如元参、知母、阿胶、龟板之类，所谓壮水之主以制阳光也。

吴锡璜：按营、气俱病，热甚者尚有犀角地黄合白虎法，不止白虎加地黄汤也。地黄合白虎为清热滋液起见，津枯甚者，必加入生梨叶、生蔗浆同服，尤为速效。

**【按语】**

斑出热不退要考虑到两个方面，一是邪尚盛而未衰；一是阴已伤而正亏。因为先前用了竹叶、犀角、花露之类，叶氏重点考虑到了津亡，开始用清热养阴之法，我认为根据"有是证用是药"的原则，这时护津救阴，"先安未受邪之地"确实是必须顾及了。但也要问一问，津因何而伤？此时热尚炽、邪尚盛，说明先前撤去气药而用竹叶、犀角之类的药法是否合理值得怀疑，按我的临床经验，气营同病者清营凉血药要用，气药则不必撤，如清气凉营用了不效，在考虑热必伤阴，正虚不支的同时，仍要继续用撤热攻邪之药。陆九芝说邪热伤阴，势如奔马之时，光靠滋阴不解决问题，这个意见有其合理的一面。"实其阴以补其不足"的养阴制阳法对实热证，和邪实正虚证不可太拘泥，用药思路要广拓，"斑出热不解"时，养阴清热固不可再忽视，但清气透邪，仍须重视。就好像热盛阴伤的感染高热病人。不能光靠输液加退热药而仍要积极用抗生素，实是同样的道理。

**【原文】**

若其邪始终在气分流连者，可冀其战汗透邪，法宜益胃，令水与汗并，热达腠开，邪从汗出。

**【选注】**

章虚谷：邪在气分，可冀战汗。法宜益胃者，以汗由胃中水谷之气所化，水谷气旺，与邪相并而化汗，邪与汗俱出矣，故仲景用桂枝治风伤卫，服后令啜稀粥，以助汗出。若胃虚而发战，邪不能出，反从内入也，故要在辨邪之浅深；若邪已入内，而助胃，是助邪反害矣。故如风寒温热之邪，初在表者，可用助胃以托邪；若暑疫等邪，初受即在募原而当胃口，无助胃之法可施，虽虚人亦必先用开达，若误补，其害非轻也。

陈光淞：此明邪之由卫而气，不传营者之治法。大凡温邪入里，分为两途：心包与阳明。其治法不离乎斑、汗、下。传心包者即伤营血，伤营血者必发斑，透斑为治；入阳明者属胃与肠，必致成里结，成里结者可下；若未入里，流连气分者，则属三焦。在上焦者，可冀其战汗而解，法宜益胃……益胃之法，如《温病条辨》中之雪梨浆、五汁饮、桂枝白虎等方，均可采用。热盛者食西瓜、战时饮米汤白水，所谓令水与汗并，热达腠开，得通泄也。

**【按语】**

发热病人往往在药物作用下或自身调节下通过一身大汗而得热退身凉，而胃为营卫生化之源，如胃津不充，就难以得汗，说得简单点，欲得汗出热退，须得汗有来源，发热病宜多饮白开水，就是这个道理。因热邪易于伤津，故西瓜、白水、米汤、雪梨等瓜果，食之以培汗源，最为适宜。据《温疫论》

记载："人感疫，发热烦渴，思饮冰水，医者禁服生冷甚严，病者苦索不予，遂至两目火并，咽喉焦燥，昼夜不寐，目中见息，病人困剧，自谓得冷水一滴下咽，虽死无恨，于是乘隙匍匐窃取井水一盆，置之枕旁，饮一杯，目顿清亮，二杯鬼物潜消，三杯咽喉声出，四杯筋骨舒畅，不觉熟睡，俄而大汗如雨，衣被湿透，脱然而愈。"类此医案与服桂枝汤啜粥汤之古法，就是叶氏热病可冀战汗透邪说之源头。魏玉横说："脉象忽然双伏，或单伏，而四肢厥冷，或爪甲青紫，欲战汗也，宜熟记之。"这是护理观察病人中得来的经验之谈，足资参考。

**【原文】**

解后胃气空虚，当肤冷一昼夜，待气还自温暖如常矣。盖战汗而解，邪退正虚，阳从汗泄，故渐肤冷，未必即成脱证，此时宜令病者安舒静卧，以养阳气来复，旁人切勿惊惶，频频呼唤，扰其元神，使其烦躁。但诊其脉虚软和缓，虽倦卧不语，汗出肤冷，却非脱证。若脉急疾，躁扰不卧，肤汗大出，便为气脱之证矣。更有邪盛正虚，不能一战而解，停一二日再战汗而愈者，不可不知。

**【选注】**

章虚谷：战解后肤冷复温，亦不可骤进补药，恐余邪未净复炽也。至气脱之证，尤当细辨。若脉急疾，躁扰不卧，而身热无汗者，此邪正相争，凶吉判在此际：如其正能胜邪，却即汗出身凉，脉静安卧矣；倘汗出肤冷，而脉反急疾，躁扰不安，即为气脱之证；或汗已出而身仍热，其脉急疾而烦躁者，此正不胜邪，即《内经》所云"阴阳交，交者死也"。

王孟英：益胃者，在疏瀹其枢机，灌溉汤水，俾邪气松达，与汗偕行，则一战可以成功也。

周学海：邪虽在气，必以津浮之使出，故须邪与汗并，方能与汗俱出，亦须津能浮邪，始能邪与汗并也。

凌嘉六：用药宜石斛、麦冬、花粉、橘白、谷芽、茯神、甘草等类以清热养胃，或不服药，竟与清粥饮亦可。

吴锡璜：按汗出肤冷，热病解后此候尽多，甚至有如寒厥者，但其脉必虚缓，精神必安舒。粗工不识，误认亡阳，妄投温补者往往或有。误药变证蜂起，每归咎前医之过用寒凉，一误再误，转治转剧，以至于死。而真能治病识病者，反至受谤，余因阅历，备尝其苦，安得病家尽有医学知识，遇此症绝不慌张者乎？

**【按语】**

外感高热病人，用了解热药，或仅多补充水分，有时可出一身透汗后而热解，热解之后要防复热。这时治疗，一是不能因汗后正虚，骤进温补，恐余邪复炽；二是在清养胃阴的同时仍要续用清透药以继续清肃余邪，以冀巩固。凌氏所说的一些药，对热退阴虚，外邪已尽者的调治是合适的，但清透祛邪药常宜继进，不可骤撤。从以上所选诸家之说来看，前人对热病的战汗而解的观察十分仔细，都可取资参考。至于叶氏所说的"躁扰不卧，肤汗大出"的气脱亡阳现象，在外感高热阶段从未见到，故仅可视为两种不同情况的鉴别，不宜认为高热得战汗解后有这样的两种转归。

**【原文】**

再论气病有不传血分，而邪留三焦，亦如伤寒中少阳病也。彼则和解表里之半，此则分消上下之势，随证变法，如近时杏、朴、苓等类，或如温胆汤之走泄，因其仍在气分，犹可望其战汗之门户，转疟之机栝。

**【选注】**

凌嘉六：分消等法是三焦湿温之治，而于风温不合，恐反泄津液致燥也。前条益胃透邪的是治风温在气分之法。《内经》谓三焦主气所生病者，故三焦气分可以互称，无二义也。

分消主淡渗，益胃主甘凉。

陈光淞：温胆汤方用半夏、陈皮、茯苓、甘草、竹茹、枳实。半夏能化痰行水，发表开郁；陈皮能理气燥湿。导滞消痰，为宣通气分之药；茯苓渗湿；甘草入凉剂能泻邪热；竹茹除上焦烦热；枳实破气行痰，止喘消痞，均属宣导之品，所以谓之走泄也。

金寿山：叶氏以伤寒温病对待立论：伤寒从横看，治宜和解表里为主；温病从竖看，治宜分消上下之势为主。由于三焦为表里之气升降出入之道路，证亦变化多端，必须细察邪气之属性不同，或病人之体质有异，辨证论治。叶氏原文用杏、朴、苓分消，适宜于湿温等证，因为湿热淹缠，宜芳香化湿，章虚谷所谓不可用凉药遏之；王孟英补充用栀、芩、姜、苇，适宜于风温等证，因为风温流连，宜轻清化气，不可用香燥之药，促使化燥伤津。在病机上虽然同属邪留三焦，而用药之所以不同，其理就在于此。所以叶氏提出"随证变法"四字，实为全章眼目。如证见温邪夹湿留恋三焦，寒热起伏、胸闷、腹胀、溲短、舌腻，宜用分消走泄等法，如杏、朴、苓、温胆等方，证见风温留连气分，身热不退、咳嗽不爽、舌黄溲赤，宜用展气化以轻清，如栀、芩、蒌、苇等味，证见邪伏募原，寒热如疟，胸膈满闷，舌白如积粉而滑，四边色红，宜用开达募原之法，如达原散；证见半表半里，寒热往来，胸胁苦满，心烦、口苦、喜呕、脉弦细、舌白或黄，宜用和解清利之法，如小柴胡汤、蒿芩清胆汤，都是随证变法的例子。但开展气机、达邪外出之理则同。用此等法，可能得一次战汗或畅汗，邪从汗出，病就此顿解；也可能转成疟状，病情逐渐减轻以至痊愈。

**【按语】**

医界之注《温热论》，有两个最大的弊病，其一是眩于叶氏大名，简直把此看为天书，字字珠玑，句句真理，所以认为风温、湿温，只要仍在气分，"犹有战汗之门户，转疟之机栝。"我则认为，外感高热，确有战汗之机栝，湿温此病，决无转疟之可能。大概个别湿温（肠伤寒）病人，缠绵难愈，复感疟疾之后，病反好了起来，叶氏遂认为湿温转疟、由重变轻，也是一种机栝，实则是一种错误认识，对临床实践没有指导意义。对此我曾有专文质疑，文附书末[⑳]，此不复赘。

其二是总以为《温热论》是就一切温病说，所以认为，风温有战汗之门户，湿温有转疟之机栝，然则请问：湿温究指何病？如说相当于西医的肠伤寒，则肠伤寒是决不会转疟的。以前确有些医家认为叶、吴所说的湿温病是肠伤寒，但用杏、朴、苓等类，温胆汤、三仁汤诸方，实效不佳，走了好长时间弯路，但多数人至今不悟，仍奉其法为圭臬。我则认为叶氏此条很可能是就胆囊炎、胃炎之辨证属湿热者说的。杏朴苓、温胆汤、三仁汤之类方，从临床来看，治胃病湿阻、胆囊炎都有一定效果，但此类病本不属温病，叶氏因类此病亦可见发热，遂因其发热而悉阑入到温病之范畴，故谢仲墨曾有"叶氏为混淆温病名实之祸首"之批评，但温病名实，难免有沿有革，现则约定俗成，不必再纠缠其名实之原义。

**【原文】**

大凡看法，卫之后方言气，营之后方言血，在卫汗之可也，到气才可清气，入营犹可透热转气，如犀角、玄参、羚羊等物，入血就恐耗血动血，直须凉血散血，如生地、丹皮、阿胶、赤芍等物，否则前后不循缓急之法，虑其动手便错，反至慌张矣。

**【选注】**

姜春华：《温热论》说"前言辛凉散风，甘淡驱湿，若病仍不解，是渐欲入营也。"既然用了辛凉散风，甘淡驱湿，病应该好转，非唯不见好转，反欲入营，是药没有对病起作用。章虚谷《医门棒喝》替他解释说："吴人气质薄弱，故用药多轻淡，是因地制宜之法，与仲景之理法同，而方药不同，或不明其理法，而但仿用轻淡之药，是效颦也。或以吴又可为宗者，又谓轻淡如儿戏不可用，是皆坐井论天者也。"王孟英《温热经纬》认为"上焦温证，治必轻清，天士独得之心传。"我们看清代许多名医医著，治疗温病（包括湿温），险证百出，令人惊心动魄，其效果之所以不佳者正受此老之教，清淡如儿戏。近年来由于中西医结合，医疗有了新的发展，如治大叶性肺炎用鱼腥草、鸭跖草之类清热解毒，不用卫分、气分之说而疗效很好。过去肠伤寒用银翘、桑菊、三仁等效果较差，有人也不按卫分，气分治，开始即用大黄、黄芩、黄连，疗效亦高。出血热，一开始就用大苦大寒，疗效亦好。

《温热论》又说："大凡看法，卫之后方言气，营之后方言血……"。当病之开始用药得力，即可阻遏病势，或击溃之，不必等"到气才可清气"，不必到后来用犀角、羚羊，因为开始用辛凉轻剂，错过了治疗机会，如果能及早用些真能"治病"之药物，则病可早愈，大可不必受"前后不循缓急之法，虑其动手便错"的警戒！

金寿山说：卫气营血，是叶氏对于温邪进入人体地位深浅的看法。它们可以标志邪气浅深的层次，而不能竟看作传变的规律。固然，一般温病，多由卫分开始，渐次内传，但卫气营血的界限，不可能划分得很明显，传变又不是刻板一律，所以又有顺传逆传之区别。至于伏气温病，自里出表，乃先从血分而后达于气分，传变就更不规律。

吴锡璜：治温热病虽宜用凉解，然虑其寒滞，宣透法不可少。

又说：伏气病将发未发时，类多舌绛，发热后，衄血者甚多，由营分而达于气分，即此可知。

又说：病由营发，益忌辛燥风药。至肢冷脉伏，在阅历未深者，遇此未免慌张。然既舌绛，又属热深厥深，以热度表试之，肢虽冷而热度亦高，开手即宜大剂清营，方免贻误。

**【按语】**

对本节文字，王孟英、章虚谷，陈光淞等人都曲为粉饰，说从卫→气→营→血发展，是温病的规律，但孟英也承认"伏邪与新邪先后不同"，"（伏邪）如抽蕉剥茧，层出不穷，不比外感温邪，由卫及气自营而血也。"金寿山也说伏温先从血分而后达于气分。吴锡璜则说温病有由营而发者。实际上，卫气营血作为人体部位浅深看是可以的，但温病初发，可以先见卫分证，可以先见血分证，也可以先见营分证或气分证，又因为四层界限不能分划得很清，所以，也可以一开始就见气营两燔，或竟卫分证与血分证并存，这在有临床经验者自知之。如温病初起先见卫分证，随之见气分证，继而又见营分证，最后见血分证，这可视为病情由轻变重，变重说明治法没有起截断逆转的作用，要检讨用药的合理性，借以探索更有效的治法，如认为在卫不能用气分药，到营就须撤气分药，这就大错而特错。

**【原文】**

且吾吴湿邪害人最广，如面色白者，须要顾其阳气，湿胜则阳微也，法应清凉，然到十分之六七，即不可过于寒凉，恐成功反弃，何以故耶？湿热一去，阳息亦衰微也；面色苍者，须要顾其津液，清凉到十分之六七，往往热减身寒者，不可就云虚寒，而投补剂，恐炉烟虽灰，中有火也。须细察精详，方少少与之，慎不可直率而往也。又有酒客里湿素盛，外邪入里，里湿为合，在阳旺之躯，胃湿恒多；在阴盛之体，脾湿亦不少，然其化热则一。热病救阴则易，通阳最难，救阴不在血而在津与汗，通阳不在温而在利小便，然较之杂证，则有不同也。

**【选注】**

章虚谷说：六气之邪，有阴阳不同，其伤人也，又随人身之阴阳强弱变化而为病。面白阳虚之人，其体丰者，本多痰湿，若受寒湿之邪，非姜、附、参、苓不能去；若湿热亦必黏滞难解，须通阳气以化湿，若过凉则湿闭而阳更困矣。面苍阴虚之人，其形瘦者，内火易动，湿从热化，反伤津液，与阳虚治法正相反也。

王孟英：风寒燥湿，皆能化火，今曰六气之邪有阴阳不同，又随人身之阴阳变化，毋乃太无分别乎？至面白身丰之人，既病湿热，应用清凉，本文业已明言，但病去六七，不可过用寒凉耳，非谓病未去之初不可用凉也。今云与面苍形瘦之人治法正相反，则未去六七之前，亦当如治寒湿之用姜、附、参、术矣。阳奉阴违，殊乖诠释之体。

吴锡璜：按此先生之慎重用药也。清凉虑损阳，补剂则助火，病机到此，惟有育阴略佐温运透湿，为善后妙法。

陈光淞：叶氏此论，实专为湿温而发，故自此以下，皆言湿温……夫温邪为病，不外夹风夹湿两途。然风温热变虽速，但能辛凉透解，清热养阴，不失卫气营血先后之序，便无他误。至于湿温，则所感之气最杂，湿多热多，治法迥异，化热化燥，传变无定。清热太过，留湿致困，养阴不当，反成蒙蔽，见证施治，用药最难。故于此特揭其旨，以示学者，能即此而求之，则虽病情万变，治法不离其宗，于治湿温之术，思过半矣。

**【按语】**

从以上诸家注释来看，各人见解，多有不同。其是非姑不论，我认为以下几点，当不应有异议：①温病有夹风夹湿两途，本条根据"吾吴湿邪害人最广"的地理特点，重点讲温病夹湿者的治法，陈氏说"叶氏此论，实专为湿温而发"，但核稽原文，只有"湿热"字样，并无"湿温"之名，"湿热"是指温病夹湿者言，非专指湿温病，陈氏之说，只是他个人之见解。②湿邪有寒化热化两途，本条言湿与热合之治法，与寒湿之当用温化者无涉。章氏牵引无涉者诠释，故招致了孟英的不满。③湿与热合，叶氏说"法应清凉"，实是指清化言。④用清化法治湿热证宜顾及体质，素体阳虚者，用清化法不可过凉，否则恐有伤阳损胃之虞；素体阴虚者，也不能过用清化，而须顾及其津液，但不能因邪退热减，便云虚寒，若遽投温补，又有余灰复燃之虑。这是叶氏治温病时因地因人制宜的经验之谈。⑤不论阳旺、阴盛，不论胃湿、脾湿，既然湿与热合、邪从热化，就须例用清化，温病若非热与湿合，苦寒可以坚阴、甘寒可以滋阴，治法比较简单，故云"救阴则易"，"则"字别本作"犹"、"犹"字较"则"活相；湿邪若从寒化，寒凝气滞，例用温通，治亦单一，今湿从热化，不能用温通治寒之常法，故云"通阳最难"；热邪易伤津阴，故救阴不在补血而在生津以培汗源；湿热蕴遏阳气，故通阳不在温而在淡渗利小便，这是治温病湿与热合者与治杂证之不同处。

又按："阳息"之"息"当属衍文。别本无"息"字。

**【原文】**

再论三焦，不得从外解，必致成里结，里结于何？在阳明胃与肠也，亦须用下法，不可以气血之分，就不可下也。但伤寒热邪在里，劫烁津液，下之而猛，此多湿邪内搏，下之宜轻。伤寒大便溏为邪已尽，不可再下，湿温病大便溏，为邪未尽，必大便硬，慎不可再攻也，以屎燥为无湿矣。

**【选注】**

章虚谷：胃为脏腑之海，各脏腑之邪皆能归胃，况三焦包罗脏腑，其邪之入胃尤易也。伤寒化热，肠胃干结，故下宜峻猛；湿热凝滞，大便本不干结，以阴邪瘀闭不通，若用承气猛下，其行速而气徒伤，湿仍胶结不去，故当轻法频下。如下文所云小陷胸、泻心等，皆为轻下法也。

吴锡璜说：按伤寒大便溏，虽栀子豉汤亦所禁用。若温病之大便秘，宜大剂清解，至气机通畅以后，仍下胶粪而不干结，且黏臭异常，切不可以粪溏而谓中虚。

金寿山：湿热为病，初起原有胸脘痞闷，甚则腹部胀满疼痛，不可误认为里结阳明，轻用通下。鉴别之点，主要在于验舌，黄而燥，黄而浊，有根有地，湿热里结在胃可用苦泄；黄甚，黄如沉香色，灰黄色，老黄色，黄燥而有裂纹，湿热里急在肠皆可下之。若未见此等舌，虽有胸腹或满或胀或痛，甚或大便秘结仍是湿热未结之象，不宜用此等法。总之，湿热已结用苦泄或通下，未结用开泄，是二个有原则性出入的法则，不可不知。

**【按语】**

此三焦非上中下之三焦而是六经之三焦，六经之三焦有经证腑证之分，经证宜和法以使邪从外解；腑证宜通法以使邪从下解，下法必假道于胃肠。伤寒热劫津液，里有燥矢，故宜急下存津，如大小承气之类；此为湿热蕴结三焦之腑，不过假道胃肠下之，目的是地道一通，胆腑压力减轻，蕴结之湿热易得化解，故下之宜轻，如大柴胡汤之类。"伤寒大便溏，虽栀子豉汤亦禁用"，吴氏之说甚是。湿热蕴结胆腑者若大便溏，为湿热之邪未尽，仍可下之，唯宜轻下而已。若多次轻下，大便转硬，当防下后伤津，故慎不可再攻，我认为本条文字，似是指胆囊炎湿热蕴阻者而言，以上诸家之注，虽足资参考，但没有考虑是指三焦腑证（似为胆囊炎）言，故有泛泛之嫌。"湿湿病"当是"湿温病"之误。

**【原文】**

再人之体，脘在腹上，其地位处于中，按之痛，或自痛，或痞胀，当用苦泄，以其入腹近也，必验之于舌，或黄或浊，可与小陷胸汤或泻心汤，随证治之。或白不燥，或黄白相兼，或灰白不渴，慎不可乱投苦泄，其中有外邪未解，里先结者，或邪郁未伸，或素属中冷者，虽有脘中痞痛，宜从开泄，宣通气滞，以达归于肺，如近俗之杏蔻橘桔等，是轻苦微辛，具流动之品可耳。

**【选注】**

章虚谷说：此言苔白为寒，不燥则有痰湿，其黄白相兼，灰白而不渴者，皆阳气不化，阴邪壅滞，故不可乱投苦寒泄泻，以伤阳也。其外邪未解而里先结者，故苔黄白相兼而脘痞，皆宜轻苦微辛，以宣通气滞。

吴坤安说：湿邪结于太阴则胸腹满闷，宜苦温以开之，苍、朴、二陈、二苓之类；若苔黄而燥，胸中痞满，此阳邪结于心下，按之痛者，痰热固结也，小陷胸法；呕恶、溺涩者，湿热内结也，泻心法。病有外邪未解而里先结者，如舌苔黏腻微黄，口不渴饮，而胸中满闷是也。此湿邪结于气分，宜白蔻、橘红、杏仁、郁金、枳壳、桔梗之类，开泄气分，使邪仍从肺分而出，则解矣，不可用泻心苦泄之法。

陈光淞：盖脘居中焦之部署，其按之痛，或自痛，或痞胀，属湿热互结，浊痰凝滞，阻中焦气分而然，皆属于痞，故宜用小陷胸汤或泻心汤，苦辛通降，涤除痰热。必验之于舌，或黄或浊者，以舌见黄浊，已入中焦，中焦入腹近，不复能提归上焦，再事宣泄，只能使之下达耳，熟玩下文自明。

**【按语】**

王孟英注本条，说："凡视温证，必察胸脘，如拒按者，必先开泄"。我认为读叶氏《温热论》首先要放开眼界，不能自囿于这些话都是指温病说的认识，如本条，只提出了腹上脘部按之痛，或自痛，或痞胀的主证，并没有谈到发热、脉数等温病的脉证，所以就不必一定坐实说是讲温病。其次要结合辨病来考虑，叶氏认为舌黄是湿热蕴结，宜苦泄；若或白不燥，或黄白相兼，或灰白不渴，是湿郁气滞，而且有可能病人素属中冷，就只宜开泄而不宜苦泄了，这是从辨证角度来说的，从现在的认识来看，对脘痛脘痞为主证者，严要辨证，还应辨病，比如说，是胆囊炎的痞痛，或则说有结石什么的，就须清化湿热、理气利胆并参以消石排石之类药；如是胃病的痞痛，理气解郁的同时，常可配失笑散、左金丸以及养胃制酸等药，而且寒温互用，正邪兼顾的办法很为常用，如是胰腺炎或肠痈初起或其他疾病过程中见到脘痞痛，辨病也必须明确，这在现在已可谓是常识，但我们不必以此来苛求叶氏，因为由于历史的局限，在叶氏当时尚不可能有这些认识，只是在注释时，我们不能因循前人之说，放不开眼光，否则，叶氏上述论述，在临证中的实用价值就会局限到一个很小的范围中去了。姜春华先生说《温热论》首文十二字是指一病说，不是指一切温病说。我认为《温热论》的一些条文，从总的来看，自然不是光讲一种病，但每段条文，所讲各有侧重，如果把前后未必有紧密联系的一些条文当做是一种发展过程中的变化看，这就不符合事实了。

**【原文】**

再前云，舌黄或浊，须要有地之黄，若光滑者，乃无形湿热，中已虚象，大忌前法。其脐以上为大腹，或满或胀或痛，此必邪已入里矣，表证必无，或十之存一，亦要验之于舌，或黄甚，或如沉香色，或如灰黄色，或者黄色，或中有断纹，皆当下之，如小承气汤，用槟榔、青皮、枳实、玄明粉、生首乌等，若未现此等舌，不宜用此等法，恐其中有湿聚太阴为满，或寒湿错杂为痛，或气壅为胀，又当以别法治之。

【选注】

章虚谷：舌苔如地上初生之草，必有根。无根者为浮垢，刮之即去，乃无形湿热，而胃无实结之邪，故云中有虚象。若妄用攻泻伤内，则表邪反陷，为难治矣。即使有腹满胀痛等证，更当验舌以辨虚实寒热，若无此等舌苔，即不宜用攻泻之药。又如湿为阴邪，脾为湿土，故脾阳虚则湿聚腹满，按之不坚，虽现各色舌苔，而必滑，色黄为热，白为寒，总宜扶脾燥湿为主，热者佐凉药，寒者非大温，其湿不能去也。若气壅为胀，皆有虚实寒热之不同，更当辨别，以利气和气为主治也。

王孟英：章氏所释，白为寒，非大温其湿不去，是也。然苔虽白而不燥，还须问其口中和否？如口中自觉黏腻，则湿渐化热，仅可用厚朴、槟榔等若辛微温之品；口中若渴者，邪已化热，不但大温不可用，必改用淡渗苦降微凉之剂矣。或渴喜热饮者，邪虽化热而痰饮内盛也，宜温胆汤加黄连。

周学海：以有地无地，分有形无形，虚字即指无形，即膻中气分空处也。

汝琴舫：夹热者谓之湿热，夹寒者谓之寒湿。湿热之病多感于阴虚质瘦之人，脉必濡数沉涩，症必溺赤，舌黄，主于脾家热蒸湿郁，治宜清利，如开沟泄水之象，寒湿之病多感于气虚质肥之人，脉必沉细缓弱，证必倦怠，濡泄，主于脾家阳弱湿侵，治宜温燥，如干灰收湿之义。此治湿之大纲也。

宋佑甫：若妄行攻泻，必致表邪入里，为结胸痞气腹胀等证。

【按语】

此条似可看作为是叶氏对前条的自注文。此及前条均是论湿，汝氏以湿热、寒湿提揭了治湿之大纲。湿热、寒湿之判，叶氏重视验舌，认为舌黄如地，或如沉香色，或灰黄，或中有断纹，这是湿热蕴结之实证，则宜下泄之，但从叶氏医案来看，大、小承气类方，很少用，说明叶氏对运用下法十分谨慎。如舌白不燥，或黄白相兼，或灰白不渴，叶氏连苦泄都告诚慎不可乱投，更何妨运用苦寒攻下法了。如寒湿错杂，就应温燥；如气壅为胀，就应通化；如湿聚脾弱，就应健脾渗利，这些"别法"，不难理会。吴又可用下法治疫，十分有魄力；叶天士论下法治湿，十分小心，这是所论病种对象不同的缘果。后人把吴氏所治湿疫说成是温病，把叶氏所论湿邪也说成是温病，从而得出吴氏治温用下粗糙浪猛，叶氏治温用下谨慎小心的认识，实是混淆了所论对象不同的缘故。

【原文】

再黄苔不甚厚而滑者，热未伤津，犹可清热透表，若虽薄而干者，邪虽去而津受伤也，苦重之药当禁，宜甘寒轻剂可也。

【选注】

章虚谷：热初入营，即舌绛苔黄。其不甚厚，邪结未深，故可清热，以辛开之药，从表透发。舌滑而津未伤，得以化汗而解。若津伤舌干，虽苔薄邪轻，亦必闭结难出，故当先养其津，津回舌润，再清余邪也。

吴坤安：黄苔虽主里，如苔薄而滑者，是热邪尚在气分，津液未亡，不妨用柴、葛、芩、翘，或栀、豉、翘，薄之类。轻清泄热透表，邪亦可外达肌分而解也。

金寿山：黄苔一般说属里、属热、属气分，见黄苔可清热是一个原则，但要察其有地无地：无地之黄，刮之即去，热而未实，尚可开泄气分，宜杏、蔻、橘、桔之类，使邪仍从肺分而出；有地之黄，刮之不去，脘痛或胀，方可苦泄，或用小陷胸，或用泻心。又要察其黄色深浅：舌苔虽黄，而未至焦老裂纹起刺，大便虽秘而未至痞满硬痛，尚属胃家热而未实，宜清不宜攻；必再验其舌形黄厚焦老，中心裂纹，或起刺，腹中硬满，腹痛，方可用承气，下之则安。又要察其有津无津。如黄苔不甚厚而滑，津液未伤，不妨透表作汗，亦不妨重用苦寒之药；如津液已伤，苦重之药当禁，邪轻者只宜甘寒轻剂，热结者亦须养阴与攻下同用，始为万全，不可以承气猛攻。

## 【按语】

从临床来看，吃橘子等物引起舌黄者时可遇见，类此染苔是假苔，当甄别之。若黄苔刮之即去，亦是假苔，不可拘以断为热证或里证。黄苔真苔，宜辨腻、润、干，黄腻是湿热之证；黄干是热已伤津；黄润是津尚未伤，叶氏所说之"滑"当做"润"字看，津未伤尚可轻透；津已伤宜清透中参以生津，如一味苦寒清热，当防化燥；金氏所说的杏、蔻、橘、桔之类，黄腻苔多有用之者。但热邪伤津与否、夹湿与否，应与症脉合参。

## 【原文】

再论其热传营，舌色必绛，绛，深红色也。初传，绛色中兼黄白色，此气分之邪未尽也，泄卫透营，两和可也。纯绛鲜泽者，胞络受病也，宜犀角、鲜生地、连翘、郁金、石菖蒲等。延之数日，或平素心虚有痰，外热一陷，里络就闭，非菖蒲、郁金等所能开，须用牛黄丸、至宝丹之类，以开其闭，恐其昏厥为痉也。

## 【选注】

章虚谷说：绛者指舌本也，黄白者指苔也。舌本通心脾之气血，心主营，营热故舌绛也。脾胃为中土，邪入胃则生苔，如地上生草也。然无病之人，常有微薄苔如草根者，即胃中之生气也；若光滑如镜，则胃无生发之气，如不毛之地，其土枯矣。胃有生气而邪入之，其苔即长厚，如草根之得秽浊而长发也，故可以验病之虚实寒热、邪之浅深轻重也。脾胃统一身之阴阳，营卫主一身之气血，故脾又为营之源，胃又为卫之本也。苔兼白，白属气，故其邪未离气分，可用泄卫透营，仍从表解，勿使入内也。纯绛鲜泽者，言无厚苔，则胃无浊结，而邪已离卫入营，其热在心包也。若平素有痰，必有舌苔；其心虚血少者，舌色多不鲜赤，或淡晦无神，邪陷多危而难治，于此可卜吉凶也。若邪火盛而色赤，宜牛黄丸；虚而色淡晦者，宜至宝丹、以牛黄丸太寒也。

王孟英：绛而泽者，虽为营热之征，实因有痰，故不甚干燥也；问若胸闷者，尤为痰据，不必定有苔也，菖蒲、郁金亦为此而设。若竟无痰，必不甚泽。

吴坤安：若舌红绛中仍带黄白等色，是邪在营卫之间，当用犀、羚以透营分之热，荆、防以散卫分之邪，两解以和之可也。邪入营中，宜泄营透热，故用犀角以透营分之热邪，翘、丹、鲜地以清营分之热邪。邪入心包络，则神昏内闭，须加川郁金、石菖蒲以开之，若兼有火痰，必致痰涎内闭，更当加西黄、川贝、天竺黄之类清心豁痰。

【按语】

绛为热深之征，当此之际，辨津伤与夹湿至关重要，绛而泽者，津未大伤，再怕痰火蒙闭清窍；绛而干者，必须甘寒，当虑津枯以致不救。叶氏上文，前半段讲绛舌兼黄白苔为气分之邪未尽；后半段讲绛舌不干而泽多痰火胶结之机。后者孟英已经点破，前者坤安补出了方药（并增补了痰闭的方药）章氏则循文顺释，这对理解原文都可有一定的帮助。

【原文】

再舌绛而中心干者，乃心胃火燔，劫烁津液，即黄连、石膏亦可加入。若烦渴烦热，舌心干，四边色红，中心或黄或白者，此非血分也，乃上焦气热烁津，急用凉膈散，散其无形之热，再看其后转变可也。慎勿用血药，以滋腻难散。至舌绛，望之若干，手扪之原有津液，此津亏湿热熏蒸，将成浊痰蒙闭心包也。

【选注】

章虚谷：其舌四边红而不绛，中兼黄白而渴，故知其热不在血分，而在上焦气分，当用凉膈散清之。勿用血药引邪入血，反难解也。胃以通降为用，浊降则清升而化生津液。邪热入营，郁蒸胃中浊气成痰，反以蒙闭心包，即成昏厥。若舌望之若干，扪之湿者，即为蒙闭之先兆也，故当急疏其胃，降浊以清营热也。

王孟英：热已入营则舌色绛，胃火烁液则舌心干，加黄连、石膏于犀角、生地等药中，以清营热而救胃津，即白虎加生地之例也。

陈光淞：按黄连清心火，石膏平胃热，以心胃火燔，劫烁津液，故加二味于前犀角、生地等药中。至白虎加生地救斑出热不解，胃阴亡之证，与此不同，王氏引以为例，非是。

【按语】

"烦渴烦热"，后一"烦"字，疑为"燥"之误。

舌绛而兼黄白苔，可加竹叶、连翘、天花粉之类，着眼点在透热转气；舌绛而中心干，可加黄连、石膏、知母之类，着眼点是在撤热以存阴。"若烦渴烦热"以后一段文字，可视为叶氏对上述药法之加释，因可望透热转气，促使邪从卫气分而解时，滋腻血药，如阿胶、熟地之类，不可谬执"先安未受邪之地"之说而泛用，此为"慎勿用血药"之意，若视为凡入血分之药概在禁例，则非是。至绛干舌仍须察其是否有痰火蒙窍之兆，说明了叶氏对此证之重视。

【原文】

再有热传营血，其人素有疼伤，宿血在胸膈中，夹热而搏，其舌色必紫而暗，扪之湿，当加入散血之品，如琥珀、丹参、桃仁、丹皮等，不尔，瘀血与热为伍，阻遏正气，遂变如狂发狂之症。若紫而肿大者，乃酒毒冲心；若紫而干晦者，肝肾色泛也，难治。

【选注】

章虚谷：舌紫而暗，暗即晦也；扪之潮湿不干，故为瘀血。若晦而干者，精血已枯，邪热乘之，故为难治。肾色黑，肝色青，青黑相合而现于舌，变成紫晦，故曰肝肾色泛也。酒毒冲心，急加黄连清之。

金寿山：紫舌较绛舌更进一层，热毒更重，所以有紫主血分之称。见紫舌以夹瘀血为多。

【按语】

从临床来看，杂病而见舌有紫斑者不少，一般认为属瘀，多于治方中参入活血之品。若温病而见满舌均紫，色如猪肝，兼口干燥，是邪热深入。不但要散血凉血，而且要养阴生津。

若淡紫青滑而胖大，证属虚寒，温病中殊少见之。

**【原文】**

舌色绛而上有黏腻，似苔非苔者，中夹秽浊之气，急加芳香逐之，舌绛若伸出口而抵齿难骤伸者，痰阻舌根，有内风也。舌绛而光亮，胃阴亡也，急用甘凉濡润之品。若舌绛而干燥者，火邪劫营，凉血清火为要。舌绛而有碎点白黄者，当生疳也。大红点者，热毒乘心也，用黄连、金汁。其有虽绛而不鲜，干枯而痿者，此肾阴涸，急以阿胶、鸡子黄、地黄、天冬等救之，缓则恐涸极而无救也。其有舌独中心绛干者，此胃热，心营受灼也，当于清胃方中，加入清心之品，否则延及于尖，为津干火盛。舌尖绛独干，此心火上炎，用导赤散泻其腑。

**【选注】**

尤在泾说：阳明津涸舌干口燥者，不足虑也，若并亡其阳则殆矣；少阴阳虚汗出而厥者，不足虑也，若并亡其阴则危矣；是以阳明燥渴，能饮冷者生，不能饮者死；少阴厥逆，舌不干者生，干者死。

章虚谷：夹秽者，必加芳香，以开降胃中浊气而清营热矣。痰阻舌根，由内风之逆，则升降中又当加辛凉咸润以息内风也。脾肾之脉皆连舌本，亦有脾肾气败而舌短不能伸者，其形貌面色亦必枯瘁，多为死证，不独风痰所阻之故也。其舌不鲜，干枯而痿，肾阴将涸，亦为危证，而黄连、金汁，并可治疳也。

其干独在舌心舌尖，又有热邪在心兼胃之别。尖独干是心热，其热在气分者必渴，以气热动津也，热在血分，其津虽耗，其气不热，故口干而不渴也，多饮能消水者为渴，不能多饮但欲略润者为干。又如血分无热而口干者，是阳气虚不能生化津液，与此大不同也。

王孟英：光降而胃阴亡者，炙甘草汤去姜、桂，加石斛，以蔗浆易饴糖。干绛而火邪劫营者，晋三犀角地黄汤加玄参、花粉、紫草、银花、丹参、莲子心、竹叶之类。若尤氏所云：

不能饮冷者。乃胃中气液两亡。宜复脉汤原方。

舌心是胃之分野，舌尖乃心之外候，心胃两清，即白虎加生地、黄连、犀角、竹叶、莲子心也；津于火盛者，再加西洋参、花粉、梨汁、蔗浆可耳；心火上炎者，导赤汤入童溲尤良。

陈光淞：此条与上：节色绛而舌中心干者不同．彼则通体皆绛，中心独干；此则通体不绛，唯独中心绛干耳。彼则邪已入营，为气血两燔之候，故宜黄连、石膏，两清心胃；此则胃热灼心，邪热在胃，重在乎胃热，使心营不受胃热燔灼。故于清胃方中加入清心之品，如《温病条辨》加味清宫汤等

可耳邵仙根：舌绛黏腻上浮，暑湿酿蒸浊痰，蒙蔽心包也。急用芳香逐秽、宣窍涤痰之法，痰多可用西黄、天竺黄之属。

吴坤安：如黄苔而中心绛者，心受胃火蒸灼也。于清胃药中加清心药。其势必孤矣。如舌尖独赤起刺，心火上炎之故，犀角合导赤散以泻之。

【按语】

叶氏上条辨证精细，各家注释俱足资参。读者如觉难得要领．则抓住燥湿之辨，便可得其大纲。若热而兼湿，必有苔黏腻而不干，仍宜清化为主，参以芳香；若热而化燥，阴津受灼，又当视热之盛衰、阴虚程度而定方，如邪热伤阴，方势如奔马，不能徒执制阴敌阳之迂说，应积极撤热，热退而阴始得保，如热毒乘心而用黄连、金汁清热解毒，心火上炎而用导赤泻腑撤热，均属；若占绛干枯、光亮无苔，此为阴津大伤，或甘凉濡润而救胃阴，或甘咸清滋以拯肾阴，握此大纲，或清热为主而兼以养阴；或养阴为主而参以清热；或以苦寒之品作坚阴之用；或以凉润之物为制阳之具，所谓运用之妙，存乎一心，见机发药，精于辨证，则博涉多识，屡用达药，便可无愧于古人矣！

【原文】

再舌苔白厚而干燥者，此胃燥气伤也，滋肾药中加甘草，

令甘守津还之意。舌白而薄者，外感风寒也，当疏散之。若白干薄者，肺津伤也，加麦冬、花露、芦根汁等轻清之品，为上者上之也。若白苔绛底者，湿遏热伏也，当先泄湿透热，防其就干也，勿忧之，再从里透于外，则变润矣。初病舌就干，神不昏者，急养正微加透邪之药，若神已昏，其内陷矣，不可救药。

**【选注】**

章虚谷：苔白而厚，本是浊邪，干燥伤津，则浊结不能化。故当先养津而后降浊。肺位至高，肺液伤，必用轻清之品，方能达肺，若气味厚重而下走，则反无涉矣，故曰"上者上之也"。湿遏热伏，必先用辛开苦降以泄其湿，湿开热透，故防舌干，再用苦辛甘凉从里而透于外，则胃气化而津液输布，舌即变润，自能作汗，而热邪亦可随汗而解。若初病舌即干，其津气素竭也，急当养正，略佐透邪。若神已昏，则本原败而正不胜邪，不可救也。

吴坤安：此辨风寒与风热治法不同。凡风寒初入太阳，则舌无苔，或生苔白润而薄，此寒邪重，津液不亏，辛温汗之可也。如白苔虽薄而燥，或舌边舌尖带红，此风热之邪伤于气分，病在太阴手经，津液已少，不可过汗，只有清轻凉解肺分，如前胡、苏子、杏仁、连翘、黄芩、薄荷、桔梗、淡竹叶之类。

吴锡璜：按白苔绛底或厚黄苔绛底，秋后伏热证多见之。乃营分之热，受隔间湿邪蒙闭也。见此舌询之，无不脘闷，此证滋液则助痰，运湿则益热，用升提则神昏，久服玄参、生地、二冬等类则动宫中之湿，痰气升浮，气道不利，阴霾蔽天，往往气逆眼吊、肢冷神呆而死。温热病虽宜育阴，独于此症则宜慎。

金寿山：病初起属肺卫，舌苔多白。若薄白不干，外感风寒，疏散即可；若薄白而干，肺津已伤，宜在疏风药中加入养肺津之药，养肺津之药宜择轻清之品，滋而不腻。以上二证，即吴坤安察舌辨证歌所说："白而薄润风寒重，温散何妨液不干；燥薄白苔津已少，只宜凉解肺家安"是也。若白厚而干燥，为胃津干而肺气伤，胃津干故用滋润药，肺气伤故加甘草；若白苔绛底，此为湿遏热伏，非先泄其湿，则热无由达，但泄湿之药多燥，故防其舌之干。然湿既得泄，热自然透；热既得透，则津液得还，津液再从里透于外，舌面又自然回复润泽，所以说勿忧。末一段论初病舌干之故，章虚谷所谓滓气素竭，急当养正，略佐透邪；若舌干而又神昏，诚属邪盛正虚，逆传恶候，但并非不可救药，石苆南主张养正透邪之中，加以开闭，可作参考。但失此不治，则内闭外脱而死。

**【按语】**

白苔当分厚、薄、润、燥，并须结合舌本作分析，一般说，厚属胃，薄属肺，润为津未伤，燥为津已损，如舌色绛，为里热，而苔色白，主外邪，再结合脉证分析，不难得其主脑。

"滋肾药"别本作"滋润药"，肾当为润之误，"内陷"别本作"内匮"，二说可并存。

**【原文】**

又不拘何色，舌上生芒刺者，皆是上焦热极，当用青布拭、冷薄荷水揩之，即去者轻，旋生者险矣。

**【选注】**

章虚谷说：生芒刺者，苔必焦黄或黑。无苔者，舌必深绛。其苔白或淡黄者，胃无大热，必无芒刺。或舌尖，或两边有小赤瘰者是营热郁结，当开泄气分以通营泄热也。上焦热极者，宜凉膈散主之。

**【按语】**

叶氏上条，有以下几个问题必须弄清楚：

①"上焦热极"之"上"疑为"中"字之误，若未误，叶氏当批，岂有芒刺舌悉属上焦热极之理，对此我曾有文论述，文附书末，此不复述。

②秦皇士在《伤寒大白》"验舌色论"中说："余以渴不消水，脉滑不数，拟以食滞，用消导治之，亦有生者。自此则

知表邪夹食之证，亦有舌苔生刺者也"。在"宜消导论"中又说："更有癥瘕内伏，连用升提而不出，用消导而癥现邪解者"。王孟英在注释上条而采录秦氏说时，只记其大意，所引均非原话，用保和丸加竹沥等似都是孟英之经验，金寿山编《温热论新编》时，误认为是秦皇士原文而转引，是失考，不能承讹传误。

③叶氏用青布蘸薄荷水揩舌，即去知病轻，旋生知病险，这是用以判断轻重缓急的诊断法，吴鞠通编《温病条辨》时，只知作伪欺世，竟把诊断法当作了治病法，值若笑谈。

近之注家，或对本条避而不谈，或随文敷衍，其用意或许是为贤者讳失，但注者读者，如都昏昏昭昭，这绝不是做学问的正当方法。

**【原文】**

舌苔不燥，自觉闷极者，属脾湿盛也。或有伤痕血迹者，必问曾经搔挖否，不可以有血而便为枯证，仍从湿治可也。再有神情清爽，舌胀大不能出口者，此脾湿胃热，郁极化风，而毒延口也，用大黄磨入当用剂内，则舌胀自消矣。

**【选注】**

章虚谷：湿盛而脾不健运，浊壅不行，自觉闷极，虽有热邪，其内湿盛而舌苔不燥，当先开泄其湿而后清热，不可投寒凉以闭其湿也。神情清爽而舌胀大，故知其邪在脾胃，若神不清，即属心脾两脏之病矣。邪在脾胃者，唇亦必肿也。石芾南：若舌苔白腻不燥，自觉闷极，属脾湿重，宜加减正气散、三仁汤之类，去杏仁、芦根、滑石，加佩兰、神曲，辛淡开化，芳香逐秽。舌胀大不能出口，属脾湿胃热郁极，毒延于口，前法加生大黄汁利之，舌胀自消。

何报之：凡中宫有痰饮血水者，舌多不燥，不可误认为寒也。

**【按语】**

金寿山："郁热化风"，"此语费解"。我认为"便为枯症"，"此亦费解"，若"枯"字认作为"瘀"字之讹，则疑义冰释，惜从来注家，咸秉"注不破经"之训，略不问难质疑，故后学于此等处，难得要领，余重新评注《温热论》，盖亦有鉴于斯而欲一纠其弊矣！

【原文】

再舌上白苔黏腻，吐出浊厚涎沫者，口必甜味也，为脾瘅病，乃湿热气聚，与谷气相搏，土有余也，盈满则上泛，当用佩兰，芳香辛散以逐之，则退。若舌上苔如碱者，胃中宿滞夹浊秽郁伏，当急急开泄，否则闭结中焦，不能从募原达出矣。

【选注】

章虚谷：脾瘅而浊泛口甜者，更当视其舌本，如红赤者，为热，当辛通苦降以泄浊；如色淡不红，由脾虚不能摄涎而上泛，当健脾以降浊也。苔如碱者，浊结甚，故当急急开泄，恐内闭也。

王孟英说：浊气上泛者，涎沫厚浊，小溲黄赤；脾虚不摄者，涎沫稀黏，小溲清白，见证迥异，虚证宜温中以摄液，如理中丸或四君子汤加益智之类可也。亦何以降浊为言乎？疏矣！

石芾南：舌苔白厚黏腻，口甜，吐浊涎沫，为脾瘅，乃脾胃湿热气聚，与谷气相搏，满则上溢，亦宜加减正气散，加省头草、神曲。舌苔如碱色，或白苔夹一二条黄色，乃宿滞夹秽浊之邪，前法加宣中消滞药，否恐结闭，不能透出募原。

吴锡璜：脾瘅多由痰涎聚于胸脘，甚者如有物凭焉，寒热将发，每从痰食结聚处而出，胸脘冷则肢体渐渐恶寒，胸脘温则肢体翕翕发热。是证余曾治之，大概以辛香除秽，温运除痰立法。

【按语】

脾瘅为古病名，首见《素问·奇病篇》，不是古人所说之温病。我认为读《温热论》，注《温热论》，不能因为《温热论》这个书名，就说内中所论就都是指温病言。从临床实际来看，叶氏上文，对胃病诊治，有一定参考价值。章氏主张联系舌本断湿热与脾虚；王氏主张结合小溲分析；石氏补出所治方药；吴氏说脾瘅是痰涎聚于胸脘，诸家阐释，各有侧重，合而观之，对脾瘅证治的认识，不无帮助。

【原文】

若舌无苔，而有如烟煤隐隐者，不渴、肢寒，知夹阴病；如口渴烦热，平时胃燥舌也，不可攻之。若燥者，甘寒益胃；若润者，甘温扶中，此何故，外露而里无也。

【选注】

章虚谷说：凡黑苔大有虚实寒热之不同，即黄白之苔，因食酸味，其色即黑，尤当问之。其润而不燥，或无苔如烟煤者，正是肾水来乘心火，其阳虚极矣。若黑而燥裂者，火极变水色，如焚木成炭而黑也，虚实不辨，死生反掌耳。

王孟英说：更有阴虚而黑者，苔不甚燥，口不甚渴，其舌甚赤，或舌心虽黑，无甚苔垢，舌本枯而不甚赤，证虽烦渴便秘，腹无满痛，神不甚昏，俱宜壮水滋阴，不可以为阳虚也。若黑苔望之虽燥而生刺，但渴不多饮，或不渴，其边或有白苔，其舌本淡而润者，亦属假热，治宜温补。其舌心并无黑苔，而舌根有黑苔而燥者，宜下之，乃热在下焦也。若舌本无苔，唯尖黑燥。为心火自焚，不可救药。

陈光淞说：舌无苔而有如烟煤隐隐者，为黑苔之微，其下有不可攻之之语，与（下文）舌黑而干之下，急以咸苦下之，语意相对。

【按语】

按五色归五脏，黄属脾土，黑归肾水，故章氏在指出染苔当问之后，说润者是肾水乘心，燥者是火极变水，前者属虚寒，后者为实热，然其要实不在辨虚实而在辨寒热。所以王氏从实热中又析出一种阴虚黑苔以说明此与阳虚黑苔之不同。但就温病来说，主要是实热黑苔和虚热黑苔两种，至于究属热深热微，应结合舌本和症状作分析，不能因陈氏之说，以其为黑苔之微，就认定为病机无涉乎下焦。

【原文】

若舌黑而滑者，水来克火，为阴证，当温之。若见短缩，此肾气竭也，为难治，欲救之，加人参、五味子，勉希万一。舌黑而干者，津枯火炽，急急泻南补北，若燥而中心厚者，土燥水竭，急以咸苦下之。

【选注】

章虚谷：黑苔而虚寒者，非桂、附不可治，佐以调补气血，随宜而施。若黑燥无苔，胃无浊邪，故当泻南方之火，补北方之水，仲景黄连阿胶汤主之。黑燥而中心厚者，胃浊邪热干结也，宜用硝黄咸苦下之矣。

茅雨人：凡起病发热胸闷，遍舌黑色而润，外无险恶情况，此胸膈素有伏痰也。不必张皇，止用薤白、瓜蒌、桂枝、半夏一剂，黑苔即退，或不用桂枝，即枳壳、桔梗亦效。

吴锡璜：按舌至黑苔，最为危候。此节辨寒热虚实，具见明晰，再以脉证参之，病无遁情矣。以至危之候，真能辨寒热虚实，多可起死回生。

石芾南：黑为肾色，苔黑燥而厚，此胃肠邪结，伤及肾阴，急宜大承气咸苦下之；苔黑燥而不甚厚，调胃承气微和之，或增液承气润下之；若舌淡黑如淡墨色，而津不润者，此肾虚，无根之火上炎，急用复脉、生脉、六味辈救之；舌苔灰黑青暗而滑润者，及舌虽无苔不燥而有如烟煤隐隐者，无热不渴，或见肢凉，此虚寒证，水来克火之象，急宜理阴煎之类温之；若舌短缩，为肝肾气竭，难治。

【按语】

临床见到黑苔，关键还是在辨寒热，寒证黑苔必润，热证黑苔必燥，一温一清，治法相反。热证而见黑苔，或是火热已炽，或是肾阴已损，不论属虚属实，都是重证。实证可采用泻南补北、急下存阴之法，撤热得力，逆转尚易。若虚证兼见舌短缩，为肾之气阴竭，为危重之候，当大剂甘寒中加人参、五味子，法以留人治病为要。

【原文】

舌淡红无色者，或干而色不荣者，当是胃津伤而气无化液也，当用炙甘草汤，不可用寒凉药。

【选注】

章虚谷：淡红无色，心脾气血素虚也，更加干而色不荣，胃中津气亦亡也，故不可用苦寒药。炙甘草汤养气血以通经脉，其邪自可渐去矣。

何报之：红嫩如新生，望之似润，而燥渴殆甚者，为妄行汗下，以致津液竭也。

金寿山：此为病后气血两亏之候，故舌见淡红无色，或干而色不荣。若病后胃阴虚而舌光红、嫩红，可用甘凉濡润之药，如生地、石斛、蔗浆、梨汁之类。

【按语】

淡红也是色，而且是一种正常的舌色，谓"淡红无色"不通。历来注家，随文顺释，学而不思，诚为治学之弊。或叶氏云"淡红无泽"，顾氏误听，又不略加思考，由误听而误记，由误记而误传，此亦可能。要之，"无色"，作"无泽"看，则文显活相，若认定"无色"，则曲释难通。舌色虽淡红（属正常）而无光泽，或干燥而不荣润，是胃津伤而气化无液，这种情况不一定只见之于病后，否则就局限了条文在临床中实际应用参考的价值。

【原文】

若色白如粉而滑，四边色紫绛者，温疫病初入募原，未归胃腑，急急透解，莫待传陷而入为险恶之病，且见此舌者，病必见凶，须要小心。

【选注】

章虚谷：温疫白苔如积粉之厚，其秽浊重也。舌本紫绛则邪热为浊所闭，故当急急透解。此五疫中之湿疫，吴又可主以达原饮，亦须随证加减，不可执也。

王孟英：温热病舌绛而白苔满布者，宜清肃肺胃，更有伏痰内盛，神气昏瞀者，宜开痰为治。

石芾南：白苔厚如积粉，四边肉色紫绛，乃湿土郁蒸之温邪，发为温疫，仿达原饮、三仁汤加减透邪，以防传陷。

**【按语】**

苔厚白腻滑而舌伴紫绛，为湿遏热伏之象，又可主以达原饮，医者多宗法之，叶氏亦然，治要在于清化，可参考辨病，亦须随证加减，不可拘执，章氏之注，较为圆相。

**【原文】**

凡癍疹初见，须用纸燃照看，胸背两胁点大而在皮肤之上者为癍，或云头隐隐，或琐碎小粒者为疹。又宜见而不宜多见。按方书谓癍色红者属胃热，紫者热极，黑者胃烂，然亦必看外证所合，方可断之。

**【选注】**

章虚谷：舌本紫绛，热闭营中，故多成癍疹。斑从肌肉而出，属胃；疹从血络而出，属经。其或癍疹齐见，经胃皆热。然邪由募原入胃者多，或兼风热之邪入于经络，则有疹矣。不见则邪闭，故宜见；多见则邪重，故不宜多。凡病皆有虚实，虚实不明，举手杀人，故先生辨之如后。

秦皇士：治癍初起，以升麻干葛汤发之，后以升麻清胃汤化之，可为后世不磨之法。古人以犀角地黄汤治阳明血热鼻衄，又以犀角化阳明血热发癍，曰："如无犀角，以升麻代之"，以其同散阳明血热之药，同解阳明血热之毒，故可以升麻代犀角。然余独以犀角地黄汤浓重，但宜于阴虚证中。若以化癍论之，则石膏、知母、芩、连偏于凉气，失于凉血；犀角地黄汤，偏于滋阴，失于凝滞，不若升麻清胃汤轻清凉血，且发且化，又与升麻干葛汤，节次相承之妙也。

**【按语】**

上条先指出癍与疹之不同，后以红、紫、黑辨热之轻重。但癍平摊而不高出于皮肤，抚之不碍手，云"在皮肤之上"，"上"当做皮肤表面看。疹则如粟米而高出于皮肤，抚之碍手，此在医者俱知，特提请后学者注意，以免误解"在皮肤之上"为高出于皮肤。《温热暑疫全书》说："凡发癍红赤者为胃热，紫为胃伤，黑为胃烂"，叶氏所云"方书"，似即指周氏此书。

【原文】

然而春夏之间，湿病俱发疹为甚，且其黄要辨，如淡红色，四肢清，口不甚渴，脉不洪数，非虚瘖即阴瘖，或胸微见数点，面赤足冷，或下利清谷，此阴盛格阳于上而见，当温之。

【选注】

章虚谷：此专论瘖疹不独温疫而有，且有虚实之迥别也。然火不郁不成瘖疹，若虚火力弱而色淡，四肢清者，微冷也，口不甚渴，脉不洪数，其非实火可征矣，故曰虚瘖。若面赤足冷，下利清谷，此阴寒盛，格拒其阳在外，内真寒，外假热，郁而成瘖，故直名为阴瘖也。

吴锡璜：阴证发瘖，状如蚊迹，多出胸背手足间，但稀少而淡红，身虽热而安静。以其人元气素弱，心肾有亏，当补不补，则阴凝不解；或服凉药太过，以致变成阴证。寒郁于下，逼其无根失守之火，聚于胸中，熏灼脾胃，传于皮肤而发瘖点，此证宜温补托邪。

【按语】

本条文义，前后不属，不便强解，不宜顺释。"湿病俱发疹"之"湿"，恐系"温"字之误，麻疹是以前温病中的常见病，此病"俱发疹为甚"是事实，但多在冬春季，要说春夏间湿病俱发疹，这是无法理解的。至于"其黄要辨"，"黄"当是"色"之误。但先前论"湿病俱发疹"，"其色要辨"一句之后，马上转入论虚瘖阴瘖，文义不接。以前注家，为了把本条文义通释，将"湿病俱发为疹"之"疹"混称为"瘖疹"，把"虚瘖、阴瘖"也混称为"瘖疹"，然而不要忘了，叶氏前一条刚讲过疹与瘖的分别，岂可认为刚讲过两者的分别，马上又互称混言了？关于阴瘖，孙一奎曾说："阴证发瘖者，身无大热，手足指甲俱青，脉沉细而急，其色微红或暗晦，此无根失守之火聚于胃，熏于肺，传于皮肤而为瘖也。若妄投以凉剂则误矣，当予升麻鳖甲汤，调中温胃而瘖自退"。但升麻鳖甲汤原是仲景治阴毒发瘖方，阴毒发瘖与阴证发瘖实有不同，若因孙氏之论而将阴证发癍阑入于温病，可谓是误上加误。因此，叶氏之论虚癍阴癍，若视为与温病发癍之鉴别诊断而提出，则可，但究难与"湿病发疹"之说相衔接。

**【原文】**

若癍色紫，小点者，心包热也；点大而紫，胃中热也。黑癍而光亮者，热胜毒盛，虽属不治，若其人气血充者，或依法治之尚可救；若黑而晦者，必死；若黑而隐隐，四旁赤色，火郁内伏，大用清凉透发，间有转红成可救者；若夹癍带疹，皆是邪之不一，各随其部而泄，然癍属血者恒多，疹属气者不少。癍疹皆是邪气外露之象，发出宜神情清爽，为外解里和之意。如癍疹出而昏者，正不胜邪，内陷为患，或胃津内涸之故。

**【选注】**

章虚谷：此论实火之癍疹也。点小即是从血络而出之疹，故热在心包；点大从肌肉而出为癍，故热在胃。黑而光亮者。元气犹充，故或可救，黑暗则元气败，必死矣。四旁赤色，其气血尚活，故可透发也。癍疹夹杂，经胃之热各随其部而外泄。热邪在胃，本属气分，见癍则属血分者多矣；疹从血络而出，本属血分，然邪由气而闭其血，方成疹也。故治癍疹，必当两清气血。况欲透发，必通其血中之气，如赤芍、郁金、归须之类，以佐犀角、元参等品；如清气分则知母、石膏，以芩、连佐桂枝，亦可通营清热也。癍疹出而反神昏，则正不胜邪而死矣。

宋佑甫：（胃津内涸之）昏而声音洪厉，力气尚强，舌干黑无苔，用大剂滋养，鸡子黄、生地黄、阿胶之类，或可救之，苔黑而中心燥者，救阴中加咸苦下之，亦可救之。

金寿山：癍疹出后，热不解，神反昏，有两种情况：一种是正不胜邪，邪气内陷，癍疹亦即隐没，虽用扶正开泄之法，如人参与至宝丹同用，但能挽救的并不多。一种是胃津内涸，水不济火，烦躁不安，癍色亦多紫黑，气血两燔，法当两清气血，或可救之。

**【按语】**

按斑点大小来断属心包不是属胃，这虽是叶氏之经验谈，其实并不科学，章氏为了圆通粉饰，说点小指疹，点大才指斑，因非叶氏本意，故后人多不满意。略早于叶氏之孙一奎氏，曾论阳毒发斑说："壮热渴燥，两目如火，脉洪有力，其色红赤者胃热也，紫黑者胃烂也。一则下之早，故热乘虚入胃，一则下之晚，故胃热不得泄，皆内外夹热而发斑也，当服玄参、升麻，白虎等汤。"观叶氏"按方书谓斑色红者属胃热"以下至本条，似即踵其论而立说，但增加了色宜光亮而忌晦，以及"疹属气者不少。斑疹皆是邪气外露之象"等一些内容，此为其经验谈，可资参考。

**【原文】**

再有一种白㾦，小粒如水晶色者，此湿热伤肺，邪虽出而气液枯也，必得甘药补之。或未至久延，伤及气液，乃湿郁卫分，汗出不撤之故，当理气分之邪。或白如枯骨者，多凶，为气液竭也。

**【选注】**

汪谢城：白㾦前人未尝细论，此条之功不小。白如枯骨者，余曾见之，非惟不能救，并不及救。故俗医一见白㾦，辄以危言恐吓病家，其实白如水晶色者，绝无紧要，吾见甚多。然不知甘濡之法，反投苦燥升提，则不枯者亦枯矣。

何廉臣：温热发㾦，每见于夏秋湿温伏暑之证，春冬风温兼湿证，亦间有之。初由湿郁皮腠，汗出不彻之故。白如水晶者多，但当轻宣肺气，开泄卫分，如五叶芦根汤（薛生白《湿热条辨》方），最稳而灵。若久延而伤及气液，白如枯骨样者多凶，急用甘润药以滋气液，如麦门冬汤（《金匮》方）、清燥救肺汤（喻嘉言方）之类，挽回万一。切忌苦燥温升，耗气液而速其毙。谨摘发㾦证如下：

色白点细，形如肌粟，摸之触手而微痒，抓破微有水，状如水晶珠而明润者吉。热势壮则外见，热势缓则隐伏，出无定期，甚至连发三五次，若干白如枯骨色者大凶，脉必微弱，或细数，神倦气怯，黏汗自出。

金寿山说：白痦一证，在湿温经过中常见之。发出亦属湿热外透的现象，在临床上，往往见出一身汗，发一身白痦，反复几次，热度递减。故当因势利导，化湿清热，理其气分之邪，助其透达为主，但发出次数太多，须防其伤及气液，又当注意用甘平之药清养气液。所谓甘药补之，不是说以甘温之药补之。至于白如枯骨，表示气液已竭，多见于垂危之病人，预后多不良。

**【按语】**

白痦前人很少论及，故汪氏说："此条之功不小"。王氏补叙了水晶痦的形状，对诊断有较好参考价值。金氏说白痦为湿热外透之象，宜见而不宜太多见，此亦经验之谈，足资参考。至于叶氏曰枯曰竭，是强调了白痦是气液受伤之一面，此亦宜加注意。

**【原文】**

再温热之病，看舌之后，亦须验齿。齿为肾之余，龈为胃之络，热邪不燥胃津，必耗肾液，且二经之血，皆走其地，病深动血，结瓣于上，阳血者色必紫，紫如干漆；阴血者色必黄，黄如酱瓣。阳血若见，安胃为主；阴血若见，救肾为要。然豆瓣色者多险，若证还不逆者，尚可治，否则难治矣。何以故耶？盖阴液竭，阳上厥也。

**【选注】**

章虚谷：肾主骨，齿为骨之余，故齿浮龈不肿者为肾火，水亏也。胃脉络于上龈，大肠脉络于下龈，皆属阳明，故牙龈肿痛为阳明风火，或湿遏其火也。若邪热入胃，则必连及大肠，血循经络而行，邪热动血上结于龈。紫者为阳明之血，阳明之热可清可泻；黄者为少阴之血，少阴血伤为下竭，其阳邪上亢而气厥逆，故为难治也。

**【按语】**

齿浮而龈不肿为肾之虚火，牙龈肿痛为阳明实火，章氏此说符合临床实际，但这不能局限在温热病范围。至于安胃和阳厥，注家意见多不一致，如金寿山说："原文所说'安胃'不等于清胃，更不等于泻胃，安胃与清胃、泻胃，其意义大有虚实之别。至于安胃之法，应该不出甘凉濡润范围，宋佑甫《南病别鉴》主张鲜地、霍斛、石膏、知母同用，尚为近理。"陈光淞说："按阳上厥，厥，尽也。盖言阴精下竭，孤阳上尽，故难治，岂因阳邪上亢而成厥逆耶？章氏所释未免辞不达意。"但金寿山认为：章氏以"'厥'字作气逆解，不能说他错。"我认为在热燥胃津情况下，宋氏所说药法是比较合适的，但如果肠有燥屎而便闭不通，泻之亦可安胃，是清滋还是清通，这要根据症情而定，清、滋、泻都可以是安胃之手段，不必把泻胃排除在安胃法之外。而"阳上尽"之说，实不如章氏说为合理，至于黄如豆酱瓣色的阴血，叶氏温病案中从未提及，作者亦乏经验，姑存疑不释。

### 【原文】

齿若光燥如石者，胃热甚也，若无汗恶寒，卫偏胜也，辛凉泄胃透汗为要。若如枯骨色者，肾液枯也，为难治。若上半截润，水不上承，心火炎上也，急急清水救水，俟枯处转润为妥。

### 【选注】

章虚谷：胃热甚而反恶寒者，阳内郁而表气不通，故无汗而为卫气偏胜，当泄卫以透发其汗，则内热即从表散矣。凡恶寒而汗出者，为表阳虚，腠理不固，虽有内热，亦非实火矣。齿燥有光者，胃津虽干，肾气未竭也；如枯骨者，肾亦败矣，故难治也。上半截润，胃津养之，下半截燥，由肾水不能上滋其根，而心火燔灼。故急当清心救火，仲景黄连阿胶汤主之。

陈光淞：按无汗恶寒，唇干齿燥，外感多有之，所谓卫气偏胜，邪热熏蒸肺胃所致，非胃津干也，故辛凉泄卫为治。若胃津干，又当甘寒濡润矣，宜辨之。

吴锡璜：按白如枯骨，大剂养肝肾之阴，亦有愈者。

### 【按语】

《温病学》教材说"卫气偏胜与胃热盛均可出现齿光燥如

石，但二者病变机理，临床症状，治疗方法都不相同。章氏把二者混为一谈，实属欠妥。陈氏所作的分析较为确当。"但我认为，从文义承接关系来说，当推章氏说为顺，所谓辛凉泄卫透汗指白虎加竹叶类药法，如按陈氏说，外感初起而无汗恶寒，何以不断为风寒而竟要用辛凉？卫气偏胜而非胃津干，又何以要泄胃？关于胃热甚用白虎辛凉泄胃透汗之机理，张锡纯尝用水沃洽红之铁作了很好比喻，加竹叶以助无汗卫偏胜者，叶案中有例案可以印证。缪希雍亦习用白虎加竹叶、麦冬以治之，叶氏此药法有可能是受缪氏之影响。

"急急清水"之"水"当是"火"之误，别本作"心"亦通。此亦可见原本中误文讹字是有所存在的。至于说"上半截润"是"水不上承"，恐系纸上谈兵，于理亦难通，不便曲释。

**【原文】**

若咬牙啮齿者，湿热化风，痉病但咬牙者，胃热气走其络也，若咬牙而脉症皆衰者，胃虚无谷以内荣，亦咬牙也。何以故耶，虚则喜实也，舌本不缩而硬，而牙关咬定难开者，此非风痰阻络，即欲作痉证，用酸物擦之，即开，酸走筋，木来泄土故也。

**【选注】**

章虚谷：牙齿相啮者，以内风鼓动也；但咬不啮者，热气盛而络满，牙关紧急也。若脉证皆虚，胃无谷养，内风乘虚袭之入络而亦咬牙，虚而反现实象，是谓虚则喜实，当详辨也。又如风痰阻络为邪实，其热盛化风欲作痉者，或由伤阴而夹虚者，皆当辨也。

周学海：肝虚则喜实，然此证乃胃虚而肝实也。胃热津液不生，肝血因之而燥结，筋脉俱失所养矣。

**【按语】**

"咬牙啮齿"。"啮"当做"啮"，即"龀"。

**【原文】**

若齿垢如灰糕样，胃气无权，津亡湿浊用事，多死。而初病齿缝流清血痛者，胃火冲激也。不痛者，龙火内燔也。齿焦无垢者，死。齿焦有垢者，肾热胃劫也，当微下之，或玉女煎清胃救肾可也。

**【选注】**

章虚谷：齿垢由肾热蒸胃中浊气所结，其色如灰糕，则枯败而津气俱亡，肾胃两竭，惟有湿浊用事，故死也。齿缝流清血，因胃火者出于龈，胃火冲激故痛；不痛者出于牙根，肾火上炎故也。齿焦者肾水枯，无垢则胃液竭，故死；有垢者火盛而气液未竭，故审其邪热甚者，以调胃承气微下其胃热，肾水亏者，玉女煎清胃滋肾可也。

陈光淞：察齿垢以定生死，看湿温之能事毕矣。

**【按语】**

齿焦之"焦"为枯燥之形容，非指焦黑。枯燥而尚有垢，热虽甚而津伤尚轻，若无垢或垢如灰糕、或齿焦如枯骨，津亡阴竭，病危多死，这是叶氏之经验，前人从未论及，故孟英说验齿以辨诸温病之治，是发从来所未发，是于舌苔之外更添一秘诀，并可垂为后世法。

**【原文】**

再妇人病温，与男子同，但多胎前产后，以及经水适来适断。大凡胎前病，古人皆以四物汤加减用之，谓护胎为要，恐来害妊，如热极，用井底泥，蓝布浸冷，覆盖腹上等，皆是保护之意。但亦要看其邪之可解处。用血腻之药不灵，又当审察，不可认板法。然须步步保护胎元，恐损正邪陷也。

**【选注】**

章虚谷：保护胎元者，勿使邪热入内伤胎也。如邪犹在表分，当从开达外解，倘执用四物之说，则反引邪入内，轻病变重矣，故必审其邪之浅深而治，为至要也。若邪热逼胎，急清内热为主，如外用泥布等盖覆，恐攻热内走，反与胎碍，更当详审勿轻用也。总之，清热解邪，勿使伤动其胎，即为保护，若助气和气以达邪，犹可酌用，其补血腻药，恐反遏其邪也。且《内经》曰：妇人重身，毒之何如？岐伯曰：有故无殒，亦无殒也。大积大聚，其可犯也，衰其大半而止，不可过也。故如伤寒阳明实热证，亦当用承气下之，邪去则胎安也。盖病邪浅则在经，深则在脏，而胎系于脏，攻其经腑，则邪当其药，与脏无碍，若妄用补法以闭邪，则反害其胎矣。倘邪已入脏，虽不用药，其胎必殒而命难保。所以经言有故无殒者，谓其邪未入脏，攻其邪，亦无殒胎之害也。故要在辨证明析，用法得当，非区区四物所能保胎者也。故先生曰须看其邪之可解处，不可认板法，至哉言乎。

【按语】

妇人病温与男子同，但经、孕、产、乳的生理特点与男子不同，这是在治疗时必须顾及的。孕时病温，既要看到邪可伤胎，也要留意药物伤胎，既不可过虑免药伤胎之虞而忽视了药物去邪亦可安胎，也不可只看到去邪即是安胎而忽视了某些药物可能对胎儿带来的伤害，其间因人因病斟酌用药，不能预设成见，所谓"不可认板法"即是此意。章氏之注，王孟英、金寿山等均为推崇，参原文合观，大旨更明。

【原文】

至于产后之法，按方书谓慎用苦寒药，恐伤其已亡之阴也，然亦要辨其邪，能从上中解者，稍从症用之，亦无妨也。不过勿犯下焦，且属虚体，当如虚怯人病邪而治，总之毋犯实实虚虚之际。况产后当气血沸腾之候，最多空窦，邪势必乘虚内陷，虚处受邪为难治也。

【选注】

徐灵胎：产后血脱，孤阳独旺，虽石膏、犀角，对证亦不禁用，而世之庸医，误信产后宜温之说，不论病证，皆以辛热之药，戕其阴而益其火，无不立毙，我见其多，惟叶案中绝无此弊，足征学有渊源。

凌嘉六：庞安常曰：伤寒产后恶露为热搏不下，烦闷胀喘狂言者，抵当汤及桃仁承气汤主之。治伤寒小产，恶露不行，腹胀烦闷欲死，大黄桃仁汤，朴、硝、大黄等分末之，每一钱或二钱，桃仁去皮尖碎之，浓煎汤调下，以通为度。

金寿山：产后用药，历代医家，有两种不同看法，一种主张用温，所谓"胎前宜凉，产后宜温"，一种主张用凉药，其理由是张仲景说新产妇人有三病：郁冒、痉厥、大便难，都是孤阳独旺之证。其实，前者只看到产后调理常法的一面，只知常法而不知变法；后者则以产后治病的变法竟认为调理常法。都带着片面性。叶氏提出产后病温治法，当如虚怯人炳邪而治，比较全面而又抓住重点。吴鞠通也说："手下所治是温病，心中想到是产后。"具体来说，是在治疗温病前提下，照顾到产后。

**【按语】**

"产后多虚"、"产后宜温"这些说法就生理之常、调理之常来说，都不能说它错。但治病就不同，凌氏引庞安常法，攻之不能谓不峻；徐氏所说之方药，不能说不凉，但这都是辨证有据情况下确定的药法，如在使用这些药法时并没有忽视攻邪易于伤正、苦寒易于损胃等问题，考虑就全面了。叶氏上文，俱属正论。金氏之说，亦较公允。

"实实虚虚之际"，"际"为"禁"之误。

**【原文】**

如经水适来适断，邪将陷血室，少阳伤寒，言之详悉，不必多赘。但数动与正伤寒不同。仲景立小柴胡汤，提出所陷热邪，参、枣扶胃气，以冲脉隶属阳明也，此与虚者为合治。若邪热陷入，与血相结者，当宗陶氏小柴胡汤，去参、枣，加生地、桃仁、楂肉、丹皮和犀角等。若本经血结自甚，必少腹满痛，轻者刺期门，重者小柴胡汤去甘药，加延胡、归尾、桃仁，夹寒加肉桂，心气滞者加香附、陈皮、枳壳等。然热陷血室之夹，多有谵语如狂之象，防是阳明胃实，当辨之。血结者身体必重，非若阳明之轻旋便捷者，何以故耶？阴主重浊，络脉被阻，侧旁气痹，连胸背皆拘束不遂，故去邪通络，正合其病。往往延久，上逆心包，胸中痛，即陶氏所谓血结胸也。王海藏出一桂枝红花汤，加海蛤、桃仁，原为表里上下一齐尽解之理，看此方大有巧手，故录出以备学者之用。

**【选注】**

章虚谷说：但数动与正伤寒不同，"数动"二字恐错，或是"变动"二字，更俟明者详之。冲脉为血室，肝所主，其脉起于气街。气街，阳明胃经之穴，故又隶属阳明也。邪入血室，仲景分浅深而立二法。其邪深者，云如结胸状，谵语者，刺期门穴，随其实而泻之，是从肝而泻其邪，亦即陶氏所谓血结胸也；其邪浅者，云往来寒热如疟状，而无谵语，用小柴胡汤，是从胆治也，盖往来寒热是少阳之证，故以小柴胡汤提少阳之邪，则血室之热亦可随之而外出。以肝胆为表里。故深则从肝、浅则从胆，以导泄血室之邪也。今先生更详症状，并采陶氏、王氏之方法，与仲景各条合观，诚为精细周至矣。其言小柴胡汤惟虚者为合法何也？盖伤寒之邪，由经而入血室，其胃无邪，故可用参、枣。若温热之邪，先已犯胃，后入血室，故当去参、枣，惟胃无邪及中虚之人，方可用之耳。须知伤寒之用小柴胡汤者，正防少阳经邪乘虚入胃，故用参、枣先助胃以御之，其与温热之邪来路不同，故治法有异也。

王孟英：温热邪入血室有三证：如经水适来，因热邪陷入而搏结不行者，此宜破其血结；若经水适断，而邪乃乘血舍之空虚以袭之者，宜养营以清热；其邪热传营，逼血妄行，至经末当期而至者，宜清热以安营。

周学海：数动指脉言，与伤寒弦细不同。先生之意，盖谓少阳伤寒，仍在气分，故脉弦细，可用参、枣扶胃提邪也。若温病热邪将陷血室，即有与血相结之势，故脉即见数动也。中间热入血室一段，前注未畅，兹再随文而衍之曰：妇人患温病，若经水适来适断，血室空虚，邪必易陷，其证固详见少阳伤寒矣。但温病脉来数动，与正伤寒脉弦细者不同，正少阳伤寒，仲景立小柴胡汤，用参、枣以扶胃气而提出所陷之邪，所以必扶胃气者，以血室冲脉隶于阳明也。所以可用扶胃气者，以寒邪虽渐化热内陷，胃气尚未浊乱，空虚无邪，故可补也。若温病热邪早与胃合，此时更与血相结，是胃家气分、血分皆邪所弥漫，决无复扶胃气助热入血之理。只有去参、枣加攻血之品，使血分松动流通，不与热结，而邪可散矣。此皆从里分透邪外出之道也。而其法有补气攻血之不同。何者？一伤于寒，则正阳不足，故其脉弦细，而治宜补气；一伤于热，则邪阳有余，故其脉数动，而治宜攻血也。

金寿山：原文"然热陷血室之症"一句起至篇末一段，颇费解释。第一：以热入血室身重与阳明胃实身不重来相辨，实际则是阳明胃实亦有身重一证，《伤寒论》有明文，何从辨起；第二：以桂枝红花汤治疗血结胸，方中有甘草、大枣，正与上文以小柴胡汤去甘药治血结之原则相反。总之，这一段文字，文气不顺，于病情亦未洽，当存疑。

## 【按语】

《临证指南》"热入血室"门共二案四诊，沈案首诊用玉女煎加竹叶心，末诊用复脉汤去姜、桂；吴案用生地、丹皮、大黄、桃仁、泽兰、人中白，四诊俱未用小柴胡，徐灵胎据而评曰："（热入血室）此柴胡对证为千古一定之成法，舍此俱为邪说。""热入血室，柴胡汤为主方，此千古不易之法，而此老偏不用柴胡汤。其治疟疾，亦从不一用，口口声声推崇仲景，惟柴胡汤则视之如仇，专与相背，真令人不解，想此老曾误用柴胡汤置人于死，深自抱疚，从此畏之如虎，不敢再犯矣，不然何愚至此。"我认为这个评论，其失仍在没有取叶氏之有关医论合观，倘能取上条医论观之，就不至于有如此断然之激论了。吴鞠通编《温病条辨》时，所犯毛病相同，他只取《临证指南·热入血室门》之二案。便认为叶氏治热入血室大法在此，这也是未参叶氏上论，所见不广。而历来之注《温热论》者，正好相反，即莫不取医案而合观。研究叶氏温热之学，任凭其有关之医论医案睽离孤处，评案者不及论，注论者不及案，这显然是以前叶氏温热学说研究者之通病。今参合其论案而观之。可以认为：叶氏对仲景以小柴胡治热入血室法，是继承的，而且采用了陶氏的经验，在实际应用中，并有创造和发挥，但因《临证指南·热入血室门》只有二案，所以单凭此二案，不能就认为叶氏治此之法，尽在于中。但也须注意

《温热论》本非叶氏所手定，从华本（龙文书局本）来看，错字衍文，确有存在，陈光淞注上条，认为"王海藏出一桂枝红花汤"以下"三十八字，不伦不类。盖桂枝红花汤断非可以治血结胸者。且正与上节'重者小柴胡汤去甘药'之语相反，必非原文，否则别有误叙，合行删除，免误学者。"金寿山也看到了这个问题，所以主张"存疑"。从前之注家来看，敢于质疑问难的委实不多，"学而能思"是一个常被忽视的问题，原因是眩于叶氏大名，对《温热论》遵奉太过，所以，不是随文生训，人云亦云，就是迂回曲释，巧为粉饰，连"舌生芒刺，皆是上焦热极"这个"上"字，都不敢质疑问难。我说过，叶氏是人不是神，应该把他从。"神"座上请下来，使之与诸家之学相并列，然后按历史唯物主义和辩证唯物主义的观点，尽可能对《温热论》作出客观的评注，这既是我重新评注的目的，也是我重新评注的动机。又按：周扬俊《湿热暑疫全书》说："妇人病疫，与男子无异，惟经水适来适断，及崩漏产后，与男子不同。经水适来，邪不入胃，入于血海胸膈无邪，勿以胃实攻之，但热随血下自愈，宜水柴胡加生地黄、牡丹皮、赤芍药主之。如结胸状者，血因邪结，刺期门。经水适断，血室空虚，邪乘虚入为难治，与适来者有虚实之分，宜柴胡养营汤。……"疑叶氏上条，即以周氏说为蓝本。但好事者改摹结貌，托名叶氏，亦未可知，由是而知谢诵穆诸家，诚亦有所见而云然也。

# （三）作者研究温病文选

作者曾潜心研究温病学说10余年，这10余年中，在各地医刊编者支持下，先后发表了有关医论近百篇，并内部印行了《热病衡正》。这部分资料，我原计划整理成一套温病小丛书：其一为吴氏《温病条辨笺正》；其二为叶氏《温病论案新编》；其三为作者《研究温病文选》；其四为历代《温病名篇精粹》。但考虑到我的研究重心和已发表的有关论文（包括《热病衡正》）主要是在叶、吴温热之学，出小丛书的计划又不是很快就能如愿，故现在先将有关叶、吴温热学说的内容整理成集：以"笺正"为第一部分；以"新编"为第二部分；以"文选"为第三部分。第三部分内容与前两部分中的某些内容有些重复，但"笺正"、"新编"中的按语每简略而不详，"文选"部分因为是专论，对所论专题较为透彻详细，这对欲深入研究叶、吴温热学说的读者来说，是有用的，至于其他外感热病各家学说之研究文。凡已发表者，亦录题附后，以供有志深入研究者之检索。

# 1. 评吴鞠通论诸温大纲之五失

《温病条辨·上焦篇》"首揭诸温之大纲"门："温病者：有风温、有温热、有温疫、有温毒、有暑温、有湿温、有秋燥、有冬温、有温疟。"鞠通自注："此九条，见于王叔和《伤寒例》小居多，叔和又牵引《难经》之文以冲其说。按时推病，实有是证，叔和治病时，亦实遇是证。但叔和不能别立治法，而叙于《伤寒例》中，实属蒙混，以《伤寒论》为治外感之妙法，遂将一切外感悉收入《伤寒例》巾，而悉以治伤寒之法治之。后人亦不能打破此关，因仍苟简，千余年来，遗患无穷，皆叔和之作俑，无怪见驳于方有执、喻嘉言诸公也。然诸公虽驳叔和，亦未曾另立方法，"俞氏虽立治法，仍不能脱却伤寒圈子，弊与叔和无二，以致后人无所遵依。本论详加考核，准古酌今，细立治法，除伤寒宗仲景外，"俾四时杂感，郎若列眉。"因本条文居三焦篇之首。有纲领性意义，故对后世影响极大。此条专论温病有几，表明了作者对温病类型分划的看法。温病究以分几种为宜？古今医家，对此素有不同之意见，如章虚谷认为："（温病）当辨别而分治者有五：一曰春温，二曰风温，三曰暑温，四曰湿温，五曰瘟疫。"近之《温病学》教材则分为风温、春温、暑温、湿温、伏暑、秋燥、温毒七种。也有分为风温、春温、暑温、湿温、伏暑、秋燥、冬温七种的。说明医界对此，迄今尚乏统一之意见。

在医界于温病类型究竟有几种缺乏比较一致认识的情况下，鞠能论温，首出此条，谓温病有九，并以之为论温之人纲，不为无见。惜其自注文不进一步申述分九种为宜之理由，反去责怪叔和诸家治法之欠妥。故自注一段，显得文繁不切、针对性不强，此实其论诸温大纲之一失。

自《难经》五十八难出，伤寒遂生广狭两义。自本条文出，温病亦有了广义与狭义，如"温病者"之"温病"，属广义；"有温热"之"温热"，就是狭义之温热病。鞠通责诸家论温有顾此失彼之病，然则于广义温病下分列为九种，其说仍属蒙混，其弊亦与诸家之顾此失彼同。因《原病篇》、《中焦篇》均论及春温，春温为温病之一，且较为重要；又书中将伏暑与其他温病相等列，说明伏暑亦为狭义温病中较为重要之一种。本条旨在提揭诸温之大纲，竟置此两个重要的温病而不论，则大纲实不足以为纲，故余谓其"诸温之大纲"仍属蒙混，此为其论诸温大纲之二失。或为之辩说：此条所言乃新感，而春温、伏暑属伏气，故不列入。然则《原病篇》明云温疟系伏气温病，又何以列入，准此，谓此条只指新感温病，其说不能成立。

鞠通在《凡例》中说："是书原为温病而设，如疟、痢、疸、痹，多因暑温、湿温而成，不得不附见数条"。准此，似不应独以温疟为狭义温病之一种，如温疟可占温病之一格，则热痢、热痹及黄疸之属热者，亦俱可与其他温病相等列，若此，则温病更不止九了。就此而论，作者在著作体例问题上，前后有欠统一，此亦对温病类型分划认识蒙混所致，故余视此为其论温病大纲之三失。

宗叶氏之学者，咸谓温病由温邪所引起，然按鞠通意见，"燥气寒化，乃燥气之正"，"燥为小寒"，并非温邪。既然"寒统燥湿"，"燥属阴邪"，既然温病由温邪所引起，就没有理由以秋燥为温病之一种，多少还可说出些道理，今以秋燥为温病之一种。若谓燥这对化为热，据燥之复气、标气，亦可视秋燥为温病。若是，即冬日之正伤寒，亦可据其复气、标气而视之为温病。退而言之，以温燥为温病之一种，多少还可以说出些道理，今以秋燥为温病之一种，就造成了理论上的矛盾，此为其论诸温大纲时之四失。

暑温、湿温，条文中并列之，各占九种温病之一格，应是二个病。然其自注说：暑之偏于热者为暑温；暑之偏于湿者为湿温。同篇伏暑下又云："暑兼湿热，偏于暑之热者为暑温，多手太阴证而宜清；偏于暑之湿者为湿温，多足太阴证而宜温；湿热并等者两解之，各宜分晓，不可混也。"准此，暑温、湿温似又系证名。若说暑温、湿温，既是病名，又是证名，然则湿热并等者，又当以何名之？再观其辨温疫与温毒，一云多兼秽浊，一云秽浊太甚，心中模糊，论自蒙混，故章巨膺批注曰："自条自辨，还是辨不清。"此为其论诸温大纲时之五失。

（曾刊于《四川中医》1989 年第 1 期）

## 2. 论"'温邪上受'等十二字为温病提纲"说

《温热论》首文"温邪上受，首先犯肺，逆传心包"十二字，姜春华教授认为"是指一病而言"。后人竟以此十二字为一切温病提纲，如《温病学》言："本条为论证温病证治的总纲"。二说相背，是非未定。若不深究，则初学不知适从，后人见之眩目，故略述己见，与同仁商讨。

一般将温病分为新感、伏气两大类。叶氏对伏气说并不否定，如《临证指南医案》温热门杨案曰"伏邪发热"、马案曰

"少阴伏邪"等，均非首先犯肺，故十二字决非指一切温病言，否则，叶氏何以云春温"以黄芩汤为主方，苦寒直清里热，热伏于阴，苦味坚阴，乃正治也。知温邪忌散，不与暴感门同法"。伏气温病与暴感有别，叶氏讲得何等明白。叶派中人，亦多如此观，如华岫云、章虚谷、王孟英及近贤金寿山等。唯吴鞠通始作此谬解："凡病温者，始于上焦，在手太阴"。后人不辨，踵其讹误，遂以此为一切温病提纲，贻患不小。

叶派所说之温病，包括甚广。"夏暑发自阳明"，即此一语，说明叶氏本人并不认为"温邪外侵，必先犯肺而出现肺卫表证"。再如湿温，亦不以首先犯肺为提纲。但由于叶氏将温病、风温、湿温混在一起讲，故华岫云等人都误以为邪从口鼻而入的温病，必定首先犯肺。实则风温等肺系疾病从鼻而犯肺，湿温等胃系疾病从口而犯胃，入肺入胃，分明二途。"首先犯肺"说，实为谬误。

《温热论》至少包括了二种病（风温和湿温），如果不完全否定十二字有纲领性意义，则从叶氏医案来看，"上受犯肺"说可作为呼吸器病提纲。就病论，有中医的风温、温热、冬温、暑病、秋燥等。但由于叶氏把湿温混在一起讲，吴氏不加辨正，反随意扩大，以至产生了"温邪初起，首先犯肺"的误解。

但呼吸器病，不一定就是温病。细察叶氏所谓温邪犯肺的一些医案，虽命名各异，实多为发于四时的伤风、肺胀、肺痹、肺痈之类。然伤风、肺胀等不得统称为温病（因不能统风寒感冒、肺饮等在内），十二字亦不可视作温病之提纲，仅可视为部分呼吸器病的提纲。

"提纲"说副作用不小。酌用银花、连翘、薄荷之属治疗风热感冒，银翘散、桑菊饮治疗伤风、喉蛾等，堪称可取。但如按"提纲"说，以"初用辛凉轻剂"作一切温病初起的治疗常规，则属治术之下驷。仲景用越婢加半夏汤治肺胀，近人用鱼腥草、鸭跖草之类治大叶性肺炎，均较叶派上述药法有效。叶氏尚知对伏气温病始则苦寒直清里热，而近人为提纲说所惑，每以治肺之药治与肺无关之病，乃至病情步步深入。总之，"十二字"决非温病之总纲，前八字是指部分呼吸器病言，与后四字亦不具有紧密之联系。

（曾刊于《北京中医学院学报》1984 年第 6 期）

# 3. 吴鞠通论治上犯中药禁殊多矛盾

分三焦用药，并认为治上不能犯中的观念，出于叶桂。但由于吴鞠通不解其本义，在《温病条辨》中，论治上犯中药禁殊多矛盾，反使医者疑莫能明，故有必要扬稗指迷，予以剖析。

## 一、叶桂之本义

在《幼科要略》中，叶桂论痧时，曾有分三焦用药之说，如云："上焦药用辛凉；中焦药用苦（辛）寒；下焦药用咸寒。上焦药气味宜以轻。肺主气，皮毛属肺之合。外邪宜辛胜，里甚宜苦胜，若不烦渴，病日多，邪郁不清，可淡渗以泄气分；中焦药，痧火在中，为阳明燥化，多气多血，用药气味苦寒为宜，若日多胃津消烁，苦则助燥劫津，甘寒宜用；下焦药咸苦为主，若热毒下注成痢，不必咸以软坚，但取苦味坚阴燥湿。"徐灵胎对此不大赞同，他眉批说："此老用药专重气味，此语本之《内经》，即《神农本草经》亦首列之，但终当深知其药专治、某病，各有功能，然后再于其中择气味之合者而用之，方得《内经》、《本草》之旨，若徒知其气味，则终无主见也。"叶桂上文之本义，我认为当做治上焦用药大多宜辛凉轻剂来理解，并没有含治上焦禁用苦寒、咸寒药之意，诚如徐氏所说，用药当深知其功能和主治。如有些苦寒、咸寒药，其功能和主治以肺、心病变为主，则上焦病自亦可用。吴鞠通误解叶桂之本义，以为治上焦病禁用苦寒等药，故致论治上犯中药禁时产生了许多自相矛盾之处。

## 二、鞠通之发挥

如徐氏所说，叶氏上论，本是有一定缺憾的，但鞠通反而对其不足处作了发挥，因此而遂有他的治上犯中药禁论，按该论，凡病温者始于上焦，在手太阴。治上焦如羽，非轻不举。故治温病初起，宜纯然清肃上焦，不犯中下。而治上犯中，是为温病初起用药之大禁。这一种观点，可用引文学来证实。

《温病条辨·吴又可禁黄连》中说："余用普济消毒饮于温病初起，必去芩、连，畏其入里而犯中下焦。"同书上焦篇十八条自辨中也说："去黄芩、黄连者，芩、连里药也，病初起未至中焦，不得先用里药，故犯中焦也。"上焦篇二四条自辨中又说："黄连、甘草，纯然里药，暑病初起，且不必用，恐引邪深入"鞠通对又可用达原饮治瘟疫，曾多次给予批评，主要也是嫌其治上犯中，如上焦篇第四条银翘散方论中说："盖其方中首家长槟榔、草果、厚朴为君，夫槟榔，子之坚者也，诸子皆降，槟榔苦辛而温，亦中焦也。岂有上焦温病，首用中下焦苦温雄烈劫夺之品，先劫少阴津液之理！知母、黄芩、亦皆中焦苦燥里药，岂可用乎？"经过如上的发挥，黄芩、黄连、甘草、厚朴、知母等都十分明确地成了治上犯中的禁药。

## 三、禁药之我见

1. 理论上不能自圆：吴鞠通的上述治上犯中禁药，在理论上有无以自圆之弊病，如厚朴，在批评又可治上犯中时说过"亦中焦药也"之类的话，可是他在自己用厚朴治上焦病时竟又说："厚朴皮也，虽走中焦，空间肺主皮也，以皮治皮，不为治上犯中"。我说鞠通论治上犯中药禁殊多矛盾，这便是一个足够说明问题的论据。

又如在中篇第九九条自辨中，吴氏说："黄连、黄柏，但走中下"，但在上焦篇安宫牛黄丸方论中又说："黄连泻心火"，心属上焦，这显然也是可说他理论上难以自圆的又一论据。又如黄芩，也是吴氏明文说过病初起不得先用，用之便有犯中之弊的里药，可是他又说黄芩是"手足阳明、手太阴药"，说用手太阴药治手太阴病有治上犯中之弊，这在理论上无论如何也是不通的，这也可为余说作论据。

2. 临床上不符事实：吴氏说芩、连、草、朴、知母等都是治上犯中药，但吴氏治上焦病仍屡用这些药，如他治太阴风温、温热、温疫、冬温，初起恶风寒者，主以桂枝汤（方中大枣亦是中焦药）；但热不恶寒而渴者，主以银翘散，此二方都有甘草。吴氏治太阴风温，但咳，身不甚热，微渴者，主以桑菊饮；脉浮洪，舌黄，渴甚大汗，面赤，恶热者，主以白虎汤，此二方亦俱有甘草。又如他治史男暑温案初诊曰："右脉洪大无伦，暑伤手太阴，有逆传心包之势，喘渴太甚，烦躁不宁，时有谵语，身热且呕，议两清心肺营卫之热。川连一钱、知母一钱、藿香梗一钱、竹叶一钱、丹皮一钱、生甘草八分，日二帖。"此案病在上焦心肺，其所用川连、知母、藿梗等俱姑置不论，甘草是鞠通明文说过的"纯然里药"，足见上焦病用之，"恐引邪深入"说是与实践脱节的不通之论。吴氏用普济消毒饮之所以必去芩、连，是以其系里药，嫌其犯中，然甘草虽亦"纯然里药"，治上焦病实屡用，我们只要翻阅一下上焦篇，就可发现，用甘草之方很多，如清络饮原方无甘草，吴氏治手太阴暑温，但咳无痰，咳声清高者，不但特意加甘草，并且加知母。我认为吴氏不拘经限药，将治阳明病之主剂白虎汤用于治疗手太阴温病，这是可以的，但如果说甘草、知母是治上犯中的中焦里药，就自相矛盾了。故单就甘草论，亦可作为其药禁论有矛盾之论据。再就黄芩之实际运用来看，亦如此，如吴氏治肺疟，主以杏仁汤，认为："疟邪始受在肺，逆传心包络"。"肺疟，疟之至浅者。肺疟虽云易解，稍缓则深，最忌用治疟印板俗例之小柴胡汤，盖肺去少阳半表半里之界尚远，不得引邪深入也。"然而杏仁汤方中却有黄芩、滑石、茯苓，后二者是否上焦药先不去说它，黄芩是吴氏明文说过"病初起未至中焦，不得先用"的里药，何以又用之？这也是药禁理论与实际运用情况不符之一据。又下焦篇二十条下曰：
"犀角味咸，入下焦血分。"犀角地黄汤之地黄入肾经，白芍、
丹皮入肝经，亦俱系下焦药。然此方却用于上焦病而不忌，诸
此之类，实在不可究诘。

## 四、叶说之印证

由于吴氏未解叶氏分三焦用药和论"犯中"之本义，所
以其所列之禁药，并非真当为上焦病之所忌用。叶氏论风温，
说"乃肺先受邪，遂逆传心包，治在上焦，不与清胃攻下同
法"。论春温，说："苦寒直清里热，热伏于阴，苦味坚阴，
乃正治也"。这是说新感温病不与伏气温病同法。新感温病由
外入里，初起应辛凉轻剂以解外；伏气温病由里出外，初起叫
用苦寒直清里热；"若因外邪先受，引动在里伏热，必先辛凉
以解新邪，继进苦寒以清里热。"但"时医（治温）多用消滞，
攻治有形，胃汁先涸，阴液劫尽者多矣"。治风温又"不知肺
病在上之旨，妄投荆、防、柴、葛，加入枳、朴、杏、苏、莱
菔子、楂、麦、橘皮之属，辄云解肌消食；见有痰喘，便用大
黄礞石滚痰丸。"这样处理，不但劫烁胃汁，脾胃阳和之气亦
会受伤。谢诵穆说："叶氏以治肺之药，治犯肺之病，不误用
消导攻伐，克削无辜，意见颇合。"温病有肺系胃系，伏气新
感之不同，肺系温病不能用消滞攻伐药治胃；新感温病不能用
治伏气温病的苦寒直清里热法，叶氏之"犯中"，原是指此。
但经过吴氏引申发挥，变成了"一切温病都起自上焦，治上
焦病禁用入中焦药"之意，故产生了种种的矛盾。

## 结 语

"任何一种疾病的发展，它的影响所及，必然是整体的。
病灶所在，固然可以划分为三个区域，但是临床下药，就很难
横截三段了。"肺病初起即用玄参"先安未受邪之地"之类的
药法固不在治上犯中之例，即上焦病而用知母、甘草等中焦里
药，亦不受吴氏犯中之训律，吴氏忽而说黄芩是里药，有犯中

之弊，上焦病初起当忌；忽而又说黄芩是手太阴药，可治肺疟；手太阴暑温等上焦病。忽而说厚朴是中焦药，又可用厚朴治上焦温病是治上犯中；而自己又用于上焦温病初起，说不为治上犯中。忽而说黄连、甘草，纯然里药，忽而又用于治上焦病。其自相矛盾若此，如对这种内容，熟视无睹，且奉其书为经典，以之诲人，长此下去，昏昏昭昭，中医学术还有什么进步可言?!

（曾刊于《北京中医学院学报》1984 年第 4 期）

# 4. 银翘散治温疫略评

吴又可治温疫初起见脉数，发热，舌苔满布如积粉，胸闷等证者，主以达原饮。吴鞠通对此提出了批评，并认为应该用银翘散。究竟孰是孰非？孰优孰劣？迄无定评。因鞠通之学，目前影响极大，故这一问题，有必要提出来进行讨论。为抛砖引玉，现刍议如下。

## 一、鞠通的批评

《温病条辨·上焦篇》银翘散方论中，鞠通批评又可，说："吴又可开首立一达原饮，其意以为直透募原，使邪速溃，其方施于藜藿壮实人之温疫病，容有愈者，芳香辟秽之功也；若施于膏粱纨绔，及不甚壮实人，未有不败者，盖其方中首用槟榔、草果、厚朴为君，夫槟榔，子之坚者也，诸子皆降，槟榔苦辛而温，体重而坚，由中走下，直达肛门，中下焦药也；草果亦子也，其气臭烈大热，其味苦，太阴脾经之劫药也；厚朴苦温，亦中焦药也。岂有上焦温病，首用中下焦苦温雄烈劫夺之品，先劫少阴津液之理！知母、黄芩亦皆中焦苦燥里药，岂可用乎？"按照鞠通学说："凡病温者，始于上焦，在手太阴"，"治上焦如羽，非轻不举"而"治上犯中，治中犯下"，最为治温病之大忌，所以他说又可"学未精纯，未足为法"。其以"纯然清肃上焦，不犯中下"的银翘散来代替达原饮的治疗主张，即是为此。

## 二、鞠通的实践

《吴鞠通医案·湿温门》有这样一个医案："乙丑四月初七日，陈，三十二岁，面赤目赤，舌苔满布如积粉，至重之温病也。最忌发表，且用辛凉。苦桔梗六钱，银花八钱，香豆豉五钱，连翘八钱，藿香叶五钱，广郁金四钱，荆芥穗五钱，杏仁五钱，生甘草三钱，牛蒡子五钱，薄荷四钱，共为粗末，分八包，一时许服一包，芦根汤煎，去渣服"。观其用药，是银翘散去竹叶加藿香、郁金、杏仁三味而成。银翘散加减原法："胸膈闷者，加藿香三钱，郁金三钱，护膻中"。可见此案除了"面赤目赤，舌苔满布如积粉"，尚有胸膈闷的症状，而加入杏仁，则目的似在开肺气以化湿。此案在初九日二诊时加入青蒿一钱，去掉生甘草、牛蒡子，薄荷三味，药法亦基本上无甚变化。从鞠通的这种治法和他对又可的批评来看，显然，对见到发热，舌苔满布如积粉，胸闷等脉症的病人，在又可则主以达原饮，在鞠通则主以银翘散。这两种治疗方法，究以何者为合理？这是值得我们认真研究的。

## 三、章楠的意见

章楠与鞠通，都以叶氏学说为尊，二人的学术观大体相同，但对此问题，章氏有不同意见，《医门棒喝初集·评温病条辨》说："瘟疫一证，病势甚重，初起即厚苔满舌如积粉，邪伏募原，盘踞深固，须达原饮始能开其浊结，使之传化，故又可有九传之说，历叙症状甚明，而与风温大有不同，非轻药所宜，且叶氏所云温邪犯肺，正指风温而言，故肺先受伤，今观银翘散方，亦轻清开肺治风温之药，以之治瘟疫，则病重药轻。疫邪结于募原，而用开肺之法，则病深法浅，皆非所宜矣。"总之，章氏认为：温、瘟不同，风温则邪犯肺卫，瘟疫则邪伏募原，而"桂枝、银翘两方，均不可以治瘟疫，斯则鞠通辨证未清，立法不当，非又可之方不善也。"在吴鞠通到绍兴时，章氏曾将此意见"托友请教鞠通先生，而鞠通竟无回报"，故不独章氏"不知其意究为然否"，即后人亦然。

## 四、近人的体会

李耀宸说："流行性感冒，中医学又称为时行感冒，是一种起病急，传染性强的疾病，一年四季均有发生，但多见于冬春季节，短期内可形成大流行。临床较典型的症状为：恶寒发热、头痛、头重、肢节疼痛、鼻塞流涕、咳嗽痰多、胸膈痞闷、咽喉肿痛等，脉数或浮数，或洪数，舌苔白厚、白腻、黄腻或苔积如粉。前几年笔者对此病一般皆用治疗普通感冒的通常方法，予以荆防败毒散、银翘散、桑菊饮等方剂治疗。考虑到此病的症状表现为毒热炽盛，而增加清热解毒药的比重，但疗效不够理想"。后来"试用达原饮，结果疗效显著"。从而体会到："（流感的）发病原因、症状、性质皆不同于普通感冒，在辨证施治上也就不可混而为一，而应该严格地加以区别"；"流感之病来势迅猛，传染性强，由于此邪秽浊，易于壅遏、深伏和郁而生热，故在治疗选方用药上，也就不可单纯应用苦寒清热药和辛温、辛凉解表药"；"槟榔、厚朴、草果仁此三味药是本方的主要部分，其性能辛烈开达疏利而除伏邪盘踞，用之得当，祛邪快而无伤津耗液和败伤胃气之弊"；"应用达原饮当严格审辨舌苔、舌质。一般舌苔白腻、黄腻，如叶天士所指出的，苔积如粉，皆可应用……"。这些体会，是从经验中得来。然推究其先前何以用银翘散等去治疗？这显然是受了鞠通学说之影响。这种影响目前尚很大，余于这一问题，不能默视之，故有此文之撰作。

## 五、笔者的短评

1. 不论温、瘟，初起"首先犯肺"者有之，但"直犯募原"者也有之，对后者我们不能予以否定，予以忽视。叶天士也说有"秽暑吸入，内结募原"的，但近人受鞠通学说之影响，对前人"由口鼻而入，直犯募原"等说，提出异议，认为"应由口鼻而入，侵袭上焦肺，而及于胃为是。"推崇这一观点者，说这是"敢于纠偏，破旧创新"，笔者则认为值得商榷，实际上，"温热受自口鼻，由募原直走中道"以及"吸收秽邪，募原先病"，"秽热由清窍入，直犯募原"等类型，连叶天士、吴鞠通也是并不予以否定的。所以，对时逸人"如外感初起，并无呼吸系统的症状，一概认为在手太阴，未免无的放矢"的说法，笔者表示赞同。

2.《温疫论评注》说：舌上苔积如粉，"是秽浊内盛所致，为温疫病的主要临床特征之一。"吴又可认为这是"邪气盘踞于募原"，主张用达原饮。笔者认为：见到白苔满布如积粉、胸膈闷、发热等脉证，用达原饮比用银翘散合理，吴鞠通的主张是不足取的。

3. 鞠通以治上犯中驳又可，就理论上来说，是有矛盾的。如厚朴，鞠通自己也用以治疗上焦病，且自辨云："厚朴皮也，虽走中焦，究竟肺主皮毛，以皮治皮，不为治上犯中。"又如知母，上焦篇治方中亦用之，又如黄芩，治肺疟之首方杏仁汤中亦用之；既然"疟邪始受在肺"，"肺疟，（为）疟之至浅者"，既然黄芩可治肺疟，既然厚朴、知母等鞠通自己也用以治疗上焦病，则以此来斥责又可用药蹈治上犯中之弊，是没有道理的。

4. 若谓"诸子皆降"，似无不可，然因"诸子皆降"，以治上焦病用之故，责又可犯治上犯中之弊则不可。如牛蒡亦子也，五味亦子也，鞠通治上焦病均用之，故诸子于上焦病可用否，亦当做具体的分析，不能一概而论。陈苏生先生说："任何一种疾病的发展，它的影响所及，必然是整体的。病灶所在，固然可以划分为一个区域，但是临床下药，就很难横截三段了"。我认为这是事实。

5.《温病条辨》"虽有三焦分治之名，并无三焦分治之实。"吴鞠通布置三焦，谓温病必先上焦，继中焦，后下焦，这好像是欲病邪如火车之行轨道，不准有丝毫越出，事实上疾病不可能如此，即流行性感冒，从西医角度看，固属呼吸系病，属"首先犯肺"者，但按中医辨证，也有属邪犯募原而需用达原饮治疗的，故达原饮之可否用于呼吸系病，当辨证而定，我们不能因其"治上犯中"之说，遂予废置，至于"乙脑"、"黄疸肝炎"等是否亦必先在手太阴？这就尤其经不住推敲了。

结语：现在学鞠通的人极多，能直率指出《温病条辨》中瑕疵的则极少。笔者认为：上焦篇第四条，除了用桂枝汤治温病不足为训，其用银翘散治温疫，也很值得商榷，对时逸人之说："温病中包括风温、温热、温疫、冬温，立一法以统治，亦觉尚待研究。"我认为当予以注重。

（曾刊于《云南中医学院学报》1985 年第 4 期）

# 5. 论药失真、用药好奇不可取

凡言之悖理显然者，人多能辨，无须琐琐。若似是而实非，似真而实伪，则最易误人。《温病条辨》中类此者颇多，今人又多遵信而不疑，故本文为辨伪、察讹，抉其论药失真、用药好奇一端，作为举隅之谈。

## 一、论药失真

1. 谓凉药性温　　"上焦篇"十六条说：太阴温病，发疹者，"禁升麻、柴胡、当归、防风、羌活、白芷、葛根、三春柳"。下自注中批评吴又可托里举斑汤用药不当时说："归、升、柴、芷、穿山甲，皆温燥之品。""中焦篇"二十三条下也说"柴胡、升麻性温"。《温病条辨白话解》说："升麻、柴胡、当归、防风、羌活、白芷、葛根、三春柳等辛温"，"故列入温病的禁用范围"。这样解释，虽使吴氏本旨更明，但疏于察讹，反起了传误的作用。因升麻、柴胡、葛根、穿山甲（三春柳有云温者，亦有云凉者，迄无定论，姑置不论）都是性凉之药而非性温，历代医家，对此素无异议，鞠通独标异说，并无根据。为免误人子弟，当予率直指出，不能随文生训，也不应避而不谈，更不可曲为粉饰。升、柴、穿、葛诸药的药性，来者当以通论为是，不宜盲目遵信性温之说。

2. **谓润药性燥**　"上焦篇"四条下说："知母、黄芩，亦皆中焦苦燥里药"；"中焦篇"十四条下说："吴又可咳嗽胶痰之证而用苏子、橘红、当归，病因干燥而用燥药，非也。"另如前文所引，云防风、当归亦属温燥。实则知母之性寒润，其功亦以滋阴降火、润燥滑肠见长，岂能与黄芩等同作为燥药视之？苏子有润心肺、滑大便之作用，《本经逢源》说："诸香皆燥，惟苏子独润。"《医林纂要》说：苏子"能润心舒肺，下气消痰，除咳定喘，利膈宽肠，温中止痛。凡用子用仁，皆有润意，辛尤润。"凡此诸说，均可证苏子性燥说之误。至于当归、防风，亦俱润而不燥，治疗精血虚亏之肠燥便秘，当归有润燥泽枯之作用，实为燥闭之良药，景岳说其"性滑善行，大便不固者当避之。"亦以其性润故也。防风，东垣称其为"风药中润剂"，此亦为通论，云其性燥，亦须商榷。

3. **谓毒药无毒**　水仙为石蒜科植物，有毒，若误服之，可发生呕吐等中毒症状。吴氏以此捣敷痈疮，未误，但说它"寒滑无毒"，"寒能胜热，滑能利痰"，则系承讹传误，为恐不知者据其无毒滑痰诸说而竟内服，故抉出于此，期人注意。

4. **辨药物不清**　"下焦篇"三十一条下，谓秫米"即俗所谓高粱是也，古人谓之稷，今或名为芦稷。"其实秫米并非高粱，这又是承讹传误，不知粟、黍之辨。因为秫米即粟之性黏者，又称糯粟或黄米，是小米的一个品种。而稷为黍的一个变种，其子实不黏或黏性不及黍。糯粟植株较矮小，其穗为圆锥状（或似圆筒、棍棒，但无散穗），高粱植株较高大，为散穗，两者不难区别。黍米常误作秫米，与鞠通此种谬说流传不无关系，今药材部门已将黍定为北秫米之伪品。又"六气当汗不当汗论"中，鞠通说"羌活乃羌地所生之独活"，其实二者形状功能都有所不同，甄权已能辨异，不可循误拘古，混为一谈。

5. **谈药理牵强**　"上焦篇"十六条下说，因为清宫汤诸药都用心，所以能"补心中生生不已之生气"。心中生生不已之生气即是心气，然方中诸药实无一味有补心气之作用。又如说《局方》至宝丹"荟萃各种灵异，皆能补心体"，五脏以体用分阴阳，确是"心以阴为体"，然分析方中诸药，实无一味有补心阴之作用。又如说犀角"色黑补水"，在论及客忤痉时说："……犀角，补心之体，以配心之用。"这也是臆说，在本草著作中，犀角罕见能补之说。相反，《本经逢源》说它"能耗散气血"，《本草正》说"其性升而善散……中气虚弱，脉细无神及痘疮血虚、真阴不足等证，凡畏汗畏寒畏散者乃所当忌，或必不得已，宜兼补剂用之"。诸此之论，无一补说。若用祛邪即是补正等说为之迂回解释，亦总感牵强。又如说白虎汤之用粳米，是因为粳米能清胃热保胃液，此亦过信前人赤粳热、白粳凉之说，有过甚其词之失。他如说青蒿须鳖甲领之始能入阴，鳖甲须青蒿领之始能出阳等，亦均有牵强之嫌。

6. 释药名臆想　说文也好，释名也好，都须扎扎实实下一番考证功夫，不能凭臆想信口开河。李时珍在这方面是比较严肃的，他在《本草纲目》中释知母之名说：知母"宿根之旁，初生子根，状如蚳蝱之状，故谓之蚳母。讹为知母"。但鞠通解字释名，有明显的望文生义处，如释曰："疝者，气结如山也"，"疮者，疳也"，"疳者，干也"，"知母，知病之母也"。这样靠臆想说文、释名，是不科学的。照这样毫无根据地搞下去，中医学中的名词术语概念就会被搞乱。

## 二、用药好奇

1. 清宫汤每味用心　清宫汤这张方子，立方从每味用心着眼，流于怪癖。连翘以蒴果入药，原有子无心，古人亦不单用子入药，鞠通用心，后人便指鹿为马，以后就称子为心。玄参是以块根入药，但鞠通竟亦用心。不但玄参用心，且谓参、芪、术、草之类及诸子诸仁莫不有心，我说这是千古之奇谈，不知玄参等药用心药肆将如何配?! 实则鞠通自己亦几曾知药肆是如何配，这样用药，纯粹出于好奇，完全脱离实际。

2. 五汁饮每味用汁　温病渴甚者吃一些性凉的果汁是可取的。但若处方每味用汁，尤其对于含水分少的药物，若强取其汁，恐怕为难病家，而也大可不必。然鞠通不独麦冬用汁，且枳实亦用汁（如杏仁石膏汤）、木香亦用汁，（如加减泻心汤），这些药物，药店不备鲜品，即便自寻鲜品也难以取汁。或为之辩曰：将药中放些水，然后捣绞，自然有汁。按此法，即矿石药亦可绞出汁来。但这样用药究竟有无必要，总须考虑，若实际上并无必要？即属好奇，不是效法。

3，清络饮每味用鲜　好用鲜药，我绍地医家，往往亦多有此种习惯，但大都是药肆有备或采觅较易者，如鲜石斛、鲜丝瓜皮之类。清络饮一方，药虽平易，却每味用鲜。若属病情必需，不妨麻烦；如果鲜干皆可，如此处方，岂不故令病家作难，实不可取。

4. 专翁膏制从奇偶　专翁大生膏药共二十一味，若殒胎者则再加三味。对此方之所以用二十一味或二十四味，鞠通特作自注："本方以阴生于八，成于七，故用三七二十一之奇方，守阴也。加方用阳生于七，成于八，三八二十四之偶方，以生胎之阳也。"这又是一种用药好奇的表现。如果说此方减一味即不足以守阴，加一味即不合于生阳，这实属玄学。中医的阴阳五行学说就主体而论，是符合朴素唯物主义的，但内中也掺杂了上述这种唯心主义的糟粕，为纯洁中医理论，应当抉剔其糟粕。否则难免使人观之眩目。他如化癥回生丹之所以用三十六味，鞠通说这是因为"得四九之数"与"金气生成之数"相符，凡此类内容，使阴阳五行学说多了一种神秘的色彩，这种色彩只有损于中医声誉，别无它益。

《温病条辨》有一定的学术成就，这是事实，但瑕疵不少，这也不必讳言。今对玄参用心，枳实用汁，升、柴云温，知、归云燥等这一类用药好奇、论药失真之不足处，也一概地熟视无睹，以讹传讹，或竟一味地尊它捧它，这种风气，很不利于中医事业之振兴，我以为是非改不可的。

# 6. 太阳六淫病初起有六型

一般认为：太阳病初起，有伤寒、中风两个证型。但笔者认为：从仲景原文看，实有六个证型，现条例其原文，并加按讨论如次：

## 一、太阳风淫病——中风

【脉证】　"太阳病发热、汗出、恶风、脉缓者，名为中风。"

【治例】"太阳中风，阳浮而阴弱，阳浮者热自发，阴弱者汗自出，啬啬恶寒，淅淅恶风，翕翕发热，鼻鸣干呕者，桂枝汤主之。"

【讨论】1. 风邪外袭太阳，即为太阳中风。但风邪伤人并不一定先伤太阳，从《伤寒论》195、265、274、290、327 等条来看，六经都有中风。故中风虽是太阳病初起的一个证型，但并非太阳病独有的证型。

2. 从 236、242、267 诸条来看，桂枝汤并不专为太阳病设，故只能说桂枝汤是太阳中风之上剂，不能说是太阳中风之专药。如因麻、桂二方可治肺经证，便说"太阳病当解释为肺经证"，是值得商榷的。

仲景原文说明：风邪伤人，不一定必先在太阳。如侵袭太阳，就用桂枝汤，如先侵袭阳明或太阴，也用桂枝汤，这足证桂枝汤证并不等于太阳中风证。

## 二、太阳寒淫病——伤寒

【脉证】"太阳病，或已发热，或未发热，必恶寒、体痛、呕逆，脉阴阳俱紧者，名为伤寒。"

【治例】"太阳病，头痛发热，身疼腰痛，骨节疼痛，恶风，无寒而喘者，麻黄汤主之。"

【讨论】寒邪侵袭太阳，即为太阳伤寒。但寒邪也不一定先伤太阳，从 237 条等条文来看，麻黄汤是太阳伤寒主剂而非太阳伤寒之专药，此理与太阳中风同，这从 301 条亦可得到佐证，因为该条有"始得之"之明文，我们不能从太阳传经来做解释。仲景治法：卫气虚弱，寒邪侵袭太阳及阳明，都用麻黄汤；肾阳虚弱，寒邪侵袭少阴，就用麻黄附子细辛汤。同样的寒邪所伤，同样的"始得之"，在阳经与阴经，药法就有出入。至于风伤太阳、太阴都用桂枝汤；寒伤太阳、少阴用麻黄汤即加化裁，这似乎与风、寒二邪之特性不同有关。根据仲景这一药法，笔者认为肾虚患感，当忌麻黄汤峻汗，喻嘉言关于伤风小恙亦有戴阳证的一则医案医活，宜当引起我们的重视。总之，六经皆有表证，寒邪除了直中于里，可伤太阳之表，也可伤阳苗、少阴之表。故说风寒伤人，必始自太阳，这个"必"字与《伤寒论》原文一核对，就发现有问题了。所以，风寒外感伤人必从太阳始的观点，很难令人赞同。

## 三、太阳火淫病——温病

【脉证】"太阳病，发热而渴，不恶寒者，为温病。若发汗已，身灼热者，名曰风温，脉阴阳俱浮，自汗出，身重，多眠睡，息必鼾，语言难出。"⑥

【治例】"发汗后，不可更行桂枝汤，汗出而喘，无大热者，可与麻黄杏仁石膏甘草汤"。⑬

【讨论】六淫本只五气，汉时并无新感温邪之说，故所谓太阳温病，就是太阳伏火病。盖五气伤人，若伏而不即发，多从火化，伏火为病，可发自太阳，可发自阳明，也可发自少阳或他证。《难经》说："温病之脉，行在诸经，不知何经之动也，各随其经所在而取之。"就是这个道理。第 6 条"为温病"三字之后，之所以尚有"若发汗已"云云，此诚如张锡纯所说："当仲景时，人之治温病者，犹混温病于中风、伤寒之中；于病初得时，未细审其发热不恶寒，而以温热之药发之，是以汗后不解。或见其发热不恶寒，误以为病已传里，而竟以药下之，是以百六十三节，又有下后不可更行桂枝汤云云。所稍异者，一在汗后，一在下后，仲景恐人见其汗出再误认为桂枝证，故切戒其不可更行桂枝汤，而宜治以麻杏甘石汤。盖伤寒定例，凡各经病证误服他药后，其病原犹在者，仍可投以正治之原方，是以百零三节云，凡柴胡汤病证而下之，若柴胡证不罢者，复与小柴胡汤。以此例彼，知麻杏甘石汤为救温病误治之方，实即治温病初得之方。"温病、中风、伤寒，《伤寒论》篇首即已并列，以前有人讨论太阳病初起时的证型．竟只讲二个，真所谓一叶障目，不及其余了。

## 四、太阳燥淫病——痉病

【脉证】"太阳病，发热无汗，反恶寒者，名曰刚痉。"① "太阳病，发热汗出，而不恶寒，名曰柔痉。"② "病者身热足寒，颈项强急，恶寒，时头热，面赤目赤，独头动摇，卒口噤，背反张者，痉病也。"⑦

【治例】"太阳病，其证备，身体强，几几然，脉反沉迟，此为痉，瓜蒌桂枝汤主之。"⑫十一 "太阳病，无汗而小便反少，气上冲胸，口噤不得语，欲作刚痉，葛根汤主之。"⑪

【讨论】仲景曾出"太阳病，发汗太多，因致痉"等三条，来说明误治损伤津液，病从燥化，可以病痉，但这不意味着是忽视了外感燥邪刚痉。后人认为风邪偏胜则病柔痉，寒邪偏胜则病刚痉，这种认识，忽视了痉病的主要病因——燥邪，是片面的。痉是燥病，其病原主要是燥邪，燥伤太阳即为太阳痉病，至于风邪、寒邪，不过是其兼夹之气，如只讲风寒，只讲误治，反不讲主要病原——燥邪，就本末倒置了。仲景治太阳痉病二方，一主以栝楼根，一主以葛根，此二味均是生津药。即阳明痉病之主用大承气，目的也在存阴。可见仲景治痉病，是以治燥邪为主眼的。

## 五、太阳湿淫病——湿痹

【脉证】"太阳病，关节疼痛而烦，脉沉细者，此名湿痹。湿痹之候，小便不利，大便反快，但当利其小便。"⑭

【治例】"湿家身烦疼，可与麻黄加术汤发其汗为宜。慎不可以火攻之。"[20]

【讨论】湿邪犯太阳，即为太阳湿痹。《医宗金鉴》说："太阳病，一身关节疼烦，若脉浮细者，湿在外也，当汗之；小便不利，大便反快，脉沉细者，湿在内也，当利之"。利之，宜五苓散之类；汗之，宜麻黄加术汤之类。前者属太阳腑病治法，后者属太阳经病治法。外湿侵犯太阳，初起经病居多，故仲景论治湿痹，于汗法独详。而麻黄加术汤之治湿痹，诚如尤怡云："麻黄得术，虽发汗不致过汗；术得麻黄，并能行表里之湿。"此方很符合"微微似欲汗出者，风湿俱去也"的治则，故可作为治太阳湿痹病之代表方。因六淫伤人，每多兼夹，湿邪侵犯太阳，又常与风寒相兼杂至，故仲景说与伤寒相滥，恽铁樵据此而谓湿痹即后世所谓之湿温，但湿温初起病位在足阳明足太阴二经，考之《金匮要略》治湿痹诸方，似不甚合，故这个问题，尚须加以研讨。

## 六、太阳暑淫病——中暍

【脉证】"太阳中暍，发热恶寒，身重而疼痛，其脉弦细芤迟。小便已，洒洒然毛耸，手足逆冷，小有劳，身即热，口开，前板齿燥。若发其汗，则恶寒甚；加温针，则发热甚；数下之，则淋甚。"[25]

【治例】"太阳中热者，暍是也，汗出恶寒，身热而渴，白虎加人参汤主之。"

【讨论】1. 恽铁樵说："暍字本义，本是伤暑"，仲景用白虎加人参汤治疗。由于白虎被认为是阳明病方，故叶氏有"夏暑发自阳明"之说，但仲景明明说是太阳中热，且厥阴病篇也有用白虎汤的，故不能因为用了白虎汤，就说太阳中热是阳明病。暑邪侵袭太阳，就是太阳中热，太阳病初起，所伤之邪有六淫之辨，故有用麻黄汤的，也有用白虎加人参汤的，辨因论治之原文，一一可以核稽，后人凭己见强经文就我意，是不妥当的。

2. 仲景治病，大体上有三个辨别层次，首先是辨病，即辨其是太阳病还是阳明病等；其次是辨因，即辨其是中风是伤寒，还是伤暑等；最后是辨证，如同一太阳中暍，是热伤气津就用白虎加人参汤，是湿遏热伏就用一物瓜蒂散等。准此，我们不能认为仲景治太阳病初起只是一张桂枝汤与麻黄汤，如果忽视六淫侵袭太阳，每多相兼杂至以及病人体质等种种因素，就觉粗疏过甚了。

小结　1. 六淫都可侵袭太阳，故太阳病初起有六个证型。这六个证型，因致病因子特性各异，故症状表现、治疗方法亦均不同。

2. 六淫伤人都可从太阳始，但亦可不从太阳始。故六淫伤人必从太阳始的说法，不能成立。

3. 麻黄汤是治伤寒方，白虎汤是治伤暑方。寒、暑等六淫之伤人，并不是对号入座地胶固于一经，则拘经限药，就没有道理了。

4. 伏气化火发自太阳，就是太阳温病，以麻杏石甘汤为主方。若发自阳明、发自少阳，论中另有白虎、黄芩等方，麻黄即不可用。

注：阿拉伯字编码的条文悉引自成都中医学院主编的《伤寒论讲义》；中文数字编码的条文悉引自湖北中医学院主编的《金匮要略讲义》。

（曾刊于《湖北中医杂志》1986 年第 2 期）

# 7. 太阳中暍用清暑益气汤之商兑

在《金匮要略》痉湿暍病篇，有这样一个条文："太阳中暍，发热恶寒，身重而疼痛，其脉弦细芤迟，小便已，洒洒然毛耸，手足逆冷，小有劳，身即热，口开，前板齿燥，若发其汗，则恶寒甚，加温针则发热甚，数下之则淋甚"。张石顽曾说："此段经文，本无方治，东垣特立清暑益气汤，足补仲景之未逮"。《伤寒论选录》也说："徐氏曰，此条无治法，东垣以清暑益气汤主之，所谓发千古之秘也"。但也有一些医家持不同看法，如沈目南在《金匮要略编注》说："当用辛凉甘寒。"喻嘉言在《医门法律》说："仲景于中暍要，禁汗下温针，"汗则伤其阳，下则伤其阴，温针则引火热内攻，故禁之也。而其用药，但取甘寒生津保肺，固阳益阴为正治。吴谦在《医宗金鉴》中注此条时更为明确地指出："凡此之证，皆中暍妄行汗、下、温针致变，惟宜以白虎加人参汤主之"。吴鞠通著《温病条辨》时，采录了这一条文，并认为"细按此证，恰可与清暑益气汤。"对沈目南的观点，则加以驳评，说："辛凉甘寒，实于此证不合。盖身重疼痛，证兼寒湿也。即目南自注，谓发热恶寒身重疼痛，其脉弦细芤迟，内暑而兼阴湿之变也。岂有阴湿而用甘寒柔以济柔之理？既曰阴湿，岂辛凉所能胜任，不待辨而自明"。但王孟英认为："观此治法之三禁，则仲景虽未立方，而甘寒撤热存津之当用，已不言可喻矣。赵氏、方氏，主以白虎加人参汤，殆从三阳合病，比例而出，似亦近理。"又说："细玩经文，可见其为热炽津枯之候，虽身重恶寒，岂可再投清暑益气汤等辛温燥烈，重劫其津液乎。"但孟英著不及《温病条辨》流传之广，初学者只知此条当主以清暑益气汤；积学之士虽知医界对此有不同意见，但亦多以吴氏之学为宗。有识之士，有见于此，乃对此进行抨击，如沈仲圭先生，彼虽崇尚叶吴之学，但对此大有意见，故特撰文批评说："东垣所定清暑益气汤，真离经叛道之方也，盖方中升、葛之升，芪、术之补，胥锢邪增热之品，若持此温补中州之药，治暑热弥漫之证，吾恐一剂而病危，再剂而人夭，操刀杀人，罪将安归！奈何高明如石顽、鞠通，不加订正，反加采用，诇震于大医之名，而并信其方耶？善夫洄溪之言曰，清暑益气汤，杂出不伦。"贾把清对此种观点表示赞同，故他在驳议《温病条辨》上焦篇二三条时引录了王孟英之论，并加按说："沈氏目南，亦有甘凉甘寒之议，鞠通自注，谓证兼阴湿，而疑甘凉甘寒之不可用，实与经旨相反。又按：如果发热恶寒，身重疼痛，手足逆冷，确系证兼阴湿者，亦宜以白虎汤，酌加桂枝，或苍术、厚朴之类，清暑益气汤殊属不合，学者勿为所误。"宫曙园有鉴"世之读吴氏书者多，恐靡音乱正"，特地写了一篇《评太阳中暍与清暑益气汤》，说："太阳主通体之阳，伤之者不独于寒，暑亦能中也。""太阳中暍者，酷暑骤中太阳也……乃东垣、石顽、鞠通辈，必欲以杂乱之清暑益气汤予之，意何居乎？石顽谓因暑而伤风露之邪，鞠通以为兼有阴湿之变，二家于中暍之义，且未了解，无惑乎用药鲜当也。"总之，这一问题，注家人言言殊，迄今未取得一致认识，看起来好像疑莫能明、很复杂。但说穿了其实很简单：

1. 根据桂林古本《伤寒杂病论》，此条"数下之则淋甚"之后，尚有"白虎加桂枝人参芍药汤主之"一句，其方为：知母六两，石膏一斤，炙甘草二两，粳米六合，桂枝一两，人参三两，芍药二两。在罗初哲手抄本未行世之前，诸家所见者系王氏从蠹注中发见之残本，故各凭揣度臆测，致议论纷纷，待抄本问世，真相大白，如仍置此不顾，继续"各承家技，终始顺旧"，学《温病条辨》，宗鞠通之说，以清暑益气汤治此证，这是十分不妥的。

2. 清暑益气汤方出《脾胃论》，东垣原为长夏湿热胃困而见有"四肢困倦，精神短少，懒于动作，胸满气促，肢节沉痛"等证者设，证不同，治亦不同，注家移花接木，用治疗湿热困胃证之清暑益气汤，去治太阳中暍而见有"发热恶寒，身重而疼痛"等证者，自属不妥。然离证而议方，痛诋东垣方为无用，亦失之于偏。《伤寒论选录》说东垣方"专治长夏湿热之证，与本条之证自别"，这是很中肯的。

3. 从桂林古本《伤寒杂病论》来看，仲景治伤暑，以涤热养阴与清心利水为二大法门，又伤寒为实，伤暑为虚，本条属热炽气虚之证，故用白虎涤热，加人参以益气津，因暑伤太阳，兼有恶寒身疼之证，故复加桂枝、芍药以和营卫，其方从白虎加桂枝、白虎加人参二方化裁而出之，与证情可谓丝丝入扣，赵氏、方氏辈主以白虎加人参汤；贾氏主以白虎汤加桂枝之类，虽所见大旨不误，究竟不及仲景原方之周匝。

（曾刊于《四川中医》1987 年第 8 期）

## 8.《吴鞠通医案》冬温门张姓案析评

张姓案是冬温门之第一案，通过研究此案，也可使我们看到鞠通运用银翘散治疗手太阴温病的具体方法，若与有关案互参，这对探讨这种治法是否合理，可以使人更受启发，故现就管见所及，再略作析评如次：

甲子十一月廿五日　张　六十八岁　舌黄口渴、头不痛而恶寒，面赤目赤，脉洪热甚，形似伤寒，实乃冬温夹痰饮，与伏暑一类。

连翘六钱　苦桔梗八钱　荆芥穗五钱　金银花六钱　广郁金三钱　广皮三钱　半夏八钱　藿香梗五钱　甘草三钱　杏仁六钱　白通草三钱　共为粗末，分七包，一时许服一包，芦根汤煎。

析："胸膈闷者，加藿香三钱，郁金三钱，护膻中"，"咳者，加杏仁利肺气"以及治太阴伏暑之邪在气分而表实者，用银翘散当去牛蒡、玄参[①]，这都是该方加减之原法。今倍用桔梗，目的在协杏仁以利肺气；不用薄荷、竹叶、豆豉而加入广皮、半夏、通草，是因证夹痰饮，治疗不独重"纯然清肃"，此时对化湿也比较重视，故案语特地点明是"与伏暑一类"。鞠通认为"伏暑必夹火与湿，不能单顾一面。"故本案立方即以辛凉散热与淡渗利湿同用，以冀"或透风于热外，或渗湿于热下，不与热相搏，热必孤矣"。

评：手太阴温病，凡"温自内发，风寒从外搏，成外寒内热之证"，鞠通主以桂枝汤。而麻杏石甘汤一方，《温病条辨》置于下焦篇寒湿门，《吴鞠通医案》伤寒门亦用此方，治疗手太阴温病反不用，此俱觉失当。因麻杏石甘汤就手太阴温病之外寒搏内热者来说，是一张有效的良方。本案一云"恶寒"，复云"形似伤寒"，若果系外有寒邪搏束而恶寒无汗，里有火邪蕴郁而热甚口渴，则麻杏石甘汤不独较之桂枝汤为合适，比之银翘散亦更优。吴氏计不及此，治温病畏用含麻黄之方，且将麻杏石甘汤视作为治寒方，不独识方不真，在药法上也是自陷于狭隘。

廿六日　于前方内去芥穗、通草。

析：此诊脉案甚简，方药亦无甚变化，结合前后二诊分析，似是寒已去，热仍炽，故去荆芥、通草，以防辛温助热，利水伤阴。

评：此时仍不积极撤热，实是一误再误。在寒去无汗的情况下，若似张氏寒解汤法以透泄蕴郁之炽热，较之银翘散之轻清淡法，就更有力量。

廿七日　冬温余热未清。

连翘三钱　细生地三钱　薄荷一钱　银花二钱　苦桔梗三钱　黄芩一钱五分　杏仁三钱　炒知母二钱　甘草一钱水五杯，煮二杯，分二次服。

析：银翘散加减法："二三日病犹在肺，热渐入里，加细生地、麦冬保津液；再不解，或小便短者，加知母、黄芩、栀子之苦寒，与麦、地之甘寒，合化阴气，而治热淫所胜"。此诊用生地、知母、黄芩，正是为热渐入里设。因热渐入里，津受热灼，故去掉温燥之广皮、半夏。复入薄荷一味，似说明卫分证尚未尽解。

评：案云余热未清，恐是炽热依然，若药后果然见效，何以明日复热。此诊虽加入苦寒清热药，但剂量轻微，不免杯水车薪之诮。

廿九日，温病渴甚热甚，面赤甚，脉洪甚。

石膏八钱　苦桔梗五钱　半夏六钱　连翘三钱　杏仁泥五钱　广郁金三钱　银花二钱　姜半夏四钱　甘草三钱　薄荷三钱　煮三杯，分三次服。

析：将此诊脉证与初诊脉证相比较，说明五天来高热持续不退，诸证悉见加重，有鉴前几诊方药未曾起稍挫病势之作用。故此诊加入石膏，出之方首为主药，且倍用薄荷并重新加入二诊时已撤去的荆芥，这是以凉散郁热为目的，方药仍属银翘散加减。

评：《温病条辨》说："太阳温病，脉浮洪，舌黄渴甚．大汗，面赤，恶热者，辛凉重剂白虎汤主之。"就今之脉征对比之，除大汗一症外，其他若合符节。鞠通曾立白虎四禁，其一为"汗不出者，不可予也。"此诊仍用银翘散出入而不取白虎汤为基础方，其误即在于此。张锡纯有鉴于此，曾对四禁之说，予以抨击，谓"其四条之中，显有与经旨相反之两条"，认为"不渴者不可与"与"于未见有汗者禁用白虎"此二条"显与经旨相背"。余谓张氏之言，甚为有理。该患者年近古稀，高热多日，津液受伤，即复用荆芥，倍薄荷，亦难以强责其汗，若改用人参白虎汤加减，撤热护津，滋阴作汗，可望力挫病势，截断逆转，今屡治乏效，初误于不用麻杏石甘汤，今误于不用人参白虎汤，这种数投不效，路子狭隘，唯知胶定银翘散出入，选方执一不变的治术，是不足为后人取的。

三十日　温病最忌食复，况老年气血已衰，再复则难治矣；口渴甚，痰多胁痛。

银花五钱　苦桔梗五钱　半夏六钱　连翘三钱　杏仁霜五钱　薄荷一钱五分　石膏四钱　广郁金三钱　甘草二钱　煮成三杯，分三次服。

析：证况平平，唯痰多胁痛较为突出，故于化痰上咳之半夏，宽胸止痛之郁金，略增其量，全方则仍为原法出入。

评：此案于撤热一项，一直不力，致高热多日，热灼津伤，故初仅口渴，后则渴甚。结合现代医学知识观之，本案病乃肺炎之类，以前方药，于控制肺部炎症来说，不够有力，故病按其规律而发展，迄今又见痰多胁痛，章太炎先生认为用银翘散、桑菊饮类方治肺炎，不及麻杏石甘汤显得有力量，姜春华老说今人治肺炎，不分卫气营血，投以鸭跖草、鱼腥草等亦很有效，这都是事实。本案以轻清立法，病并不为药衰，医者不自咎其术之疏，反归咎于食复，实是推卸责任之言。

十二月初一日　大势已退，余热尚存，仍须清淡数日，无使邪复。

连翘三钱　细生地五钱　元参二钱　银花三钱　粉丹

皮二钱　黄芩二钱　麦冬 (不去心) 五钱　生甘草二钱　头煎二杯　二煎一杯，分三次服。

初三日　脉洪滑，即于前方内加半夏三钱。

析：六诊加入生地、丹皮清营凉血，并用元参、麦冬养阴生津，说明热邪已由卫气分进而波及营血，津伤亦肯定已较前明显，但案云大势已退，药则撤去石膏，似乎热已下降。但老年人气血已衰，高热多日后，若热退身凉，疾病向愈，则脉多缓弱，今于七诊时反见洪滑，是否发热重新上升？六诊时去石膏加生地等是否仍是鞠通惯用的存阴退热法？因脉案书写太简难断。

评：七诊时脉见洪滑，则用药出入，决不在一味半夏之间。一般肺炎，在普通人患之，多于 10 日左右渐趋康复，若在老人小儿，耽延病机，治疗失法，则有时较为严重，病程亦长。此案从初诊至七诊，前后已九天，若抗力尚可，自调自控机能不受干扰，多能脉静身凉，渐趋康复。但因患者系气血已衰之老人，治疗又一直很不得法，观鞠通治案，凡病趋向愈者，每有"此后以养阴收功"或"后以调理脾胃收功"以及服几帖后痊愈等语，今无之，则此后病情如何，只好存疑。或谓六诊时已明云大势已退，仅存余热，明是病已向愈。则三诊时就以余热为言，今再就七诊时之脉洪滑观之，是否从此告愈实难断言。

结语：陆渊雷针对其治术，曾说："九芝先生痛斥吴瑭，诚非无的放矢，然以葛根芩连汤为温病主方，犹未得为定论，观温病、风温之证候，舍麻杏石甘及白虎，殆无的当之方矣。"笔者对这一见解，表示赞同。

（曾刊于《新疆中医药》1985 年第 3 期）

# 9. 对经方中"瓜子"的认识

大黄牡丹汤中的"瓜子"和苇茎汤里的"瓜瓣"，是一物。此物一般都认为即冬瓜子，对此，笔者具有不同看法，兹探讨如下：

## 一、"瓜子"不是冬瓜子

历代医家对"瓜子"素有不同认识。如《唐本草》说：甜瓜本草误作冬瓜，其"仁，今肠痈汤中用之。俗人或用冬瓜子，非也。"《圣惠方》的苇茎汤，也是用甜瓜子。《绛雪园古方选注》里的大黄牡丹汤瓜子下注云："当是甜瓜子"。《本经逢源》说："甜瓜仁……为肠胃内痈要药。《千金》治肺痈有苇茎汤，肠痈有牡丹大黄汤，予尝用之。然必黄熟味甘者，方不伤胃气。"程云来注大黄牡丹汤也说："瓜子当是甜瓜子"。他如张路玉、邹润安等亦同此观点，日人邨井枕亦云："瓜子用甜瓜子仁，今或权用冬瓜子。"（《药征续篇》）综上所述，认为是甜瓜子的医家，为数不少。但《潘氏续焰》既不用冬瓜子，也不用甜瓜子，而是用丝瓜子。王晋三也认为：如用苇茎汤，"瓜瓣当用丝瓜者良"。《续名医类案·肺痈》中，也采录了这个说法。但李芷洲加以否定，他说："《本草马志》云'诸方惟用冬瓜子，不见用甘瓜子者。'《潘氏续焰》改用丝瓜瓣，并不可凭也。"此外，《刘涓子鬼遗方》、《外科正宗》的治肠痈大黄汤（即大黄牡丹汤），瓜子都是用芥子。《金匮辑义》说："千金引刘涓子不用芥子，必后世传写之讹。而《圣济总录》及《外科正宗》，亦用芥子。《得效方》则用瓜蒌子。并误"。但用瓜蒌子的不仅只有《得效方》，如《千金方》、《东医宝鉴》、《景岳全书》、《医学正传》、《杂病源流犀烛》、《杂证学讲义》[①]等医著中的大黄牡丹汤，也都是用瓜蒌子。《丹溪手镜》中苇叶汤（即苇茎汤）也是用瓜蒌子。以上所举例子，已足以说明，瓜子（瓜瓣）不是冬瓜子。因为从经方看，瓜蒌与甜瓜，当时已入药（如瓜蒌桂枝汤、一物瓜蒂汤等方），但冬瓜则未见。汉以前的方书，如《五十二病方》、《伤寒杂病论》等既难觅冬瓜入药之踪迹，则瓜子是瓜蒌子或甜瓜的可能性，自然比冬瓜子大。或谓《神农本草经》之白瓜即冬瓜？此可证冬瓜在汉前已入药。但这一问题，医界有争论。不宜为据。如苏恭说："此甘瓜也，甘字似白字，后人误写耳。"李时珍认为苏说可凭，故引《本草马志》之说来正误，谓"苏氏所言，殊为孟浪"。但李芷洲又否定了李时珍之说，谓《本草马志》之说不可凭。我们认为：说"诸方惟用冬瓜子，不见用甘瓜子"，这根本不合事实，故《神农本草经》之白瓜，不能作为冬瓜在汉以前已经入药之证据。

## 二、"瓜子"应是瓜蒌子

从药性而论，"瓜子"是瓜子的可能性远比是冬瓜子的可能性大。《神农本草经》的白瓜，姑不论其是冬瓜还是甘瓜，观其功用主治，既无治痈疡之记载，也无排脓解毒等说。冬瓜子在后世方药书中，虽都有清肺化痰排脓解毒之说，但其依据就是大黄牡丹汤与苇茎汤中有瓜子及瓜瓣。然究其实际，单独用冬瓜子治痈，古今所无，即以其为君之方亦未见。而甜瓜子及瓜蒌子就不然，如《圣惠方》治肠痈之甜瓜子散，就是以甜瓜子为主。《奇效良方》治便痈恶疮的瓜蒌散与瓜蒌子散，即都以瓜蒌子为主药（栝蒌、瓜蒌，古今名实有混）。《丹溪手镜》中有一治肺痈秘方，即"瓜蒌仁连穰一个煎服"。而冬瓜子的主要作用是淡渗利湿，谓其能排脓疗痈，恐是"滥竽之南郭"。历史上许多医家选用甜瓜子、瓜蒌子，甚至宁用丝瓜子、芥子，很可能是考虑到冬瓜子治痈，并无确效。

分析肠痈病理，也是用瓜蒌子比冬瓜子合适。因肠痈多属里实证，病位在阳明之腑。脓成后，病从寒化虚化，仲景另有薏苡附子败酱散。脓未成时，由于肠中秽浊瘀塞，常从热化，故治疗宜通便逐秽、活血化瘀、解毒散结之品以攻其积滞。瓜蒌仁以"清肺化痰热，润滑通大便"为主功，其质润能去燥，性滑能利窍，其油善于滑肠。对邪火燥结之便闭，用此苦寒清润最为合适。如舍此不取而反用冬瓜子淡渗利尿开支河，津液偏渗膀胱，岂不反而影响通大便？利小便可以实大便。只有腹泻而用利尿药者，哪有里实便闭，欲通大便，而反利其尿之道理？或谓治湿即是治痰，而瘀从血治，脓从痰治，利尿亦能排脓。然利水、排脓毕竟不同，不得泛谓利水之药即是排脓之品。因此，将药性与病理结合分析，治肠痈用瓜蒌子比冬瓜子适宜，这是没有疑问的。

## 结 语

经方中的栝蒌，学名是 Trichosanthes Kiri—lowii Maxim。其子在浙江、上海、江苏一带都称瓜蒌子，此药治内痈，如油之涤物，其消肿通便作用很好。我们认为经方中的"瓜子"（瓜瓣）就是此药。而现药肆所付之瓜蒌子，形如螳螂头，实为王瓜之子，二者名实有混，作用又异，故当注意辨析，以免影响疗效。

注：①《杂证学讲义》：浙江中医专校教材

（曾刊于《河南中医》1983 年第 5 期）

# 10. 叶天士治燥案析议

叶天士治燥医案散见于《临证指南》、《未刻本叶氏医案》等书中。"但叶氏之书，本不易读。"加上吴瑭生平最推崇叶氏之学，唯谓叶氏"不识燥证"，人多信之，致如叶霖所说："今之医士，畏难而乐易，避深而就浅，日习《温病条辨》、《温热经纬》诸书"，悉以吴瑭治燥法（如杏苏散治燥等）为宗，而于叶氏治燥法反不深究，则不独逐末而舍本，实黄钟废弃，瓦釜雷鸣矣！为明叶氏治燥法更较吴氏治燥法可宗，现择叶氏治燥案数则析议之：

## 一、辛温和润法

《温病条辨》说："伤燥。如伤寒太阳证，有汗，不咳，不呕，不痛者，桂枝汤小和之。"这一治法，是从叶案化裁而出之，但不得法，现先举叶氏例案而后再析议之。例案：

1. 某五十，形寒咳嗽，头痛，口渴。桂枝汤去芍加杏仁、花粉。

2. 形寒咳嗽，脉小。杏仁、桂枝、生姜、炙草、花粉、大枣。

按：上两案均属外感燥凉，诚如吴瑭注"燥伤本脏，头微痛，恶寒，咳嗽……"条说："燥伤皮毛，故头痛恶寒也"，"肺为燥气所搏"，故咳也。风燥必伤津液，故口渴；燥证多虚，气血津液亏虚者病燥则脉小。叶氏治此种凉燥证以桂枝去芍加杏仁、花粉为常法。郑惠中治陈汉山风燥伤卫案，用桂枝杏仁汤加减，即是宗叶氏之辛温和润法。吴瑭取桂枝汤之和而不用加杏仁、天花粉之润，谓燥为小寒，"燥较寒为轻，故少与桂枝小和之"。吴瑭治凉燥，不独只取和不取润，且每加性燥之药，如其治李四十六案，初诊予刚燥温热，五月初二三诊时，转方取桂枝汤加减，药用桂枝、白芍各四钱，炙甘草、干姜各二钱，大枣二枚，生姜、广陈皮各三钱，半夏、生薏苡仁、云苓块各五钱，用的即是温燥法。又如杏苏散一方，中含二陈汤，本治湿之剂，仅杏仁一味为润药，而加减法之加羌活、加苍术、加厚朴、加白芷、加黄芩等，竟全是润药，此可说明叶氏治凉燥主温润，吴氏治凉燥主温燥之事实。观叶氏治燥，不论属寒属热、在气在血，悉秉《内经》"燥者润之"之宗旨，吴氏反其道而行之，反用燥药治燥，此法不可从，其谓"叶天士论燥，但指化气而言……其余概不之讲"，功；完全不是事实。对此，笔者谓叶法可宗、吴法大谬，叶霖说"治燥之法，寒燥宜温润，热燥宜凉润，知燥为干涩之病，以润字为主脑，则常变标本，一以贯之，庶不为偏见所误"。此说既能明叶氏治燥之大法，亦可借以斥吴氏以燥治燥法之谬。

## 二、辛凉甘润法

《临证指南·燥门》载案仅九则，但咳嗽等门及《未刻本叶氏医案》等书中均不乏伤燥案。燥门九案仅可见叶氏治燥之一斑，末可概叶氏治燥之全貌，吴瑭撰《温病条辨》时仅凭籍燥门数案，于他处全不参究，未免所见不广，现先举辛凉甘润案数则于下。例案：

1. 某，脉右数大，议清气分中燥热。桑叶、杏仁、大沙参、象贝母、香豉、黑栀皮。

2. 卜，夏热秋燥致伤，都因阴分不足。冬桑叶、玉竹、生甘草、白沙参、生扁豆、地骨皮、麦冬、花粉。

按：邵新甫于燥门后加按说："燥为干涸不通之疾，内伤外感宜分。外感者。由于天时，风热过胜，或深秋偏亢之邪，始必伤人上焦气分，其法以辛凉甘润肺胃为先，喻氏清燥救肺汤，及先生用玉竹、门冬、桑叶、薄荷、梨皮、甘草之类是也"。吴瑭参考此按，于某案方中入梨皮一味，名为桑杏汤；复将下案方去掉地骨皮一味（仍列入加减法中），名为沙参麦冬汤；复采喻氏清燥救肺汤列为一条。若是论燥，全无实得，不过将叶案改头换面，略为编排而已，但不当还反诋叶氏"不识燥证"。观叶氏之治温燥，其于沙参、花粉等润药外，对燥风外侵，肺卫不宣者，则加桑叶、杏仁类宣肺（如咳嗽门陆女案）；对秋暑燥气，上干于肺者，则加青竹叶、六一散清暑（如咳嗽门陆案）；对秋燥新感，引动伏饮者，则加薏苡仁、橘红之类（如咳嗽门施案）；对感燥而咳者，每用川贝（如《未刻本叶氏医案》脉数阴亏气燥作咳案及燥侵咳嗽案等）；对温燥化热者，亦用石膏（如咳嗽门陈又案）。对这些药法，因鞠通作论时未尝汇参，故在《温病条辨》中未见较好的反映。且感燥而咳者。鞠通主以桑菊饮，观叶氏则屡用川贝、沙参、杏仁、麦冬之类，其法亦大有不同处，此实鞠通未深究叶氏治燥法所致。

### 三、轻宣护津法

《温病条辨》论银翘散，谓"此方之妙，预护其虚，纯然清肃上焦"云云，即是据叶氏治风温、温燥诸案之津伤不甚者化裁而出之。例案：

1. 某，燥火上郁，龈胀齿痛，当辛凉清上。薄荷梗、连翘壳、生甘草、黑栀皮、桔梗、绿豆皮。

2. 某四十，脉弦，胸膈痹痛，咳嗽头胀，此燥气上侵，肺气不宣使然，当用轻药以清上焦。枇杷叶、桑叶、川贝、杏仁、冬瓜子、桔梗。

按：鞠通将上某案之薄荷梗改成薄荷，名其方为翘荷汤，鞠通制方，大多类此，学之者斤斤于一方几味，实大可不必。叶氏上二案，以清轻宣肺药为主，用润药较少，其目的在宣散肺气之燥火，故鞠通以桑菊饮为感燥伤肺之轻剂。此法叶吴二人大体相同。

## 四、滋润干燥法

察叶氏治燥，用药实有上中下三焦之分，如秋燥伤肺，治不外上三法；如胃阴被劫，则有滋润干燥与甘寒清补二法，现先录滋润干燥法治案二则于下。例案：

1. 王六七，老人舌腐，肉消肌枯，心事繁冗，阳气过动，致五液皆涸而为燥，夏月深处林壑心境凝然，可以延年。每早服牛乳一杯。

2. 周三二，秋燥从天而降，肾液无以上承，咳嗽吸不肯通，大便三四日一更衣，脉见细小，议治在脏阴。牛乳、紫衣胡桃、生白蜜、姜汁。

按：《温病条辨》中焦篇一百一条，即本叶氏治王六七案而来，但此属滋润干燥法。周三二案之用药，较之上案，使人尤多启迪，《温病条辨》于此未详，亦因未将他门燥案参究故，所以，我说叶氏治燥，药法较之鞠通实更为丰富。

## 五、甘寒清补法

《温病条辨》中焦篇治燥功；用甘寒法，但偏重于治温病之燥证；而《临证指南》原偏重于治杂病，故法虽可通，而药有不同，吴氏用玉女煎方治中焦篇之秋燥，此为人所共知，而叶氏甘寒清补治杂病燥证之药法，《温病条辨》有未备，现录二案以资比观。例案：

1. 胡六六，脉右劲，因疥疮频以热汤沐浴，卫虚易伤冷热，皮毛内应乎肺，咳嗽气塞，痰多，久则食不甘，便燥结。胃津日耗，不司供肺，况秋冬天降燥气上加，渐至老年痰火之象，此清气热以润燥，理势宜然，倘畏虚曰投滞补，益就枯燥矣。霜桑叶、甜杏仁、麦冬、王竹、白沙参、天花粉、甘蔗浆、甜梨汁熬膏。

2. 某，上燥治气，下燥治血，此为定评，今阳明胃腑之虚，因久病呕逆，投以辛耗破气，津液劫伤，胃气不主下行，致肠中传送失司，经云，六腑以通为补，半月小效，全在一通补工夫，岂徒理燥而已，议甘寒清补胃阴。鲜生地、天冬、人参、甜梨肉、生白蜜。

按：叶氏治胃阴虚亏之燥证，若不见热象，则用乳、蜜、姜汁之类；若兼有热象，则用花粉、生地、门冬之类，此其不同处。这较之鞠通用五汁饮、玉竹麦门冬汤、牛乳饮、玉女煎四方治中焦燥证，而悉以甘寒一法统之，我认为有精粗之判。但《温病条辨》着重就温病而论燥证，叶氏则统杂病而论燥证，此所以叶氏治燥法较《温病条辨》为丰富，药法亦较吴氏更细。

## 六、滋填精血法

《临证指南》燥门九案，前三案论上焦燥证治法，偏重于治肺；中三案论中焦燥证治法，偏重于治胃；后三案沦下焦燥证治法，偏重于治肾。此九案就叶氏治燥从三焦分治这一点来说，是有启发的。但前三案只反映了叶氏治上焦燥证之二法。鞠通见未有治凉燥法，又不参究他门燥案，故说叶氏治燥只及化气不明胜气。中三案鞠通以甘寒统括之，列为中焦秋燥法。后三案叶氏以复脉汤滋填精血为主，此为吴氏治燥所不取，吴氏用三甲复脉、定风珠、专翁大生膏治下焦燥证，方药虽异，但立法亦可统于滋填精血下。例案：

1. 张，脉数虚，舌红口渴，上腭干涸，腹热不饥，此津液被劫，阴不上承. 心下温温液液，用炙甘草汤。炙甘草、阿胶、生地、天冬、人参、麻仁。

2. 吕，冲年久坐诵读，五志之阳多升，咽干内热，真阴未能自旺于本宫，诊脉寸口动数，怕有见红之虑，此甘寒暖热为稳，不致胃枯耳。生地、天冬、女贞、茯神、炙草、糯稻根须。

　　按：用炙甘草汤加减以滋填下焦精血，原为叶氏理虚之要法，此观《临证指南》虚劳门陈十二、某等案自知，因肾主五液，若肾水不虚，不易病燥，燥病而属之下焦者，多属肝肾精血之亏，故治法以"纯阴静药，柔养肝肾为宜"，鞠通以加减复脉汤（即上张案方以白芍易人参）为热邪劫阴之总司，作下焦温病之主方，有过泥扶正邪自却之失。因经此一移，失却了叶氏治下焦燥病之治方，故鞠通复参考叶氏虚劳门滋填精血诸案，补撰出专翕大生膏一方，而用药庞杂，非叶氏方之简洁扼要之可比，此实亦有上下床之判。

　　结语：叶氏治燥，立法清晰，用药简洁，或滋肺津，或养胃阴，或填精血，因证发药，灵活多变，而大纲不离乎润。堪推医门正道，值得宗法。然鞠通治燥，多半抄袭叶氏，其独到处，如以燥药治燥（观《吴鞠通医案》燥门诸案自知），以巴豆峻攻等，是郑声之乱雅乐（对此，已在下文批驳，此不复赘述，）实不可从，此为我比较：二家治燥法后所得之认识，如有不妥，请高明指正。

（曾刊于《甘肃中医学院学报》1988 年第 3 期）

# 11. 吴鞠通论燥治燥略评

　　清后，鞠通之学．影响日大，信奉者很多。其著《温病条辨》，近被人推为不可多得的"传世之书"，《吴鞠通医案》也颇受人重视。但此两书的论燥治燥，很值得商榷，现略作述评，以供参考。

## 一、寒燥两气，混为一谈，名曰治燥，实是治寒。

　　鞠通认为："秋燥之气，轻则为燥，重则为寒"，"燥气寒化，乃燥气之正。"所以他称"燥为小寒"，谓是"阴邪"。关于燥气之伤人，鞠通认为有大邪伤表与小邪中里两种形式，他说："大邪中表之燥证，感而即发者，诚如沈目南先生所云与伤寒同法。"《温病条辨》中，"伤燥，如伤寒太阳证，有汗，不咳，不呕，不痛者，桂枝汤小和之"等条，即是这种治疗主张之体现。至于小邪中里，虽有深入下焦与血相搏、久伏下焦不与血搏以及直中伤阳等之不同，但概用温法（治复气则否），故治与血相搏之化癥回生丹与治不与血搏之复亨丹等方，都是如此；《吴鞠通医案》中燥门诸案，亦莫不如此。如李四十六案，感受燥金之气为病，初诊即子刚燥温热，就是基于"燥为小寒"、"阴邪"之认识。五月初二第三诊时，虽云治燥此类药不宜久任，但转方取桂枝汤加减，药用桂枝、白芍各四钱，炙草、干姜各二钱，大枣二枚，生姜、广皮各三钱，半夏、生米仁、云苓块各五钱，仍不离乎温法，又此张女，十五岁案："燥金之气，直入中里，六脉全无，僵卧如死，四肢逆冷，已过时膝，腿痛转筋，与通脉四逆汤加川椒、吴萸、公丁香一大剂，厥回脉出一昼夜，次日以食粥太早，复中宛如前证，脉复厥，体厥又死去矣，仍予前方，重加温热，一剂厥回其半，又两剂而复活，后以补阳收功。"对以上理论和治法，现述不同意见如次：

1. 寒、燥各为六气之一气。六气中，寒与热对，指温度言；湿与燥对，指湿度言。湿度低并不等于热。燥气重亦不等于寒，故寒自为寒，燥自为燥，两气不能互混。鞠通不知别此，谓燥重为寒、（寒）轻为燥，这在理论上是错误的（鞠诵论六气，常犯混二气为一气的错误，谓暑系湿热二气所合成，亦一例，此已见驳于孟英，不复赘）。就上二案来说，李氏案如果说是寒之轻者，尚可称燥；则张氏案明是燥之重者，当称中寒，不当再称为中燥，既称中燥，又用大热药来治疗，这与寒轻为燥之说，便有矛盾之嫌。实际上，对寒燥两气，鞠通确实混为一谈，概念模糊、分划不清。所以他治足太阴寒湿，主以椒附白通汤，今治燥邪直中，主以通脉四逆汤加川椒、吴萸、公丁香，这二者在药法上无甚区别。余谓就一般情况论，治寒须温热，治燥须柔润，如只温不润，实无涉于治燥。张氏一案以及中燥门其他但温不润的一些医案，与其说是治燥，不如说是治寒，否则，已立中燥一门，似亦不必再另立寒门了。

2. 燥的属阴属阳，医界争论不少，但以主阴说居多，鞠通也持这种观点，故若非治其复气，例用温热。余则谓阴阳学说是相对的，若论燥气之属性，应先问其前提如何。如所周知：六气分主四时，风为春季主气，春季气候温暖；燥为秋季主气，秋季气候凉爽，若基于这一前提，以春秋之主气相对言，燥确是应该属阴的。但如果换一个前提，以燥与湿相对面而言，燥就应该属阳，所以燥字从火，湿字从水，水火相对，为阴阳之征兆，也是十分明显的。前人争燥气之属性，往往前提不统一，故都是各执一面谈理，鞠通之谓燥为阴邪，实际上也是如此。正因为阴阳属性的相对性原理，鞠通在论燥时未能想到，所以他只是从胜气复气的角度来谈燥气之凉温。然而，即如其所说，燥属阴邪、乃小寒，当以温热为治燥之正法，则秋燥就不应占九种温病之一格，既以秋燥为温病之一种、既云温邪伤人从上而下，寒邪伤人从下而上，出方就不应再用杏苏散治肺；凡此等等，略一思之，就可见其理论上之矛盾，可谓是不胜其多的。

## 二、湿燥二气，混淆不清，名曰治燥，竟是治湿。

对燥与寒二气，鞠通在理性认识上是有错误的，所以在实践中混同一治。对燥与湿二气，鞠通在理性认识上知道三者是对立的，但在实践中仍然分划不清楚。他感到寒、湿、燥三气同属阴邪，很容易混淆，因此说："盖以燥为寒之始，与寒相似，故（易）混入寒门。又阳明之上，燥气治之，中见太阴；而阳明从中，以中气为化，故又易混入湿门。但学医之士，必须眉目清楚，复《内经》之旧，而后中有定见，方不越乎规矩也。"这番话，他是在斥责前人"非将寒燥混入一门，即混入湿门"时说的，然而他却犯了同样的错误。

通过对《吴鞠通医案》中燥门诸案来分析可以看出，鞠通用的最多的是两类药：一是温热刚燥药，如吴萸、丁香、桂枝、附子、川椒、干姜、良姜、益智仁之类；二是淡渗芳化药，如茯苓、猪苓、半夏、陈皮、苡仁、厚朴、苍术、泽泻之类。在燥门之中，鞠通对具柔润之性，具生津之功的治燥之品，则几乎不用。如此选方用药显然与"治燥"精神不符。若将鞠通这种"治燥"之法与其治寒湿之法相比，则难以看出二者之间有何区别。如《吴鞠通医案·中燥门》傅五十七案，感受燥金之气为病，药用云苓块、姜半夏、生苡仁各五钱，川椒炭、广皮各三钱，吴萸、良姜、益智仁各二钱，公丁香一钱，后连续数诊，或加桂枝，倍吴萸，或减川椒、吴萸、良姜，方药基本不变。其他如谢氏案，李氏案，余氏案等，药法大都类同。而寒湿门郭三十二案，病系太阴中湿，药用生姜一两、姜半夏六钱、桂枝、茯苓皮、生苡仁、茅术各五钱，厚朴四钱，川椒目、枳实、广皮、草果各三钱。其二诊用药，也大体此如。二二比观，治法可以说是如出一辙。正因为鞠通对湿燥分划不清，所以他将应属于寒湿门的治案都归入到了中燥门，以致寒湿门形同虚设（实际上寒湿门只有上述一案，）因此只好将痹证医案（本可另立一门）来顶充寒湿案。而从中燥门医案来看，治湿方药几乎替代了治燥方药，从这一事实来说，鞠通燥湿混淆不清，这一点是十分明显的。

又鞠通为治中燥吐泻而制之霹雳散，《温病条辨》及《吴鞠通医案》中两见之，此方"立方荟萃温三阴经刚燥苦热之品"，这种药法，也反映出鞠通对治燥治湿药法异同认识之模糊。这一问题，诚如《医门法律》所云："凡秋燥病，误以为湿治之者，操刃之事也。从前未明，咎犹可逭；今明知故犯，伤人必多，孽镜当前，悔之无及。"显然湿病误认作燥治、燥病误作湿治，都是操刃之事，故吾人当注意分辨之。又仲景治柔痉用瓜蒌桂枝汤，君以瓜蒌之生津润燥；后人治凉燥用桂枝杏仁汤，君以杏仁之微苦温润。就运用桂枝汤治燥证来说，如此化裁，很可宗法。但唯独鞠通用桂枝汤治燥，不加柔润之品，反加淡渗之药（如上案），是不足以为训的。相反，如作为寒湿验案，则可资参考。

### 三、苦燥峻下，攻结忘虚，名曰治燥，实是治实。

何廉臣说："燥与火不同，火为实证，热盛阳亢，身热多汗，法宜苦寒夺其实而泻其热；燥为虚证，阴亏失润，肌肤燥燥，法宜甘寒养其阴而润其燥。"但鞠通治燥，独重攻实，他说："阳明燥证，里实而坚，未从热化，下之以苦温，已从热化，下之以苦寒。"其自注云："苦温下法，如《金匮》大黄附子汤，新方天台乌药散加巴豆霜之类。""苦寒下法，如三承气汤之类。"《温病条辨》中附有其治燥之验案，如车姓案，前医用大承气下之不通，鞠通断为秋金燥气，小邪中里，认为证属寒燥，主以温下，药用天台乌药散加巴豆霜，先加一分，第二次加分半，第三次加二分，三服后始得便。后十五日又不大便，仍用上法治之。现对这种理法，略述不同意见如下：

1. 阳明燥证不独要分寒热，而且应分虚实，不可因病在阳明，便谓均属实证。须知阳明燥证，津亏液涸，最多虚实相兼，虽实多虚少者亦有之，但在秋燥一证，究以虚多实少者为常，故凡热化而津液亏乏者，当重养阴生津，增水亦能行舟；若寒化而肠燥液枯者，当重润燥滑肠，润导亦能通便。若忽视甘寒增液、甘温润肠诸法，偏执峻攻，恣投苦燥刚剂，则决非治燥之正法。

2. 老人便秘，以精血虚亏，肠燥液涸者居多，若非在外感热病过程中发生，当以杂病视之。鞠通根据"凡坚结牢固，皆属金象"的认识，认为是感受燥气而致，实系误会之言。因一，此证四季均可遇见，若不在秋季，与燥气何涉？其次，寒湿门郭案是"寒湿为病，误用硝黄，致浊阴蟠踞，坚凝如石"。如此，"凡坚结牢固，皆属金象"之说亦不攻而自破。所以治老人燥闭，总以五仁丸、半硫丸之类为正法。车姓案之所以暂效，是因不大便已四十九日，不能不"急则治标"，峻下后未至于脱，亦幸赖其体质之尚可。此案得便后若能以柔润滋养继之，后当不致复结，结而再用峻攻，恐于正气不能无损。擅用巴豆、大黄，反复峻攻，决非治燥之良法。此诚如何廉臣云："凡津液素亏者，胃肠本燥，大便每多秘结，适逢秋燥伤肺，气机不宣，则大便不通矣。若用承气猛攻，往往水泻洞泄，中气愈伤，津液益干，而燥屎不下，每致液涸动风，险证丛生。"吾人当注意之。巴豆攻下之力，较承气更为峻猛，老人燥闭，尤宜慎用。车姓案乃治实，非治燥，吾人治老人燥闭，不可以此为口实而轻投峻攻。

3. 河间云："热胜燥，燥自金生，热为火化，金余则制之以火，肺胜则制之以苦。"故治燥非不可用苦，但须知"苦能化燥"，故以苦治燥，唯属实者宜之。观喻昌之制清燥救肺汤，明知"知母能滋肾水、清肺金，亦以苦而不用。"燥病多虚，前人治燥，连性润之品尚谨慎如此，吾人于苦燥刚烈药岂可轻用。然观《温病条辨·补秋燥胜气论》后诸条及中燥门治案，柔润之品，几乎不用，苦燥刚烈，在所不忌，竟是治燥而忘燥！

4. 就燥屎内结一证论，属实属虚均有之，而在秋燥一证，则每虚实相兼、有虚有实，实多虚少者固有之，虚多实少者亦不少，故临证必须细辨。就治疗方药论，诸如大黄附子细辛汤、巴豆霜以及承气汤之类，俱系治实而非治燥。大凡燥病，阴津必虚，即见便闭，峻攻亦当慎用，且只可暂用，不可屡用；更不可独重攻下，竟只分寒热，不辨虚实而恣用。须知因燥致结、虚多实少之便闭，所在皆有，若不以猪膏发煎、蜜煎导、济川煎等已效成法为意，以峻伤治实偶效案视作为治燥之大法，即违背重津保阴之要旨。《经》云"以苦下之"是治其实，实非治其燥。仲景云：小便利，大便鞕，不可攻下，以脾约麻仁丸润之。此正戒轻下而恐重伤津液之意也。

结语：治燥大法，诚如前人云："上燥治气，下燥治血。"气谓津气，补津气可用北沙参、麦冬、五味子之类；血谓精血，滋精血可用当归、地黄、苁蓉之属。而"燥者润之"一语，总不失为治燥之大法。今鞠通治燥，于此略之，于苦热刚燥峻下诸法独详之，则索隐行怪，流入异端矣！故余谓中燥门诸案及《补秋燥胜气论》后诸条，实不足为后人法。

（曾刊于《成都中医学院学报》1987 年第 1 期）

## 12. 评吴鞠通"寒温始终不同"的观点

《温病条辨》说："伤寒由毛窍而入，自下而上，始足太阳。足太阳膀胱属水，寒即水之气，同类相从，故病始于此。治法必以仲景六经次传为祖法。温病由口鼻而入，自上而下，鼻通于肺，始手太阴。太阴金也，温者火之气，风者火之母，火未有不克金者，故病始于此，必从河间三焦定论。"这就是说：伤寒是感受寒邪而致，温病是感受温邪而致，二者在病因上有不同；伤寒始于足经，自下而上，温病始于手经，从上而下，二者在病理上也有不同；伤寒分证，必按六经定论，温病分证，必从三焦定论，二者在辨证上也是有不同；既然病因、病理、辨证等方面都不同，治疗自然亦不同。鞠通认为上述种种之不同，不是初异后同，而是始终对立。所以，他在中焦篇，仍然强调"彼此对勘"。我们知道，仲景治阳明病，主以白虎、承气。鞠通治阳明病，也用白虎、承气。在伤寒化热，传入阳明之后，实际上已没有什么寒温之不同了。但鞠通不承认这一事实，认为仲景之运用白虎、承气，是治伤寒，而他的运用白虎、承气，是治温病，他说："伤寒伤人身之阳，故喜辛温甘温苦热，以救其阳；温病伤人身之阴，故喜辛凉甘寒甘咸，以救其阴。"他为了说明阳明病阶段仍有这种区别，所以特地减少大承气汤中厚朴的剂量，并加注指出："厚朴分量不似《伤寒论》中重用者，治温与治寒不同，畏其燥也"。鞠通不但认为在到了同样用大承气汤治疗阳明腑实证的时候，仍有"治寒治温之不同"（厚朴温燥，鞠通认为治伤寒之阳明腑实可以重用，治温病之阳明腑实则不可重用），而且，在外感热病到了末期，邪入少阴，出现癸水受伤、脉见结代的时候，仍有寒温之不同，所以他说：治温病之运用复脉汤，应当"去参、桂、姜、枣之补阳，加白芍收三阴之阴，故云加减复脉汤。在仲景当日，治伤于寒者之结代，自有取于参、桂、姜、枣，复脉中之阳；今治伤于温者之阳亢阴竭，不得再补其阳也。"鞠通之所以制加减复脉汤一方，并减少大承气汤中厚朴之用量，其目的都是为了区别寒温之异治，这种做法，充分地反映出了他"寒温始终不同"的观点。

鞠通在《温病条辨》中，曾多次提及《伤寒六书》，加以抨击，实际上对寒温异同的看法，陶节庵倒是对的，而"寒温始终不同"的观点，到是错的。陶氏认为：寒温之异，在表证不在里证。他说："春分后，夏至前，不恶寒而渴者为温病，用辛凉之药微发汗。里证见者，用寒凉之药急攻下。切不可误汗误下，当须识此。表证不与正伤寒同治，里证同。""夏至后有头疼发热不恶寒而渴者，为温病，愈加热者为热病，止用辛凉之药解肌，不宜大汗。里证见，急攻下。表证不与正伤寒同治。里证同。""立秋后霜降前，有头痛发热不恶寒，身体痛小便短者，为温病，亦用辛凉之药，亦不宜汗。里证见者。宜攻下。表证不与正伤寒同治。"这是具有一定见地的。伤寒初起见表证时，宜辛温解表；温病初起见表证时，宜辛凉解肌。所以陶氏说温病表证不与正伤寒同治，寒温二派对这一点很少异议。但对里证是否亦与正伤寒同治，则鞠通与陶氏之见解，是有出入的。实际上，伤寒由太阳而传入阳明，表证罢而里证见，这时与温病不见表证而只见阳明里证者，病机实无二歧，故陶氏温病里证治法与伤寒同的说法是正确的。这一观点，连章虚谷及金寿山氏都表赞同，章氏说："温病初起，治法与伤寒迥异。伤寒传里，变为热邪，则治法与温病大同"。金氏也说；"伤寒与温病治法之异，主要在初起见表证时"。所以，鞠通"寒温始终不同"的观点，是难以令人苟同的。

鞠通为了人为地将寒温始终相对立，著书好寒温对峙立论，在《温病条辨·凡例》中，他说："《伤寒论》六经由表入里，由浅及深，须横看。本论论三焦由上及下，亦由浅入深，须竖看，与《伤寒论》为对待文字，有一纵一横之妙"。实际上也未必。我们知道，《伤寒论》的阳明病，有太阳阳明、少阳阳明、正阳阳明之不同，所谓正阳阳明，就是阳明本经自病。而温病的阳明病，也不一定都是先从太阴肺经传来的，如鞠通最崇拜的叶天士，就说"夏暑发自阳明"。鞠通自己也说有"湿热受自口鼻，由募原直走中道"的。所以，同样的外感热病，同样的发自阳明，同样的以白虎、承气为主方，在这种无不同可分处．硬分出寒温治法之不同来，实在是毫无意义的。

鞠通之误，误在不知伤寒六经，须分传中。须知所传俱热、所中俱寒，如果说阳明中寒证以及寒邪直中少阴诸证，与温病的阳明证、少阴证，要对看，在这一基础上，说："伤寒伤人身之阳，故喜辛温甘温苦热，以救其阳；温病伤人身之阴，故喜辛凉甘寒甘咸，以救其阴。"则自无可议。然鞠通不分传、中，认为六经诸证，病即热化，邪仍属寒，在到了同样用大承气汤的时候，仍寒温对勘，并减轻厚朴用量以示寒温之异治，这种做法，纯系人为，不合事实。明乎此，则于少阴温病、邪退正虚、脉见结代而需要运用复脉汤时，是否必须去掉参、桂、姜、枣，实大可不必受"寒温始终不同"观念之束缚。须知阴阳有互根之理，热病后期，在邪退正虚，脉见结代之际，心之阴阳每二不足，故仲景复脉，养阴养阳，两不偏废。当然，鞠通之加减复脉汤，对于阴伤偏多，并有余热虚热者，酌加知母之类，固亦合适。但若谓原系伤寒，故复脉可用参、桂、姜、枣；原系温病，用复脉即当去此，则大谬。至于鞠通治伤于温者之阳亢阴竭，在热邪尚盛之际，不用大补阴丸、滋阴地黄丸诸法而竟投加减复脉汤之纯补，亦未免过泥养阴敌阳、壮水制火之说。然凡此之类，以其不关本文论旨，且书中瑕疵极多，本难数纸可尽，余前已著《温病条辨笺正》以驳之，故此处仅因论复脉而顺及之，不复多作详述。

# 13. 脾阳胃阳异治论

以往医家，对脾胃证治，大多从脾阳、胃阴立说。但脏腑各有阴阳。近之医家，对脾阴证治，较为重视，唯胃阳证治，特别是有关脾阳胃阳异治方面的论述，则属罕见。为此，本文拟略作刍议。

## 一、鞠通论精治疏

吴鞠通在《温病条辨》中，对脾阳胃阳证治有条有注，论说精详，现录之如下：

"湿之入中焦，有寒湿，有热湿，有自表传来，有水谷内蕴，有内外相合。其中伤也，有伤脾阳，有伤脾阴，有伤胃阳，有伤胃阴，有两伤脾胃。伤脾胃之阳者，十常八九，伤脾胃之阴者，十居一二。彼此混淆，治不中窾，遗患无穷，临证细推，不可泛论。"鞠能为恐简则不明，又自注补充说：寒湿"最损人之阳气"，"伤脾阳，在中则不运痞满，传下则洞泄腹痛。伤胃阳，则呕逆不食，膈胀胸痛。两伤脾胃，既有脾证，又有胃证也。"由此可见，伤脾阳伤胃阳证治有异，临脾阳胃阳证治有异，笔者深佩其说。然察其治方，令人遗憾。吴氏对此，于伤脾阳伤胃阳之治，混淆不清。对不足之处，亦出于此。

鞠通说："阳明寒湿，舌白腐，肛坠痛，便不爽，不喜食，附子理中汤去甘草加广皮厚朴汤主之。"此方之附子、苍术、炮干姜、厚朴、广皮，俱是温燥药。鞠通治伤脾阳用此类药，治伤胃阳也是用此类药。再结合"湿浊久留，下注于肛，气闭肛门坠痛，胃不喜食，舌苔白腐，术附汤主之。"治中焦寒湿和治下焦寒湿仍是用此类药。有鉴于此，我们可以有弃有取。

## 二、仲景有治无论

《伤寒论》和《金匮要略》（以下简称《金匮》），虽无伤脾阳伤阳证治之明论，但具备治法，且药律颇细。现就管见所及，将治脾阳与治胃阳的不同方法，分别列举三则以讨论之：

1. 治脾阳例方：①四逆汤证：《伤寒论》277 条说："自利不渴者，属太阴，以其脏有寒故也，当温之，宜服四逆辈。"故太阳篇"脉浮而迟，表热里寒，下利清谷者，四逆汤主之。"(228条) 显然是属寒邪伤脾之治。四逆汤以附子、干姜为主药，附、姜相合，驱寒之力最宏，故此方作用在破阴以温阳，主要用于阴寒邪重者。②理中丸证：《伤寒论讲义》注277条说："四逆辈，指四逆汤一类的方剂，包括理中汤等在内。"笔者同意此说，认为："霍乱，头痛发热，身疼痛，热多欲饮水者，五苓散主之；寒多不用水者，理中丸主之。"(385条) 后半条，就是为伤脾阳者立法，条文虽述证不详，但因理中丸以人参、白术为主药，参、术相合，擅长健脾益气，故可以用于脾之阳气虚亏为主者。③苓桂术甘汤证：《伤寒论》67条说："伤寒，若吐若下后，心下逆满，气上冲胸，起则头眩，脉沉紧，发汗则动经，身为振振摇者，茯苓桂枝白术甘草汤主之。"《金匮》说："心下有痰饮，胸胁支满，目眩，苓桂术甘汤主之。"本方以茯苓、桂枝为主药，功在化气利水，主要用于湿邪偏胜为主者。

2. 治胃阳例方：①大建中汤证：《金匮》说："心胸中大寒痛，呕不能饮食，腹中寒，上冲皮起，出见有头足，上下痛而不可触近，大建中汤主之。"此证属中焦寒盛，胃阳不振，方中以蜀椒、干姜为主药，以暖胃祛寒。主治寒邪偏胜而胃阳受伤者。②大半夏汤证：《金匮》说："胃反呕吐者，大半夏汤主之。"此属胃阳虚亏，气失和降无疑。大半夏汤是以半夏、人参为主药，养补胃之阳气虚。③小半夏加茯苓汤证：《金匮》说："卒呕吐、心下痞、膈间有水，眩悸者，小半夏加茯苓汤主之。"此证属饮困胃阳，浊阴上逆。故此方治水湿偏胜而伤胃阳者为最合适。此所举仅为仲景治寒湿伤中、中阳虚亏之大略，未及其他。

## 三、笔者几点浅识

1. 关于证：因脾阳虚则清阳之气易于下陷，清气不升则洞泄；胃阳虚则浊阴之气易于上逆，则呕吐。故鞠通以洞泄腹痛属脾阳伤，以呕逆不食属胃阳伤。故对于中阳虚亏者，作在辨在脾在胃之时，干呕、利二证，必须加以注重。又脾阳虚者多四肢酸软；胃阳虚者多不能食。不思食而脘痛属伤胃阳，若难食而不运痞满，则属伤脾阳，此亦为辨证之要点。

2. 关于治：观仲景之治脾阳虚，药多用温燥，治胃阳虚，药多用温润。如大、小建中汤等方，用一二味温燥，亦必与柔润之品相合。全方偏于温润，故其治在胃；而四逆、理中等方，因其治重心在脾，即用一二味温柔，亦必以刚燥之品为驾驭，偏于温燥，如鞠通之附子理中汤去甘草加广皮厚朴汤等类温燥方，属治太阴寒湿方。仲景治胃阳虚亏，固多用温降，治脾阳虚亏则未见用升提。至东垣治脾，擅升补气阳并创风药燥湿之法，发前人所未发，足补仲景之未备。故我们应继承发掘，逐步来完善伤脾阳伤胃阳的治法。

3. 关于药：药，常因配伍之异而其效不同。就中焦寒邪偏胜者来说，不论在脾在胃，干姜又常为首选。至于半夏，其功以温燥降逆为主，其治重心在胃，若配人参，亦为补胃阳之良药。笔者认为补胃阳当与人参同用。但太阴寒湿证有时亦可配广皮、附子等药而用之。至若水湿不得化，为饮为痰：留中损阳，不论伤脾伤胃，均以茯苓为最宜，茯苓合生姜则善于散胃饮，如合广皮则善于燥脾湿。有一慢性胃窦炎患者，证属脾胃虚寒，前医与理中汤等温燥方药加玄胡等止痛品，久治不效，笔者接诊后，认为伤胃阳伤脾阳不同，改用黄芪建中汤出入，取得了效果，即是明证。

（曾刊于《浙江中医学院学报》1989 年第 3 期）

## 14. 评 "复脉为热邪劫阴之总司"

《温病条辨·下焦篇》第八条说："热邪深入，或在少阴，或在厥阴，均宜复脉。"在此条自注中，吴氏又说："复脉为热邪劫阴之总司。"这种"以补阴之品，为退热之用"的药法，是否合理？笔者有两点不同意见。

## 一、正未大虚，不宜纯补

鞠通之复脉，从《伤寒论》之腹脉汤加减而来，由炙甘草、干地黄、白芍、麦冬、阿胶、麻仁等六味药组成，故又名加减复脉汤。从此方药物来分析，属阴柔滋腻之纯补法。纯补法在阴竭阳脱、元气将离之际，复阴挽阳、留人治病，固为中医救治急证之一法。但在一般正邪分争、正未大虚的情况下，总以祛邪扶正、邪正兼顾为合适。然鞠通则否，他不但对误表损伤津液者（这种情况大多发生在温痫初期）主以复脉，对劳倦内伤而感温病者亦主以复脉，甚至对"脉尚躁盛，邪固不为药衰，正气亦尚能与邪气分争"者，亦"重予复脉"，这种认为只要"扶正以敌邪，正胜邪自却"的观点，正如赵晴初所说是一种"君子满座，小人自无容身之地"的迂腐观点。聂久吾说："予壬辰春初，在京会试，天寒夜坐久，感寒头痛，服疏散药未经出汗，其头痛数日不止，却无他证。或谓感寒甚轻，已五六日，岂复有外邪，殆劳神内虚，理宜补之，劝服补中益气汤二剂，不知外邪未散、补药助邪为害，遂至神气渐昏，饮食少进，晚间呃逆不止，如是者数日，乃延医，用前胡、桔梗、贝母、麦冬、连翘、香附、广陈皮、甘草，数剂而愈。予生平少病，兹外感未清，而轻用补，身受其害若此。因悟外感内伤，并外感兼内伤，与内伤夹外感诸治，盖原于此，因述之，以志折肱之意云"（魏玉璜根据此案用药，认为是温病，故收载于《续名医类案》温病门）。今结合这一医案医话来分析鞠通运用复脉之主张，其过泥扶正却邪、养阴敌阳之说，运用纯补法失之于滥，这一点是不难看出的。故余谓在体虚感邪，误表伤津，及热邪劫阴等情况下，若欲用复脉汤，总以与祛邪之品适当配合？邪正兼顾为合适。

## 二、热邪劫阴，不能废清

温病热入下焦，灼烁真阴，鞠通不论其在少阴在厥阴，均主以复脉。但此方养阴虽然有力，清热究嫌不足。少阴癸水之伤，既然是热邪久羁所致，当前又是处在热邪劫阴之状况中，何以治疗只顾滋阴之一面、不顾清热之一面？陆九芝曾针对这种药法，提出了如下批评：

"盖人之所病者寒也温也热也，只去其寒与温与热，其人而阴本不虚者，无伤也，即其人而本属阴虚者，亦无恙也。乃不防其阳盛伤阴，而独防阴虚邪恋，于是防其劫津，防其发疹，防其动风，防其热入心包，至末而防其脱。夫既曰劫曰发曰动曰入，则自有劫之发之动之入之之物在，不去其劫之发之动之入之之物，而药反留邪以劫津，引邪以发疹，助邪以动风、领邪以入心包，而同归于脱，防云何哉。阳之方盛，徒曰存阴，阴既不能以些微之药而存，而三五日间阳邪之足以伤阴者·方且势如奔马，涸液枯津，是其阴伤于药后者，不更甚乎。总之，使病速去，阴始不伤，欲保其阴，必速去病。"陆氏对热邪劫阴之治，认为"急去热邪，阴始可保，一去其热，阴即不伤。"这是具有一定见地的。

或谓陆氏之言，过分强调清热，未免忽视滋阴疗法的重要性。然鞠通之主张，不亦有过分强调滋阴疗法作用之片面性吗？余谓在热邪劫阴、阴津已伤之情况下，清滋二法，不可偏废，今以"复脉为热邪劫阴之总司"，则几乎废置清法于不问，这无论如何也不能认为是，一种全面合理的治法。就热邪劫烁下焦真阴之治来说，实则丹溪之养阴法很可宗法。因为用知柏清劫阴之邪热，用地黄补不足之真阴，清滋并施，实有相得益彰之效。惜鞠通计不及此，于下焦温病热邪劫阴之治，反摒弃了地黄知柏互用之良法，此诚属千虑之一失。谢诵穆曾批评鞠通，说他只学到了丹溪滋阴法之一半，即亦为此。

或为之辩云：复脉原为邪少虚多者没，若壮火尚盛，另有黄连阿胶汤法在。余谓不然，须知黄连阿胶汤是以黄连为主药，黄连善泻心火，诚如柯琴所说："少阴病，得之二三日以上，心中烦，不得卧，是上焦实热，宜黄连阿胶汤。"但由于鞠通不分手足，将黄连阿胶汤、甚至连麻杏石甘汤等手经温病之治方，不列置于上焦篇，悉混入于下焦中，若后人因循失察，不辨其讹误，竟以之代替知柏地黄之法（此乃治足少阴热邪劫阴，癸水虚亏之正法），实属蒙混。

结语：以"复脉为热邪劫阴之总司"，很不妥当，余谓治手少阴温病之壮火尚炽者，可用黄连阿胶汤（但此方寓有"先安其未受邪之地"之意），治属上焦。若足少阴温病之壮火尚炽者，可用大补阴丸法。若于热邪劫阴、邪少虚多而运用复脉，亦宜酌加知母、丹皮之类，以补其清热力弱之不逮。而滋阴地黄之类，亦俱可视邪正虚实之多少而酌用；总之，加减复脉仅为温病后期阴虚热微邪少者之一法，吾人不可受鞠通说之影响，竟以为治疗下焦温病热邪劫阴之常法。

# 15. 伤寒正名辨

《温病条辨》认为：《伤寒论》只论狭义伤寒，此仅六气中之一气耳，其余五气，概未之及。这种观点，经陆九芝等痛斥，百余年来，无人再倡言，更未见有人出来反驳，直至最近，始有人撰"伤寒正名"（以下简称"正名"）发表于《吉林中医药》1984 年第 6 期，重新明确提出：仲景伤寒不是广义伤寒，是狭义伤寒。诚以此"是研究《伤寒论》的首要前提"。故不可以不辨。

## 一、不能根据具不具流行性下判断

要判断仲景伤寒是广义的还是狭义的，至少应先弄明白何谓广义伤寒，何谓狭义伤寒。外感病固有具流行性与不具流行性的两种，但这原非区别伤寒广义、狭义之依据，众所周知：在《难经》以前，伤寒并无广义、狭义的讲法，自《五十八难》有"伤寒有五：有中风，有伤寒，有湿温，有热病，有温病"之明文，后世才有"其伤寒有五之伤寒字，属广义。有伤寒之伤寒字，属狭义"之说。这是伤寒产生广义、狭义概念之来源。若此而不知，竟围绕具不具流行性质的问题去讨论仲景伤寒属不属广义，这样，根据天行非外感之全部，固可推论出"仲景伤寒不属广义"，然根据非天行不是外感之全部，不也是同样可以推论出"仲景伤寒不属广义"吗？显然，相反的前提，可以推出相同的结论，这在论证方法上有错误，是不言而喻的。

二、狭义伤寒不与中风相滥

六气伤人，虽常相兼为患，但中风毕竟是感受风邪而致，伤寒毕竟是感受寒邪而致。风与寒各属六气中之一气，中风、伤寒二证，其感邪有如此之不同，故《难经》将它们等列，与湿温、热病、温病三证，统隶于广义伤寒之下。《伤寒论》亦将其等列，并各出治方。由此可见，伤寒、中风二证，原来并不互混。因此，狭义伤寒的概念，本极清楚，它既不与中风相滥，更没有包括中风在内。但"正名"由于将《伤寒论》之伤寒字，说成是狭义伤寒，故一方面说中风、伤寒为二证，一方面又通过泛论风寒之邪，将：二证混为一谈，这是自相矛盾，无以自圆的。诚如《中医名词术语选释》所说："狭义伤寒是属于太阳表证的一个证型"，它与太阳病的中风同是广义伤寒下面的一个分证。实际上我们只要明隙狭义伤寒的概念，不使它与太阳中风相混淆，则仲景伤寒应属广义还是狭义，是非就已不难判断。

### 三、不能单凭太阳病来下判断

外感病初起，若谓必始于太阳，就值得商榷。我们从广义伤寒下面分证之一的温病来看，温病的发病，可始于太阳，但也可始于阳明，也可始于少阳或三阴。诚以其初发无定规，故《难经》说："温病之脉，行在诸经，不知何经之动也。"就寒邪的伤人来说，也是同样。寒邪可以先伤太阳，可以直中阳明，也可先犯少阳或迳伤三阴。须知寒伤太阳仅仅只是寒邪伤人多种形式中的一种形式，而并非唯一的形式。外感病除了可以从太阳表证开始，也有一开始就是从里出外，或发自阳明，或发自少阳，或发自三阴的。阳明病有太阳阳明，有少阳阳明，有正阳阳明，正阳阳明是本经自病，即此已足说明：在出现阳明病变之前，不一定必有太阳病之前奏。认为阳明篇中的燥热证必从太阳伤寒传变而来，这种狭隘的认识，根本不符合临床实际，也解释不了伤寒原文。诚以外感病初起的临床表现不一定都必在太阳范畴，故只能依太阳病来判断仲景伤寒是否广义的观点，不能成立。

## 四、不能单凭中风伤寒二证下判断

六淫伤人，虽不一定从太阳始，但也可以从太阳始。因此，从太阳病初期的临床症状来分析：中风的病因是风邪，伤寒的病因是寒邪，中暍的病因是暑邪，湿痹的病因是湿邪，痉病的病因是燥邪，温病的病因是火邪。故仲景之论太阳病，下有六个证型，这说明仲景伤寒为广义，了无疑义。但"正名"不承认太阳温病这一明系与中风、伤寒相等列的证型，说这是作为鉴别才提出来的。若这种说法得以成立，痉、湿、暍固可置之不问，即中风，亦何尚不可剔出于太阳病之外，又何必要留此一证，与伤寒相滥，弄得连狭义伤寒的概念都被混淆呢！显然，用"是作为鉴别才提出来的"讲法，不承认温病为太阳病下面的一个证型，把中风、伤寒之外的其他证型全部剔除在太阳病之外，这是毫无理由的。将广义伤寒下面非狭义伤寒诸证型统统排斥在太阳病之外以证明仲景伤寒非广义，这样做到底有什么意义呢？按照这种做法，我们不也可以说伤寒是作为鉴别才提出来的吗？我们不也可以说仲景伤寒是温病而不包括伤寒吗？显然，这样做大谬。

## 五、不能否认《伤寒论》与《内经》《难经》的继承性

仲景在《伤寒论·自序》中明云："勤求古训，博采众方，撰用《素问》、《九卷》、《八十一难》。"《内经》说热病都是伤寒，《难经》说伤寒有五，《伤寒论》之太阳病，下有中风、伤寒、温病、暍病、湿痹等证型。二二比观，其作论具有继承性，不言自明。说仲景伤寒与内经伤寒俱属广义，出是顺理成章、浅显明白的。如因仲景未引《内经》、《难经》之

文，就否定其论伤寒有继承性，这是十分错误的。"正名"似乎认为只要肯定仲景的伤寒是天行，就可证明其非广义。然而，天行与非天行，寒疫与温疫，并非是天生就互相排斥的。

东汉末年，即使有寒疫流行，也没有理由说仲景一生中没有碰到过温疫，更不能因此而否定仲景之世，还有许多"非天行"的外感病存在。《伤寒杂病论》本是一部连杂病都相提并论的书，所涉及的病种很广，怎么在外感方面，反会与《内经》、《难经》立异标新，竟置狭义伤寒之外众多的外感病不论，内容狭隘到仅仅只是谈属于天行范畴的狭义伤寒一种呢？我们认为：仲景作论，在继承《内》《难》的基础上，有所发展和创新，《内》、《难》、《伤寒》三书，虽同论广义伤寒，但内容《伤寒论》详，而《内》、《难》简，故伤寒六经虽源于《内经·热论》，但已不全同于《内经·热论》，若因热论六经与伤寒六经的不同，竟得出"仲景伤寒为狭义伤寒无疑"的结论，这根本没有说服力。

结语：据《大司天三元甲子考》，"仲景所值气运为风为火"，而时医习用乌附辛热，为治多误，"故仲景以桂枝麻黄之温，治中风伤寒之病，即以葛根芩连白虎柏皮栀豉之清，治温热湿温之病"，这本已足说明，仲景伤寒为广义，然后世个别人，必欲把《伤寒论》说成是专论六气中一气，把仲景治温热病的许多方剂，说成是为狭义伤寒化热之后而设的，这种毫无意义的说法，实是叶、吴学说中最大的瑕疵，"正名"拾前人糟粕而张大其言，说明谬论流传，遗误后世，迄今尚有余毒，余有见于此，故复作驳辩，如上。

## 16. 从伤寒名实谈"仲景书略于治温"说

"经云凡热病者皆伤寒之类，有清以前，此议勿失。"但到叶、吴之后，该派中人，为与仲景学说分庭抗礼，说："仲景之书专论伤寒，此六气中之一气耳。其中有兼言风者，亦有兼言温者，然所谓风者，寒中之风，所谓温者，寒中之温，以其书本论伤寒也"（《温病条辨》）。该派中人，慨于《伤寒论》"专为伤寒而设，未尝遍及于六淫"，而自叔和以下，"大约皆以伤寒之法，疗六气之疴，御风以绤，指鹿为马，殆试而辄困"（同上），故"怀救世之心，""抗志以希古人"，而撰《温病条辨》等著作。迄秦之桢作《伤寒大白》，说仲景书"惟有冬月正伤寒治法，而不及春夏秋三时之证。"又谓南方无真伤寒，全是温热。这样一来，《伤寒论》已经过时，是最明白不过的了。

对此，陆九芝、章巨膺等人激烈反对，并认为"正伤寒之名，是大题目。"孔子说："名不正，言不顺，"所以《世补斋医书》特著"伤寒有五论"三篇。反复驳辨，认为："仲景《伤寒论》之寒字，即《难经》伤寒有五之伤寒字，非二曰伤寒之伤寒字也。"陆氏"慨自沿习之久，莫不以伤寒有五之大纲，为专治二曰伤寒之一种，一若但见论中有桂枝麻黄，不见论中有膏黄芩连者。"乃反复强调："伤寒论中方，大半皆治温治热方"、"凡温热之治，即当求诸伤寒之论者无疑矣"。雷少逸也继之而写了一篇"伤寒书统治六气论"，指出："汉长沙著《伤寒论》，以治风寒暑湿燥火之邪，非仅为寒邪而设，""此显明六气统治之书，而今以为专治寒邪，则误甚矣。"陆九芝认为程郊倩谓"伤寒犹宁国嘉兴之有府，伤寒病犹宁国嘉兴之有县，"这样用府属关系作比喻，颇足解颐。陆氏还以五金、公侯等作比喻，他说："以五金言，一曰金，二曰银，三曰铜。四曰铁，五曰锡。五金之中，其一曰金，《伤寒论》非五金之统称耶。"因这一问题，道理很容易明白，故吾绍派医家，多不屑琐言之，惟言简意赅，对此说得最为明白，如俞根初在《通俗伤寒论》中，开宗明义就说："伤寒，外感百病之总名也。"何廉臣则谓《伤寒论》之寒字，只当得邪字看。所以一部《伤寒论》，也就是一部外感论，或则说伤邪论。再从辨治方面来说，"古今之病，不外寒热两途，古今之治，不外温清两法，"《伤寒论》既是统论六气之书，所以恽铁樵说："伤寒以《伤寒论》为准，温病亦当以《伤寒论》为准，凡

《伤寒论》中祖方，用辛凉不参以温药者，皆是治温病之方。"

这话很有道理，后人诋为复古之论，是不妥当的。说者每谓陆氏等人之抨击叶吴，是复古，叶、吴之对抗仲景，是革新，实则迄陆氏之世，叶氏学说之统治中医对外感热病之研究，已达百年之久，叶氏已被人捧上圣亚之位，九芝处叶、吴学说之积威之下而作大举之驳击，正是要求变革的思想所促使。

以上就是清以来关于伤寒的名实之争。

这一争议问题，是非曲直，颇为明显。这场争论，实际上也只有一派驳斥，而并没有另一派人出来反驳，所以，无可否认：说《伤寒论》只论狭义伤寒，这是叶、吴学说中一个最明显的错误。现在普遍认为伤寒有广狭二义，即叶派中人亦不再否定，说明后一派对伤寒名实的正确论述，已为举世所公认。但近代仍有不少人认为："《伤寒论》详于治寒，略于治温。"并说："一部《伤寒论》，重在救阳，而《温热论》重在救阴。"这是名实之争后的余波，是一派败北之后采月新瓶装旧酒的另一时髦说，究其意，无非是说《伤寒论》是一部论寒的书总有些道理，实则这些说法，比起硬说《伤寒论》是一部论狭义伤寒的书来，固已退了步，但是否符合实际，还需加以商讨。如果详与略是作古今比，则后世之运用温法，比《伤寒论》也早有长足之进展，并不是只有运用清法，才已经青出于蓝。后来者居上，是事物发展之必然规律，因何不说《伤寒论》详于治温、略于治寒，而偏说详寒略温呢？如果是单就《伤寒论》说，则清温两法，实在很难说那一法独详，那一法独略。陆九芝认为医之主寒主温，用药往往受大司天之影响，凡湿寒、寒湿之运，则以能用麻桂姜附为长，风、燥两火之运，则以能用芩连膏黄为长。""仲景所值气运为风为火"，"所以仲景特用东方苍龙，西方白虎，北方元武，而独不用南方之朱雀也。"因为仲景之世，时医习用乌附辛热，为治多误，"故仲景以桂枝麻黄之温，治中风伤寒之病，即以葛根芩连白虎柏皮栀豉之清，治温热湿温之病。凡遇温热即用寒凉。其谓仲景但知秋冬，不识春夏者，（固）不足与论仲景，"
即谓仲景"详于治寒，略于治温"者，恐亦未真知仲景者。
试观仲景之治太阳病，麻黄配桂枝，固用于治寒，麻黄配石
膏，即用于治热，麻杏石甘汤、麻黄连翘赤小豆汤、桃核承气
汤等全是治温之方。治少阳病之二柴胡汤，以性寒之柴胡、黄
芩为主药，是清温合用，也看不出独重治寒，忽略治温之迹
象。治太阴病之有加芍药、大黄者，治少阴病之有阿胶鸡子黄
汤及治厥阴病之用白头翁汤等，俱属有目共睹，对阳明病独重
治温，尤其不在话下。伤寒论中之黄芩汤、陷胸汤、茵陈蒿
汤、栀子豉汤以及白虎、承气、竹叶石膏等，都是后世治温病
之常用方，所以，单就《伤寒论》说，实在很难找出重寒略
温之证据。若倘谓是说于我们重视后世治温之经验发掘有利，
则于我们重视仲景治温大法之发掘不利。故但明此论之所从
出，即可知此说之原无稽。无稽之说，其可少息乎！

（曾刊于《中医药学报》1984 年第 5 期）

## 17. 《温病条辨·下焦篇》第五十五条之研究

据《温病条辨·上焦篇》第一条，湿温占九种温病之一
格。该书湿温下的条文占上中下三焦篇全部条文的将近三分之
一，说明湿温在诸种温病中，最受其重视，"瑭所以三致意
者，乃在湿温一证。"此说亦佐证。此著被人推为经典，颂扬
之声极高，故世医治湿温，多以该书条文为准则。为了破除伪
学、变革医风，促进中医学术的健康发展和提高临床疗效，我
认为从研究《温病条辨·下焦篇》（以下简称《下焦篇》）第五十
五条入手，实为重新评估鞠通治湿温方法之关键。

**为何从研究《下焦篇》五十五条入手**

湿温，鞠通分三焦论证，他说："其在上焦也，如伤寒；
其在下焦也，如内伤，其在中焦也，或如外感，或如内伤。"
但陈苏生先生曾对三焦分治法提出批评，《温病条辨》"虽有
三焦分治之名，并无三焦分治之实。"下焦篇湿温有名无实这
一事实，支持陈氏之说。但医者多因《下焦篇》湿温条文甚

多这一表面现象，误认为《温病条辨》中确有下焦湿温，故须作进一步的分析。

《下焦篇》论湿温，文达 23 条，但其中五十八条至六十二条是论疟疾，六十三条至七十七条是论痢疾。疟疾、痢疾，病非湿温。鞠通称"湿痹、水气、咳嗽、痰饮、黄汗、黄疸、肿胀、疟疾、痢疾、淋证、带证、便血、疝气、痔疮、痈脓等证"为湿温之变症。疟、痢、疸、痹等病鞠通自己并不把它们都看作为湿温病，之所以附于湿温下，只不过是从辨证求因角度看，湿温病和上述许多"变症"，其病因多与湿邪、热邪相合有关罢了。故除却疟、痢这 20 条，应再看其他 3 条是否论湿温。其五十七条，鞠通自己说："应入寒湿门，以与上二条（按：三为"二"之误）有互相发明之妙，故列于此，以便学者之触悟也"。故不必再疑其为湿温，至此，有可能成为下焦湿温的条文只存下了两条。五十六条是摘取《临证指南·湿》严三一案的一个治疗片段而成，此案方药偏温，其病亦非湿温（是痰饮病，另文详析），就此而论，《下焦篇》除掉不是论湿温病的条文，仅存了第五十五条，如果这条也被否定，《下焦篇》湿温有名无实的事实也就无可置疑了，这不但说明该书之湿温从三焦分治法不足为训、不足为法，不能以下焦湿阻之条为治法之准则。也说明说湿温"错综变化，不可枚举"，"使学者心摇目眩，无从捉摸。"这正是鞠通的自我写照。

在编著《温病条辨》时，鞠通对湿温如确乎心摇目眩，茫无定识，则"吴氏于湿温一证最有研究"等种种颂扬之词，就将被全部推倒。所以五十五条是至为关键的一条。

### 《下焦篇》五十五条寻源

五十五条是怎么来的？它是鞠通治湿温经验之记录？还是继承了前人治湿温的经验？或是采收一则非湿温病之医案，并作了一些不恰当的改动？通过寻源考证，确是后者。为说明这一问题，利于比较评价，现将《临证指南·湿》蔡案原案和五十五条，全文抄录于下：

叶氏案："蔡　仲景云：'小便不利者，为无血也；小便利者，血证谛也。'此证是暑湿气蒸，三焦弥漫，以致神昏，乃诸窍阻塞之兆，至小腹硬满，大便不一，全是湿郁气结，彼夯医犹然以滋味呆钝滞药，与气分结邪，相反极矣，议用甘露饮法。猪苓　浙茯苓　寒水石　晚蚕沙　皂荚子去皮。"

鞠通案："五十五　湿温久羁，三焦弥漫，神昏窍阻，少腹硬满，大便不下，宣清导浊汤主之。"

"此湿久郁结于下焦气分，闭塞不通之象，故用能升、能降、苦泄滞、淡渗湿之猪苓，合甘少淡多之茯苓，以渗湿利气；寒水石色白性寒，由肺直达肛门，宣湿清热；盖膀胱主气化，肺为气化之源，肺藏魄，肛门曰魄门，肺与大肠相表里之义也；晚蚕沙化浊中清气，大凡肉体未有死而不腐者，蚕则僵而不腐，得清气之纯粹者也，故其粪不臭不变色，得蚕之纯清，虽走浊道而清气独全，既能下走少腹之浊部，又能化浊湿而使之归清，以己之正，正人之不正也，用晚者，本年再生之蚕，取其生化最速也；皂荚辛咸性燥，入肺与大肠，金能退暑，燥能除湿，辛能通上下关窍，子更直达下焦，通大便之虚闭，合之前药，俾郁结之湿邪，由大便而一齐解散矣。二苓、寒石，化无形之气；蚕沙、皂子，逐有形之湿也。"

"宣清导浊汤（苦辛淡法）：猪苓五钱　茯苓五钱　寒水石六钱　晚蚕沙四钱　皂荚子（去皮）三钱"

"水五杯，煮成两杯，分二次服，以大便通快为度。"

**《临证指南·湿》蔡案之分析**

《临证指南》湿门收集了一些病因病机与湿邪有关的病，并非都是湿温病，这一点叶霖早已指出。但也不排除包含湿温病。蔡案究是何病？此须有一明断。鞠通可能是因案中有"暑湿"字样，删去头尾数语，改写成湿温病之条。我认为"暑湿气蒸，三焦弥漫""湿郁气结"等语是言病因病机，而辨病应以症状为据，此案实有四症，除神昏、小腹硬满，大便不下外，尚有小便不利，小便不利为叶氏判断，"全是湿郁气结"，其病不在血分之依据，此为本案之主症，余三症均可由小便不利而引起。章太炎先生说："湿温名见《难经》，为五种伤寒之一，但言其脉阳濡而弱，阴小而急，犹未志其症状。《脉经》卷七云：伤寒湿温，其人常伤于湿，因而中暍，湿热相搏，则发湿温，病苦两胫逆冷，腹满叉胸，头目痛苦妄言，治在足太阴，不可发汗，汗出必不能言，耳聋不知痛所在，身青面色变，名曰重暍。……其后朱肱《活人书》，许叔微《本事方》，皆据《难经》之脉、《脉经》之症以定湿温，而以白虎加苍术汤治之，异是者不在湿温之域。”章氏针对鞠通之流常对一些并无湿温症状而只是与湿有关之病轻易作湿温之诊断提出过批评，认为“病之治疗，古今或容有异，若以病状定病名，此不能违古而妄更。”这一意见很有道理，就蔡案观，就是“强傅以湿温之名”而实非湿温病。根据《诸病源候论》卷十四：“关格者，大小便不通也。大便不通，谓之‘内关’；小便不通，谓之‘外格’；两便俱不通，为关格也”之说，蔡案可诊断为关格，本案以二苓淡渗利水为主药，配合余三味共奏清化湿浊、散结利窍之功，药症相合，故对治疗尿毒症，具有很好参考价值，但若因鞠通之作俑，竟移之作为治疗“伤寒、副伤寒”（相当于中医之湿温）之准则，这是“以治头痛之经验去指导治脚疗”。在《医界春秋》杂志上，熊寥笙先生在致陈无咎书中，曾谈到当时重庆一带肠伤寒流行，按《温病条辨》中方法治疗效果不好。姜春华先生曾说，过去聂云台治肠伤寒，不用三焦分证法，一开始就用大黄，效果不错。这种来自实践的经验教训，应该予以重视

### 《下焦篇》五十五条评价

《温病条辨》中的条文，大多采录叶案，但颠字倒句有之，删改症状有之，误抄二案为一条者有之，同一案演为两条者亦有之，医案经过篡改，就失去了它原有的价值，像这种假案般的条文，是不能用来作临床之指导的。五十五条由于是删去蔡案头尾数句而成，使人们不知所谓的宣清导浊汤原来是甘露饮子法（原案云甘露饮法应是甘露饮子法之误），叶氏处方，首二味用二苓，原用以渗湿利水，本是用以通小便，鞠通注文说是用“以渗湿利气”，又说服本方当“以大便通快为度”，试问：服

本方大便不通快又当如何？众所周知："利小便可以实大便"，今用二苓等淡渗利尿药而欲大便通快，又谓本方可"俾郁结之湿邪，由大便而一齐解散。"这是把利尿法看成了通便法。自注中"金能退暑"、"以己之正，正人之不正"云云，虽无关治疗之实效，但使中医理论多了一种神秘色彩，也是糟粕，亦应扬弃。

或谓疟、痢、疸、痹、关格、痰饮等变症，按辨证论治原则，与湿温本可异病同治。但我认为：①变症毕竟不是本症，《下焦篇》连五十五条亦非湿温病，至少说明《下焦篇》湿温确乎有名无实，也说明湿温病难以按三焦法强分，或说鞠通自己也不知如何按三焦分划清。②中医虽然讲究辨证论治，但也讲究辨病论治，我们不能片面强调前者而反忽略了后者。从常变角度来说，病不同，治亦异，异病异治本为常；病各异，治相同，异病同治此为变。我们必先守常而方可言变通，若因变忘常、倒置本末，不问辨病论治，则实效殊不可问矣！

（曾刊于《中医研究》1993 年第 2 期）

## 18. 谈《伤寒论》治温病初起之要方

过去医家认为："即病谓之伤寒，不即病谓之温与暑。夫伤寒、温、暑，其类虽殊，其所受之原则不殊也。由其原之不殊，故一以伤寒而为称；由其类之殊，施治不得以相混。"又谓《伤寒论》之"法也，方也，仲景专为即病之伤寒设，不兼为不即病之温暑设。"自此论出，奉之者遂谓"仲景之书专论伤寒，此六气中之一气耳。""其余五气，概未之及。"这一观点，虽曾有不少医家予以驳斥，但迄今尚有影响，如有人说仲景伤寒不属广义，是狭义伤寒。也有人说："仲景之书，是一部论述外感热病的专著"，但同时又认为"仲景未专门论述（的）温病。"至于谓"《伤寒论》'太阳病，发热而渴，不恶寒者，为温病'，有证无方。"则更是十分普遍的认识。以上诸家的各种说法，有一共同点，即对《伤寒论》治温病初起之要方大法均有所忽视，我认为崇古非今与蔑古诬圣，都影响中医学术的健康发展，为了搞好继承挖掘，使仲景学说发扬光大，有必要探讨一下《伤寒论》中治温病初起之要方，借以彰仲景治温病之大法，用资临床之参考。

## 一、黄芩汤（苦寒清热法）

原文："太阳与少阳合病，自下利者，与黄芩汤。"

集注，叶天士说："春温一证，由冬令收藏未固，昔人以冬寒内伏，藏于少阴，入春发于少阳，以春木内应肝胆也，寒邪深伏，已经化热，昔贤以黄芩汤为主方，苦寒直清里热，热伏于阴，苦味坚阴，乃正治也。知温邪忌散，不与暴感门同法。"

张路玉说："黄芩汤，温病之主方，即桂枝汤以黄芩易桂枝去生姜也。盖桂枝主在表风寒，黄芩主在里风热；其生姜辛散，非温病所宜，故去之。温病始发，即当用黄芩汤去热为上。"

周禹载说："明言太少两阳，何不用二经药，则以非伤寒故也。何以知其非伤寒，以不恶寒而即热，不得谓之伤寒也。何以云太少二阳，以或胁满，或头痛，或口苦引饮，皆二经证也。果系伤寒合病，应见表证；今不但无表，且有下利里证。如云伤寒协热下利，必自传经来，不若此之即利也。盖温热内郁已久，中气不足者，岂能一时尽泄于外，其下走而作利，亦自然之势也。"

按：温病种类繁多，但约之不外伏气、新感二大类。伏气温病从内出外，若入春发于少阳，一开始即当用黄芩汤直清里热，不与"上受犯肺"类新感温病同法，这是叶氏论温病之本旨。鞠通未解其意。以为一切温病均首先犯肺，故治温病初起，例用辛凉轻剂，致埋没了仲景用苦寒直清里热以治温病初起之要法。柳宝诒失察于此，以"辛凉清解，则失之肤浅"责叶氏，叶氏实不任其咎。盖柳氏之论"温邪初起，邪热未离少阴者，"谓"不若用黄芩汤加豆豉、玄参，为至当不易之法，盖黄芩汤为清泄里热之专剂"云云，其主张实与叶氏同。姜春华教授论温病初治，认为"辛凉轻剂无效，应用大剂苦寒。多少年来多少病人耽误不治，坐待耗伤津液，坐观入营入血，以底于死。汗下虽能解热于一时，然而损正，其治固非，轻剂岂能治大热？用苦寒药不唯退热而能针对病毒，以治其本。"我认为此说就伏气温病言，很有道理，但若否定伏气学说，或以苦寒直清里热移作为治一切温病初起法，则不无持论太偏之失，须知黄芩汤类之苦寒直清里热法，毕竟仅为仲景治温病初起之一法。

## 二、麻杏甘石汤 (辛凉解表法)

原文："太阳病，发热而渴，不恶寒者，为温病。若发汗已，身灼热者，名曰风温。风温为病，脉阴阳俱浮，自汗出，身重，多眠睡，息必鼾，语言难出。"

"发汗后，不可更行桂枝汤，汗出而喘，有大热者，可与麻黄杏仁甘草石膏汤。"

集注：张锡纯说："《伤寒论》知温病初得之治法，原与中风、伤寒皆不同，故于太阳篇首即明分为三项，而于温病复详细论之，此仲景之医学，较上古有进步之处也。""论温之开端，亦冠以太阳病三字者，因温病亦必自太阳 (此是足太阳非手太阳，彼谓温病入手经不入足经者，果何所据也) 入也。然其化热最速，不过数小时即侵入阳明，是以不觉恶寒转发热而渴也。""提纲中论风温之病状详矣，而提纲之后未列治法。后世以为憾事。及反复详细推之，乃知《伤寒论》中原有治温病之方，特因全书散佚，后经叔和编辑而错简在后耳。尝观《伤寒论》第六十二节云：'发汗后，不可更行桂枝汤，汗出而喘，尤大热者，可与麻黄杏仁石膏甘草汤。'今取此节与温病提纲对观，则此节之所谓发汗后，即提纲之所谓若发汗也，此节之所谓喘，即提纲之所谓息必鼾也，由口息而喘者，由鼻吸即鼾矣。此节之所谓无大热，即提纲之所谓身灼热尤在外表，心中仍无大热也，将此节之文与温病提纲一一比较，皆若合符节。""夫中风、伤寒、温病特立三大提纲，已并列于篇首，至其后则于治中风治伤寒之方首仍加提纲，以彼例此，确知此节之文原为温病之方，另加提纲无疑，即麻杏甘石汤为治温病之方无疑也"。"盖伤寒定例，凡各经病证误服他药后，其原病犹在者，仍可投正治之原方，是以百零三节云，凡柴胡汤病证而下之，若柴胡证不罢者复与小柴胡汤。以此例彼，知麻杏甘石汤为救温病误治之方，实即治温病初得之主方。"

邵餐芝说："钱璜曰：大青龙之凉解，为治温之首剂，而作一大柱石也。此与不佞所见略同。""余昔观柯氏论麻杏甘石汤及《世补斋医书》，早已悟此汤此证为属于温病。盖《伤寒论》中重用石膏之方，皆为治温之圣方。"

按：仲景重用石膏，轻用麻黄，开辛凉解表之一大法门。邵餐芝认为辛凉解表之法，"几经进步，而张寿甫始有清解凉解诸汤。通经而不泥经，善俗而不同俗，洵善且美也。以薄荷易麻黄，以连翘易桂枝，以牛蒡代杏仁，考别录以合本经，征西说以证仲景，超叶吴以通寒温。"这说明仲景治温病之药法是在不断地发展，但仲景之麻杏甘石，鞠通之桑菊银翘，张寿甫之清解凉解，诸方各有其用，不能离临床以较其优劣。我认为后世之辛凉解表药法，固不无超越古人者，但若为了提高银翘、桑菊二方之作用，以之为一切温病初起之治法，开说只有此二方的提出才"较好地解决了温病初起的治法问题"更值得商榷，吴鞠通把含麻黄之方视作为足经方，把麻杏甘石汤列入到下焦篇，不用它来治温病而反用它来治伤寒，反用桂枝汤来治温病，实大失仲景之心法。后人不思求仲景、叶桂论温之本旨，循踵吴氏之讹误，以银翘桑菊为一切温病初起之治法，其学术态度似有轻浮之嫌。姜老为此而痛斥辛凉清轻之弊，大倡苦寒清热之法，矫枉之论，发聋振聩。

### 三、白虎加人参汤 （涤热生津法）

原文："太阳中热者，暍是也，其人汗出恶寒，身热而渴也。"

"服桂枝汤，大汗出后大烦渴不解，脉洪大者，白虎加人参汤主之。"

集注：叶天士说："夏暑发自阳明，古人以白虎汤为主方。……张凤逵云：'暑病首用辛凉，继用甘寒，再用酸泄酸敛，不必用下。'可称要言不烦矣。"

沈明宗说："此言正暑病也。邪之伤人，无有不从皮毛而入，故曰太阳中热。"

吴谦说："中暑热病，亦由太阳表入，故曰太阳中热者，暍是也。"

李彣说："伤寒初起无汗不渴，中暍初起即汗出而渴也。"

张路玉说："此本温热病，误认风伤卫，服桂枝汤也。若风伤卫服汤后必微汗而解矣。不知本温热，误服桂枝汤，遂至脉洪大，大汗，烦渴不解。"

按：白虎加人参汤是治太阳中热，还是治阳明中热？以上诸家，意见并不一致。因白虎为阳明病之主方，《金匮》有"太阳中热者，暍是也，汗出恶寒，身热而渴，白虎加人参主之"之文，故叶桂说："夏暑发自阳明"。但仲景明文说是太阳中热，故吴谦等认为是热伤太阳。我认为白虎是阳明病之主剂，不是阳明病的专药，不能因为用了白虎剂，就说太阳中热是阳明病，这一问题，我曾发表过自己的认识，不复赘。所需指出的是阳明病有太阳阳明、少阳阳明、正阳阳明之不同，所谓正阳阳明，即是一开始便是阳明本经自病，不是从太阳病或少阳病传经而来。所以，有是证，用是药，不必拘经以限药，否则仲景治厥阴病热厥之用白虎及鞠通治手太阴热炽之用白虎，就都不好解释。所以温病一开始即见白虎证者，不论其太阳中热、厥阴热厥、阳明夏暑、太阴热炽，俱可用白虎剂治疗。太阳中热、阳明夏暑都可以是温病初发之一种形式，则白虎亦为温病初起之要方。张凤逵说暑病首用辛凉，亦指白虎类方，张锡纯说："盖伤寒定例，凡各经病证误服他药后，其原病犹在者，仍可投以正治之原方。"以此例彼，亦可知白虎加人参汤为救温病误治之方，实即治温病初得之要方。

## 四、黄连阿胶汤 (泻火滋阴法)

原文："少阴病，得之二三日以上，心中烦，不得卧，黄连阿胶汤主之。"

集注：章虚谷说："伤寒之邪自表入里，故先太阳而后至少阴；温病之邪自里出表，故先少阴而后出太阳。"

吴仪洛说："此汤本治少阴温热之证，以其阳邪暴虐，伤犯真阴，故二三日以上，便见心烦不得卧，所以治病之际，即用芩连大寒之药，兼芍药阿胶鸡子黄，以滋养阴血也。然伤寒六七日后，热伤少阴，伤其阴血者，亦可取用。"

俞长荣说："柯韵伯说：'此少阴之泻心汤也。凡泻心必借芩、连。病在少阴而心烦不得卧者，用芩、连以直折心火，阿胶以补肾阴，鸡子黄佐芩、连于泻心中补心血，芍药佐阿胶于补阴中敛阴气，斯则心肾交合，水升火降。'柯氏的见解很正确，足以说明本方的主旨…诸泻心汤中都用黄芩、黄连，但他们用芩、连的目的是除心下痞，而本方用芩、连的目的是折心火。"

按：一般之温热派医家，如叶天士、王孟英、章虚谷、柳宝诒以及张路玉、尤在泾、周禹载等人，都认为伏气温病是从少阴发出的。《难经》说："温邪行在诸经，不知何经之动。"仲景本《素》、《难》而撰论，其治温病之初起，亦不以一法一方拘，仅上所举，已有苦寒清热，辛凉解表，涤热生津，泻火滋阴四法。他如初起之属少阴而仅见咽痛者，用甘草汤清热解毒；属阳明而证见发热下利者，用葛根芩连汤解表清里等，亦俱属温病初起治法，柳宝诒尝秉经旨而加以发挥说："伏温外发，必从经气之虚处而出，初无一定路径。"正因如此，故仲景治温，圆机活法，不以一法一方自囿。这种活法，较之近代治温病初起，例用轻清的医风，确乎有很大之不同。芩、连善泻上焦实热，黄连阿胶汤以泻心火为主，但吴鞠通按照治上不得犯中的认识，说芩、连为治上犯中药，并把黄连阿胶汤列置于下焦篇，后人因之而认为这不是治温病初起方，人为地排除了温病初起即能出现黄连阿胶汤、黄芩汤等方证的可能性，这不但不合仲景治温病之心法，也是误解了叶天士论温之本旨。因为叶氏并没有说一切温病都具有先卫后气后营后血之规律。实际上叶氏不但以黄芩汤为春温初起之主方，也明文指出过"春夏通热之病必自内而及外。"所以，我说温病初起，治法唯辛凉轻清是宗的风气，不独使仲景治温病初起法泯灭而不闻，亦使叶氏论温之旨蒙尘而不彰。

　　结语：部分新感温病确实具有先卫后气后营后血或先上焦后中焦后下焦之发展规律，但绝不是一切温病都具有这种传变发展规律，事实如此，我们怎么能把银翘、桑菊之轻清法作为一切温病初起之治疗常规呢？《伤寒论》是论外感热病之专著，如果"详寒略温"竟至没有温病初起的具体治法和治方，则这部书还会有大的学术价值，这是难以理解的，仲景著述很朴素，它只说见什么样的证，叫什么病，用什么方。并没有说外感热病都是先太阳，然后依经内传，终于少阴。有之亦是后人之见解。因此，为了纠正治温病初起概用轻清药法之时弊，我认为认真发掘研究仲景之治温病初起法，是很有必要的。

（曾刊于《山东中医学院学报》1987 年第 4 期）

# 19. 非湿黄疸论

　　时医咸谓"无湿不成疸"，而余独有燥疸非湿之论。有闻而诮之者曰：《内经》云："湿热相交，民当病瘅。"《金匮》云："黄家所得，从湿得之"。《丹溪心法》、《金匮钩玄》俱谓黄疸"病虽有五，皆湿热也"。此系秉之经旨。子责其非，竟作燥疸非湿之论，悖经违俗，请问何据？

　　余曰：尝鉴仲景之治疸，于脉证，有八纲之辨而燥湿未尝不分；于治法，有润利之殊而八法未曾偏废。若拘泥于论湿之文，而不知有燥瘀诸疸之证治，是一叶障目，有昧仲师之活法。而《内经》民当病瘅之瘅，原指热病，非指黄疸，引瘅证疸，系后人之误解。至丹溪所云，仅言其常，景岳尝驳之矣！黄宫绣谓"如苗值于大旱，则苗必燥而黄，是苗因燥而

黄者也；太涝则苗必湿而黄，是苗因湿而黄者也"（《本草求真·
茵陈条》），此诚乃说明仲景学说之极好比喻。

有鉴于前人论燥瘀诸黄者虽多，但迄无非湿黄疸之专文，
故现以燥瘀黄疸为主，专论非湿黄疸诸证，为谓"黄疸无湿
不成"者之棒喝。

### 热燥黄疸

热病误治，热灼津伤，邪从燥化，因热燥而病黄疸者有
之。如《伤寒论》114条，"太阳病中风，以火劫发汗，邪风
被火热，血气流溢，失其常度，两阳相熏灼，其身发黄。阳盛
则欲衄，阴虚小便难，阴阳俱虚竭，身体则枯燥，但头汗出，
剂颈而还、腹满、微喘、口干、咽烂，或不大便……"。即是
叙述了这一证型。因风为阳邪，火为阳热，两阳相熏灼，伤津
劫液，病从燥化，故身黄之外，小便难，身枯燥，口咽干或不
大便等燥的症状颇为突出。又205条："阳明病，被火，额上
微汗出，而小便不利者，必发黄。"笔者认为：这一条误用火
攻，火热相合，两阳熏灼，消烁津液的情况，与上条完全相
同，故亦作热燥黄疸看为妥，若概认为黄疸病小便难，或小便
不利均为湿乏去路之表现，从而将上述条文俱作湿热解释，
实谬。

热燥黄疸之症状表现，主要是热与燥两个方面。但上二条
文只着重论述了病因病理及燥的表现，关于热的症状描述不很
具体，但《金匮·黄疸篇》"师曰，病黄疸，发热，烦喘，胸
满，口燥者，以病发时火劫其汗，两热所得。然黄家所得，从
湿得之。一身尽发热而黄，肚热，热在里，当下之。"这一条
也是论述热燥黄疸之文，且于热的症状描述较详，可以合参。
其中"黄家所得，从湿得之"两句，是插笔。燥湿对举以为
衡，是仲景作论常用之法。在论热燥黄疸之时而提及湿，目的
在于既强调了黄疸毕竟以湿热为常，又告诫黄疸辨证，须就燥
化湿化的不同病机，注意作鉴别诊断，有叫人对勘意。至于用
下法治疗，是因热燥二面，处在因热而燥，尚以热为主的情况
下，热邪入里，邪从燥化，必致里结，故治用釜底抽薪、急下

以存阴。

刘完素深明仲景治疸以燥湿分论之旨，故《河间六书》云："大抵凡诸黄者有二，一则湿热气郁而黄，万物皆然，又如麦秀而黔雨，湿热过极则黄疸也，及水涝而天气湿热，则草木将死而湿变黄者也；或病血液衰，则虚，燥热太甚，而身面萎黄者，犹亢旱而草木萎黄也，夫病燥热而黄者，当退热润燥而已。"黄宫绣之说，即基刘氏说而来。张石顽亦云"黄疸有干有湿"，惜片言只语，论述不详，为与临床相印证，现举前人治验一则，以备参究：

"朱天一年二十余，喜食糖及燥炙诸饼，忽病黄，面目如金，脉之两关数实有力尽滑，大便六七日不行，小便黄涩，此敦阜太过，加以素嗜炙火，其色必黄，非湿证也，与小承气汤加当归、白芍、一剂便行而瘥。"（《续名医类案·黄疸》）

按：此案明云非湿，诊者确有见识，其治方与仲景论热燥黄疸之文互参，实有互为补充、互为说明之妙，使人很受启迪。可见陈修园"黄疸皆由湿热成"（《医学实在易》）之说，乃为初学者说法，若医者只足于此，而不入仲之堂奥，以流于浅薄为自足，是故不足与语高深者。

### 燥瘀黄疸

《经》云："孙络水溢，则经有留血。"故津伤与血瘀常可同时发生。若因发热而致伤津劫液，或热病后期，热邪虽退，阴津不足，因燥致瘀，瘀结发黄者亦有之。《金匮》："腹满，舌萎黄，躁不得睡，属黄家"条，即是言此种证型。此条之舌痿是身痿，萎黄是形容黄色枯燥不润泽，与湿病篇的"熏黄"是形容黄晕如油正相反，亦宜对勘。腹满是胃肠燥结，肠中干粪不去之征。躁不得睡，则是热去阴伤之表现。黄疸篇"诸黄，猪膏发煎主之"条，即是为燥瘀黄疸，出治法。据前人治验，此方治燥瘀黄疸效果很好。黄疸因多属湿热，油腻生湿助热，最为大忌。此其常也。惟燥瘀黄疸，不但不忌。且可用猪油治疗。《肘后方·治卒发黄疸诸黄第三十一》中曰："《伤寒频要》疗男子妇人黄疸病，医不愈，耳目悉黄，饮食不消，胃中胀热，生黄衣，在胃中有干屎使病耳，用煎猪脂一小升，温热顿服之，日三，燥屎下乃愈。"《沈氏尊生》亦云："有服对证药不效，耳目皆黄，食不消者，是胃中有干粪也。宜饮熬猪油，量人令禀，或一杯，或半杯，日二次，以燥粪下为度，即愈。"这是单用猪油治黄疸的记载，然唯燥甚瘀微者为适宜。如瘀甚，古人也有单用血余来治疗的，血余祛瘀而兼能利水，对瘀甚而兼湿者为适宜。若是燥瘀黄疸，则总以猪膏发煎为妥贴。

燥瘀黄疸用猪膏发煎取得显效之治验，可与笔"《伤寒论》200 条释疑"一文中之例案相互参。

### 瘀血黄疸

瘀是黄疸常见之病理产物，故仲景治疸，常瘀热并提，或瘀湿同治。但瘀血化水或阻滞肝胆等也可以是引起黄疸之因，而且，在一定条件下，瘀血有时还可能成为疸病久治不愈之癥结所在。《伤寒论》129 条："太阳病，身黄，脉沉结，少腹鞕，小便不利者，为无血也；小便自利，其人如狂者，血证谛也，抵当汤主之。"此后半条是血蓄下焦，瘀血发黄，病不在气分，与湿无涉，故小便自利。《金匮》："酒疸下之，久久为黑疸，目青面黑，心中如啖蒜齑状，大便正黑，皮肤爪之不仁，其脉浮弱，虽黑微黄，故知之。"以及"黄家日晡所发热而反恶寒，此为女劳得之；膀胱急，少腹满，身尽黄，额上黑，足下热，因作黑疸，其腹胀如水状，大便必黑，时溏，此女劳之病，非水也。腹满者难治，硝石矾石散主之。"这二个条文，也是瘀血为主，故有非水也之明示。惟前者病在太阳而属实，故用抵当汤峻攻，后者病在少阴而属虚，故用硝石矾石散缓消。浙江诸暨已故名中医杨则民谓："仲景用猪膏发煎治女劳疸"。说明女劳疸既有以瘀为主，以虚为主之分，亦有病从燥化，病从湿化之别。硝石矾石散所治之女劳疸是以瘀为主，虚而兼湿，故以泻为补，行瘀兼以化湿；猪膏发煎所治之女劳疸是以虚为主，瘀而兼燥，故以补为泻，润燥兼以行瘀。

瘀血黄疸之脉证，除上述条文描述者外，也可与"病者如热状，烦满，口干燥而渴，其脉反无热，此为阴伏，是瘀血也，当下之"等论述瘀血的有关条文互参。

现举瘀血黄疸例案二则以资参阅：

一、"中翰汪先于病疸，服茵陈五苓不应。八月间，邀石顽诊之，脉弦大而芤，肾伤夹瘀，结积不散所致，急乘元气尚可攻击时，用金匮硝石矾石散，兼桂苓丸之剂，以洗涤之，迟则难为力矣。汪氏有业医者，以为药力太峻，不便轻用，旋值公郎乡荐继以公车，未免萦心，不及调治，迨至新正二日，复邀石顽相商，脉转弦而革，真元竭尽无余，半月以来，日服人参数钱，如石投水……"（《张氏医通》）。

按：虚实之理，原有对待。人谓女劳疸属虚，多不敢用泻药，而后亦咸以肾气丸为主治，至硝石矾石散一方，遂束之高阁，不独敢用者罕，敢服者亦罕，此案即是一例，良由仲景大法不明于世故也。

二，"应天王治中遍身发黄，妄言如狂，苦于胸痛，手不可近，此中焦蓄血为患，用桃仁承气汤，一剂，下瘀血而愈。又太守朱阳山弟下部瘀血发狂，用抵当汤而愈"（《续名医类案》）。

按：黄疸病机，多属湿、热、瘀，但重湿者则曰无湿不成疸，重热者则曰疸以胃家实热为本，重瘀者则曰黄疸必伤血、治疸要活血。实则湿重主以茵陈五苓散，热重主以茵陈蒿汤，瘀重主以抵当汤，原是仲景之常法。后人偏执其一端，实失仲景之活法。上案是瘀血黄疸之属实者，故用桃仁承气汤、抵当汤下蓄血而愈。若湿盛热重或正虚者，各宜辨证定方，又当别论，而偏执一端，画地为牢以自囿，诚为黄疸治疗之大忌。

### 虚寒黄疸

房事不节，精血内伤，或脾阳不振，中土失健，虽无湿热，但因气血之败，不能华色，亦可产生黄疸。如太阳黄疸有寒湿与虚寒二个证型，《伤寒论》所论者属寒湿，故有"小便自利者，不能发黄"。"伤寒发汗已，身目为黄，所以然者，以寒湿在里不解故也"等论述。《金匮》中所论者属虚寒，故曰："男子黄，小便自利，当予虚劳小建中汤。""黄疸病，小便色不变，欲自利……"等论述。此外，《金匮》"额上黑，微汗出，手足中热，薄暮即发，膀胱急，小便自利，名曰女劳疸。"以及"尺脉浮为伤肾"，"女劳之病，非水也"等条文所述，虽不属太阴黄疸而属少阴黄疸，但也属虚寒而不是因于湿，故后人每用畜鱼置介法治疗。诚因虚寒黄疸非因于湿，故小便目利，且色亦可不变。而寒湿黄疸，则与湿热黄疸一样，同样与湿邪排泄不畅有关，故均有小便不利并色变黄之征。当然，寒湿者可以兼虚，虚寒者可以兼湿，瘀热者可以夹湿，湿热者亦多兼瘀，但这是另一个问题，宜当别论。

现举虚寒黄疸治案一则如下：

"柴屿青治觉罗马德夫人病疸，医投茵陈五苓散未效，又合末药服之，肌肤白，眼皆如金色，转致不思饮食，右关缓弱特甚。柴曰：胃为水谷之海，脾为仓禀之官，腑脏失职，湿热滋甚，今唯有调其土，使能健运，湿热自去，不必治疸，而疸自愈矣，六君子汤加厚朴、炮姜以温中，神曲、麦芽以助戊己之化，不数剂而全愈"（《续名医类案》）。

按：泛用苦寒清利以治疸之时弊，前人早已论及，儿科于此，尤须注意，陈复正云："小儿黄病，昧者一概呼为湿热。无非除湿利水，清热退黄，除此之外，无别法矣，岂知湿热发黄者少，脾虚发黄者多。盖脾土强者，足以悍御湿邪，必不生黄，惟其脾虚不运，所以湿来乘之。"湿热发黄少，脾虚发黄多，在儿科者或如是，成人则究亦以湿热黄疸为居多，但虚寒黄疸亦不可忽视，上案虚作实治，泛用清利，反致增疾之覆辙，今人亦有重蹈者，此所以余尝有治疸须重脾之论也。

### 疫毒瘟黄

仲景书中未见瘟黄记载，其名出自《明医杂著》，实即急黄，急黄最早见载于《诸病源候论》，认为是："因为热毒所加"而致。《杂病源流犀烛》认为是感受"天行疫疠"之气，故亦可称为疫毒急黄。此种黄疸的临床表现具有发病急，病势重的特点，常一患病即出现卒然身黄，迅速加深，黄色如金，心满气喘，高热口渴，尿如柏汁，腹胀胁痛，神昏谵语，烦躁，脉弦数或细数，舌红绛，苔黄燥，吐衄便血，身见斑疹，或出现腹水昏迷等证。这种急剧症状的出现，与病因属特殊的热毒疫气，不同于一般的湿热有关。从其病理变化来看，此种热毒之邪很易内陷心包、入侵营血，故化燥伤阴较速。其治疗以清热解毒、凉血滋阴、清心开窍为大法，一股用犀角散为主方，配合生地、丹皮、玄参类的凉血滋阴药以及金花汤、牛黄丸一类的清热解毒、清心开窍剂加减。此证有时虽亦可夹湿，但由于病因主要是热毒，且每从燥化，故也，是一种非湿黄疸。若与热燥黄疸比铰，彼之病因非疫毒，此则是疫毒为患，故证有轻重之殊。囿于"黄疸无湿不成"之认识者，由于论疸不离一个"湿"字，谓此证亦是"湿热夹毒"，实属不妥。此证无论就病因论，从病机看，或结合治疗分析，均不得谓是湿作祟。

　　结语：论黄疸若只强调湿热，或只强调瘀热，而全然不知有燥化非湿之诸证型，这种认识是片面的，须知仲景治疸之法，有麻黄连翘赤小豆汤的汗法；抵当汤的下法；栀子豉汤的吐法；栀子柏皮汤的清法；小柴胡汤的和法；小建中汤的补法；硝石矾石散的消法；于寒湿中求之的温法；茵陈五苓散的利法；猪膏发煎的润法等等。其层次之明，法度之严，方药之细，均可师可法。如单就阳黄论。则在太阳分经腑气血，入阳明别吐清下润，在少阴立疏和通泄，治亦不同，凡此均足以说明仲景并不专执一法一方以泛治。若此而不知，竟以"湿、热、瘀"三字作茧自缚，唯知以清热利湿行瘀之品杂凑成方为用，是画地为牢，自陷于狭隘。

（曾刊于《山东中医杂志》1981 年
第 2 期，收入本书时已作重修）

# 20. 葛根桑叶辨

　　或谓陆九芝之治温病，与叶派轻以祛实、辛凉透邪的观点趋一致，是说也，因其小同，遂勿大异，有肺胃不分之弊焉。

观陆氏书，有"葛根桂枝辨"，有"葛根麻黄辨"，乃仿之而作"葛根桑叶辨"。

叶派之轻以去实，辛凉透邪，用药如桑叶者，治肺也；陆氏之轻以去实，辛凉透邪，用药如葛根者，治胃也。轻以去实虽同，治肺治胃大别。盖叶氏之治温病，独重肺系，故谓"温邪上受，首先犯肺"；陆氏之治温病，独重胃系，故谓"温病不恶寒"，"不恶寒为阳明主证"。故彼之治温病，初起必用桑叶、薄荷、牛蒡、桔梗之属，肺药也；陆氏治温病，初起必用葛根、黄芩、黄连、山栀之属，胃药也。唯叶氏亦知伏气温病不与暴感门同法，故曰：春温一证，冬寒内伏，藏于少阴，以黄芩汤为主方，苦寒直清里热，乃正治也；唯陆氏亦知温病之邪在肺胃者，不得独用胃经药，故《不谢方》之治春温、风温者，亦用桑、薄、翘、桔也。夫温病初起，有在肺者，有在胃者，有肺胃两及者，有竟在三阴者，或伏邪从内而出外，或新感从外而入里，或新感而引动伏邪，或伏邪而复兼新感，或始终但病一经，或发即数经同病，故《难经》云："温病之脉，行在诸经，不知何经之动也，各随其经所在而取之。"足见温病辨治，原不可以一经印定眼目。然吴鞠通固执叶氏"首先犯肺"之说，谓凡病温者，均始于上焦，在手太阴。后世踵其讹误，遂以轻清平淡为一切温病初起之治规，盖惑于"温邪上受，首先犯肺"，"治上焦如羽，非轻不举"等说也。予谓叶氏以肺药治肺经病，未误。后人以肺药治胃经病，大谬。察叶氏治肺主辛淡轻清，忌早用芩、连苦泻之旨，盖恐胃本无热，而早投苦寒，欲清肺而反凉中，中寒气馁，则转失托邪外出之力，反招冰伏之弊；而陆氏治胃主积极撤热，反对但用桑、薄轻宣之意，正恶病属中焦，而反治上焦，射不中的，用药轻淡如儿戏，坐使热灼阴伤，终至步步深入。然惟邪机概以从里出表为顺，故不论新感伏邪，病在肺者，初起必辛散为宗，故宜桑叶之类以轻举之；病在胃者，初起亦以达邪为旨，故宜葛根之类以透解之。然若因此小同，竟勿彼大异，则陆氏排击叶、吴以肺药治胃之旨，固不得大白于世矣？

"麻黄之轻扬，可去伤寒之实；葛根之轻扬，可去温病之实"。其去实亦同也，然寒温相异也，斯陆氏已辨之矣。葛根之轻扬，可去手阳明之实，桑叶之轻扬，可去手太阴之实，此则陆氏所未言，然亦正其砭斥时弊之宗旨，此理明甚，何后人反于此昧昧耶。须知只须辛凉轻剂，如桑叶、薄、桔之类，其病立愈者，决非暑痉、湿温之属；而必须早投苦泄，如葛根、芩、连之类，尚恐热盛蒸脑者，决非伤风、肺胀之属。彼同称温病者，轻重悬绝，不可同日语也。若辛凉散风，甘淡驱湿，病仍不解，而"遽入心包，为一场大病，以至于死者"，必非肺经温病，如伤风（吴氏以桑菊饮主之之太阴风温，即是此病）、肺胀之类也，故陆氏重阳明之治，有轻则葛根、芩、连，重则石膏、硝、黄之主张。

总之，用轻剂病不解，入营入血，动风发痉，而仍曰：病属上焦，初用辛凉宣其肺，终用芳香开心窍，有是证用是药，吾治未尝误者，是不知正犯病中治上，撤热不力之误。乃后人既不解叶氏慎苦寒，是为热在肺，故治重桑叶、薄、桔之类以宣散。又不解陆氏之激言，是为时医以肺药治胃之弊而发，故治重葛根、芩、连之类以清解。乃终至从陆氏之痛斥叶、吴之学中，更证明叶派这一治疗思想的正确性，斯诚非陆氏生前之所能料。

　　　　　　　　　　　　　　（曾刊于《陕西中医》1984 年第 6 期）

## 21. 再驳"温邪上受等十二字为温病提纲"说

《温热论》首文"温邪上受，首先犯肺，逆传心包"十二字，姜春华教授说"是指一病而言，叶氏在医案中并说邪从口鼻而入，后人竟以此十二字为一切温病提纲，错在后人"。但作为全国高等医药院校统一教材的《温病学》，却认为"温邪外侵，必先犯肺而出现肺卫表证"，"本条为论证温病证治的总纲"二说相背，是非未定，若不深究，初学不知适从，后人见之眩目，不利于中医学术之发展，故本文拟再加剖析，以补上文论述之过简。

## 一、不是一切温病提纲

前人一般将温病分为新感、伏气两大类，近人亦多宗是说，叶氏对伏气说也；不否定，如《临证指南》温热门杨案曰"伏邪发热"、马案曰"少阴伏邪"、黄案曰"体虚温邪内伏"、又暑门范案曰"伏暑阻其气分"、池案曰"伏暑至深秋而发"、又如《幼科要略·伏气篇》云："春温一证，由冬令收藏未固，昔人以冬寒内伏，藏于少阴。"即此论，十二：字决非指一切温病言，否则，叶氏何以云春温"以黄芩汤为主方，苦寒直清里热，热伏于阴，苦味坚阴，乃正治也，知温邪忌散，不与暴感门同法。"伏气温病当苦寒直清里热，不与暴感同法，叶氏说的何等明白，不知后人何以竟以此为一切温病提纲？试观叶派中人，亦多不如此认识，如华岫云即说："春温冬时伏寒藏于少阴，遇春时温气而发，非必上受之邪也。则此所论温邪，乃是风温湿温之由于外感者也。"他如章虚谷、王孟英以及近贤金寿山等，也都是这个看法，唯有吴鞠通始作此种谬解，《温病条辨·上焦篇》开宗明义就说："温病者，有风温、有温热、有温疫、有温毒、有暑温、有湿温、有秋燥、有冬温、有温疟。""凡病温者，始于上焦，在手太阴。"后人不辨，蹈其讹误，遂以之为一切温病提纲，吴氏作俑，流毒甚广。

## 二、也不能作新感温病提纲

叶氏所说之温病，包括甚广，即吴氏所论，已有九种。共中风温、暑温、湿温等都是新感温病。叶氏说："夏暑发自阳明"，即此一语，已足说明叶氏本人并不认为"温邪外侵，必先犯肺而出现肺卫表证"的。再如湿温，其初起的病变中心，就在脾胃，即使有表证，亦如薛生白所云，"所云表者，乃太阴（笔者按：指足太阴）阳明之表，而非太阳之表，太阴之表四肢也"，脾主四肢，故足太阴表证有四肢倦怠证，它不同于手太阴之表，故湿温病亦不得以首先犯肺为提纲。但由于叶氏将温

病、风温、湿温混在一起讲，故华岫云等人都误以为邪从口鼻
而入的温病，必定首先犯肺，实则风温等肺系疾病从鼻而犯
肺，湿温等胃系疾病从口而犯胃，入肺入胃，分明二途。故叶
氏"夹湿加芦根、滑石之流"云云，如指肺系疾病中的温邪
夹湿证言，则首文十二字尚属无误，无奈叶氏"湿温病大便
溏为未尽"等文确是指湿温病言，故叶氏不得辞其咎。再从
《临证指南》中"口鼻受寒暄不正之气，过募原，扰胃系，"
"秽暑吸入，内结募原，"等这些话来看，说明叶氏本不否定
外邪从口鼻吸受，亦有不先犯肺，而走中道经募原直扰胃系，
或结于募原的，未悉何以在《温热论》起首又云"首先犯
肺"？怪不得谢诵穆说："所谓《温热论》者……有自相矛盾
者，有混杂不清者，凌乱支理，不可卒读。"显然，时逸人关
于温热病"不得以首先犯肺，以印定后人眼目"等论述，观
点是正确的。吴鞠通"固执其说，致有理论与实际脱节的舛
误"。我们不应再蹈其误。

### 三、可以做呼吸器病提纲

《温热论》至少是包括了二种病（即风温和湿温），如果不完
全否定十二字有纲领性意义，则姜老"指一病而言"之说也
不能成立。如果"指一病而言"之说成立，则十二字就不存
在任何纲领性意义。笔者认为：从《临证指南医案》来看，
"上受、犯肺"说作为呼吸器病提纲，这样说是可以成立的，
如温热门谢案曰："温邪上受，内入乎肺"，丁案曰："口鼻吸
入热秽，肺先受邪"，王案曰："吸入温邪，鼻通肺络，逆传
心包络中，震动君主"，褚案曰："温邪中自口鼻，始而入肺
为咳喘，继传膻中则呛血"，又如风温门叶案曰："风温入肺，
肺气不通，热渐内郁"，郭案曰："风温入肺，气不肯降"，某
案曰："风温从上而入，风属阳，温化热，上焦进肺，肺气不
得舒转"，又如暑门姚案曰："暑湿热气，始由肺受"，陈四五
案曰："暑湿伤气，肺先受病"，王案曰："暑风热气入肺，"
又如咳嗽门陆案曰："秋暑燥气上受，先干于肺"，诸此类案，

不胜枚举，详其症状，大都属呼吸器病，故彼十二字，不妨作呼吸器病提纲视之。然就病论，上述例案中，已有风温、温热、冬温、暑病、燥病等五六种之多（从中医辨病角度说，这都是些不同的病），故彼十二字似不必以"单指一病言"说来局限其范围。《温病条辨·上焦篇》第二条，如果作为呼吸器病的提纲提出，原也是可以的，但由于叶氏在《温热论》中，与湿温混在一起讲，吴氏不加辨正，反随意扩大，所以到后来竟产生了"温邪初起，必先犯肺"的误解。

## 四、究竟做不来温病提纲

呼吸器病，不一定就是温病。吴鞠通说："太阴风温，但咳，身不甚热，微渴者，辛凉轻剂桑菊饮主之。"吴氏自辨说此"系小病"，这个小病，究其实，就是伤风，叶、吴以前之医著，如《金匮钩玄》、《明医指掌》、《景岳全书》等，都载此病，陆九芝说伤风无传变。此病约定俗成，名为伤风，或称感冒，从不曾与温病相滥，但一到叶、吴手中，此病之辨证属于风热者，竟一变而成了温病。章太炎曾对这种做法，提出过批评，章氏说："夫病之治疗，古今或容有异，若以病状定病名，此不能违古而妄更，叶吴之所谓湿温，可谓悬牛头，卖马脯矣。"称伤风为风温，是更为明显的悬牛头，卖马脯，名不符实了。风温的症状，《伤寒》中早有描述；但经叶、吴一移，名实就混淆了。又如肺胀，仲景列于《金匮要略·肺痈肺痿咳嗽上气病篇》，原属杂病，但经叶氏之后，竟变成了理所当然的温病，其移亦始于叶氏，温热门"龚褴褛吸入温邪，酿成肺胀危证。芦根、桃仁、苡仁、冬瓜子"此案即是明证，惟仲景以苇茎汤治肺痈，叶氏以之治肺胀，这又是一移。后世将伤风感冒、肺痿、肺胀、肺痈等呼吸器病统隶于温病，作俑者即是叶氏。吴鞠通之后，更将治呼吸器病的一些药法，移作为一切温病初起之治法，这使中医对温病的处理，技术上退化不少。叶吴这样子的乱移，决不能看做是事物发展的必然，而实是人们认识事物必然规律过程中产生的一种混乱，否则，痉、湿、暍也罢，百合、狐惑、阴阳毒也罢，这一切原有别于温病的杂病，我们只要根据病从热化的证型，岂不统统可以冠以温病之名？如果认为不宜作这样的乱移，则伤风、肺胀这一些呼吸系病，俱不得混称为温病，而这样一来，得出如下结论，顺理成章，十分自然，即：十二字虽不妨视为部分呼吸系统病（因不能统风寒感冒、肺饮等在内）的提纲，而究竟做不来温病之提纲。细察叶氏所谓温邪犯肺的一些医案，虽命名有风温、冬温、温热、燥病等种种之不同，究其实大多是发于四时的伤风、肺胀、肺痈、肺痹之类。如细析源流，明察温病本义，不承认这些病为温病，则一部《温热论》，开首就已大谬不然。所以谢诵穆说："温病名实之淆乱，叶天士为祸首。"谢氏认为："从温病学说思想之变迁上考察，所谓温邪上受首先犯肺之温病，确是节外生枝，中途平空阑入，温病之涵义，本已复杂，再阑入此漠不相关之温病，益令名实混淆，故并无阑入之必要。""本非温病，中途阑入，不应冒温病之名。"近人将谢氏这些分析入理的议论，诋为复古之论，是极不妥当的。

## 五、提纲说副作用不小

薄荷、牛蒡、桑叶、菊花、桔梗、杏仁、豆豉、豆卷、象贝、芦根、银花、连翘等这一类药物，酌用于风热感冒，很是合适，银翘散、桑菊饮等这一类方剂，用于治疗伤风、喉蛾等病，也很可取。叶、吴等人，用这样的药，治这样的病，无可非议。但按照提纲之说，"初用辛凉轻剂"，成了一切温病初起的治疗常规，故学叶派的人，肺胀（相当于肺炎）、肺痹（相当于大叶性肺炎）之类不必说，即湿温（相当于肠伤寒）、暑痉（相当于"脑炎"）以及稻热病（相当于"钩螺"）、疟疾等，亦每用这些治肺的方药来治疗，还美其名曰异病同治，有是证用是药，这样，与肺无关之病不必说，即肺胀、肺痹等病，辛凉轻淡，实亦属治术之下驷。章太炎认为仲景治肺胀用越婢加半夏汤。比叶派药法来的有力量。姜春华老说近人用鱼腥草、鸭跖草之类治大叶性肺炎比叶派用药合理，这些讲法都是合乎事实的。叶氏对伏气温病也懂得一开始就应该用苦寒直清里热为主（据何廉臣经验：温病伏气多，新感少），而近人为提纲说所惑，却认为"极轻清极平淡者，取效更捷"。实际上，"乙脑"、"流脑"、"钩螺"、"肠伤寒"，"出血热"等真正的温热病，如立法轻淡，用上述方药去治疗，而欲冀截断逆转，即不算缘木以求鱼，亦无异杯水而车薪。温病原非指伤风、肺胀之类，其发病大都热度较高，故陆九芝赞同"阳明为成温之薮"说，陆氏等所以激烈抨击叶、吴之学，关键就在学叶氏的人竟每以治肺之药治与肺无关之病。陆氏以葛根芩连汤等治胃之药治胃系之温病，当然比用治肺方药治胃系温病为合理。"只须辛凉轻剂，其病立愈"的，只不过是伤风感冒、轻证肺胀之类，原非胃系温病。而辛凉散风、甘淡驱湿，病仍不解，"遽入心包，为一场大病，以致于死"的，则决非伤风感冒、轻证肺胀等类病。病非此类病，药用此类药，实际上等于不治，当然防入营而即入营，防入血而即动血，逆传心包，动风发痉，心识其变，所料皆中，但疾病按其规律，仍步步深入发展，所以陆九芝说："然则用轻剂，而液受劫者，轻剂不可用矣。"这些批评意见，显然是正确的，但近人从陆氏对叶派药法的这些批评中，反而引申出这样的结论——"说明了叶派这一治疗学思想的科学性和生命力。"这实在令人愕然。

结语：温热病并不都"必先犯肺"。"脑炎"等急性热病，昏迷谵妄很常见，叶派说这是"逆入心包"，然实则多属热盛蒸脑。伤风、肺胀等病确乎是"首先犯肺"，但只要稍用些能治病的药，又决然不致"逆入心包"，此所以陆九芝强调"胃病有神昏肺病无神昏"。因此，彼十二字决不能说成是温病之总纲，前八字是指部分呼吸器病言，与后四字实际上并不具有紧密之联系。

（曾刊于《绍兴中医药》1985 年第 1 期）

## 22. 评吴鞠通用桂枝汤治温病

吴鞠通的《温病条辨》，目前影响极大，近有人甚至推其为中医之经典。对他的用桂枝汤治温病，医界看法也不尽一致。故对这一问题，有必要作一实事求是的分析，才能利于辨清禾稗、去芜指迷。基此认识，现略述已见如次。

## 一、鞠通用桂枝汤治温病的理论

1. 温病初起用桂枝汤：吴氏认为"温病忌汗，最喜解肌，桂枝为本为解肌，且桂枝芳香化浊，芍药收敛阴液，甘草败毒和中，姜、枣调和营卫，温病初起，原可用之"。故《温病条辨》上焦篇第四条说："太阴风温、温热、温疫、冬温，初起恶风寒者，桂枝汤主之"。

2. 温病后期用桂枝汤：吴氏经验：温病后期，若在"阳气素虚之体质，热邪甫退，即露阳虚"者亦有之，而桂枝汤有和阴复阳作用，故《温病条辨》下焦篇三十三条说："温病解后，身凉如水，冷汗自出者，桂枝汤主之。"

关于桂枝汤中药物的用量比例，吴氏主张：温病解后用桂枝汤，"桂枝分量与芍药等，不必多于芍药"；而温病初起用桂枝汤，桂枝分量应倍于芍药，故上焦篇第四条下之桂枝汤，桂枝用六钱，芍药用三钱。这似是基于：白芍倍于桂枝即偏于治里，桂枝多于白芍则偏于治表的认识而来。

## 二、鞠通用桂枝汤治温病的实践

1. 暑温门有桂枝汤治案：《吴鞠通医案》暑温门有用桂枝汤的治案，如"丁丑六月十三日，吴，四十岁，先暑后风，大汗如雨，恶寒不可解，先服桂枝汤一帖，为君之桂枝用二两，尽剂，毫无效验，次日用桂枝八两，服半帖而愈。"此案后还有"鞠通自医"的细注，说明患者是鞠通自己。治暑风如此大用桂枝，可谓奇绝。从序文来看，此书付梓时曾有人主张将用量过重处以删去，似亦即为此。

2. 伏暑门有桂枝汤治案：同书伏暑门虽乏单独桂枝汤治疗的医案，但将桂枝汤与其他方剂相合化裁为治的却不少。如癸亥十二月十一日案，即用青蒿鳖甲汤合桂枝汤化裁加减治之。此案三诊时用药则已是以桂枝汤作为基本方了。又如丙寅六月初六日某案，前后数诊，基本上都是小柴胡汤与桂枝汤合法。辛卯七月廿八日张姓案，在八月廿一日一诊，也是用桂枝汤加味治疗。

3. 湿温门有桂枝汤治案：同书湿温门丙寅四月初八张姓案，鞠通据证分析，说是"湿中兼风，病名湿温"（此说亦奇绝），其初十一诊之用药，内中亦含桂枝汤。

由此来看，鞠通在温病的治疗中，桂枝汤一方的运用是较广泛的。

## 三、医界对桂枝汤治温病的看法

1. 为之曲释：朱氏曾为《温病条辨》上焦篇第四条作了这样的注释："全书力辟以温治温之非，而以桂枝发端，明乎外寒搏内热，或非寒时而感寒气，本可用之。而纯乎温病者不可用，明矣。又按：外寒搏内热，及非时伤风，春秋皆有之，即暑中亦有之，皆可少投辛温，但须辨之清切耳。"笔者认为："非寒时而感寒气"者，如果证不从热化，根本就无涉于温病；如果已从热化，出现了"脉动数，尺肤热"等证，这时，即使尚兼有恶寒的症状，亦不得再恣投辛温。至若寒从外搏，热自内发，手太阴温病之属外寒内热者，用麻杏石甘汤则可；用桂枝汤则不可，倍桂枝用则更不可，此在有实践经验者均知之。故朱氏之曲释，是很不妥当的。

2. 为之辩解：有人感到"（桂枝）辛温，功在温通而不凉散，且能劫阴，温病岂能用之？"但出于对鞠通的崇拜，为之辩解，认为这不是他的过错，故不能责怪他，并认为：如果"谓此是叶、吴之学的矛盾，其谈更谬"，因"吴氏独此一处应用桂枝汤，且冠以全书之首，只能说明他在当时因循守旧的压力下，不敢离经叛道，擅离伤寒之窠臼，仅以此方略作掩饰而已。"这种说法，直属笑谈。因为鞠通的用桂枝汤治温病，不单是一个理论问题，而且是一个实践问题，他的自医和医人，不归因于其理性认识，竟说是"当时因循守旧的压力"

所造成，这种毫无求实精神的辩解，实在太没意思了。须知用桂枝汤治温病，鞠通是秉之于叶氏，这我们只要看一下"阴虚风温，气从左升。桂枝汤加花粉、杏仁"、"温邪拂郁，咳嗽形凛发热。瓜蒌桂枝汤去芍加杏仁"等叶案，是不难明了的。所不同的只是吴氏不但扩大了桂枝汤对温病的治范，而且加重了桂枝的剂量。

3. 加以批评：尽管有许多医家，在温病方面，学术观点基本与鞠通相同，或者很崇拜他，但在这一问题上，一般大都能实事求是地指出这是《温病条辨》中之缺点，如《温病条辨白话解》说："温病初起，恶风寒者用桂枝汤，温病学家王孟英等已加批评，此段亦和吴氏全书原旨相背。根据前人经验及临床实践，温病初起恶风寒者只宜辛凉解表，不适宜用桂枝汤之辛温解肌，因辛温劫液，为温病所忌也。"

对以上三种态度，笔者认为：为之曲释，是误人的；为之辩解，是无聊的；给予批评，是实事求是的。

## 四、笔者对桂枝汤治温病的驳评

1. 捏造圣训，诬圣误世：鞠通说："按仲景《伤寒论》原文，'太阳病，但恶热不恶寒而渴者，名曰温病，桂枝汤主之。'"因《伤寒论》并无这样的原文，也找不出仲景用桂枝汤治温病的证据，所以汪谢诚、王孟英、柳宝诒等医家都对这种做法予以抨击，批评他"自谓跳出伤寒圈子，而不知已入嘉言套中，又不甘为人下，遂肆改原文，捏为圣训，而不自觉其诬圣误世也。"从《温病条辨》来：看，吴氏引用文献确是不大严肃认真的，如中焦篇五十一条下，两次说到"悉照《金匮》原文"，"备录于此"，但实际：上所录之文出自《伤寒论》而并不见于《金匮》。又如原病篇第三条之下批喻氏"勉强刮裂《伤寒论》原文以实之"，实际上《伤寒论》也应作《内经》。总之，就凭藉记忆，引用失实，割裂经文，曲从己意的情况来说，前人时有之，本不足深责。但吴氏深研感证，著书传世，桂枝汤又是《伤寒论》之第一方，竟发生这种"假仲景之名以售欺"的情况，是不应该的。

2. 擅改经方，淆乱名实：桂枝汤原方桂枝、芍药为各三两；若倍芍药便为桂枝加芍药汤；若加桂满五两便为桂枝加桂汤。此三方药味虽同，但因药量不同，作用有异，故方名与主治也不同。今桂枝倍芍药而用，不称为桂枝加桂汤，仍袭用桂枝汤之名，就混淆了二方之名实。桂枝加桂汤仲景原用以治疗奔豚气，鞠通若实践有得，欲扩大其治范，以之治外感，自无不可，但不应冒桂枝汤之名。今擅改剂量，仍冒其名，名实淆乱若斯，仲景之法湮然！

3. 说理矛盾，不能自圆：鞠通批评柯琴说"柯注谓风有阴阳，汗出脉缓之桂枝证，是中鼓动之阳风；汗不出脉紧烦躁之大青龙证，是中凛冽之阴风。试问中鼓动之阳风，而主以桂枝辛甘温法，置《内经》风淫于内，治以辛凉，佐以苦甘之正法于何地？仲景自序云：'撰用《素问》、《九卷》'，反背《素问》而立法耶？且以中鼓动之阳风者，主以甘温之桂枝，中凛冽之阴风者，反主以寒凉之石膏，有是理乎？其注烦躁，又曰热淫于内，则心神烦扰，风淫于内，故手足躁乱，既曰凛冽阴风，又曰热淫于内，有是理乎？种种矛盾，不可枚举。"这说明鞠通主张：中阴风可用桂枝汤，中阳风则否。然上焦篇第二条下又说："《伤寒论》中亦言中风，此风从西北方来，乃髯发之寒风"，"此论中亦言伤风，此风从东方来，乃解冻之温风"，既然如此，何以又说："盖温病忌汗，最喜解肌。桂枝本为解肌……温病初起，原可用之。"既然"（寒风）最善收引"，"（温风）最善发泄"，则"先暑后风，大汗如雨"之自医案，当非中最善收引之寒风矣！又何以后大用桂枝？准斯以谈，纵然鞠通可以说他用桂枝汤治暑风等温病实效如何之好，但在理论上矛盾殊多，难以自圆，这是不言而喻的。

结语：吴鞠通在外感热病学方面，力图自成一个体系，这一尝试是十分大胆的，他这种勇于开拓的精神应予肯定。但他所创建的三焦辨证体系，矛盾之多，不胜枚举，与仲景的六经辨证体系比较，有上下床之判。其用桂枝汤治温病，仅仅是众多谬误中之一点。当然，我们如评他的整个学说，应当一分为二，不能全部抹杀。但如就事论事，仅就用桂枝汤治温病等这一类的瑕疵言，则无疑应予批评，应予扬弃，大可不必为之曲释和辩护。

（曾刊于《山西中医》1986 年第 2 期）

# 23. 温热黄疸面面观

温热黄疸是最常见的一种，近代教科书一般着重讲湿讲用茵陈五苓散、热胜用茵陈蒿汤二种，这是撷要而论，并未全面反映中医对此病的认识。而昔之医家，对本病病机的认识，又往往各执一说，治疗主张亦因之多歧，为撷取众长，防止偏执一说，故现作湿热黄疸面面观。

## 一、各家学说举要

1. 主热说：湿热黄疸属阳黄，阳黄主热说可推吴又可为代表，《温疫论》说："茵陈为治疸退黄之专药。今以病证较之，黄因小便不利，故用山桅除小肠屈曲之火，瘀热既除，自小便利，当以发黄为标，小便不利为本。及论小便不利，病原不在膀胱，乃系胃家移热，又当以小便不利为标，胃实为本。是以大黄为专功，山栀次之，茵陈又其次也。设去大黄而服山栀、茵陈，是忘本治标，鲜有效矣。或用茵陈五苓，不惟不能退黄，小便间亦难利。"这是进一步发挥了《诸病源候论》"黄疸，皆是大热所为"之说。因吴氏认为疸病是因热生湿，因湿致黄，论病机是热邪为本，所以，他变易茵陈蒿汤原方的药量比例，用逐邪泄热之大黄为主药。

2. 主湿说：景岳论阳黄，说"因湿多成热，热则生黄，此即所谓湿热证也。"（《景岳全书》）裴兆期明确指出疸病"以湿为本"。沈金鳌也说："诸疸，脾湿病也"，"治疸之药，不宜多用寒凉，必君以渗泄，佐以甘平，斯湿可解，热可除，若太寒凉，重伤脾上，恐变为腹胀，此防患于未然也。"（《杂病源流犀烛》）这与吴又可阳黄以热邪为本，当重用大黄的观点相反。

持"以湿为本"观点的医家，每引仲景"黄家所得，从湿得之"，"诸病黄家，但利其小便"之说来加以论证，治疗上认为"发黄与治湿相似，轻则渗利和解，重则大下水利，黄自退矣。"（《医学入门》）李梴、戴思恭等医家对湿热郁而发黄之证，都采用茵陈五苓散治疗，这一治疗主张之所以与又可有分歧，其原因就在于对黄疸病机之认识，有主热主湿之不同。

3. 主虚说：陈复正认为："脾土强者，足以捍御湿热，必不生黄。惟其脾虚不运，所以湿热乘之。"（《幼幼集成》）曾氏亦石："黄病不可一概论，标本不同，证治亦异，乃脾胃气虚，感受湿热。"（转引自《幼科释谜》）这些认为黄疸是以脾虚为本，湿热为标的医家，治疸每赞健脾之妙，如陈士铎论黄疸，说："我有奇方，名为消黄去疸汤，茵陈三钱，薏仁、车前子各三两，茯苓二两，肉桂三分，水煎服，一连四剂，黄去疸消矣。黄疸虽成于湿热，毕竟脾虚不能分消水湿，以致郁而成黄。吾用茯苓、薏仁、车前大剂为君，分消水湿，仍是健脾固气之药，少用茵陈以解湿热，用肉桂引入膀胱，尽从小便而出，而暗解其湿热之横，此方之澹而妙，简而神也。四剂之后减半，加白术一两，煎汤饮之，再用四剂，则痊愈而无后患矣"（《石室秘录》）。《傅氏男科》论黄疸，亦谓是"因元气之虚，邪始得乘虚而入，倘攻邪而不补正，则难愈。"观其所载，与《石室秘录》是一付笔墨。

4. 主郁说：丹溪治病重郁，尝创六郁之论，谓"气郁而湿滞，湿滞而成热，热郁而成痰，痰滞而血不行，血滞而食不消化，此六者相应为病也。"这是说六郁以气郁为本，以湿热痰瘀为标。赵养葵也说："凡病之起，多由于郁"，他著《郁病论》"推广其义，以一法代五法，神而明之，屡获其效，故表而出之。"谓东方先生木，木郁则火亦郁，"火郁则土自郁，土郁则金亦郁，金郁则水亦郁。五行相因，自然之理，唯其相应也，予以一方治其木郁，而诸郁皆因而愈。一方者何，逍遥散是也。"黄疸是肝经湿热之病。赵氏明确指出："有湿热发黄者，当从郁治，凡湿热之物，不郁则不黄，禁用茵陈五苓散，凡是用五苓茵陈者，十不一生，当用逍遥散"（《医贯》）。准此以观，赵氏可为黄疸主郁说之代表。

5. 主瘀说：一部分医家认为，湿热之邪，若只郁阻气机，是不会发黄的，发黄都是血分瘀阻之病，持这种观点的医家，每爱引仲景"瘀热在里"之说展开论证，唐宗海说："一个瘀字，便见黄皆发于血分，凡气分之热不得称瘀"（《金匮要略浅注补正》）。虽主郁之医曾将"瘀热在里"之"瘀"字注释为"郁"的同音假借，主湿之医家或释"瘀热在里"为"湿热在里"的错简。而重瘀者则对此加以驳斥，认为"仲景在'郁'与'瘀'两字的使用上泾渭分明，绝无假借"。"正因为湿热发黄之机为瘀热在里，所以仲景治湿热发黄的方药，均兼有活血散结的功能。"近人裴永清基于"黄疸必伤血"的认识，不但认为茵陈蒿汤中用大黄，是取其入血活血，破瘀散结之功，非用其泻下，而且认为既小柴胡汤之治黄疸，亦有其理血散结之一面。诸此之类的论说，究其旨无非是强调活血化瘀对退黄的重要性，故可作为主瘀说视之。

## 二、名医医案选议

以上各家学说，现通过选议名医医案，予以印证并加以评论：

1. 茵陈五苓散治疸得效案："薛立斋治大司徒，李蒲汀南吏部少宰时，患黄疸，当用淡渗之剂，公尚无嗣，犹豫不决。曰有是病，而用是药，以茵陈五苓散加芩、连、山栀，二剂而愈，至辛卯得子"（《续名医类案·黄疸》）。

按：罗天益说："身热不大便，发黄者，治用仲景茵陈蒿汤。身热大便如常，小便不利而发黄者，治用茵陈五苓散。身热大小便如常而发黄者，治用仲景栀子柏皮汤加茵陈"。笔者对此说表示赞同，根据陈士铎经验："黄疸外感之湿易治，内伤之湿难医。外感单治湿而疸随愈，内伤单治湿而疸难愈"。事实如此。上案属外湿困脾湿热郁而发黄，故用清利法能取捷效。诸此类案，说明吴又可、赵养葵完全否定茵陈五苓散的治黄价值，是有片面性的。日人汤本求真亦认为"吴氏之排茵陈五苓散，为其用法之拙，非此方之非是。"刘河间曾指出，黄疸有湿热发黄，燥热发黄之不同，前者当淡渗清利，后者当退热润燥，燥热黄疸虽远不及湿热黄疸多见，但黄疸之小便不利，是湿滞？是津亏？此确须注意。上案是湿热症，湿热用利小水清火邪是属正法，故无须有伤阴之虑。

2. 茵陈五苓散治疸无效案："柴屿青治觉罗玛德夫人病疸，医投茵陈五苓散未效，又合末药服之，肌肤白，眼皆如金色，转致不思饮食，右关缓弱特甚，柴曰：胃为水谷之海，脾为仓禀之官，腑藏失职，湿热滋甚，今惟有调其土，使能健运，湿热自去，不必治疸，而疸自愈矣，用六君子汤加厚朴、炮姜以温中，神曲、麦芽以助戊己之化，不数剂而痊愈。"（同上）

按：黄疸以湿热为常，故一般治黄都从治湿热入手，但若湿热为脾虚所致，则又当健脾，不可颠倒本末。孙文垣治王文川一案，医拟进寒性草药，孙氏认为这是损脾土而益其疾，阻之，进温暖之剂健脾，疾瘳。该案用药虽与本案有异，但立法实与本案同。凡此类案，说明因脾虚感受湿热而发黄者，不能拘于淡渗清利之常法。对此种证型，笔者认为陈士铎之治内消疸汤（白术、茯苓、薏仁各一两，茵陈、炒栀子各二钱　陈皮五分）甚妙，陈氏说："此方妙在用白术、茯苓、薏仁之多，使脾健又复利水，助茵陈、栀子以消湿热，尽从膀胱内消，不必又去退皮肤之湿，而皮肤之湿自消，大约此方用至十剂，无不消者，不必十剂之外。服十剂减半，去栀子，再服五剂亦痊愈，人亦健旺矣。"陈复正治湿热黄疸，主张："黄稍退，即速健脾，不得屡用消耗。"这些经验之谈，值得我们重视。

3. 茵陈蒿汤治疸得效案："一男子胸中烦闷，反覆颠倒，温不能食，腹微满，小便不利，一身微黄色，与以茵陈蒿汤，两便快利，诸证顿愈"（《皇汉医学》）。

按：汤本求真在此案后节录《勿误药室方函口诀》说："此方为治发黄之圣剂。世医于黄疸初发时，即用茵陈五苓散，实非。当先用此方，令其下后，乃用茵陈五苓散。"、又说："但用此方治发黄，当以阳明部位之腹满及小便不利为主。"此二说，笔者赞同后一说，前一说则值得商榷。李东垣说："治病无问伤寒蓄血发黄等证，各当于六经中求责之。如发黄证，或头痛腰脊强恶寒，即太阳证也；或身热目疼，鼻干不得卧，即有阳明证也。"茵陈五苓散为太阳湿热黄疸之主剂，茵陈蒿汤则为少阳、阳明湿热黄疸之主剂，此两方各有专司，何者适用于何时，此当辨证而定，不能先存成见于胸中，更不能对号入座用板方认板法。

4. 茵陈蒿汤治疸无效案："一人伤寒至六日，微发黄，一医与茵陈汤，次日更深黄色，遍身如栀子，此太阳证，误服凉药，而致肝木乘脾，为灸命关五十壮。服金液丹而愈"（《续名医类案·伤寒》）。

按：黄疸之流行，与运气有关，前人认为："伤寒病黄，每遇太阳或太阴司天岁"，"辰戌太阳寒水司天，水来犯土；丑未太阴湿土司天，土气不足，即脾胃虚弱，亦水来侵犯。"故脾胃虚弱者即患湿热黄疸，亦当慎用茵陈蒿汤类苦寒方，若忽视及此，重实轻虚，攻邪不顾正，误用或过用苦寒，则可致阳黄转阴之变。上两案俱是微发黄，用同方治疗有效有不效，其因即在虚实之有异。昔赵显宗病伤寒，亦因服下药太过致发黄；今人治黄，泛用苦寒，致蹈戕贼中之覆辙者亦有之，故我们对此，宜予注重。

5. 逍遥散治疸得效案："马元仪治沈王格患疸证，一身及面目悉黄，微见黑滞，烦渴腹满，脉左弦数右空大，此内伤发黄，为厥阴肝木，太阴脾土二脏交伤之候也。夫肝郁则生热，脾郁则生湿，湿热交争而烦渴腹满，发黄之证生矣。至黑色兼见于面，则并伤其肾，汗之下之，非其治也，宜平肝之充，扶脾之虚，兼解郁热以清气道，除湿蒸而和中气，用人参三钱，白术二钱，白芍一钱，黄连、山栀七分，归身、丹皮、茵陈、秦艽各一钱，柴胡七分，灸草五分，半夏曲一钱。服三十剂愈"（《续名医案类·黄疸》）

按：此案为丹栀逍遥散合小柴胡汤加减，此二方均以柴胡为主药，用柴胡剂治黄疸，首见于《金匮》，后《传家秘宝方》治黄疸，用柴胡一两（去苗）甘草一分，白茅根一握煎服，以及景岳治疸之用柴苓汤等，这都是以柴胡为主药。可见柴胡对因郁而生湿热，因湿热而发黄者，亦是要药。丁甘仁治习左一案，其用药虽与本案不尽同，但病亦因郁而致黄，故亦用逍遥散加减，湿热黄疸病位多在肝脾二脏，诸此类案，说明治肝郁脾弱之疸，赵氏之法，确属可宗。

结语：对湿热黄疸来说，除了湿和热，瘀、郁、虚这几个方面，一般是都存在的，故辨证时既要分清何者为主，又不能偏执一面，如独重一说，拘泥太过，就难免失之片面。以上各家学说，合之则全，分之则偏，执一说而排他说则错，通过与治案互参，笔者认为，在对湿热黄疸作面面观之后，我们应对前人学说攻瑕辉瑜，瘦收并畜之。

（曾刊于《新疆中医药》1986 年第 2 期）

## 24. 桂枝汤治温病再探

对《温病条辨》用桂枝汤治温病，反对者不少，但赞同与为之曲释的亦屡见不鲜。或谓以桂枝汤治温病，这是"为了避免当时保守派的反对"，或谓这是"在当时因循守旧的压力下，不敢离经叛道，擅离伤寒之窠臼，仅以此方略作掩饰而已"。对前人学说我们攻错扬稗并分析其谬误产生的根源，这是有必要的，但必须具历史唯物主义态度，而言过饰非，从为一家一派辩护目的出发来讨论学术问题，实是目前亟须注意避免的不良学风。有见于此，现就桂枝汤治温病问题，再谈几点意见。

### 一、桂枝汤治温病是秉叶氏之教

吴鞠通用桂枝汤治温病是秉叶天士之教。除叶天士常用桂枝汤治温病，我未见其他医家有用其治温病者，保守派医家自己都不用桂枝汤治温病，说吴鞠通用桂枝汤治温病是怕因此而受保守派的反对，这是不可思议的。因某些学术观点的不同而把医家划为保守派、革新派，这种"文革"时期的做法不能再提倡，"革新派"在学术理论方面的种种错谬之处，应由"保守派"承担责任，这种违背唯物主义观点的辩论，不宜在学术讨论中给予支持，否则，学术争鸣便会走入歧途。

现举叶氏治温病用桂枝汤医案数则于下：

1. 阴虚风温，气从左升，桂枝汤加花粉、杏仁。

2. 温邪郁而不泄，头痛咳嗽脘闷，杏仁、花粉、桂枝、炙草、生姜、大枣。

3. 温邪怫郁，咳嗽形凛发热：瓜蒌桂枝汤去芍加杏仁。

从上述三案来看，桂枝汤去芍药加杏仁、花粉，是叶氏治某些温病之常用方法。以此类推，下述医案，亦属温病。

1. 形寒咳嗽，脉小，杏仁、桂枝、生姜、炙草、花粉、大枣。

2. 寒热咳嗽身痛，瓜蒌桂枝汤去芍加杏仁。

3. 劳伤夹邪、发热形凛：杏仁桂枝汤。

4. 形寒头胀身痛，杏仁、花粉、生姜、桂枝、炙草、大枣。

5. 寒热咳嗽：桂枝汤加花粉。

鞠通秉叶氏著而撰论，他正是根据上述类案，才得出了温病初起应主以桂枝汤之认识。如不顾这一史实，说吴鞠通"恰恰是因为他还不能摆脱崇古之风的影响所致"。"因而，在把从实际中得出的经验上升为理论时，未能尽脱《伤寒论》之影响，给自己的理论，造成许多自相矛盾之处"。这是缺乏实事求是精神的，这说明"讨论学术要以追求真理为目的"这一点，还需要加以强调和提倡。

## 二、叶、吴用桂枝汤治温病之异同

叶氏用桂枝汤治温病每加花粉、杏仁，或去芍药加瓜蒌，这是其常法。仲景治温病，常重用石膏，轻用麻黄，开辛凉解表之法门。叶氏是否是受此种配伍法之影响而重用花粉，轻用桂枝？惜案有药无量，无法考证，但不能排除此种可能性。但鞠通则不同，《温病条辨》中治温病之桂枝汤实是桂枝倍桂枝汤。鞠通不但用桂枝汤治温病初起，在温病后期也用。风温等新感温病初起用，伏暑等伏气温病也用。而且自患暑风时，桂枝用量竟大到一剂达八两之多。在叶氏诸案中则找不出这种用法之踪迹。故我认为吴氏是根据叶案，大大发展了这一治法。如果说叶氏取桂枝汤治温病已有选方欠妥之失，则吴氏进一步将其失误扩大到极端，终于使之成为其学说中之一大谬误。

### 三、桂枝非温病之禁药

用大剂量桂枝及用以桂枝为主的桂枝汤治温病是于理不通的，但桂枝并非温病之禁药。

以下叶案，秉法于仲景，其法未误：

1. 暑热侵于上焦，瘅热，头痛背胀，渴饮，桂枝白虎汤。

2. 暑邪阻于上焦，作之肺疟，咳嗽渴饮，桂枝白虎物。

3. 疟来即三日一发，头痛咳嗽渴饮，从手太阴治，桂枝白虎汤。

诸如上案都用桂枝而谓其法未误，是因为桂枝并非全方之主药，白虎剂中入桂枝一味，正有导邪外出之作用。因此，若叶氏重用花粉，轻用桂枝，以之治温，也是可以的。因为治温病于主方内略加桂枝以透邪，本昔日医家治病之常法，如《杂病源流犀烛》说："病温，少阴伏邪发出，更感太阳客邪，名曰寒温，必阳脉浮滑，阴脉濡弱，发热咽痛口苦，但微恶寒者宜黄芩汤加桂枝、石膏"，又如"黄锦芳治林国柱患风温，汗出倦怠，鼻鼾语难，嗜卧不休，微恶寒而不甚，或欲用清暑益气汤，黄曰：此热扰肾之证，幸胃气尚存，可用滋阴之药以救之，若误用清暑益气，则热得参芪而益盛，火得升柴而益炽，直视失溲与瘛疭等症，必相继而出矣。用熟地三钱、山药二钱、丹皮一钱、龟板一钱、防风一钱、阿胶一钱、桂枝二钱，一剂而神精，四剂而诸症悉除"。诸此类案，可说明桂枝非温病禁药之事实，故当论方，不可单论药。后人因麻黄、桂枝二药性温而畏如蛇蝎，不敢用之于温病，吴鞠通则重用桂枝治温病，前者谨小慎微，后者轻率孟浪，实属二失。

## 四、桂枝汤治温病所带来的问题

叶、吴二人治温病初起都用桂枝汤，桂枝与芍药都是血分药，这与治卫分病不能早用气分、营分、血分药的理论显然有矛盾。但问题是如何理解卫气营血之说，如果按近人理解，认为一切温病都具有先卫后气后营后血之传变发展规律，用药必须严格遵守"到气才可清气"、入血方可用血分药之训律，则叶氏用桂枝汤治温病确为谬误，但我认为先卫后气后营后血之传变发展规律只是指部分温病言，因为叶氏论温明言伏寒化热，当用黄芩汤苦寒直清里热，不与新感温病同法，并说"秽浊吸入，即是三焦受邪，过募原直行中道"者亦有之，这都说明叶氏论温原不曾以先卫后血及必先犯肺之说印定眼目。叶氏治温病初起，用桂枝汤化裁加减者有之，用黄芩汤苦寒直清者有之，用辛凉轻解者亦有之。事实如此，然后人忽视叶氏治温病之活法，将清轻治肺一法移为治一切温病初起法，故使叶氏之学处处矛盾，吴氏实不任其咎。

## 五、桂枝汤治温病之教训

《全国名医验案类编》记载：华镜文室，产后弥月，新感风温，发热咳嗽。邻医徐某秉鞠通之教，投桂枝汤，乃作暴泄，症势大剧。钱苏斋断其为辛温所误，改用大剂甘寒而愈。何廉臣读后加按说："风温误投桂枝汤，在上者轻则失音、重则咳血，在下者轻则泄泻，重则痉厥，此由鞠通之作俑也，为其所欺以误人者，数见不鲜"。这种教训值得我们记取。

结语：桂枝汤是治中风方，从来没有一个"保守派"医家用它来治温病，因此，说吴鞠通用它治温病是受"保守派"崇古之风之影响，这纯粹是无稽之谈。叶氏用它来治温病选方欠妥当。但如果确实是重用花粉；轻用桂、姜，亦未尚大误，因为只要配伍得宜，桂枝原非温病之禁药。但吴鞠通的用法则有大错。叶氏学说不可能尽善尽美，当然难免有不足之处，但有些谬误、矛盾，是后人之曲释所造成，叶氏不能尽任其咎。

（曾刊于《杏林学刊》1986 年第 4 期）

# 25. 评吴鞠通运用经方之得失

吴鞠通虽属时方派医家，但他不像张洁古那样，治病小用古方，认为："古方新病，不相能也"。相反，他说："仲景《伤寒论》，诚为金科玉律"。从《温病条辨》来看，经方也是他治病的一大武器。细观其运用，则有所得，亦有所失。本文围绕吴氏之运用经方，略呈管见。

## 一、应予肯定，堪资借鉴者

1. 用白虎不拘经限药：白虎汤一般认为是阳明病之治方，但吴氏不拘经限药，以之为治上焦手太阴温病之要方。如上焦篇七条说："太阴温病，脉浮洪，舌黄，渴甚，大汗，面赤，恶热，辛凉重剂白虎汤主之。"二二条说："暑温，在手太阴，白虎汤主之。"其治脉洪大，渴甚多汗之太阴伏暑，亦用白虎涤热。我们从这里可以得到二点启示：(1) 白虎汤并非阳明病之专方。细究仲景原意，亦复如此，如《伤寒论》厥阴病篇："伤寒脉滑而厥者，里有热，白虎汤主之。"《金匮要略》："太阳中热者，喝是也，汗出恶寒，身热而渴，白虎加人参汤主之。"这说明只要是气分热炽，不论属太阴，属太阳，还是属厥阴，都可用白虎涤热。认识这一点对临床实践具有重要的意义，如对乙脑初起有项强头痛者，倘根据徐洄溪、柯琴等关于"头项强痛为太阳病之的据"的认识，认为治太阳病不可用阳明病之白虎汤，不敢早用白虎撤热，就往往贻误病机。(2) 白虎虽主要用于阳明病，但并不限用于治阳明病，明乎此，则对厥阴病篇之热厥及太阳中热一证，就不必强释为阳明病。白虎所治均系阳明病之错误认识，已为吴氏之治太阴温病之实践所打破。

2. 用承气善化裁发挥：三承气是仲景治阳明腑病之要方，

其法偏重于急下存阴，釜底抽薪。对阳明腑证之偏于津亏液干者，仲景有这样的经验，即用了小承气汤试治之后，"明日又不大便，脉反微涩者，里虚也，为难治，不可更与承气汤也。"脉涩里虚之阳明腑病，虚不可不补，实不可不去，三承气汤都不适用，该用何方何法治疗？仲景没有说。吴氏则在三承气基础上化裁出了增液承气汤、护胃承气汤、导赤承气汤、牛黄承气汤、宣白承气汤等方，便更能曲应病情，足补仲景之未备。且其立论亦颇有发挥，如他"于阳明下证，峙立三法，热结液干之大实证，则大承气；偏于热结而液不干者，旁流是也，则用调胃承气；偏于液干多而热结少者，则用增液，所以回护其虚，务存津液之心法也"。为阳明下证峙立三法，并明确指出阳明腑证有"偏于阴亏液涸之半虚半实证，则不可混施承气"。此则足以破"实则阳明，虚则太阴"说之惑。这对纠正阳明腑病属实无虚的片面认识，是大有裨益的。

除上述，如治痰热互结心下之痞证，吴氏在用小陷胸汤时，秉仲景、叶桂法化裁之，加入枳壳一味，确有加强开闭消痞之作用；又如其论黄疸，说："温热发黄，岂皆可下者哉！"认为栀子柏皮汤法未可轻弃。诸此之类，均足资借鉴，应予肯定。

## 二、应予否定，不可盲从者

1. 用桂枝以辛温治温病：对这一点，推崇者说："明乎外寒搏内热，或非寒时而感寒气者，本可用之"。我说非寒时而感寒气者，如见到桂枝汤证，根本就不是什么温病。而新感引动伏邪之外寒内热证，桂枝汤至少不及麻杏石甘汤为合适。吴氏批评柯琴说："试问中鼓动之阳风，而主以桂枝之辛甘温法，置《内经》风淫于内，治以辛凉，佐以苦甘之正法于何地？"用吴氏自己的话说，此论中所言之伤风，"乃解冻之温风"，不但可用桂枝汤，并强调指出："温病初起，原可用之。"前后逻辑混乱，这不能说不是一失。

《伤寒论》并无桂枝汤治温病之条文，吴氏竟说用桂枝汤治温病是《伤寒论》原文，所以连学术观近似之王孟英都不客气地指责他"捏造圣训"，"诬圣误世"，这是二失。

桂枝汤桂芍之量相等，吴氏用桂枝汤治温病反倍用桂枝，桂枝芍药之比，比桂枝加桂汤都多，然仍称桂枝汤，全不知桂枝汤与桂枝加桂汤之区别，这是三失。简言之，用桂枝汤治温病，是不符临床实际的，决不可盲从。有人为撰文之需，仍引以为温药可治温病之据，实欠妥当。

2. 置麻杏石甘于下焦篇：仲景说："太阳病，发热而渴，不恶寒者，为温病。"张锡纯说："知麻杏石甘汤为温病误治之方，实即治温病初得之方。"认为上条当治用麻杏石甘汤，其所见极是。后人亦以之为治风温之要方。然论麻桂之温性，麻黄有不及桂枝，但吴氏治温病，不怕桂枝之温（其治暑风，桂枝竟一剂用至八两），独怕麻黄之温，故对外寒内热之温病，他宁用桂枝（倍桂）汤，而不用麻黄汤，这样畏麻黄如虎，实由识药不真所致，其不知麻黄、石膏相配，有扬长抑短之妙，此属一失。

麻杏石甘汤原方是石膏倍于麻黄，吴氏治脉洪数之热饮喘咳，麻黄、石膏等分用之，亦是不妥。王孟英说："鞠通凡引古方，辄改定其分量，而轻重殊失当也。"结合桃花汤炮姜重用至石脂之半（原方为1：16），抵当汤水蛭轻用仅五分（原方为30个）等事实来看，孟英之批评极是。故剂量比例，处置失当，致有经方之名而常失经方之实，此为二失。

尤在泾说麻杏石甘，"乃肺脏邪气发喘之的剂"。谢诵穆说："喘促当清，知用麻杏石甘，此鞠通一隙之明也，然迟迟之于下焦，病机一失，遂不可收拾。"从吴氏之三焦分证来说，将此方列置于下焦篇，就编写体例论，未免有颠三倒四之诮，这是三失。

除上述，如治阳虚自汗在仲景则用桂枝加附子汤，在鞠通则用桂枝汤；治营卫不和在仲景则用桂枝汤，在鞠通则用小建中汤，以及以不渴、无汗为白虎二禁（张锡纯已驳其非）等，均不足为法，应予否定。

### 三、有待商榷，值得研究者

1. 黄连阿胶汤是否下焦温病方？少阴病有手经足经之分，吴鞠通是以肝肾之病为下焦病的，故温病之属足厥阴足少阴者，始是下焦温病，若属于厥阴手少阴，则不得视作为下焦温病。黄连阿胶汤究竟是手少阴温病方还是足少阴温病方？关键在于对黄连的认识（因黄连为此方之主药）。吴氏说"黄连、黄柏但走中下"，又说黄连为纯然里药，病未至中焦而用之，有治上犯中之弊。又将此方作为治下焦温病之要方。准此，吴氏是以此为治下焦温病方的。但黄连长于泻心火，此即鞠通亦未尝否定（由此可见他治上犯中药禁理论矛盾之一斑），本方作用也正是以泻心（肺）之火为主，心位居上焦，故黄连阿胶汤亦为手少阴温病方，故当属之上焦。柯琴说："少阴病得之二三日以上，心中烦，不得卧，是上焦实热，宜黄连阿胶汤清之。"笔者赞同此说。吴氏治足少阴温病否定了丹溪知柏地黄之法，代之以仲景的黄连阿胶汤法，这样做是否妥当，值得商榷。

2. 大承气汤之应用是否有寒温之不同？仲景治阳明腑实证用大承气汤，原方是厚朴量倍于大黄；吴氏治阳明腑实证用大承气汤，是大黄量倍于厚朴。为什么治同样的阳明腑实证，此二药之剂量要颠倒过来用呢？吴氏说："盖寒邪伤人身之阳，故喜辛温甘温苦热，以救其阳；温病伤人身之阴，数喜辛凉甘寒甘咸，以救其阴。厚朴分量不似《伤寒论》中重用者，治温与治寒不同，畏其燥也。"按照吴氏之见，寒温之治，始终不同，温病始终以救阴为主，伤寒始终以救阳为主，伤寒即使传经化热之后，即使成为阳明腑实证而须用大承气攻下，但因为其病因毕竟是寒邪，所以温燥之厚朴要重用。而治温病之阳明腑实证应用大承气汤攻下，因为其病因本来是温邪，所以厚朴不能重用。但陶节庵等医家认为，伤寒与温病，治表证则异，治里证则同。金寿山亦认为："伤寒与温病治法之异，主要在初起见表证之时，至于化热之后，都应该凉解，出入就不大了。"笔者赞同陶氏等人的观点，认为在都是用大承气治阳明腑实证的时候，仍主张对勘，定要继续分划出寒温治法之不同来，这纯粹是人为主观的。如大承气汤之攻下果真仍有寒温之不同，则白虎汤之涤热是否也应有寒温之对勘呢？显然，这也是值得商榷的。

除上述，如治痰饮之小半夏汤原是据"温药和之"的原则立法的，它宜于治饮湿之偏寒者，但鞠通用之于治湿温。又如治"阴气先伤，阳气独发"之温疟，用白虎加桂枝汤。其论瘅疟，说也是，"阴气先伤，阳气独发"，病机同而治不同，瘅疟则主以五汁饮。诸此之类，俱有可商之处，实难尊信不疑。

结语：鞠通运用经方之所得处，佳惠来者，启发后人，果可宗可法。但所失处，碔砆乱玉，作为教训，亦应予指出。若学而不思，于瑕瑜并存之《温病条辨》，竟随文生训，讳言瑕疵，一味的尊它捧它，奉为经典，倘浸成风气，只能有损于中医学术之振兴。

（曾刊于《江苏中医》1987 年第 3 期）

# 26. 评王孟英对《温病条辨》的争鸣意见

王孟英读《温病条辨》（下简称《条辨》）之后，说："吴氏此书，不过将指南温热暑湿各案穿插而成，惜未将《内经》、《难经》、《伤寒论》诸书溯本穷源；即叶氏《温热论》、《幼科要略》，亦不汇参，故虽曰发明叶氏，而实未得其精奥也，至采附各方，不但剪裁未善，去取亦有未当，此余不得已，而有《温热经纬》之纂也。"正因为《温病条辨》未得叶氏学说之精奥，故王氏在不少学术问题上提出了自己的争鸣意见，现《温病条辨》或奉之为经典，而王氏之不少正确见解反未被人注重，故本文拟就此作一述评。

## 一、辨温病有几，愈辨愈不清

《条辨》上焦篇第一条"首揭诸温之大纲"，谓温病有九。沈辛甫认为"混疫于温"，是一弊病。王氏说："余谓不但此也，其条辨首列曰温病者，有风温，有温热，有温疫，有温毒，有暑温，有湿温，有秋燥，有冬温，有温疟，凡九项，似无遗义，而不自知其题旨未清也。夫冬伤于寒，至春而发者，曰温病。夏至后发者，曰热病。冬春感风热之邪而病者，首先犯肺，名曰风温。其病于冬者亦曰冬温，病于春者亦曰春温，即叶氏所论者是也。夏至后所发之热病，在《内经》亦曰暑，以其发于暑令也，故仲景以夏月感暑而成病者名曰暍，盖暑暍者，皆热之谓也，今杜撰暑温名目，最属不通。至于疫证，更不可与温热同治，当从吴又可、余师愚两家为正鹄。而温之为毒为疟，乃温之节目矣。概而论之，宜乎愈辨愈不清矣。"

评：1. 春温、伏暑俱为温病之一种，此为鞠通所自言；秋燥乃感燥而致，"燥为小寒"，"燥气寒化，乃燥气之正"，此亦鞠通所自言，则秋燥当不属温病。以不属温病者属之，当属温病者遗之，确乎"题旨未清"故大纲不足以为纲。

2. 鞠通云温疫是多兼秽浊，云温毒是秽浊太甚，书中论其他温病，亦时有"温多兼秽"，"热中亦兼秽浊"等说，这确实是愈辨愈不清。孟英批的有理。

## 二、皆始于上焦，此说不足凭

王氏认为温病初起皆在上焦手太阴之说不足凭，他说，"其次条云凡病温者，始于上焦，在手太阴。嘻！岂其未读《内经》耶？伏气为病，自内而发。惟冬春风温夏暍秋燥皆始于上焦，若此等界限不清，而强欲划界以限病，未免动手即错矣。夫温热究三焦者，非谓病必在上焦始而渐及于中下也。伏气自内而发则病起于下者有之；胃乃藏垢纳污之所，湿温疾毒，病起于中焦者有之；暑邪夹湿者亦犯下焦，又暑属火而心为火脏，同气相求，邪极易犯，虽始上焦，亦不能必其在手太阴一经也。"

评：1. 叶天士说伏气温病"不与暴感门同法。"华岫云也说"春温冬时伏寒藏于少阴，遇春时温气而发，非必上受之邪也。"鞠通未获叶氏学说之精奥，把一切温病都纳入"始上焦，继中焦，后下焦"的主观想象中，作了错误的发挥，实遗误后世，王氏以此责鞠通，鞠通无以辞其咎。

2. 鞠通自己也说"暑先入心"，故王氏"虽始上焦，亦不能必其在手太阴一经"之说，合乎事实。又鞠通自己也说湿热受自口鼻之后，有"由募原直走中道"的，故皆始于上焦之说，不足为凭，这也是正确的。

## 三、用桂枝治温，不足以为法

鞠通以桂枝汤治温病，崇拜者说是"明乎外寒搏内热，或非寒时而感寒气者，本可用之"。但王氏以"肆改原文"、"诬圣误世"斥之。王氏说："第四条云太阴风温、温热、温疫、冬温，初起恶风寒者，桂枝汤主之。夫鞠通既宗叶氏，当详考叶氏论案以立言，如指南温热门第3案云温邪上受，内入乎肺，肺主周身之气、气窒不化，外寒似战栗，其温邪内郁必从热化。风温门第5案云风温入肺，气不肯降，形寒内热，乃膹郁之象，用药皆是辛凉轻剂。至《幼科要略》论三时伏气外感，尤为详备。于春温证因外邪引动伏热者，必先辛凉以解新邪，自注用葱豉汤，垂训昭然，何可违背，意欲绍述仲圣乎？则祖上之门楣，不可夸为自己之阀阅也。在泾先生云，温病伏寒变热，少阴之精已被劫夺，虽有新旧合邪，不得更用桂枝汤助热而绝其本也。岂吴氏未之闻乎。"

评：1. 温病初起用桂枝汤这一治疗主张同《杂说·伤寒注论》中批评柯琴的一段话是自相矛盾的。王氏斥之，以为不可法，此诚先得我心之同然矣！

2. 用桂枝汤治温病，正是循叶氏之误，《指南医案·风温》"某，阴虚风温，气从左升，桂枝汤加花粉、杏仁"此案可证。此不必为贤者讳，王氏故为叶氏开脱，这是没有什么必要的。

## 四、仲景《伤寒论》，不专论伤寒

王安道说"仲景《伤寒论》，专为中而即病之伤寒作"，这一观点，经鞠通等人发挥，竟认为仲景书只论六气中一气，"其余五气，概未之及"了。王氏对这种观点大加反对，他说："（下焦篇）四十二条自注，谓宋元以来，不明仲景一书，专为伤寒而设，吴氏直未读《伤寒论》也，注伤寒，无虑数十家，皆以为专论伤寒之书，故恒觉支离附会。考论中风寒温暍湿五气为病，古人皆曰伤寒，故《难经》云伤寒有五，而仲圣以伤寒名其书也。此等大纲不清，岂可率尔著书。"

评：《伤寒论》不专论六气中之一气，不专论（狭义）伤寒，这是何等明显的事实！鞠通出于与仲景学说分庭抗礼之目的，故拾前人唾余而倡此谬说，陆九芝等反复驳辨，孟英则干脆斥吴氏不读仲景书，然迄今尚有人崇尚吴氏这种错误的观点，中医学术难期进步之根源何在？？值得令人深思。

## 五、大小定风珠，浊腻碍脾胃

下焦温病，如津液销铄，涸尽则死。在既厥且哕，神倦瘛疭，舌绛苔少，脉气虚弱，时时欲脱的危急情况下，鞠通主以大小定风珠以救绝脱。但王氏有不同意见，他说："下焦篇之定风珠，一派腥浊浓腻，无病人胃弱者亦难下咽，如果厥哕欲脱而进此药，是速其危矣。"

评：祝味菊说："滋补之药，耗费胃力甚大，有六分消化力量，而服十分滋补之药，则胃为困矣，若非虚甚而胃力强者，不可滥用……一切内服药饵，欲其发生作用于全体者，必先考虑其胃肠之能力，量腹节馈啜，慎食之道也，徇胃而下药，慎补之道也。"温病后期，在邪气仅存一二的情况下，防"死灰之复燃"，须加注意，但投大队腥浊浓腻，是否会碍胃，确实亦须考虑，故王、祝诸家之论，值得参考。

结语：孟英学术观与鞠通比较接近，同为温热派之一大名家，但亦很有些不同意见，鞠通说温病始上焦，终下焦。孟英说这样"排定路径，必欲温热病遵其道而行"，"岂非梦呓"，又说鞠通用古方好更改剂量，而"轻重殊觉失当"，诸此之类，其批评大致都较为中肯，故汪谢诚说他是"鞠通之净友也。"

（曾刊于《广西中医药》1987 年第 2 期）

# 27. 从《医医病书》看吴瑭晚年的学术思想

《温病条辨》是吴瑭 40 岁时（1798 年）的著作，此书可代表他早年的学术观点；《医医病书》则"写成于清道光辛卯（1831）年"，作者当时已 73 岁，故此书可代表他晚年的学术观点。吴瑭早年的学术观点和晚年的学术观点，有所不同。张锡纯说他能"学问与年俱进，故能不失其为名医。"近人宗其学，奉《温病条辨》为经典，对《医医病书》则不甚注重。笔者有鉴于此，拟将《医医病书》中一些异于早年学术观点的内容，略作评议，借以窥其晚年学术思想之一斑。

## 一、三元气候不同，医要随时变化

吴瑭晚年，对三元甲子的气候变化，十分重视。他认为："医不备四时五行六气之学，万不能医四时五行六气之病。"六十年为一甲子，第一甲子为上元，第二甲子为中元，第三甲子为下元，合称"三元"，三元计一百八十年，此一百八十年间的气候，更递变幻，"亦犹四时之气候不同也"。人虽不能遍历二元，亲验其变化，但也不能如夏虫语冰，而"可借四时以测三元也"。基此认识，他说："名医之法，可采择而不可宗，因各有所偏也。如李东垣偏于温和，有似乎春；窦真定偏于火功，有似乎夏；刘河间偏于寒凉，有似乎秋；朱丹溪偏于补水，有似乎冬。学者能兼众人之长则可；若执一家之书以医病，则不可。"诚如陆九芝所说："古人之用寒用温即各随其所值之大司天以为治，而在其人道与时合，往往有不自知者。其人而当湿土寒水、寒水湿土之运，则以温散温补为治者，非偏矣；其人而当风火、火风，燥火、火燥之运，则以凉泻清滋为治者，非偏矣。"吴瑭《三元气候不同医要随时变化论》，对此加以强调。他的亲身体验是："予生于中元，戊寅、癸丑年，都中温疫大行，予著《温病条辨》，以正用伤寒法治温病之失。及至下元甲子以后，寒病颇多。辛巳年，燥疫大行，死者无算，予作霹雳散救之……是予一人之身，历中元则多火证，至下元则多寒证、燥证。"这一认识，是他早年所不曾具有的。准此，可知宗《温病条辨》而不察气运之变更，胶柱鼓瑟，不合吴瑭晚年学术思想。

## 二、斥用药轻描淡写，倡治温重用石膏

苏派医生用药量很轻，有人说轻灵是叶派药法的特色，有人说越轻灵越神奇。但从《医医病书》来看，吴瑭晚年，对此并不赞同。他说："用药以三分、五分、八分、一钱为率。候其真气复而病自退，攘为己功；稍重之症，即不能了。为自己打算则利，其如人命何？"又说："近代叶天士医案……南方人多喜读之，无奈不得要领，但袭皮毛，名为叶派"。但吴瑭早年，也有识药不真、好用轻药之失，如麻杏甘石汤之石膏原方为半斤，麻黄为四两，《温病条辨》均改用三钱；白虎汤之石膏原方为一斤，《温病条辨》改为一两，且"煮取三杯，分温三服"，又立白虎四禁，说口不渴、汗不出皆不可与，所以张锡纯说他在著《温病条辨》时，尚未"知石膏之性，故其用白虎汤慎重若此"。但晚年，吴瑭倡导石膏治病当用大剂量。他说："如暑温、痹证、痰饮脉洪者，用石膏每至数斤，数十斤之多，是其常也。"如在绍兴时治一友人，"每剂用石膏，必半斤、一斤之多"，于一年之间，石膏竟用至一百七、八十斤之多。当然，这种情况"是其变也"。但一剂用八两、一斤，一案用数斤数十斤之多，则"是其常""何足奇"哉！他列举仲景用方为证："《伤寒论》中之白虎汤用石膏本系半斤，别本有一斤者"；"《金匮要略》中木防己汤用鸡子大十二枚。或云汉朝戥量本小，照今时不过六二扣。汉时戥量即小，岂汉时鸡子亦小于今乎？"他晚年认识到"石膏质坚汁少，气薄味淡者也，古皆重用"，并对缪仲淳重用石膏治温病法，肯定之、推崇之。他认为用药当重则重，否则如像"近时苏州医用甘草，必三五分，余药皆五七分，至一钱为重用，何病可

治?"宗吴瑭之学而不注意他的这种重大转变，竟拘守《温病条辨》的药法，便是人误鞠通，实非鞠通误人。

## 三、从扶正祛邪到先祛邪气

在《温病条辨》中，吴瑭以"复脉为热邪劫阴之总司"。其治"温病误表，津液被劫，心中震震，舌强神昏者"，主以复脉；治"劳倦内伤，复感温病，六七日以外不解者"，亦主复脉；甚至连"脉尚躁盛，邪固不为药衰，正气亦尚能与邪气分争"者，亦重与复脉。复脉属阴柔滋腻之纯补法，这种纯补法在阴竭阳脱、元气将离散的危急情况下，先留人后治病，是不可厚非的。但在一般正邪分争，正未大虚的情况下也重予复脉，认为只要扶正，正胜邪自却，这种观点未免迂腐。吴瑭晚年，已纠正了早年的这种观点。《补虚先祛实论》说："古谓：症有三虚一实者，先治其实，后治其虚，盖谓虚多实少，犹当先治其实证也。如浇灌嘉禾，必先薅除稂莠；抚恤灾民，必先屏除盗贼。"从"正气亦尚能与邪气分争"时"重与复脉"，到主张"虚多实少，犹当先治其实证"这是吴鞠通学术思想的重大变化。

## 四、补脾阳胃阳，药法由粗渐细

《温病条辨》指出脾阳、胃阳证治不同。如中焦篇四三条说："其中伤也，有伤脾阳，有伤脾阴，有伤胃阳，有伤胃阴"，"彼此混淆，治不中窾，遗患无穷"。又说："伤脾阳，在中则不运痞满，传下则洞泄腹痛；伤胃阳，则呕逆不食，膈胀胸痛。"然观《温病条辨》的药法，非仅粗疏，实亦悉混而不分，如治"阳明寒湿，舌白腐，肛坠痛，便不爽，不喜食，附子理中汤去甘草加广皮厚朴汤主之"（中焦篇四九条）。此方之附子、苍术、炮姜、厚朴、广皮，都是温燥药。结合中焦篇四四至四八这几条治太阴寒湿的条文来看，吴瑭治伤脾阳、伤胃阳都用这类药，哪里有什么区别！故其早期实是述说了了而药法模糊。到晚年则"老来渐于医律细"，他按"补五脏补以守，补六腑补以通"的总原则，分析了四君子汤，认为白术、炙甘草是脾经之守药，而人参、茯苓为胃中之通药。此四味虽均曰补中，而细分实有偏于补脾补胃之不同。在《五脏六腑体用治法论》中指出："如茯苓、人参、半夏、苡仁之类"是补胃体的，因六腑以阳为体、以阴为用，故这些药是补胃阳药；"如陈皮、益智仁、白蔻仁、神曲之类"是补脾用的，因五脏以体为阴，以阳为用，故这些药是补脾阳药。这种体用论虽系一家言，但其于补脾阳补胃阳药物之分别，绝不似早先那样含混不清。

## 五、对祝由之认识前后不同

《温病条辨》在《原病篇》引论了《刺法论》中的一段话："帝曰：余闻五疫之至，皆相染易，无问大小，病状相似，不施救疗，如何可得不相移易者？岐伯曰：不相染者，正气存内，邪不可干。"吴瑭按："此下尚有避其毒气若干言，以其想青气想白气等，近于祝由家言，恐后人附会之词，故节之。""想青气想白气"等这一段文字其实是在讲做气功（柴中元：从苏东坡练气功谈起，《气功与科学》，第 10 期，1985 年），吴瑭对此缺乏认识，故节而不录。但晚年则否，《医医病书》有专文论述祝由，吴氏说："按'祝由'两字，出自《素问》。祝，告也；由，病之所以出也。后世以巫家为祝由科，并列于十三科之中，《内经》谓：'信巫不信医不治'，岂可列之医科者？吾谓凡治内伤者，必先祝由。盖详告以病所来，使病人知之而勿敢犯，又必细体变风变雅，曲察劳人思妇之隐情，婉言以开导之，庄言以警觉之，危言以悚惧之，使之心悦诚服，而后可以奏效，予一身治病得力于此不少。"祝由到底是巫家之巫术还是指医家祝说病由，尚有争论。但吴氏对此认识实有转变。

## 六、早年重阴晚年重阳

戊寅、癸丑年，时值中元而多火症，故吴瑭著《温病条辨》时颇为重阴而屡以保津液为言；及至下元甲子以后，多

寒证、燥证，吴瑭认为湿、燥、寒俱为阴邪、最易伤阳，而天
地之道，本阴常有余、阳常不足，然医者惑于"阳常有余，
阴常不足"之论，"恣用补阴，爱用寒凉，伤阳者更多而又多
矣。"基此认识，他特作《阴常有余阳常不足论》、《阳大阴小
论》等专文，反复贬斥丹溪之学，谓"阳常有余，阴常不足
之论，自丹溪作俑，牢不可破，为害无穷，杀人无算，可胜慨
哉！"这与景岳之评丹溪，完全同调。景岳只反对丹溪之阳常
有余说，而吴氏则并阴常不足说亦反对之。秉着"阴苦有余，
阳苦不足"之认识，吴瑭认为："虚劳一证，阳虚者多，阴虚
者少"；吐血一症，今人"非投凉，即滋阴，相习成风，南北
一辙"。诸此之类以及眼科、外科、痘科的恣用苦寒，都是不
明"阴常有余，阳常不足"之理所造成。其论痰饮，切戒
"不可用一毫苦寒凉药"。然《温病条辨》治寒湿方中曾用黄
连，此亦说明其晚年之学术思想较之早年有不同。又《午后
发热论》说："午后发热，今人都以为阴虚，以大剂补阴，愈
补愈剧，至死不悟。盖阴虚身热，原在午后。要知阴邪自旺于
阴分，亦午后身热也。"重阳轻阴这一吴瑭的晚年学术观点，
亦因《医医病书》远不及《温病条辨》之为世所重而少为
人知。

（曾刊于《上海中医药杂志》1988 年第 8 期）

# 28. 就《温病条辨》谈同名异方

同名异方，在方剂学中比较普遍。《温病条辨》尤是如
此。应加分辨，否则极易误解。

## 一、桂枝汤

原方为：桂枝、芍药、生姜各三两，甘草二两，大枣十二枚。
《温病条辨》则为：桂枝六钱，芍药三钱，甘草二钱，生姜三片，
大枣二枚。桂枝汤原方加桂二两名桂枝加桂汤，主治不同。鞠
通方与桂枝加桂汤比较接近，若称桂枝倍桂汤，更合乎实际。

## 二、宣痹汤

《温病条辨》卷一之宣痹汤为：枇杷叶二钱、郁金、豆豉各一钱半，射干、通草各一钱；卷二之宣痹汤为：防己、杏仁、滑石、苡仁各五钱；连翘、栀子、半夏、晚蚕砂、赤小豆皮各三钱。此两方"虽法皆取乎苦辛通，究竟方名难以雷同"。故邓可则予批评并说："上焦篇之宣痹汤，其以功效为名也。中焦篇之宣痹汤，其以证为名也。以功效名者仍之。以证为名者，则斯证曰湿痹，就制方之义，当曰清湿宣痹汤。"此建议是可取的。

## 三、桃仁承气汤

原名桃核承气汤，其组成为：桃仁五十个，大黄四两，桂枝、炙甘草、芒硝各二两。《温病条辨》则为：桃仁、当归、芍药、牡丹皮各三钱，大黄五钱，芒硝二钱。同名桃仁承气汤而组成不同的方剂很多，但鞠通方与《温疫论》之桃仁承气汤药味同，仅药量略有出入。《中医大辞典·方剂分册》在该方下只列《温病条辨》等方，而不列《温疫论》方，欠妥，因为鞠通系收录又可方。有人认为仲景方名桃核承气汤，鞠通方名桃仁承气汤，有核、仁两字之差，自可别异。然仲景方古人亦称桃仁承气汤，此观《景岳全书·古方八阵》自知。

## 四、瓜蒂散

原方为：瓜蒂、赤小豆各一份，为末和匀，每服一钱匕，以豆豉一合煮作稀糜，取汁和散顿服。《温病条辨》则为：瓜蒂一钱，赤小豆、山栀子各二钱，水二杯，煮取一杯，先服半杯，得吐止后服，不吐再服。观其服法，虽名瓜蒂散而实是瓜蒂汤（但与《金匮》之一物瓜蒂汤也不同）。因鞠通方无豆豉有山栀故与仲景瓜蒂散为同名异方。对此，叶霖曾予批评："甜瓜蒂，本草言苦寒有毒，能上吐痰涎，下泻水湿，其性猛烈，故仲景《伤寒论》中瓜蒂炒黄，与赤小豆等分，每服一钱匕，二物合今秤数分，况以豆豉煮作稀粥调服，且一部《伤寒论》中用吐者，止二三证，复列医者吐之过者数条，盖吐则伤中焦之胃气，故不轻用也。《金匮》用以泻皮中水湿，一物瓜蒂汤也，只二七个，每个约重三厘，每剂也只四五分，先圣用药之权衡，其慎重如此，鞠通于仲景之书，想未细读，真属孟浪。"谢安之也说："仲景瓜蒂散，以瓜蒂、赤小豆各捣为散，复以香豉煎汁和服，而吴氏今去豉加栀，一同煎，大失制方之义。"这些批评，当予注意。

## 五、清燥汤

方出《兰室秘藏·杂病门》组成为：黄芪一钱半，橘皮、白术、芍药各五分，茯苓、升麻各三分，炙甘草、麦冬、归身、生地、神曲各二分，柴胡、黄柏、黄连、苍术各一分。

《温病条辨》之清燥汤为：麦冬五钱，知母二钱，人中黄一钱半，细生地五钱，元参三钱。鞠通自注说："又可清燥汤中用陈皮之燥、柴胡之升，当归之辛窜，津液何堪！以燥清燥，有是理乎？"但实际上《温疫论》中并无清燥汤，但有一清燥养荣汤，其组成为：知母、天花粉、归身、白芍、地黄汁、陈皮、甘草。又有一柴胡清燥汤，其组成：柴胡、黄芩、陈皮、甘草、花粉、知母、姜枣煎服。以润药治燥是常法，东垣之清燥汤用橘皮、柴胡、当归之类，是为湿邪痹阻气分，津液不能周布者设，属变法。

## 六、附子粳米汤

原方为附子一枚，半夏半升，甘草一两，大枣十枚，粳米半升。方以附子、半夏祛寒降逆为主药。《温病条辨》之附子粳米汤为：人参三钱，附子二钱，炙甘草二钱，粳米一合，干姜二钱。此方"纯用守补"，药味和立法均与原方异，但接近于四逆加人参汤（仅多粳米一味），故不应冒附子粳米汤之名，建议改称为四逆加人参粳米汤。

（曾刊于《中医函授通讯》1989 年第 2 期）

## 29.《吴鞠通医案》伏暑门周姓案析评

　　周姓案前后共十四诊，病程较长，记录完整。通过此案，我们可以看到银翘散、桑菊饮、三仁汤、化斑汤、复脉汤、增液承气汤等方在温病治疗中的具体运用。就反映吴鞠通的温病之学来说，这是一个很有代表性的例案，故特详加析评，以与同仁共研究。

　　壬戌八月十六日　周　十四岁　伏暑内发，新凉外加，脉右大左弦，身热如烙，无汗，吐胶痰，舌苔满黄，不宜再见泄泻，不渴，腹胀，少腹痛。是谓阴阳并病，两太阴互争，难治之症，议先清上焦湿热，盖气化湿热亦化也。

　　飞滑石三钱　连翘二钱　象贝母一钱　杏仁泥三钱　银花二钱　白通草一钱　老厚朴二钱　鲜梨皮二钱　生苡仁一钱五分　竹叶一钱　今晚一帖，明早一帖。

　　析：鞠通根据"暑温伏暑，名虽异而病实同"，"暑兼湿热，偏于暑之湿者为湿温"等认识，初诊选方，采用三仁汤加减。因发热很高，故去蔻仁、半夏之温梨；加银花、连翘以清热；并加芦根、梨皮以护津；而象贝一味，是为咳吐胶痰设。

　　评：此案热自内发，寒从外束，证见高热无汗，苔黄痰黏，脉证合参，的系手太阴温病，但与足太阴脾实无涉。值此口不渴，津液尚未大伤之际，若能不受"温病忌用麻黄"等观念之束缚，投以大剂麻杏石甘汤（但《温病条辨》之麻杏石甘汤麻黄石膏等分，则不可用，）积极撤热，津即可保，若能汗出热解，肺气自然清肃。倘若是处理，力挫病势，原可指望。但吴氏计不及此，不但于撤热一项轻描淡写，且以淡渗芳化为重点，此所以后来有阴津大伤之变。

　　十七日　案仍前

　　飞滑石三钱　连翘二钱　鲜梨皮一钱五分　杏仁泥一钱五分　冬桑叶一钱　银花二钱　老厚朴一钱五分　薄荷八分　扁豆皮二钱

苦桔梗一钱五分　　芦根二钱　　荷叶边一钱五分　　炒知母一钱五分
午一贴，晚一帖，明早一帖。

析：前方服后未效，故二诊更弦易辙，改用银翘散加减。《温病条辨》治太阴伏暑，不论表虚表实，不论气分血分，概以此为基本方。鞠通说："太阴伏暑，舌白口渴，无汗者，银翘散去牛蒡、玄参加杏仁、滑石主之。"其自注说这是邪在气分而表实的治法。今观此诊，药法正是属此。因高热未退，故去性温之荆芥、豆豉，代之以凉散之桑叶；并加知母苦寒，与芦根、梨皮之甘寒，合化阴气，以治热淫所胜。为病属伏暑，故复加扁豆衣、厚朴、荷叶边偕滑石等以清暑化湿。

比较前两诊之用药，有异有同。初诊虽亦用银、翘等清热，但重点在化湿；二诊虽亦用滑、朴等化湿，但重点在散热，故主方各异。但治疗上注重调畅气机，目的都在冀暑湿分解、肺得清肃，此治则相同。这种药法，与"治上焦如羽，非轻不举"的理论相一致。

评：凡外感病初起即见高热无汗、痰黏苔黄等脉证者，其轻重与伤风感冒类小病相悬绝，若用轻清芳淡之剂如三仁汤、银翘散等去治疗，往往不能有效地截断逆转病势，这是鞠通的经验，所以说是"难治之症"。但由于他崇信叶氏学说太过，明知这样的治疗未必有效，仍然用这样的方药去处理，一若舍此别无他法，故以后的日治日重，原都是意料中事。实际上中医治法很多，此诊如果不受"到气才可清气"观念的束缚，在辛散药中及早加入鸭跖草、鱼腥草、黄芩、瓜蒌仁、桑皮之类，积极控制肺部炎症，有效地截断逆转，不是没有可能的。

十八日　　两与清上焦，热已减其半，手心热甚于手背，谓之里热，舌苔红黄而厚，为实热。宜宣之，用苦辛寒法。再按：暑必夹湿，腹中按之痛胀，故不得不暂用苦燥。

杏仁泥三钱　　真川连（姜汁炒黄）一钱五分　　广木香一钱　　黄芩炭一钱　　厚朴一钱五分　　小茴香（炒黑）一钱五分　　瓜蒌（连皮仁）八分　　炒知母一钱五分　　小枳实（打碎）一钱五分　　槟榔八分　　广皮炭一钱　　煮二杯，分二次服。

析：热邪已由表入里，故三诊时撤去银、翘、桑、薄类卫分药，改用芩、连、通、知等气分药。对腹胀腹痛，鞠通一直认为是湿阻太阴，气机不利所致，有鉴以前用厚朴、滑石等化湿理气未效，故复加入茴香、木香、枳实、槟榔、广皮炭等许多的温燥理气药。结合《温病条辨》"暑兼湿热，偏于暑之热者为暑温，多手太阴证而宜清；偏于暑之湿者为湿温，多足太阴证而宜温"这段文字来分析比较前后两诊的用药，可以认为：二诊是以轻宣郁热为主，其治侧重于手太阴；三诊虽用了芩、连等苦寒品，但与大量温燥药为伍，目的主要在燥湿理气，其治疗重点已从手经移到了足经。故前两诊治疗重心在上焦，三诊之治则重点已在中焦了。

评：此案为肺系疾病，相当于肺炎一类。肺与大肠相表里，肺炎高热伴有肠燥便闭者时有之。鞠通制宣白承气汤一方，对此类证是比较合适的。但三诊时由于受"暑必夹湿"说之影响，将热灼津伤，肠中燥屎引起的"腹中按之痛胀"，误作湿阻气机所致，故自然不会想到应该用宣白承气汤之类去治疗。三诊时由于误燥屎为湿阻，故用药燥湿理气竟重于清热，在实热正炽的情况下，这样处理，就不可避免地加速了病从燥化的进程，故服后第二天，即舌苔干燥黄黑，津伤之象毕露。

十九日　腹之痛胀俱减，舌苔干燥黄黑，肉色绛，呛咳痰黏。幼童阴气未坚，当与存阴退热。

麦冬 (不去心) 六钱　煅石膏四钱　丹皮五钱　沙参三钱　细生地四钱　杏仁三钱　元参五钱　炒知母二钱　蛤粉三钱　犀角二钱　生甘草一钱　煮三杯　分三次服。

析：病变从卫而气，继续向营血分发展，阴津亦迅速为邪热所劫伤，所以舌绛苔干，有鉴于此，故治疗上来了个180度的大转弯，从主以淡渗香燥改为甘寒滋润了，这在本案之治疗，是一个明显的转折点。分析四诊之药，可以认为是合并了化斑汤、增液汤、犀角地黄汤数方后加以化裁而成。其目的是在存阴退热、养阴敌阳，但因呛咳痰黏，故再加沙参、蛤粉、杏仁，以冀发挥化痰止咳之作用。

评：此案初起，阴津本未大损，因治疗中撤热不力，又屡用淡渗苦燥，才加速了津液的灼伤，今责之幼童阴气未坚，是不事实的。当热正劫阴之际，不急清其劫阴之热，治疗以养阴为主，也显得本末倒置。化斑汤清热作用得力于石膏、知母，今此二味之剂量不及原方之半，且石膏又用煅而不用生，此均不得法。至于犀角一味昂贵不必说，且"能耗散气血"，用于此证，亦无必要。

二十日　津液稍回，潮热，因宿粪未除，夜间透汗，因邪气还表，右脉仍然浮大，未可下，宜保津液，护火克肺金之嗽。

细生地六钱　　元参六钱　　霍石斛三钱　　焦白芍四钱　　麦冬六钱柏子霜三钱　　煅石膏三钱　　牡蛎粉一钱五分　　杏仁泥二钱　　犀角一钱　　煮三杯，陆续服。

析：此诊提到宿粪，说明对燥屎已开始有所注意。对热从燥化之温病，鞠通"并苦寒亦设禁条"，他说："举世但知苦能降火，寒能泻热，坦然用之而无疑，不知苦先入心，其化以燥，服之不应，愈化愈燥"，"吾见温病而恣用苦寒，津液干涸不救者甚多"，此案先前用了不少淡渗苦燥之品，现在津伤十分明显，故此时用药，对此已十分小心，秉着"增水可以行舟"，"养阴可以敌阳"的认识，故去掉知母、丹皮之苦寒，加入石斛、白芍之柔润，以冀避免"苦能化燥"并增强养阴生津之作用。至于甘草一味，"其有阴既亏而实邪正盛"者，即不合拍，此案右脉浮大，邪热正盛，故去之。而牡蛎既能养阴，且能清热，故加用之。

评：此案先见卫气证，后见营血证；先见上焦证，后见下焦证，病情明明是逐步的加重，但案语：予清上焦，则"热已减半"；暂用苦燥，则"腹之痛胀俱减"；改与存阴，则"津液稍回"；养阴保肺，则"诸证悉减"。好像是每诊有效，这样饰词，就写医案来说，是不够朴实的。五诊时热邪尚炽，泻火正可保阴，今将知母、丹皮减去，芩、连等药绝不一用，亦是小心过度，这可能是受叶氏"营分受热，即撤去气药"说之影响。

廿一日　诸证悉解，小有潮热，舌绛苔黑，深入血分之热未除也，用育阴法。

沙参三钱　大生地五钱　牡蛎三钱　麦冬（不去心）六钱　焦白芍四钱　丹皮三钱　天冬一钱五分　柏子霜三钱　甘草（炙二钱）
头煎二杯，二煎一杯，分三次服。

廿二日　津液消亡，舌黑干刺，用复脉法。

大生地六钱　麦冬（不去心）六钱　柏子霜四钱　炒白芍六钱　丹皮四钱　火麻仁三钱　生鳖甲六钱　阿胶（冲）三钱　炙甘草三钱　生牡蛎四钱　头煎三杯，今日服煎一杯，明早服。

析：六诊时阴虚症状日显，而石斛、石膏、杏仁偏重于治肺胃，今去此数味而加入炙草，与地、芍、麦冬等合用，移步转换，已有准备用复脉意。此时复用丹皮，是因血分之热未除；加入天冬，是为加强清热养阴之作用。至廿二日，津液消亡，已无可讳言，乃遂按"复脉为热邪劫阴之总司"的认识，正式作下焦温病处理。鞠通认为：凡热邪深入下焦，舌干齿黑，当防痉厥发生，不应俟其已厥而后治，故"以复脉复阴，加入介属潜阳"，组成二甲复脉汤，加减化裁，以冀"使阴阳交纽，庶厥可不作也。"评：从 19 日开始，天天以存阴为念，淡渗温燥一列摒绝，连苦寒清热药都十分谨慎，然三天之后，仍然"津液消亡"，这正是忽视清肺撤热所造成的。此案因肺部炎症一直未能有效地控制，在邪热灼阴伤津，势若奔马之际，仍胶柱鼓瑟，徒曰存阴，结果，阴津之伤于药后者，反更甚。陆九芝之所以猛烈抨击汤派药法，说其撤热不力，就是为此。其间用石斛养胃，亦不得法，对此，恽铁樵已有批评，此及"复脉为热邪劫阴之总司"等问题，笔者已另有专文评述，故不再复赘。

廿三日　右脉仍数，余邪陷入肺中，咳甚痰艰，议甘润兼凉宣肺气。

麦冬（不去心）一两　细生地五钱　象贝三钱　沙参三钱　杏

仁泥三钱　冬桑叶三钱　玉竹三钱　苦桔梗三钱　甘草三钱　丹皮二钱　茶菊花三钱　梨皮三钱　一帖分二次煎，每煎二茶杯，共分四次服。

廿四日　舌黑苔退，脉仍数，仍咳，腹中微胀。

细生地五钱　麦冬（不去心）五钱　藿香梗二钱　茯苓块三钱　沙参三钱　广郁金一钱五分　杏仁粉三钱　丹皮三钱　生扁豆三钱　苦桔梗三钱　象贝二钱　煮三杯，渣再煮一杯，分四次服。

析：八诊时见肺部病变仍然明显，故重新再治上焦。但象贝、桔梗、梨皮、桑叶、杏仁泥等药，开始时就已经用过，现在咳甚痰艰，所以将剂量加重，以冀能效。因为"菊花能补金水二脏，故用之以补其不足。"桑菊饮本是鞠通治手太阴温病之习用方，"在血分者，去薄荷、芦根，加麦冬、细生地、玉竹、丹皮"，本是桑菊饮加减之常法，既然病仍在肺，所以治疗重心干脆再从下焦移到上焦，故继二甲复脉之后，立方取桑菊饮加减以为治，这本是治疗过程中的又一个转折点。但九诊时发觉前方服后，仍发热，仍咳嗽，且增眩胀，这时考虑到先苦燥后柔润，药已服了数多日，脾胃不能无伤，故减轻、减去麦冬、玉竹等阴柔药，加入扁豆、茯苓、郁金等健脾渗湿、芳香理气之品，以冀中宫得振，腹胀可除。

评：此案先治上焦，续治中焦。后治下焦，现在重新开始再治上焦，九诊治疗重心又渐向中焦转移，至十诊再治下焦，这样子的运用三焦辨证法治温病，叶谓奇绝。其实此病病位一直在肺，固初起用药轻淡如儿戏，不但针对性不强，且一误于恣用苦燥，促其加速燥化；二误于偏执存阴，坐使热灼阴伤。匪频服这样的药，使机体的白调自控机能带来了干扰，故虽是生机正旺之少年，且病非肺痨、肺癌、肺痈类之比，病程竟若是缠绵，此案攻邪不力，补阴亦无益于祛病，肺部病变，竟若未治，决非病邪原已深入下焦，至廿二日重新有余邪陷入肺中，这在略具现代医学知识者，是都能理会的。

廿五日　昨晚得黑宿粪若许，潮热退，唇舌仍绛。热之所过，其阴必伤，与复脉法复其阴。

　　大生地八钱　　麦冬 (不去心) 一两　　火麻仁三钱　　炒白芍六钱
沙参三钱　　真阿胶 (冲) 二钱　　生鳖甲五钱　　元参三钱　　炙甘草三钱
　　生牡蛎粉五钱　　丹皮三钱　　水八碗　　煮成三碗，分三次服，渣
再煮一碗，明早服。

　　廿六日　　又得宿粪若许，邪气已退八九，但正阴虚耳，故
不欲食，晚间干咳无痰。

　　大生地八钱　　麦冬 (不去心) 六钱　　火麻仁三钱　　生白芍五钱
天冬二钱　　牡蛎粉三钱　　北沙参三钱　　阿胶 (冲) 三钱　　炙甘草三钱
　　煮三杯，分三次服。外用梨汁、荸荠汁、藕汁各一黄酒杯。
重汤炖温频服。

　　廿七日　　热伤津液，大便燥，微有潮热，干咳舌赤，用甘
润法。

　　细生地五钱　　元参六钱　　知母 (炒黑) 二钱　　火麻仁三钱　　麦冬
(不去心) 六钱　　阿胶二钱　　郁李仁二钱　　沙参三钱　　梨汁一杯 (冲)
荸荠汁一杯 (冲)　　煮三杯，分二次服、

　　析：该派对外感热病，认为："温病为阳邪，火必克金，
故先犯肺，火性炎上，难得下行，移其热由腑出，正是病之去
路。"有鉴得宿粪后，潮热渐退，症状有所改善，至此已知腹
胀腹痛拒按是燥屎，故不再用扁豆、茯苓等药。此后屡以宿粪
燥屎为言，对此很为重视。但因阴伤未复，故再用滋阴润燥之
法。廿五日尚防痉厥发生，故仍用二甲复脉汤加减，药法与七
诊时无甚差别，服后又得宿粪若许，病况续有好转，故廿六日
改用一甲复脉汤加减。至廿七日因仍有潮热、燥屎，且是在服
一甲复脉汤之后，故改用增液汤加味以滋阴清热、润燥通便。

　　评：此案病程日久，至廿五日，实际上已开始进入恢复
期。廿四日自行排便，是机体自调自控机能渐趋恢复之表现，
此案若先前重视清肺撤热、通腑泄热等治法，是完全有可能缩
短疗程的。但廿五日改用滋阴润燥，药法未尚大误。唯嫌其清
热通腑始终不力，故宿粪下而复结，潮热退而复来，

　　廿八日　　伏暑内溃，续出白㾦少许，脉较前恰稍和，第二
次舌苔未化，不大便。

麦冬（不去）六钱　大生地五钱　元参三钱　沙参三钱　牛蒡子（炒研细）三钱　阿胶一钱五分　连翘（连心）二钱　生甘草一钱　麻仁三钱　银花（炒）二钱　煮三杯，分三次服。服此，晚间大便。

九月初四日　潮热复作，四日不大便。燥粪复聚，与增液承气汤微和之。

元参五钱　细生地五钱　大黄（生）二钱　麦冬（不去心）五钱　炙甘草一钱　煮二杯；分二次服。服此，得黑燥粪若许，而潮热退，脉静，以后与养阴收功。

析：出现白㾦，是邪机外透之表现，说明病变在继续好转，故廿八日以增液汤为主，加入银翘、牛蒡等以助滋阴透邪。廿九日因燥屎解而复结，潮热仍然未尽，故改用清滋互用、攻补兼施法。

评：肺与大肠相表里，因肺部炎症而发高烧，引起燥屎内结者，通腑泄热，是值得重视的治法，此案一开始就有腹胀腹痛拒按之证，但一直没有想到是燥屎内结，所以增液承气一法，一直到病延日久，渐趋恢复时才一用，这显然是太迟了些。

结语：从理论上来说，《温病条辨》一书，疵谬矛盾，不胜枚举；从临床上来看，《吴鞠通医案》中诸如以上的一些医案，因循失误，实效不佳。事实如此，而清后不少医者，只知一味的学他捧他，怪不得有人说：叶天士派的轻清药法，使中医治术上退化不少。这确是一个不容予以忽视的问题。

# 30. 吴又可"妄用下法"说之辩正

攻下是《温疫论》的大法，也是吴又可治病之常法，从一定程度上来说，吴又可的毕生临证经验主要集中在此，故研究又可之学，对此最值得注重。但由于《温病条辨》一书，信徒众多，影响极大，而鞠通在此著中，对又可之学，特别是对又可之运用攻下法，作了反复的指斥和批评，致使不少医家，在又可究竟是善用下法还是妄用下法、是擅用大黄还是恣用大黄等问题上，认识模糊，意见分歧，在这种情况下，要开展外感热病的学术研究，继承发掘吴又可运用攻下等法的宝贵经验，以资临床之借鉴，就必须刮垢磨光，驳正鞠通错误的贬论。

《温病条辨》对前代医家多有批评，其中对吴又可之指责最多，达 16 次。鞠通除了指斥又可"不明伏气为病之理"、"以燥清燥"、"混斑疹为一气"、"全不知温病治法"等之外，其所说之"学未精纯，未足为法"，"立法不纯"，主要是指又可"妄用下法"、"恣用大黄"，现撷录其原文，并加驳正之如下：

1. 银翘散方论说："其三消饮加入大黄、芒硝，惟邪入阳明，气体稍壮者，幸得以下而解，或战汗而解，然往往成弱证，虚甚者则死矣。况邪有在卫者，在胸中者，在营者，入血者，妄用下法，其害可胜言耶？"

驳正：①三消饮是为募原之邪向表里分传者设，其方以达原饮消募原之邪；加羌活、葛根、柴胡以消传表之邪；加大黄以消传里之邪，故名三消饮。原文说得很清楚："温疫舌上白苔者，邪在募原也。舌根渐黄至中央，乃邪渐入胃。设有三阳现证，用达原饮三阳加法。因有里证，复加大黄，名三消饮。三消者，消内消外消不内外也。此治疫之全剂，以毒邪表里分传，募原尚有余结者宜之。"大黄本为邪渐入胃，因有里证而加，且又可并不说温病不论在卫在胸在营入血，悉以三消饮主之，故指斥"妄用下法"，殊非。②三消饮并无加芒硝法，"责非其责，殊属梦梦"。

2. 中焦篇第七条说："阳明温病，纯利稀水无粪者，谓之热结旁流，调胃承气汤主之"。下自注说："吴又可用大承气汤者非是"。

驳正：《伤寒论》治热结旁流用大承气汤，历代医家，遵而用之，多验，《温疫论》说："温疫得下证日久失下，逐日下利纯臭水，昼夜十数行，乃至口燥唇干，舌裂如断，医者误按协热下利法，因与葛根黄连黄芩汤，服之转剧，邀余诊治，乃热结旁流，急与大承气汤一服，去宿粪甚务，状如黏胶，臭恶异常，是晚利顿止"。此又可成功之经验，也是大承气治热结旁流有效之案例，对成功的经验也予以指斥，谬甚。上条明贬又可，暗诋仲景，为欲飞渡前人，翻尽千古定局，所以，治热结旁流用调胃承气汤代替大承气汤，其合理性很值得怀疑，医不注意及此，难免遗祸病人。

3. 中焦篇第一条自注中说："按吴又可《温疫论》中云：舌苔边白但见中微黄者，即加大黄，甚不可从。虽云伤寒重在误下，温病重在误汗，即误下不似伤寒之逆之甚，究竟承气非可轻尝之品，故云舌苔老黄，甚则黑有芒刺，脉体沉实的系燥结痞满，方可用之。"

驳正：此系斥又可用大黄太早、投承气轻率，但考之《温疫论》，并无舌苔边白但见中微黄者，即加大黄之文。又可论白苔转黄加大黄下之之文有以下几处：①论急证急攻说："温疫发热一二日，舌上白苔如积粉，早服达原饮一剂，午前舌变黄色，随现胸膈满痛，大渴烦躁，此伏邪即溃，邪毒传胃也，前方加大黄下之。"②论逐邪勿拘结粪说："温疫可下者，约三十余证，不必悉具，但见舌黄心腹痞满，便于达原饮加大黄下之。"③在应下诸症论舌白苔渐变黄苔说："邪在募原，舌上白苔；邪在胃家，舌上黄苔，苔老变为沉香色也。白苔未可下，黄苔宜下。"鞠通先扭曲前人学说原意而后加批评，这是很不恰当的。须知又可治疫，虽喜用承气、屡用承气，但不轻用承气，且谨用承气，是真善用承气而于此独擅其长者，此观老少异治论、四损不可正治等节中诸如"凡年高之人，最忌剥削，设投承气，以一当十……所以老年慎泻。""误用承气，不剧即死"、"误用承气速死"、"误用承气，病益加重"等有关文字自知。

4. 中焦篇第十一条说："阳明温病，无上焦证，数日不大便，当下之，若其人阴素虚，不可行承气者，增液汤主之。"下自注说："此方所以代吴又可承气养荣汤法也。"增液汤方论中说："按吴又可纯恃承气以为攻病之具"，又说："在又可当日，温疫盛行之际，非寻常温病可比，又初创温病治法，自有矫枉过正不暇详审之处，断不可概施于今日也。"

驳正：又可治数下亡阴、里证仍在者，主以承气养荣汤，此方是以知母、当归、芍药、地黄清热养阴，合小承气攻下，对正虚邪实、下证复现者来说，是较为适宜的。按中焦篇第三条自注，本条所说的阳明温病，是指下列"诸证悉有"者：

"面目俱赤，语声重浊，呼吸俱粗，大便闭，小便涩，舌苔老黄，甚则黑有芒刺，但恶热，不恶寒，日晡益甚"，而"脉沉数有力，甚则脉体反小而实"。

鞠通认为，照理此证"非下不可"，但因阴素虚，不能像又可那样，"纯恃承气以为攻病之具"，故立增液汤，"作增水行舟之计"。

此法"妙在寓泻于补，以补药之体，作泻药之用，既可攻实，又可防虚。"但据笔者经验，增液汤用于又可所说之病愈结存时，最为合适，如阴虚较甚而结多热少邪轻时，亦可用之，今用在具备中焦篇第一条所述脉症时，必致误事，故就阴虚邪实，下证具备者来说，承气养荣汤可法，增液汤决不可用。对此，近贤沈仲圭亦曾有异议，沈氏说："鞠通之增液汤，谓有通便之力，可以代用承气，圭虽谫陋，辄期期以为不可。"此方仅适应于温病差后，用以滋阴清热，若高热昏谵之际，非特不能通便，且恐滞腻之物，反足助邪生病耳，《温病条辨》中焦篇"增液汤主之"句下，复赘"服增液汤已，固十二时观之，若大便不下者，合调胃承气汤微和之"四句，默体鞠通心理，殆亦知通幽荡积，非增液所能，故作模棱之词。沈氏认为："此种偏重理想之谈，实为中医衰落之一因，学者持此观念以治医，则磨障重重矣。"

5. 中焦篇栀子柏皮汤方论说："按又可但有茵陈大黄汤，而无栀子柏皮汤，温热发黄，岂皆可下哉！"同篇三十一条自注说："茵陈蒿汤之纯苦，只有一用，或者再用，亦无屡用之理。吴又可屡诋用黄连之非，而又恣用大黄，惜乎其未通甘寒一法也。""吴又可温病禁黄连论"又说：又可"不识苦寒化燥之理，以为黄连守而不走，大黄走而不守。夫黄连不可轻用，大黄与黄连同一苦寒药，迅利于黄连百倍，反可轻用哉？"

驳正：《温疫论》是论温疫之专著不是论黄疸之专著，故又可仅及疫邪，疫邪传里发黄一证，该证以胃家实热为本，用大黄为主效果较好，这是又可的经验，因非专论黄疸，无须面面俱到，故责以无栀子柏皮汤，是没有理由的《温病条辨》治黄之法之方，亦多有未备。再从实践来看，近人治阳黄瘀热在里者，投茵陈蒿汤至三剂以上，乃是常事，连用六七剂甚至近十剂而黄始渐退者常有之，若畏苦寒化燥而止一用，或再用，竟不敢连用三四剂，便改弦更方，或杂用甘寒，此非治病法。且苦寒用之失当，固能化燥，用之恰当，亦能坚阴，鞠通于叶氏《幼科要略》之论，想是未读，故因又叫喜用大黄而责其未通甘寒一法，亦谬。至于温病禁用黄连，考之《温疫论》，并无此说，又可在"妄投寒凉药论"中，只是批评了当时有些医生不加辨证，见热投凉所造成的弊害，并以大黄、黄连为例，分析了两药性味、作用的不同点，指出"大黄走而不守，黄连守而不走"，说明温疫病为什么不可妄用黄连、黄芩等寒凉药的道理，再一次地突出了泻法在本病治疗上的地位。又可基于"疫邪首尾以通行为治"的学术观，喜用大黄不喜用黄连，既有理论上的依据，又是从实践中获得之经验谈，不能因此而诬其有治温病禁用黄连之主张，并轻诋其恣用大黄、轻用大黄。

结语：除上所述，如又可论"邪气复聚"说："……宜再下之即愈，但当少与，慎勿过剂，以邪气微也。"鞠通说："有邪气复聚于胃，须再通其里者，甚至屡下而后净者，诚有如吴又可所云"。但竟又指责说："吴又可于邪气复聚之证，但主以小承气"，这亦是不事实的。由于医家对鞠通之批又可，多不取原文查核比观，误以又可为妄用下法、恣投大黄者，故连仲景承气诸法，亦常戒勿轻用，并有不适今用意，如一代名医张锡纯亦说："愚当成童时，医者多笃信吴又可，用大承气汤以治阳明腑实之证，莫不随手奏效。及愚业医时，从前之笃信吴又可者，竟恒多愤事，此相隔不过十余年耳，况汉代至今千余年哉。"结合其"论吴又可达原饮不可以治温病"等有关文字来看，即于治温病颇具卓识之张氏，亦受到鞠通批又可之影响。

（曾刊于《江西中医药》1990 年第 3 期）

## 31. 叶天士运用麻杏甘石汤治温病之经验

吴鞠通宗叶法以著《温病条辨》，上焦篇开首就说："太阴风温、温热、温疫、冬温，初起恶风寒者，桂枝汤主之。"

有人以为叶氏治外寒搏内热之温病，法原如此。张锡纯心识其误，倡言麻杏甘石汤为治温病初得之主方，并谓"至愚用此方时，又恒以薄荷叶代麻黄"。推崇者因此而谓其"超叶、吴以通寒温"，及至考诸叶案，始知亦从继承叶氏药法来，由此说明叶氏用麻杏甘石汤治温病之经验，尚宜加以发掘。

叶氏之用本方。凡外寒内热、肺气失宣之温病，不论其见证以失音为主或咳嗽为主，均可用原方，如失音门吴三六案（外冷内热，久逼失音，用两解法，麻杏甘石汤），咳嗽门某二八案（风邪阻于肺卫，咳嗽面浮，当辛散之。麻黄先煎去沫五分，杏仁三钱，生甘草三分，生石膏三钱）。从后一案看，叶氏之运用本方，在药量比例上，秉法仲景而异于鞠通（指其在《温病条辨》中之用法）。因本方之石膏能清里。而桂枝汤之桂、姜能助热，前人"桂枝下咽，阳盛则毙"之诫，对治温来说，必须予以注意，故《温病条辨》上焦篇第四条"桂枝汤主之"一句，如改作"麻杏甘石汤主之"，就符合叶氏之法了。

麻杏甘石汤轻用麻黄、重用石膏，合之虽成辛凉解表之方，但叶氏用于风温上受，每避麻黄之温而代之以薄荷，并加连翘、桑叶之类（张锡纯之凉解、寒解诸方，即由此发展而来），如风温门秦六三案（体质血虚，风温上受，滋清不应，气分燥也，议清其上。石膏、生甘草、薄荷、桑叶、杏仁、连翘），吐血门某案（风温上受，吐血。桑叶。薄荷、杏仁、连翘、石膏、甘草）。如气分之热已炽，并宜加山栀子以加强清热之力量，如咳嗽门王二五案（气分热炽，头胀痰嗽。连翘、石膏、杏仁、郁金、薄荷、山栀），此案用郁金合栀子（风温门秦六三又诊案亦如此），目的在于清疏气血之滞以利邪易于外透，如邪不外透而郁热内壅，由气入血，咳吐脓血，可合苇茎汤化裁，如吐血门某案（邪郁热壅，咳吐脓血，音哑。麻杏甘石汤加桔梗、苡仁、桃仁、紫菀）。也可先服本方，再服苇茎汤，如咳嗽门吴案（咳嗽声音渐室，诊时右寸独坚，此寒热客气包裹肺俞，郁则热，先以麻杏甘石汤，又苇茎汤）。如外感后失音喉痹，伴咳痰等症，加射干轻开上痹，加薏苡仁健脾化湿，也是叶氏运用本方之常法，如失音门宋三十案（先失音，继喉痹，是气分窒塞，微寒而热，水饮呛出，咯痰随出随阻，此仍在上痹，舌黄口渴。议予苦辛寒方，射干、麻黄、杏仁、生甘草、石膏、苡仁）及陆二二案（秋凉燥气咳嗽，初病皮毛凛凛，冬月失音，至夏未愈，而纳食颇安，想屡经暴冷暴暖之伤，未必是二气之馁，仿金实无声议治。麻黄、杏仁、石膏、生甘草、射干、苡仁）。

　　叶氏尝论伏气说："若因外邪先受，引动在里伏热，必先辛凉以解新邪，继进苦寒以清里热。"本方有辛凉解表作用，故凉风外袭引起之伏气温病，叶氏亦用之，如瘕痧疹瘰门章案（凉风外袭，伏热内蒸，秋金主令，内应乎肺，喘咳身热，始而昼热，继而暮热，自气分渐及血分，龈肉紫而肌垒发疹，辛寒清散为是。薄荷、连翘、石膏、淡竹叶、杏仁、桑皮、苡仁）及吴案（病在暴冷而发，肌表头面不透，是外蕴为寒，内伏为热，肺病主卫，卫气分两解为是。麻黄、石膏、牛蒡子、枳壳汁、杏仁、射干、桔梗、甘草）但章案寒邪已经化热，故在用石膏、桑皮清肺的同时，用薄荷代麻黄，并加连翘以轻透伏温；吴案寒邪尚未化热，是外寒内热，故用麻黄解表寒、用石膏清里热，此所以叶氏云卫气分两解。又久咳之属肺气失宣、伏邪不易透出者，亦可用本方，如咳嗽门某案（伏邪久咳，胃虚呕食，殆《内经》所谓胃咳之状耶。麻黄、杏仁、甘草、石膏、半夏、苡仁）及另一某案（嗽已百日，脉有数大，从夏季伏暑内郁，治在气分。桑叶、生甘草、石膏、苡仁、杏仁、苏梗），此两案咳嗽多日，均有痰湿，故均用薏苡仁，前案兼呕吐加半夏甚合，后案以桑叶代麻黄与薄荷代麻黄同法，又麻杏甘石汤之类方越婢汤，叶氏亦常用于治温病，这方面的经验，拟作另论。

扼要地说，叶天士治疗温病，只要是外蕴为寒，内伏为热，肺气闭窒，气失宣降，不论其为新感为伏气，均主用麻杏甘石汤。若外寒已经化热或温邪上受，就用薄荷代麻黄并加连翘以轻透。如气分之热渐炽热邪由气入血，就加栀子、郁金以清疏气血；如喉痹，则加射干；如痰湿，则加薏苡仁。诸如此类的活用经方，对后人颇有启迪。惜鞠通著书时未注意及此，反而用桂枝汤倍桂以治温病，推崇者误此为叶法，说外寒搏内热本可用桂枝汤，或进而谓辛温解表本为治温病之一法，凡此云云，实均背离了叶氏治温病之心法。

（曾刊于《广西中医药》1990 年第 5 期）

# 32. 小儿上呼吸道感染高热的治疗

上呼吸道感染是小儿最常见的一种疾病。小儿由于稚阴未充、稚阳未长之生理特点，罹患此病后每见高热。如处理失当或迁延失治，高热灼津耗气甚速。如气津受灼后仍不能得到及时正确处理，外邪内陷，每可引起肺炎。如症见唇红燥裂、鼻翼煽动、高热不退、气喘咳频，宜防痉厥昏迷，如抽搐出现，是属危候。

本病的治疗，应积极清热，但证仍兼之早期，忌用大剂芩、连类苦寒药，否则苦寒伤胃气、削弱机体抵抗力，有凉遏之弊，叶天士称此为"治上犯中"。在阴津已受灼者，并有苦寒化燥之虞。若发热已高而仍用桑菊饮、银翘散类辛凉解表药，则每有轻描淡写、祛热不力之忧。

笔者经验：治小儿"上感"高热的药法，其要有三：一是要突破"治上焦如羽，非轻不举"这一家之说的束缚，要重用质重之生石膏（一般用 30～90 克），石膏虽性微寒，但清热作用很好，既无过寒伤胃之弊、且味辛解肌，利于邪热外透，是外感初起高热治疗之要药。二是要清补并施，及早配合扶正药以杜邪入内之路，扶正药以天花粉、党参两味为最佳，地黄类黏腻品不宜早用，太子参力薄，麦冬亦有恋邪之嫌，唯天花粉之生津、党参之益气，合石膏用之，能增强清热之力量（此两药可能有增强机体自调自控机能之作用），此两药一般用 3～6 克，若唇燥、口渴、精神倦乏症状已见，常用 6～9 克。玄参虽入肾经，但不恋邪，若咽喉红肿，可及早加入。叶天士治温病，有"先安未受邪之地"之论，其论即指玄参类药而言，此不可与地黄、石斛、麦冬、天冬类药相并论。三是要辅以辛凉解表药（笔者习用薄荷），量宜轻、药味亦不必多，薄荷一般用 3～4.5克，若不用薄荷，用麻黄亦可，温病家治外感高热，每视麻黄如蛇蝎，畏而不用，实是外感药法之一失，麻黄能通过解表以散热，傅青主有性寒非热之辩，虽系一家之说，但少量麻黄与大剂石膏并用，疗"上感"高热，目的扬长抑短之妙，不必过虑。

　　基于以上用药经验，笔者尝自拟一退热经验方，其组成为：生石膏 60 克，鸭跖草（鲜）90 克，天花粉 4.5 克，党参 4.5 克，薄荷 3 克。此方历经运用，获效甚觉满意。其常用加减法：咽喉红肿加玄参 6 克，桔梗 3 克。气喘加麻黄 3 克，减薄荷。咳嗽加象贝 4.5 克。舌黄咳频加黄芩 6 克。唇燥口渴加天花粉 3 克。精神倦怠加党参 3 克，太子参 6 克，生甘草 3 克。若手足微微牵动，是抽搐之兆，加钩藤 4.5 克，蝉衣 4.5 克。若昏迷，加石菖蒲 3 克，胆星 3 克。若抽搐，加蜈蚣 2 条，全蝎 3 克。小儿"上感"高热，只要撤热及时，不使热灼正伤，很少内陷生变，且痊愈亦速，故及时妥善的清热透邪、扶正内托，实为治疗之关键。而相机加减，不拘原方，又为运用之活法。其组方用药。药味不可太多，主药用量宜重，此又为遣方用药之大要。

（曾刊于《中医研究》1990 年第 9 期）

## 33. 《伤寒论》治温病 14 法

　　《伤寒论》为汉代之外感热病学，张锡纯说"温病之治法详于《伤寒论》"，陆九芝也曾说除去起首麻、桂数方，后之膏、黄、芩、连诸方，莫一不是温病治法。但自叶、吴学说大行于世后，崇其学者坚执"此书专为伤寒立法"之见，或谓"伤寒方不能治温病"，或谓"仲景回避温病证治"，类此说法兴，而仲景治温大法不得白，为冀拨翳指迷，发掘发扬，今特列举例方，归纳为治温14法，欠妥处，请高明补正。

## 一、辛凉解表法

例方：麻黄杏仁甘草石膏汤：麻黄四两、杏仁五十个、甘草二两、石膏半斤。上四味，以水七升，煮麻黄减二升，去上沫，内诸药，煮取二升，去滓，温服一升。

集注：柯琴说："此温病发汗逐邪之主剂也。凡冬不藏精之人，热邪内伏于脏腑，至春风解冻，伏邪自内而出，法当乘其势而汗之，热随汗散矣。"[①]

吴昆说："方中有麻黄、杏仁，可以解重感之寒；有石膏、甘草，可以解旧有之热。"[②]

李时珍说："麻黄乃肺经专药。虽为太阳发汗之重剂，实发散肺经火郁之药也。杏仁利气而能泄肺，石膏寒凉能肃西方金气，乃泻肺肃肺之剂。"[③]

张锡纯说："麻黄甘石汤为救温病误治之方，实即治温病初得之主方"，"麻杏甘石汤为治温病之方无疑也"[④]。

按：按六经分证，方各有经，但用可不拘，前人说温病在手经，麻黄是足经药，故不可用，此系谬论，当予扬弃。本方石膏倍于麻黄，为辛凉解表之要方，具有宣肺泄热、止咳平喘的良好作用，后世"即以治足太阳之药通治手太阴经"之风温、麻疹等温病之初起，截断逆转，功效卓著，故丁甘仁救治温病重证用之，并称其为解救危急之大将[⑤]；叶天士治外蕴为寒，内伏为热之麻疹亦用之[⑥]，俱可宗法，若此而不问，反颂桂枝汤治温之法，实在令人无话可说。

## 二、清宣郁热法

例方：栀子豉汤：栀子十四个，香豉四合。上二味，以水四升，先煮栀子得二升半，豆豉，煮取一升半，去滓，分为二服，温进一服，得吐者，止后服。

集注：吴鞠通说："温病二三日……欲呕不得，邪在上焦膈中也。在上者因而越之，故涌之以栀子，开之以香豉。"⑦

徐灵胎说："古方栀子皆生用，故入口即吐，后人作汤，以栀子炒黑，不复作吐，全失用栀子之意，然服之于虚烦症亦有验，想其清肺除烦之性故在也，终当从古法生用为妙。"⑧

冉雪峰说："病为吐病，而方非吐方，故有吐有不吐，用于本证吐，用于他证并不吐，吐则郁闭开，胸膈松快，中病即止，勿俾过量，得吐止后服，气相合为得，吐而曰得，吐原不误，不吐之吐，吐不大吐，恰到好处。"⑨

按：栀子苦寒，长于清热，豆豉轻浮，功能宣散，二者配合，善于清宣胸中之郁热，注家对此，咸无异议。但对本方能否"涌吐"，仁者见仁，智者见智，不能统一。王子接、吴谦、程知、林澜等都说本方能吐胸中之邪；张志聪、张锡驹、丹波元坚等都说本方非吐剂，近人多宗后说，如《伤寒论选读》说："本方功能清热除烦，并非吐剂，方后云'得吐者，止后服'。当系衍文。张锡纯说（笔者按：当系张锡驹之误）：'本草并不言栀子能吐，此因瓜蒂散内用香豉二合而误传之也'"⑩。《方剂学》说："（方中栀子）原书生用，因服后易作吐，如为炒用，可无此弊"⑪。笔者认为：胸位上焦，在上者涌而越方之，欲呕不呕，胸窒心烦，懊恼不舒者因势利导，予栀豉助吐，于理正合，但栀子生用，未必入口即吐，如服后不吐，用鹅毛探助，能加速郁热之宣散，故把吐作为副作用看，是值得商榷的。但也不应期待大吐，因为吐胸中之邪与吐胃中之邪有不同，此与风湿发汗，以微微似欲汗出而不欲令如水流漓之义同，故诸家之注，当推冉氏说为上乘。

## 三、表里双解法

例方：大柴胡汤：柴胡半斤、黄芩三两、芍药三两、半夏半升、生姜五两、枳实四枚、大枣十二枚、大黄二两。上八味，以水一斗二升，煮取六升，去滓，再煎，温服二升，日三服。

集注：杨栗山说："大柴胡汤，本为里证已急，而表证未罢者设，若用以治温病，最为稳妥。双解散、荆、防以解表，硝黄以攻里，为双解之重剂；大柴胡、柴、芩以解表，枳、黄以和里，为双解之轻剂。若内热甚者，合黄连解毒汤或白虎汤，以治老弱人及气血两虚人之温病，尤为适宜。予去半夏加陈皮，合黄连解毒汤、升降散，名增损大柴胡汤，用之累验"⑫。

吴昆说："表证未除，故用柴胡、黄芩以解表；里证燥实，故用大黄、枳实以攻里。"⑬

按：仲景治温，重心在清，但于三阳经温病初起，每佐外解之品，如太阳温病以石膏清里，即以麻黄解外；阳明温病以芩、连清里，即以葛根解外（麻杏甘石、葛根芩连二方亦可隶属于斯，此与桂枝汤可隶于汗剂，亦可隶于和剂同义）；少阳温病以柴胡解外，即以大黄清里。急性胆囊炎、急性胰腺炎等感染性热病属温病范畴，而辨证多属少阳，临床每以大柴胡汤主治而收著效。《医经会解》论本方之运用，谓"连日不大便，热盛烦躁，舌焦口渴，饮水短气，面赤脉洪实，加芒硝；心下实满，连于左胁，难以侧卧，大便闭而痛，加瓜蒌、青皮；昏乱谵语，加黄连、山栀；发狂，加生地、牡丹皮、玄参；发黄，加茵陈、黄柏；鼻衄，加犀角；夏月热病烦躁，脉洪大，加知母、麦门冬、石膏。"其所言亦俱属温病，结合杨氏说以观，足证本方于温病之价值，惜医者受"柴胡劫肝阴"说之影响，谓"温病用柴胡，杀人不旋踵"⑭。致仲景佳方，置之疑窟，名医经验，无人问津，良可叹息。

## 四、涤热生津法

例方：白虎加人参汤：知母六两、石膏一斤、甘草二两、粳米六合、人参三两。上五味，以水一斗，煮米熟汤成，去滓，温服一升，日三服。

集注：张锡纯说："白虎加人参汤，清热之力远胜于白虎汤"，"凡人外感之热炽盛，真阴又复亏损，此乃极危险之证，此时若但用生地黄、玄参诸滋阴之品不能奏效，即将此等药加于白虎汤中亦不能奏效，惟生石膏与人参并用，独能于邪热炽盛之时立复真阴，此所以伤寒汗吐下后与渴者治以白虎汤时，仲圣不加他药而独加入参也"⑮。

冉雪峰说："白虎汤伤寒太阳阳明厥阴各篇均见，太阳有太阳的白虎证，阳明有阳明的白虎证，厥阴有厥阴的白虎证，各注多谓证转阳明，乃用白虎，死守教条，若似白虎专治阳明仅治阳明者。"⑯

按：张仲景治太阳中暍、厥阴热厥及三阳合病，均用白虎，吴鞠通治太阴温病、张锡纯治少阴温病亦俱用之，冉氏所见极是。此为温病最为紧要之方，凡热炽而津已耗者，不论是在阳明在他经，不论是刚发病或已久，均可投以本方，有是证用是药，是必拘经以限药。吴又可论下后脉浮，说里无壅滞而邪热浮于肌表者投本方收覆杯则汗之效，张锡纯发扬之，并扩大治范，用于阳明肠实大便燥结证，谓投本方"往往大便得通而愈，且无下后不解之虞"。如活用经方，使人颇受启迪。吴鞠通畏白虎慓悍，立四禁戒人，张氏驳其三条，⑰文充理足，足正视听。本方不加人参属辛寒清气法，加竹叶、麦冬化裁成竹叶石膏汤为清养胃阴法，前者用于热炽而津未伤时，后者用于余热而胃阴虚时，此又为法中之法，由此可见本文之所谓治温14法，亦仅言其大略而已。

## 五、苦寒坚阴法

例方：黄芩汤：黄芩三两、芍药二两、甘草二两、大枣十二枚。上四味，以水一斗，煮取三升，去滓，温服一升，日再、夜一服。

集注：叶天士说："春温一证，由冬令收藏未固，昔人以冬寒内伏，藏于少阴，入春发于少阳，以春木内应肝胆也。寒邪深伏，已经化热，昔贤以黄芩汤为主方，苦寒直清里热、热伏于阴，苦味坚阴，乃正治也。知温邪忌散，不与暴感门同法。"⑱

张路玉说："黄芩汤，温病之主方，即桂枝汤以黄芩易桂枝去生姜也。盖桂枝主在表风寒，黄芩主在里风热；其生姜辛散，非温病所宜，故去之。温病始发，即当用黄芩汤去热为上。"[19]

柳宝诒说："温邪初起，邪热未离少阴者"，"用黄芩汤加豆豉、玄参，为至当不易之法"[20]。

按：黄芩为仲景治温之要药，其味苦寒，能直清里热，本方配芍药酸苦以敛阴，配草、枣解毒而和中，合之有苦寒清热、坚阴止利之作用，汪昂称其为"千古治利之祖方"，但准上诸论以观，若仅用之于治痢，未免狭隘了本方之治范。温病类型，大别有新感、伏气两类，前者邪从外入，故先当辛凉解表；后者邪自内发，故不独一发即可直清里热，且不忌血分之芍药。若此而不知，概执银翘，桑菊为温病初起之大法，不独使仲景治温法泯灭，实亦大失叶氏论温之心法。

## 六、攻下逐邪法

例方：大承气汤：大黄四两、厚朴半斤、枳实五枚、芒硝三合。上四味，以水一斗，先煮二物，取五升，去滓，内大黄，更煮取二升，去滓，内芒硝，更上微火一二沸，分温再服。得下，余勿服。

集注：吴又可说："承气本为逐邪而设，非专为结粪而设也。必俟其粪结，血液为热所搏，变证迭起，是犹养虎遗患，医之咎也"。"总之，邪为本，热为标，结粪又其标也。能早去其邪，安患燥结也"[21]。

吴昆说："仲景言急下之证，亦有数条。如少阴属肾水，病则口燥舌干而渴，乃热邪内炎，肾水将绝，宜急下之，以救将绝之水。"[22]

张路玉说："伏气之发于少阴，其势最急，与伤寒之传经热证不同。得病才二三日，即口燥咽干，延至五六日始下，必枯槁难为矣。故宜急下，以救肾水之燔灼也。"[23]

按：对用攻下逐邪法治温病，吴又可颇具卓识，吴氏一扫注家"下不嫌迟"之说，主张"乘人气血未乱，肌肉未消，津液未耗，病人不至危殆，投剂不至掣"时早用承气逐邪，以拔去病根，这与仲景治少阴温病初起急用大承气逐邪救阴之旨正合。张路玉、吴昆、柳宝诒诸家，于仲景治少阴温病法亦能得其真谛。惜清代之治温病学者，对仲景治温药法，如太阳之用麻黄、阳明之用葛根、少阴之用柴胡，俱畏若蛇蝎，戒勿轻用，又置仲景治少阴温病诸法而不问，所以造成了"《伤寒论》专论伤寒"，"伤寒方不能治温病"等种种误解。

## 七、泻火养阴法

例方：黄连阿胶汤：黄连四两、黄芩二两、芍药二两、鸡子黄二枚、阿胶三两。上五味，以水六升，先煮三物，取二升，去滓，内胶烊尽，小冷，内鸡子黄，扰令相得，温服七合，日三取。

集注：丹波元坚说："少阴之极，有下利亡阴，而孤阳上燔者，如心中烦不得卧，咽痛，咽疮，并系上焦燥热，故黄连阿胶、猪肤、苦酒诸汤，皆为润法。"[24]

柯琴说："此少阴之泻心汤也，凡泻心必借芩、连"，"故用芩、连以直折心火；用阿胶以补肾阴；鸡子黄佐芩、连，于泻心中补心血；芍药佐阿胶，于补阴中敛阴气。斯则心肾交合，水升火降，是以扶阴泻阳之方，而变为滋阴和阳之剂也。"[25]

张锡纯说："二三日以上，即一日也，合一二三日而浑言之即初得也。细绎其文，是初得即为少阴病，非自他经传来也。"[26]

按：《伤寒论》原文："少阴病，得之二三日以上，心中烦，不得卧，黄连阿胶汤主之。"丹波元坚说心中烦不得卧系上焦燥热，柯琴说此为少阴之泻心汤，张锡纯说是初得即为少阴病，此三家注各有发明。少阴有手足经之分，手少阴心主位居上焦，本文以黄连泻心火为君，此是上焦温病方无疑，鞠通反以之为下焦温病之要方，不知何所见而然。仲景著作很朴素，《伤寒论》只说见什么证用什么方，"日传一经"是后人之见解，不合仲景之心法，囿于"日传一经"说者，认为伤寒温病初起必在太阳，由是而又提出："《伤寒论》没有温病初起治方"之说，真是错上加错，麻杏甘石姑置不论，黄连阿胶、葛根芩连诸方又何尝不是温病初起之要方，张氏之注，足破此惑。

## 八、通瘀破结法

例方：桃核承气汤：桃仁五十个、大黄四两、桂枝二两、甘草二两、芒硝二两。上五味，以水七升，煮取二升半，去滓，内芒硝，更上火微沸，下火，先食温服五合，日三服。当微利。

集注：吴昆说："桃仁，润物也，能泽肠而滑血；大黄，行药也，能推陈而致新；芒硝，咸物也，能软坚而润燥；甘草，平剂也，能调胃而和中；桂枝，辛物也，能利血而行滞。又曰：血寒则止，血热则行。桂枝之辛热，君以桃仁、硝、黄，则入血而助下行之性矣，斯其制方之意乎！"[27]

汪琥说："桃核承气汤，乃攻下焦蓄血，治少腹急结之药，实非通膀胱热结之药也。"[28]

按：桃核承气为仲景治下焦瘀热之要方，吴又可《温疫论》论蓄血说："初则昼夜发热，日晡益甚，既投承气，昼日热减，至夜独热者，血未行也，宜桃仁承气汤。"其方即为本方去桂枝、甘草，加当归、芍药、丹皮化裁而成。吴鞠通著《温病条辨》时抄袭其方为下焦篇二十一条，名之为苦辛咸寒法。《温病学》教材承引《温病条辨》而名为攻下泄热，活血逐瘀法。由此可知《温病学》中之此法，渊源于仲景、化裁于又可，若此而不知，反诬《伤寒论》无治温病法，实是不知仲景治温病法。

## 九、清热化湿法

例方：栀子柏皮汤：栀子十五个、甘草一两、黄柏二两。上三味，以水四升，煮取一升半，去滓，分温再服。

集注：沈尧封说：“栀柏汤清热利水，治湿热之主方也。程扶生以麻黄小豆汤为主方，不知麻黄小豆乃发汗之方，惟外兼风寒者宜之；栀柏汤为利小便之方，乃治湿热之正法。”㉙

王子接说：“栀子、柏皮，表剂也。以寒胜热，以苦燥湿，已得治黄之要矣，而乃缓以甘草者，黄必内含太阴之湿化。若发热者，热已不瘀于里，有出表这势，故汗下皆所不必，但当奠安脾上，使湿热两邪不能复合，其黄自除。”㉚

按：张锡纯说：“阳明原属燥金，其为病也多燥热，白虎、承气诸方，皆所以解阳明之燥热也。然燥热者阳明恒有之正病，而有时间见湿热为病，此阳明之变病也。其变病果为何病，阳明篇中诸发黄之证是也。”《伤寒论》充满了辩证法思想，如果明白了仲景在论温病治法时之所以每每燥湿、寒温、虚实、表里、气血对勘的道理，就可“思过半矣！”阳明温病之属燥热者，当用甘寒涤热生津；属湿热者宜用苦寒清热化湿，此治温之两大法门，<u>丝毫不可假借</u>，诚如何廉臣说：“凡温热病之宜于苦寒者，切忌早用甘寒，盖因苦寒为清、甘寒为滋，”若此而不别，将清滋认作清化，“变症蜂起，多由于此。”论中茵陈蒿汤、麻黄连翘赤小豆汤诸方，大法未离乎清化，故可附隶于本法。

## 十、清火消痰法

例方：小陷胸汤：黄连一两、半夏半升、瓜蒌实大者一枚。上三味，以水六升，先煮瓜蒌，取三升，去滓，内诸药，煮取二升，去滓，分温三服。

集注：何廉臣说：“清火兼消痰者，因伏火熏蒸津液，液郁为痰，故兼用化痰药以分消之。法宜苦辛开泄，如小陷胸汤、黄芩加半夏生姜汤，”“其法与苦寒清泄有别，清泄是直降，一意肃清伏火；开泄是横疏，兼能清化痰浊，分际最宜斟酌。叶天士所谓舌白不燥，或黄白相兼，或灰白不渴，慎不可乱投苦泄，虽有脘中痞痛，宜从苦辛开泄是也。”㉛

吴鞠通说：“阳明暑温，水结在胸也，小陷胸汤加枳实主之。"②

按：叶天士《外感温热篇》主要讲风温、湿温两种温病，论中说脘痛或痞胀或按之痛而舌黄浊者，可与小陷胸汤或泻心汤苦泄，一般认为这是对湿温言。但鞠通以之治暑温、伏暑。陈光淞注《温热论》时又说："外邪未解，里先结者，湿温风温均有"。说明清火消痰法可适用于具有痰热内阻、气机郁滞病机之多种温病的。小陷胸等治温要方都出于《伤寒论》，宗《伤寒论》专论伤寒之说者，若能取《伤寒论》读之，就可不为前人之瞽说所欺。叶天士以小陷胸与泻心汤并言，何廉臣以小陷胸与黄芩加半夏生姜汤为一类，故泻心诸方，均可隶于此法。

## 十一、清热解毒法

例方：甘草汤：甘草二两。上一味，以水三升，煮取一升半，去滓，温服七合，日二服。集注：吴鞠通说："温病少阴咽痛者，可与甘草汤。"③徐彬说："甘草一味单行，最能和阴，而清冲任之热，每见生便痈者，骤煎四两，顿服立愈，则其能清少阴客热可知，所以为咽痛专方也。"③

按：甘草为清热解毒要药，仲景之甘草汤、排脓汤、升麻鳖甲汤诸方均从清热解毒立法，故均用甘草。杨栗山认为阴阳毒"即大头温、蛤蟆温、瓜瓤温以及痧胀之类。"张锡纯治奉天霍乱盛行，制急救回生丹、卫生防疫宝丹两方，救人甚多，"二方中皆重用甘草"，"诚以暴病传染皆夹有毒气流行"，说明甘草汤之清热解毒法，不独温病咽痛、温毒疮疡诸证宜之，并可以之解温疫之疫毒。

## 十二、淡渗利湿法

例方：猪苓汤：猪苓、茯苓、泽泻、阿胶、滑石各一两。上五味，以水四升，先煮四味取二升，去滓，内阿胶烊消，温服七合，日三服。

集注：薛生白说："湿热症，数日后自利，溺赤，口渴，湿流下焦，宜滑石、猪苓、茯苓、泽泻、萆薢，通草等味。"[35]

程应旄说："热在上焦，故用栀子豉汤；热在中焦，故用白虎加人参汤；热在下焦，故用猪苓汤。"[36]

赵羽皇说："阿胶质膏，养阴而滋燥；滑石性滑，去热而利水，佐以二苓之渗泻，既疏浊热，而不留其壅瘀，亦润真阴，而不苦其枯燥，是利水而不伤阴之善剂也。"[37]

按：温病利水，最怕伤阴，然湿与热合，又当"渗湿于热下"，使不与热相搏，以孤其势，叶氏云温邪夹湿加芦根、滑石之流，即是此意。薛、程诸家，指出滑石、苓、泽之品是下焦湿热之治法，赵氏则点出本文具有利水而不伤阴之特点，近人治流行性出血热，在少尿期用左归饮合本方以滋肾生津、育阴利湿[38]。这些注释和经验，对温病湿热证之运用淡渗利湿法，都有很好参考价值。

## 十三、滋肾泄热法

例方：猪肤汤：猪肤一斤。上一味，以水一斗，煮取五升，去滓，加蜜一升，白粉五合，熬香，和令相得，温分六服。

集注：薛生白说："湿热证，十余日后，尺脉数，下利或咽痛，口渴心烦，下泉不足，热邪直犯少阴之证，宜仿猪肤汤凉润法。"[39]

张石顽说："徐君育素禀阴虚多火，且有脾约便血证，十月间患冬温，发热咽痛。里医用麻黄杏仁半夏枳橘之属，遂喘逆倚息不得卧，声飒如哑，头面赤热，手足逆冷，右手寸关虚大微数，此热伤手太阴气分也。与葳蕤甘草等药不应，为制猪肤汤一瓯，令隔汤顿热，不时挑服，三日声清，终剂而痛如失。"[40]

按：《温病学》释薛氏上条说："湿热化燥，劫灼肾阴而水亏火浮，故出现咽痛、口渴、心烦等证。热郁下焦，则为下利。总的来说，是肾阴亏损为主，下焦郁热较轻，故以猪肤汤滋肾泄热"[41]。《本经逢原》说本方"取其咸寒入肾，用以调阴散热"，"予尝用之，其效最捷。"结合张氏治验来看，无论湿热、冬温，无论少阴、太阴，只要具有阴虚火扰之共同病机，本方均可适用，而温病后期肾阴亏而虚热动者，尤为善后之要法。

## 十四、凉血止利法

例方：白头翁汤：白头翁二两、黄柏三两、黄连三两、秦皮三两。上四味，以水七升，煮取二升，去滓，温服一升。不愈，更服一升。

集注：王子接说："白头翁凉阳明血分之热，秦皮收厥阴之湿，黄连胜中焦之热，黄柏燥下焦之湿，四者皆味苦性寒，直入下焦，坚阴止利。"⑫

薛生白说："热入厥阴而下利，即不圊血，亦当宗仲景治热利法，若竟逼入营阴，安得不用白头翁汤，凉血而散邪乎。"⑬

按：白头翁为凉血止利之要药，并有清热解毒之作用。"今以通治实热毒火之滞下赤白日数十次者。颇见奇效。"⑭《方剂学》教材说："本文所治不是一般湿热痢，当为热毒深陷血分，纯下血痢之证。""治疗着重于清热解毒凉血，俾热毒除，则血痢自止。故方中以白头翁清热解毒，凉血治痢，为治热毒赤痢主药；黄连、黄柏、秦皮协助白头翁清热解毒，燥湿治痢，均为佐使药。四药合用，具有清热解毒、凉血治痢之效。"热毒痢属温病范畴，故凉血止痢亦为治温病之一法。

结语：张锡纯说："温病治法详于《伤寒论》"，这是事实。现流行最广的《伤寒论》是赵开美的复刻本，这个版本与桂林古本《伤寒杂病论》相比较，确实遗佚了许多有关温病的内容，但因《伤寒论》本来是一本专论外感热病之专著，故即就赵氏本论，内中论温内容仍是十分详细丰富的，惜后人望文生义，以为此书专论寒，于内中治温大法不加注意，产生了种种错误的说法，淆乱了视听，使仲景治温大法不明于世，这就继承发扬仲景学说来说，是不能不加注意的，笔者有鉴于此，特就赵氏本中有关治方，归纳为十四法，自知体系多乖，支流有混，但冀为系统研究仲景治温病法，起抛砖引玉之作用。

**参考文献：**

①柯琴．《伤寒来苏集》，上海科技出版社，1959.

②、⑬、㉒、㉗吴昆，《医方考》，江苏科技出版社，1985.

③、㉔、㉞丹波元坚．《伤寒论述义》，人民卫生出版社，1983.

④、⑮、⑰、㉖张锡纯．《医学衷中参西录》，河北科技出版社，1985.

⑤、⑱、㊶、㊸南京中医学院主编．《温病学》，上海科技出版社，1979.

⑥叶桂．《增补临证指南医案》，光绪丙午仲秋上海尼文书局石印．

⑦、㉜、㉝吴瑭．《温病条辨》，人民卫生出版社，1963.

⑧徐灵胎．《徐灵胎医书全集》，广益书局石印，民国31年．

⑨、⑯、㊲冉雪峰．《冉注伤寒论》、科技文献出版社，1982.

⑩湖北中医学院主编．《伤寒论选读》，上海科技出版社，1979.

⑪广州中医学院主编．《方剂学》，上海科技出版社，1979.

⑫杨栗山．《伤寒温疫条辨》，北京中国书店，1986.

⑭凌奂．《本草害利》，中国古籍出版社，1982.

⑲王孟英．《温热经纬》，光绪乙酉年松韵阁版

⑳、㉓、㉙柳宝诒．《温热逢源》，人民卫生出版社，1959.

㉑浙江省中医研究所．《温疫论评注》，人民卫生出版社，1977.

㉕、㉘、㉝吴谦，等．《医宗金鉴》第一分册，人民卫生

出版社，1973.

㉚、㊷王子接．《绛雪园古方选注》，上海科技出版社，1982.

㉛、㊵何廉臣．《重订广温热论》，人民卫生出版社，1960.

㉟、㊳、㊴南京中医学院．《温病学》，上海科技出版社，1978.

㊹张山雷．《本草正义》，兰溪中医私立学校（教材影印本）（曾刊于《中医药学刊》1991 年第 1 期）

# 34. 评叶霖对《温病条辨》的争鸣

叶霖，字子雨，江苏扬州人，为晚清名医，对温病很有研究，著有《伏气解》、《痧疹辑要》、《伤寒正义》、《难经正义》、《脉说》等，并增订了《温病条辨》、《伤暑全书》、《脉诀乳海》等书。叶氏行医多年，他在临证中"每见温热时疫伏气，邪由内发，而误于银翘、桑菊者不知凡几，尤可异者，暑入心包，烦闷炽热，用香薷而去黄连，谓是鞠通之法，先解上焦之表，不可用中焦里药，以致焦头烂额而不可救，此虽庸工不善读书之祸，而谓非鞠通界划三焦，混分表里作俑之过可乎，目击心伤，不容缄默"（引文录自《增批温病条辨》，下同）所以取《温病条辨》逐条批注，"俾后学可得此书之用，而不为此书所误"，从而撰成为《增批温病条辨》（又名为《叶氏增评温病条辨》）一书，此书识见独具，富于雄辩，议论大多中肯，批评合乎事实，是一很有学术价值的争鸣性专著，但世少传本，人多未知，故今就其主要之学术观，拟作介评如次。

## 一、去短取长读叶案

《温病条辨》，自条自辨，然许多"自条"，实非出诸鞠通，而大多数不过是一字未更的抄了一则叶案（只是造了一个方名）而已；也有部分系属抄袭时改头换面、略更数字的。对鞠通攘叶案为已有这一点，叶氏指摘其严，直斥剽窃。究其大为小满之原因，并不在于"欺世盗名"，而主要因为"《临证指南》一书，本非香岩先生手笔，乃门诊底薄，为诸门人分类刊刻，其获效偾事，不得而知"，医者于研读时，须加分析，有效者固可宗法，未效者或挫手案则只能引为教训，若此而不知，概视为验案，竟作"不磨之矜式"诲人，就失当了。故叶氏把鞠通"剽窃叶案数条，便谓道在于斯"的做法，目为庸陋之举，认为《临证指南》一书，"全在善读者，去短取长，未始非临证之一助。奈耳食庸工，执此一本兔园册子，便谓道在斯矣。"这确是一个不可忽视的问题，惜从前医界，对此未加注重，致抄袭数案，悉为矜式。"执此一篇，奉为圭臬"，浸成风气，牢不可破，良深浩叹！有识之士，对此素来不满，如俞东扶曾指出："《指南》全部，亦仅数年之医案，岂是赅叶氏之一生。自刊行以来，沾溉后学，被其惠者良多；而枵腹之辈，又借此书易于剿袭，每遇一证，即抄其词句之精毕，及药方之纤巧而平稳者以应世，而举一切医书束之高阁，简便则甚矣，而不知学之日益浅陋也。嗟乎！岂《指南》误人耶，抑人误《指南》耶。"何廉臣奋志编撰《全国名医验案类编》，其初衷亦是感慨于斯。关于伏气温病，《临证指南》中有医案，《三时伏气外感篇》有明论，《温热篇》则是言外感风温，而并未及内发伏气，叶霖认为：鞠通以《温热篇》上受犯肺论旨，囊括一切温病，"只知摭拾《临证指南》，变其方名，攘为己出，而于叶氏之书，并未全读"，故其论多违叶氏之心法。其抄袭叶案，在选材与裁剪方面，亦多未当。如《临证指南》湿门案，是"统言湿病，非专指湿温言，故治湿温之法，多有未备。"而《温病条辨》之论湿温，"全抄叶氏湿门医案"，竟无一己出，如中焦篇九十一条，"剽窃叶案，捏造方名，却将不饥恶心四字不录，便失制方之义。"又如同篇四十八条，"此叶香岩治方姓案也，鞠通窃来，捏造方名，却将平昔嗜酒少谷，中虚湿结不录，而添入舌白滑，甚则灰等

句，昧其病源，裁剪非是。"又如同篇八十五条，"此窃叶氏
治湿疟案，捏造方名，而方中半夏加五分，广皮去五分，如此
裁剪，于病者获益耶，抑欺世以避剽窃之名耶。"叶霖这样揭
短，就行文措词来说，确乎不够"温良恭谦让"，然事实如
此，难以违饰。又如治痢，中医极少用开支河法，叶天士偶一
用之，是否妥当，值得研究，鞠通抄袭为条以诲人，叶霖认为
中焦篇九十二条，"虽录之叶案，此方我不谓然，未见复诊，
想亦不效。"诸如此类的可议之处，书中比比可见。基于剽取
叶案、方法失当之事实，医者研究湿温等温病，读《温病条
辨》自不若直接读叶案，叶案虽"瑕瑜互见"，但朴实无华，
均系临证实录，非抄袭裁剪、弄虚作假者比，然时医昧于原
本，反奉吴著为圭臬，叶霖感慨于此，故起而抨击鞠通之剽
窃，提出了去短取长读叶案的主张，这是很有道理的。

## 二、伏气、温、瘟不同治

叶霖对鞠通贬又可、斥景岳，"咒前贤为俗子"，也很有
意见。特别是对于吴又可之批评，屡表异议。如中焦篇七六条
辨语中，鞠通断言达原饮一方，吴又可是用"以治不兼湿邪
之温疫初起，其谬甚矣。"叶霖斥曰："胡说，何以知吴氏所
治之温疫，是不兼湿"，又说，"方论中谓吴又可《瘟疫论》，
是不兼湿之疫，不知何所见而云然。"叶氏认为"延陵所论，
乃温疫之夹乎湿者，非热淫偏胜之疫也。鞠通责非其责，殊属
梦梦。"这完全合符事实。鞠通否认又可所论之疫与湿有关，
是为了贯彻其风温、温热、温疫、冬温初起悉当王以银翘散之
学术观，而叶氏则认为：同一温疫，治亦不一定同，伏气、
温、瘟有别，更不能执一方概治，他说又司所馆之疫，"乃疠
厉杂气，热湿相搏之温疫，故多议下，若暑热为疫，又当从余
师愚之清瘟败毒饮矣，同一温疫，其治各异，岂风温、温热、
温疫、冬温数证，可一方赅治之理，鞠通于温病题旨，全然未
清。"又说："银翘散一方，只可治外感风温，移治伏气温病，
已属不合，况瘟疫乎……瘟疫夹湿，初起舌本绛，苔白腻，粗

如积粉，脉盛右部数，于不浮不沉之间，舍达原饮并无良法，银翘散果可治此重证乎？自家于外感伏气尚辨之不清，而竟议延陵牵混，何妄诞之甚耶。"鞠通不但诋又可用达原饮治瘟疫之非，并咒其恣用大黄，纯持承气，而叶霖则谓"外感风温温热，阳明实证，宜用承气大下者甚少，设夹湿，犹不当重下；瘟疫则非下不可，盖湿郁疫邪，必须釜底抽薪，故吴氏达原饮之后，多用下法也，鞠通于温热、温疫，模糊莫辨，反咒又可之非，谬矣。"叶氏"瘟、温不分，每多误事"的学术观，很有参考价值，鞠通之批又可，理欠充分。在我国外感热病学发展史上，贡献最为卓著者，一为张仲景，一为吴又可，而鞠通对前贤之贬议，以又可为最多。又可治湿热疫，以首用达原饮，继以承气汤为大法，此系其毕生经验之总汇，而鞠通俱加非议，然自家于伏气、温、瘟分辨不清，此所以有叶霖、章楠等医家起而批驳之。近世谓一切温病初起，均先伤上焦手太阴，可用银翘散一方统治，即是秉鞠通所教，殊不知叶霖对此，已早加痛斥，他在上焦篇第二条后批注说："此节言凡病温者，始于上焦，在手太阴，赅第一节之九种温病，皆当从其手太阴治，真属医道罪人，姑不论温疫、温毒、湿温等证，伏气（新感），各有不同，即春日温热、乃冬至之后之阳热、伏藏少阴，岂手太阴上焦表药可治，所以必主以葱豉汤者，豆豉能启发肾气，俾少阴伏邪从皮毛汗解，由肾达肺，非翘、薄、芥、桔清肃上焦所能解，然而豆豉虽能启发肾中伏邪，非假葱之力升提，童子小便之咸降。上下分消，不足为功，鞠通不能明伏气为何气加豆豉于银翘散中，其实无用，近世不明制方之义，用葱、豉而不用童便，云畏其补阴，更有用豉而去葱，谓是上焦表药者，此等不识医理，妄自立方之庸工，皆鞠通有以教之也。"然鞠通不但治风温、温热、温疫、冬温初起主以银翘散，其治伏暑，不论气分血分、表实表虚，亦悉主以此方，故叶霖在上焦第三十七条后又批注说："此邪从内发，非由皮毛口鼻吸受之外感，岂银翘散轻剂可治……内发伏暑，未必在手太阴，更未必遵奉鞠通排定道路，由上而中而下也。"又说："治伏暑一味银翘白虎加减，竟无他法乎，何其隘也"。笔者认为：叶霖说："吴门叶氏，以温暑分三焦论治，作《温热篇》，言外感风温，上焦先受，而并未及内发伏气"，这是事实，"鞠通剿袭其说，将人身划界三截，无论外感伏邪、温疫、湿温、暑燥诸证，皆要照伊排定路径，由上而中而下，而并可以一方赅治"。这事实上也是不可能的，叶霖对此之批评，文充理足，较之抄剪为文，向壁虚构之论，相去何啻天渊，倘此而不予注重，抱残守缺，崇饰瑕疵，尊奉《温病条辨》为经典，就未免使人有"黄钟废弃，瓦釜雷鸣"之感，就中医学术之发展来说，这是太可惜了。

### 三、乱纂经文须商榷

凭藉记忆，不作核对，割裂经文，引用失实。前人时有之，本不足深责，但鞠通一面诮人割裂圣经，一而刺取《内经》文字，曲从己意，或竟捏造经文欺世，所以叶氏对此亦予以抨击，说"此书引经，断章分句者，不知凡几，独小谓之割裂乎，何矛盾若是耶！"就《温病条辨》的客观评价和研读来说，这确实也是一个值得提出的实际存在问题。如原病篇之引经，即大成问题，叶霖在该篇第二条后批注说："上节言外感之温热，将《六元正纪论》断章取义，为温病立说，而不涉他证，犹可。此节论伏邪，安能割裂经文，删去春伤于风，夏生飧泄；夏伤于暑，秋必痎疟；秋伤于湿，冬生咳嗽之二十四字，是全不达经旨矣。"又将"痎疟而改作温疟，是更不达经旨矣。"对同篇第八条之辨，叶氏也认为是"颠倒经义，拉杂生克，谓凡温病皆从上焦手太阴始，坐不明伏气为何气，故荒谬若是也"。除叶氏所已经指出的，该篇引文失实处，例子尚不少，如《刺热篇》原文曰"太阳之脉，色荣颧骨，热病也，荣未交，曰今且得汗，待时而已。与厥阴脉争见者，死期不过三日，其热病内连肾，少阳之脉色也。少阳之脉，色荣颊前，热病也。荣未交，曰今且得汗，待时而已，与少阴脉争见者，死期不过三日。"鞠通删去了两句"荣未交，曰今且得汗，待时而已。"将文接到"凡此九者不可刺也"后面，说这是《热病篇》之文，核稽《热病篇》，无此文字。又同条"未曾汗者，勿腠刺之"之后，原有如下一大段文字："热病先肤痛窒鼻充面，取之皮，以第一针，五十九；苛轸鼻，索皮于肺，不得索之火，火者心也。热病先身涩，倚而热，烦悗，干唇口嗌，取之皮，以第一针，五十九；肤胀口干，寒汗出，索脉于心，不得索之水，水者肾也。热病嗌干多饮，善惊，卧不能起，取之肤肉，以第六针，五十九；目眦青，索肉于皮，不得索之木，木者肝也。热病面青脑痛，手足躁，取之筋间，以第四针；于四逆，筋躄目浸，索筋于肝，不得索之金，金者肺也。热病数惊，瘈疭而狂，取之脉，以第四针，急泻有余者，癫疾毛发去，索血于心，不得索之水，水者肾也。热病身重骨痛，耳聋而好瞑，取之骨，以第四针，五十九刺，骨病不食，啮齿耳青，索骨于肾，不得索之土，土者脾也。"这段文字，鞠通把它删去了。又同条"热在髓，死不可治"之后，也尚有如下一大段文字："热病头痛颞颥，目瘈脉痛，善衄，厥热病也，取之以第三针，视有余不足，寒热痔。热病体重，肠中热，取之以第四针，于其腧及下诸指间，索气于胃膈，得气也。热病夹脐急痛，胸胁满，取之涌泉与阴陵泉，取以第四针，针嗌里。热病而汗且出，及脉顺可汗者，取之鱼际、太渊、大都、太白，泻之则热去，补之则汗出，汗出太甚，取内踝上横脉以正之。"这段文字，鞠通也删去了。又"五日汗大出"原文系"五日汗不出"原文系"五日汗不出"，不知是篡改是笔误？仅就此条引文看，随意改篡，全非经文之旧。他如《六元正纪大论》条，亦非原文，肾热病者，肝热病者两条之后，均有文删去，如此引经，岂足为法。且《刺法论》之论疫，本以"正气存内，邪不可干，避其毒气"为中医防疫之两大原则，鞠通不知想青气想白气一段是言气功导引术，斥为祝由家言，更不应连"避其毒气"一语而删之，其谓"正气存内，邪不可干"二句已尽语意，显是偏执扶正敌邪一端，失却了经文之本义。又如中焦篇五十一条，鞠通说是"采《金匮》原文，备录于此"。并诮时医不读《金匮》，叶氏眉批："《金匮》却无霍乱证治，时医固未读《金匮》，而鞠通又何尚读过《金匮》，不然何以捏造出诸《金匮》耶。"凡此等等，均有刺取片言，曲从己意之失，不知何以历来之研究《温病条辨》者，悉缄口而讳言之。以其事实如此，故该书中谓"温病，桂枝汤主之。"系仲景原文；谓"《金匮》谓：经热则痹。"等种种捏造处，读者必须看破，始可不为所欺。

结语：叶霖为系统批注《温病条辨》之第一人，马小琴谓"叶君诸评，其精湛处，确似老吏断狱，一字不可更易，而有几处，未免深刻苛求"，又谓叶氏"胸具城府，使才任性，偶抵罅隙，指摘綦严，"不及徐氏之评叶案。而笔者则谓《增批温病条辨》一书，堪推醒世之作，叶氏治学有见，其批亦多有理，实属难能可贵，如上述三点，即均是有参考价值者，至于其行文之尖锐，文笔之辛辣，似可引为鉴戒而不必过作吹求，未悉读者诸君以为然否。

（曾刊于《中医文献杂志·杏苑》1991 年第 2 期）

# 35.《温热论》扬秕

时逸人说："《温热论》经章虚谷、王孟英捧场，俨然成为谈温病者特出的宗派。吴鞠通编《温病条辨》时，更奉他的理论为最高指导的原则。我们应当承继和发扬他的优点，同时也不能忽略他的缺点"[1]。笔者完全赞同这一看法。但历来之注《温热论》者，出于对叶氏的崇拜，大多是"宁为曲释，讳谈瑕疵"，极少直率地指出其中之缺点。实则禾秕不辨，流弊无穷，贻误后世，为害不小。基此认识，现驳诘其五失，以正来者之视听，未当处，请同仁匡正。

## 一、温病不都首先犯肺

《温热论》开宗明义就提出了"温邪上受，首先犯肺"之说，吴鞠通又宏其义而敷扬之，谓："凡病温者，始于上焦，在手太阴"。嗣后这一论点，为该派所公认，并成为当今之通论。如作为现全国统编教材的《温病学》释"首先犯肺"条说："本条为论证温病证治的总纲。条文首先概述温病的发生发展机理"。但众所周知，叶氏之《温热论》，至少是统风温、湿温二者而言。吴氏之所谓温热病，则有风温、温热、温疫、温毒、暑温、湿温、秋燥、冬温、温疟等九种之多。从现代医学病名来看，叶、吴之所谓温病，至少包括流感、脑炎、肠伤寒、肺炎、猩红热、中暑、疟疾、黄疸肝炎、腮腺炎、痢疾以及流行性出血热、钩端螺旋体病等多种疾病。然上述疾病，除了"流感"等少数呼吸系统疾病是"首先犯肺"外，像"乙脑"、"黄疸肝炎"、"肠伤寒"、"出血热"等，就不是首先犯肺的。谢诵穆认为温病大体可分为肺系温病与胃系温病两大类，而"温邪上受，首先犯肺，逆传心包，此十二字者……仅为犯肺温病之纲领，决不能包括湿温等胃系温病，以肺系温病之纲领，兼统胃系之温病，谚所谓张冠李戴，泾渭不分也"（《温病论衡》）。我们若对"首先犯肺"不辨是非，竟把它当做温病初起之普遍规律看，就难免会用治肺之方药，去治与肺无关之热病，这样，能不贻误病机亦几稀矣！又安可望在初起阶段即收截断逆转之效哉！若外感热病果真都是"温邪上受，首先犯肺"，则"或透风于热外，或渗湿于热下，不与热相搏，势必孤矣"，是病不应再加重，何以会"辛凉散风、甘淡驱湿，若病仍不解，是渐欲入营"？原因不外两个：一是病本不关肺而以治肺方药治之；二是杯水车薪，药量太轻。所以主观上希望风与热相离，病即向愈，而客观上从卫入营，仍然步步加重。故吾人治外感热病，"不得以首先犯肺，以印定后人眼目"，否则必有"理论与实际脱节的舛误"，"如外感初起，并无呼吸器的症状，一概认为在手太阴，未免无的放矢"[1]。时逸人的这种说法，无疑是正确的。

## 二、辨卫气营血与伤寒异

卫气营血的辨证方法，最早开始运用者为张仲景，如《伤寒论》53 条指出："病常自汗出者，此为营气和，营气和者，外不谐，以卫气不共营气谐和故尔"。所以时逸人说：
"太阳篇中，已包括营卫气血，不能将营卫气血，剔出：于太
阳范围之外。"在这一问题上，叶氏也具有同样的看法。他强
调，温病治法与伤寒大异，而"辨营卫气血（虽）与伤寒同"。
然而这实际上又是一个明显的错误。因为叶氏"四层"的浅
深程次是"卫之后方言气，营之后方言血"，是卫最浅，气稍
深，入营更重。因为叶氏所说的营分病变已明显地比气分病为
甚，敢卫分病先传气，再传营，所以叶氏在治疗上主张"入
营犹可透热转气。"而《伤寒论》卫气营血的浅深程次是营在
气之前，营分病比气分病为轻，故太阳病的经（表）证就有伤
营、伤卫、两伤营卫之说，而腑（里）证才有用五苓散治气分，
用抵当汤治血分的疗法。说明营卫趋表而浅，气血主里而深，
所以邪在太阳，一开始就可以有营分病，仲景主以调和营卫之
桂枝汤。桂枝汤在《温病条辨》中，是吴氏用以治温病初起
恶风寒之首方，叶氏所说的营分病，则根本不能用这张方治
疗，说明叶氏之辨卫气营血，与仲景之辨卫气营血异。近之温
热病家以卫气营血为辨证纲领，宗法叶氏，故营分病比气分病
重。此法系叶氏所创，但叶氏偏说："辨营卫气血（虽）与伤
寒同"，这就经不得推敲。

### 三、治法只有小异

"清代医家如叶天士、王孟英、吴鞠通诸氏，（确实）主张
温病与伤寒对立"[1]，叶氏在《温热论》中说："（温病）治法
与伤寒大异"，就是这种主张的反映。但两者于治法上实际只
有小异，并无大异。伤寒家与温热家，对于外感病的认识，虽
然许多不同，然论治法，则仅在初起时有所出入。广义伤寒所
包括在内的温病，与叶吴所说之温病，因为是同一个对象，故
古今治法，虽详略有殊，而原则一致，所以温热家之治温要
方，如白虎、承气之类，都是从《伤寒论》来。就狭义伤寒
来说，其初虽与伤寒相对立，但化热之后，治法也完全一致，
如金寿山就说："伤寒与温病治法之异，主要在初起见表证

时，至于化热之后，都应该凉解，出入就不大了"[2]。陶节庵也说过："（温病）表证不与正伤寒同治，里证同。"说明狭义伤寒，化热传里之后，治法亦即与温病不殊。如谓伤寒始终当重视救阳，温病始终应重视救阴，则是一种错觉，实际上《伤寒论》对于存津液也很重视。故若谓狭义伤寒与温病，初起用药有宜凉宜温之异则尚可，若泛谓治法与伤寒大异则不可。

## 四、温病亦多传变

伤寒家好称外感热病为伤寒，温热家好称外感热病为温病，这是旧时医家习惯。但同样的一种疾病，同样的一个对象，其传变若非药物治疗等原因之影响，它必然按照自己一定的规律而发展。寒温之争在病因，病因观点的争执，诚如陈苏生老中医所说"实际上就是'用药方法上的争执'"（《温热管窥》）。这种争执，都无非是为了说明自己治疗主张的正确，并不是说客观上确实存在着寒与温这两类各自按不同规律发展的热病。即退一步说，叶氏曾说"伤寒多有变证，温热既久，在一经不移，以此为辨。"又云"三焦不得从外解，必致成里结，里结于何，在阳明胃与肠也。"这本身就是自相矛盾的，但崇拜叶氏的人总是为之曲释，如章虚谷说："伤寒先受于足经，足经脉长而多传变。温邪先受于手经，手经脉短，故少传变。"又如周学海，他说："寒邪为敛，其人以渐，进一境即转一象，故变证多；温邪为开，重门洞辟，初病常兼二三经，再传而六经已毕，故变证少。"这些说法都不能使后人满意。如《温病学》就说："（章氏）对伤寒多传变，温病少传变，说理甚为牵强，颇难令人信服"。并认为周氏之说，亦未必尽然，因为"温邪初起如兼有二三经的证候，其病情大多较为严重复杂，证候演变亦是变化多端。这怎么能认为是变证少呢？因此周氏这段解释的理由是不充分的。"但谈醇不谈疵，言瑜不言瑕，这几乎已成为历来注《温热论》者之传统，故《温病学》的编者，亦但对章氏、周氏之注表示不满，而对叶

氏原文，也是丝毫不加指谪。这与不满《伤寒论》中某些条
文而必然指谪王叔和一样，确是一种避免受数典忘祖指责的好
方法。但这样一来，《温热论》也难免给人一种字字金玉的错
觉。实则按叶氏自己所说，温病初起在手太阴，逆传则入心
包，顺传则入阳明，也可留连于三焦。虚则内陷于少阴（实则
六经俱可涉及）。既然并非不变不移，孰能教人以此为判断是伤寒
还是温病之依据？故多变不变之论，人谓堪称经验之谈，余谓
最是无稽之说，谢诵穆也曾对此进行过驳斥，可谓是先得
我心。

## 五、早用血药亦非动手就错

叶氏分卫气营血用药，划界颇严，他说：“卫之后方言
气，营之后方言血。在卫汗之可也，到气才可清气，入营犹可
透热转气”，“入血就恐耗血动血”，“否则前后不循缓急之法，
虑其动手便错。”按照“到气才可清气”之说，不用说表证用
血药，即气药亦不可杂入，但桂枝汤之桂、芍，都是血分药，
吴氏竟以之为《温病条辨》首方，这本身就说明了叶、吴学
说之矛盾。后人批评吴氏用桂枝汤之不妥，主要是指责他以温
治温。余谓按叶氏之说，还要批评他早用血药，背前后不循缓
急之训。但实际上在卫分时用了血分药，不能说是一种过失。
伤寒表证可以用血分药，温病表证也未必须忌血分药，叶氏制
订这一清规戒律，本身就不符合“见肝之病，知肝传脾，当
先实脾”之原则。既然见到卫分证而知道它将向气分、营分、
血分步步深入，为什么必须“到气才可清气”呢？为什么不
可以按见肝治脾的原则，来一个预治其气，预治其营，不使气
分、营气证出现，在卫分时就解决它呢？“姜老治温病，不拘
于‘卫之后方言气，营之后方言血’、‘到气才可清气’的顺
应疗法，主张先证而治”[3]。这种治疗主张，使人很受启发。
祝味菊说：“医之为工，工于救逆。”叶氏学说指导温病的治
疗，就截断逆转来说，还不能令人满意。要提高疗效，理论和
实践两方面，都须勤加探索。理论上不宜因循守旧，泥于一

说；临床上要从实际出发，以避免用药路子太窄，过去聂云台治肠伤寒（湿温），一开始就用大黄血药，亦有良效。近人"以活血化瘀、通里攻下、清热解毒法治疗 52 例流行性出血热，全部治愈。特别是早期应用活血化瘀药，具有增强吞噬细胞吞噬能力和增强网状内皮系统活力的作用，对改善微循环，防止弥散性血管内凝血等可能有所裨益"[4]。这些实例，说明温热病在早期使用血分药，也决非是"动手便错"。相反，明知卫将传气而不预治气，心知气将入血而不先治血，必待出现气分、血分证之后方用于气分、血分药，这种治法，尾随于病变之后而投药，说者每谓有是证、用是药，这是辨证论治，实际上并不符合"上工治未病"之原则，亦不真正：符合辨证论治的精神。

### 参考文献

[1] 时逸人.《中医伤寒与温病》，上海科技出版社，1985 年版，第 7、9、19 页。

[2] 金寿山.《温热论新编》，上海科技出版社，1960 年版，第 1 页。

[3] 贝润甫，等.试论姜春华教授的"截断扭转"学术思想。上海中医药杂志，(1)：16，1983。

[4] 刘树农，等.试论张子和祛邪学说的承先启后。上海中医药杂志，(7)：19，1981。

## 36,《温热论》扬稗补说

祝味菊曾对《温热论》提出批评："此篇风行一时，深入人心，以盲引盲，贻误滋多"。话虽然说得比较偏激，实际上是有一定道理的。祝氏在其著《伤寒质难》中，着重对湿胜。阳微，法应清凉等论点作了驳斥，但有不少瑕疵尚未言及，故笔者曾撰写了"《温热论》扬稗"及"营分受热，即撤气药辩"等文。现再补说二点如下：

## 一、舌生芒刺，决非皆是上焦热极

《温热论》："又不拘何色，舌上生芒刺者，皆是上焦热极也，当用青布拭冷薄荷水揩之"。这段文字尚待商榷，不能盲目尊信。章虚谷说："胃无大热，必无芒刺。"俞根初论六经舌苔，亦以芒刺属胃热。吴坤安认为：舌苔白而生燥刺，属肺经温邪；如厚黄燥刺，或边黄中心燥黑起刺，属阳明胃热；如鲜红起刺，为胆火炽；如舌苔焦紫起刺如杨梅状，是厥阴肝经热毒。秦皇士则认为："凡渴不消水，脉滑不数，亦有舌苔生刺者，多是表邪夹食，用保和丸加竹沥、莱菔汁，或栀豉加枳实并效"。从诸家经验来看，苔生芒刺，决非上焦热极一端，叶氏一见舌生芒刺，不辨舌苔之色，不察形体脉证，概认为是上焦热极，这是极为错误的。因为叶氏是一个临床经验丰富的医学家，而《温热论》竟有此瑕疵，所以有人怀疑这是顾景文之作。温热病舌生芒刺，以属中焦胃热者居多，故吴鞠通撰《温病条辨》，在"上焦篇"不曾提到舌生芒刺，而"中焦篇"第一条就有"舌苔老黄，甚则黑有芒刺"之证，说明芒刺舌虽肺经热邪有时亦可见到，但大多提示：胃热已炽，病在中焦。《温病条辨》"中焦篇"三十五条说："阳明温病，下后微热，舌苔不退者，薄荷末拭之"。吴氏用新汲凉水蘸薄荷末拭舌的办法来之于叶氏，但叶氏以芒刺舌不论何色，皆属之上焦。吴氏则以芒刺舌属之中焦。即此观之，吴氏是心识其说之误的，只是讳言其失罢了。叶氏如果以芒刺舌责之中焦热极，还可以说他尚未大误，但《温热论》偏说皆属下焦，而且还说连舌苔颜色都可以不必辨。所以，《温病学》也说："临床辨证，必须结合证候全面分析，而绝不可一见舌有芒刺，即认为是上焦热盛所致"这是正确的。

## 二、湿温无转疟之可能

前人在治疗湿病温病的过程中，有时碰到原病缠绵棘手，后来偶遇病人复患疟疾，随着疟疾的治愈，原病亦瘳。因此，误认为原病是化疟了，又因疟疾辨证有属温属湿的，于是更确信湿温病可以转化为疟疾了，叶氏论湿温病，谓"因其仍在气分，犹可望其战汗之门户，转疟之机栝"，论疟疾，谓"温邪兼雨湿，外搏为疟"（《临证指南·疟·吴案》）、"此湿温客气为疟"（同书曹案）等等，正是反映了这种观点。章虚谷认为湿温病只要展其气机，用"杏、朴、温胆之类，辛平甘苦以利升降而转气机，开战汗之门户，为化疟之丹头"。王孟英说："转疟之机栝一言，原指气机通达，病乃化疟，为邪杀也"。显然，这样随文生训，都是以讹传讹。湿温自是湿温，疟疾自是疟疾，这二种病根本无互相转化之可能，这在具有现代医学知识的人很易了知其荒谬，但在古人确实曾经有误解。现在对叶氏的上述条文，都采用"转变成疟状"来解释，这主明后人的认识比前人进步正确了。但后人的这种知识毕竟不是叶氏原文的本意。叶氏湿温转疟说，是前人对疾病的一种错误认识，对此如不实事求是地指出，恐后之初学难免仍受其说之影响，故余于此复赘言之。

（曾刊于《陕西中医》1985 年第 4 期）

## 37. "营分受热，即撤气药"辨

《温热论》："营分受热，则血液受劫，心神不定，夜甚无寐，或斑点隐隐，即撤去气药。如从风热陷入者，用犀角、竹叶之属，如从湿热陷入者，犀角、花露之品，参入凉血清热方中。"这段文字，理论上有自相矛盾之处，临床上亦很不符合实际，如不予辨析，未免令人滋生疑惑，故略述己见如次。

### 一、理论上自相矛盾

1. **既云撤气药，又用气药**　叶氏治温病，分卫气营血四个层次用药。就《温热论》看，所谓卫分药，是指薄荷、牛蒡之属，所谓气分药，是指竹叶、花露之品，所谓营分药，是指犀角、玄参之类，所谓血分药，则如生地、丹皮等物（实际上营分、血分药很难划分，如叶氏清营，常用生地）。叶氏一面戒人"即撒去气药，"一面又教人用竹叶、花露、人中黄等气药，其说无以自圆，显然矛盾。

2. 撒气药，何以透热传气　我们知道：叶氏之所谓"入营犹可透热转气"，就是在用营分药清营的同时，继续使用银花、连翘、黄芩、黄连一类的气分药，以冀入营之邪热仍从气分外透而解。这一治疗主张，说明邪热入营之后，清气分热邪药物的应用，仍不可轻忽，不可因气营之分，以为已见营分证，就忽视了清气透泄涤热解毒诸治法。吴鞠通治邪热入营的清营汤之所以用竹叶心、麦冬、黄连、银花、连翘，叶天士治热入营血的神犀丹之所以用黄芩、银花、连翘、板蓝根、天花粉、石菖蒲、淡豆豉等气分药（个别应属卫分药），就是这个道理。如果营分受热，就即须撒去气药，那么以上"入营犹可透热转气"之药法则难以解释。从上述可见，"入营犹可透热转气"与"营分受热，即撒去气药"二说，则难以并存。

## 二、临床上不合实际

温病见营分证者，无论是伏气自内而发，还是新感邪从外而入。无论是气分之热初入营分，还是气营之热势正两燔，从《临证指南》来看，叶氏均不曾撒去气药，故就临床实际来说，"营分受热，撒去气药"说，不足以师法。现举数案以证之。

1. 邪初入营，仍以清气立法案　某，春温身热。六日不解，邪陷劫津，舌绛，骨节痛，以甘寒息邪。竹叶心　知母花粉　滑石　生甘草　梨皮（《临证指南·温热》）

按：此案所谓"邪陷劫津"，就是"邪陷营分，劫烁津液"之意。但因邪初入营，气热正炽，故叶氏立法，仍以清气为主。气分炽热得清，津液得滋而复，清热可以阴，滋阴可以制阳，这样治疗，大法不误。但舌降已是邪热入营之征，叶氏竟不加用一味营分药，叶派谓此即"入营犹可透热转气"之法，实际上既已邪陷入营，玄参、生地之类，亦不妨参伍加入。

2. **邪热入营，仍以治气为主案**　毛六十，温邪热入营中，心热闷，胁助痛，平素痰火与邪胶结，致米饮下咽皆胀，老年五液已涸，忌汗忌下。生地　麦冬　杏仁　郁金汁　炒川贝　橘红（同上）

按：此案病机，明云邪热入营，然所用之药，如杏仁、麦冬、川贝、橘红等，仍是气药居多，故如谓营分受热，血液受劫之后，不可再单用气药，须顾及营分之热，酌加清营凉血之品则可。谓即须撤去气药，与此案就已不符。

3. **营血伏邪，仍加气药开透案**　马，少阴伏邪，津液不腾，喉燥舌黑，不喜饮水，法当清解血中伏气，莫使液涸。犀角　生地　丹皮　竹叶　元参　连翘（同上）

按：此案病邪，是从营血分由里发出，与新感之先病卫气不同。温热病不论新感伏邪，均以从里出外为顺，此案用竹叶、连翘，就有透汇伏热转出气分之目标的。若因病在营血，就撤气药不用，这不合温病重透之原则上。

4. **气血两伤，立法气血兼顾案**　某，脉数右大，烦渴舌绛，温邪，气血两伤，与玉女煎。生地　竹叶　石膏　知母　丹皮　甘草（同上）

按：用玉女煎加减以治气血两燔、阴津受伤的温病，是叶氏习用之法。此案以生地、丹皮清营凉血滋阴，即以竹叶、知母、石膏清气涤热生津。并不因营血分正受热灼，就忽视清气而即撤气药不用。

诸如上述类案，温热门并不只此，如陈妪案，病机乃"营中之热"，用药仍不乏连翘、菖蒲、远志、门冬、竹叶、茯神等气分药。凡此等等，均足以说明"营分受热，即撤去气药"这一说法，实亦《温热论》中之瑕疵，因历来注《温热论》者，对不足之处，均随文生训，曲为辩解，笔者有慨于此，故略述如上。

（曾刊于《陕西中医》1985 年第 2 期）

# 38. 略谈对当前温病学说的看法

近三十年来，在外感热病方面，很少有针锋相对的学术争鸣。从医著看：《温热论》、《温病条辨》、《温热经纬》等书一版再版，广为传布；而学术观与之相对立的《世补斋医书》、《温病明理》、《温病论衡》等无一重梓，流传日少。从医教看：作为全国统编教材的《温病学》，一尊叶、吴之学；而像恽铁樵等人那样，自编讲义，函授办学，抨击叶吴学说的，已不再有踵继者。由于以上种种原因，现在，称陆、恽诸氏为复古派、卫道士，赞叶、吴等人为创新派、开拓者，已成通论。更为甚者，有人将《内经》、《伤寒论》、《金匮要略》、《神农本草经》这过去并无争议的四大经典，改为《内经》、《伤寒杂病论》、《神农本草经》、《温病条辨》，就这样，叶氏渐成了一部分人心目中的偶像，叶派学说自然而然地成了医家之正宗；而不同观点，逐渐淡忘。这就是目今温病学说之现状。

## 一、叶派的成功和不足之处

明末清初，景岳之学大行，世医趋时尊张，习用温补，胶柱鼓瑟，渐生流弊。叶氏目击其祸，心识其弊，故痛斥滥用温燥刚药之非，大倡轻凉清透之法，以补偏救弊，这在当时，确有其一定的现实意义，故渐成学派，形成一代医风。吴鞠通尊奉叶氏，著《温病条辨》。是书总结叶氏之学使之条理化，并收录了许多有效验方，且甚重视阳明病虚证之治疗，看此之类，其贡献均不可磨灭。又该派于外感热病之辨证，竟能越仲景六经之规范，创卫气营血及三焦之说，其敢于革新之精神，尤属难能可贵。惜其学有欠精密，理论上疵漏甚多，如认为："凡病温者，始于上焦，在手太阴。"又说："温热受自口鼻，由募原直走中道。"殊不知叶氏"温邪上受，首先犯肺"之说，与"口鼻受寒暄不正之气，过募原，扰胃系"以及"秽暑吸入，内结募原"等论述，显有矛盾。鞠通只知一味推崇，照搬写入《温病条辨》中，这实在如古人所说，是染上了"学而不思"的毛病。又如叶氏既说："伤寒多有变证，温热既久，在一经不移，以此为辨"，又说温病初起犯肺，或则传入心包，或则传入阳明，或则留恋三焦，或则内陷少阴。到底是六经俱可涉及？还是始终在一经不移？这种自相矛盾的说教，显然不存在什么指导临床的实际意义。吴氏强调三焦用药，他说，温病初起在上焦，芩、连、甘草、知母等中焦里药，用之有治上犯中、引邪入里之弊。然上焦篇治方如银翘散、桑菊饮等都有甘草，知母也屡用，结合其医案来看，吴氏治上焦病，芩、连等药都用，治肺疟亦用黄芩。又如他批吴又可达原饮治温疫时说厚朴是中焦药，治上犯中；自己用厚朴治上焦病时又说，厚朴是皮，肺主皮毛，以皮从皮，究竟不算治上犯中。前后龃龉，竟至若此。以上例子，已足说明，叶派的温热理论存在许多谬误，倘盲目崇信，不加弃取，只能窒碍温病学说之发展。

## 二、热病流派众多　不应独尊一家

中医认为外感多于杂病，古往今来，毕生致力于外感热病研究的医家极多。诚如谢诵穆所说："温热学说之派别极多，不仅叶、吴等数家而已"。中医外感热病学的流派，见诸医书者，除叶派之外，尚有恽氏学派、祝氏学派、绍派伤寒等等，这些学派，各有独特的学术见解，故近人黄煌，曾按其学术观点之异同，大体归纳为经典伤寒派、通俗伤寒派、温疫派、伏气温病派、新感温病派等五派。而叶派仅为其中之一派。由此可见，叶派的热病观，并不等于中医的热病观，而只能代表一派之学术观。陆九芝、恽铁樵等人，有鉴于叶派学说大行后，世医竞尚轻清，渐成时弊，乃痛加抨击，言辞虽不免偏激，实为救时之良药。但后来，由于寒温之争与废止中医派挑起的中西之争夹杂在一起，一场混战，互相谩骂，由此而造成的门户之见、攻讦之风，使得百家争鸣不可能正常地进行下去，此所以寒温之辩争，渐趋于停息。目前，叶派虽影响极大，但其他派并不乏传人。医界对叶派的外感热病观，对伤寒学派发动寒温之争的作用意义，表面上虽似未有异议，实际上一直存在着截然不同的评价。现在，常有人以尊经卫道、崇古复古来抨击陆九芝、恽铁樵等人。后之来者，由于难得看到陆、恽一派的医著及持该派观点的医论，误以为对叶派学说有异议，就都是影响中医发展的复古派。殊不知陆、恽之世，叶派学说已酿成时弊，而陆氏之崇张（机）排叶（桂），正是为了针砭时弊；恽氏之尊经崇古，则是为了振兴中医。陆、恽一派，曾站在叶派学说之对立面来研究外感热病，他们通过抨击叶、吴之学，给后人留下了不少精辟的论述。但由于长期以来叶派独尊，陆、恽一派的学术思想，不可能得到应有的重视，故该派的一些医著，如《世补斋医书》、《温病论衡》、《伤寒质难》等书，目前流传已少。该派有些未曾正式出版过的医著。如孔蔼如的《鞠通发挥》、《孟英问难》、张山雷的《湿温病古今医案评议》等，已濒于失传。面对现实，我们应当破除门户之见，摒弃攻讦恶习。决不能继续搞一派独尊，排斥百家。

## 三、打破一派独尊局面　有助于百家争鸣振兴中医

历史证明，要推动科学事业发展，学术上必须"百家争鸣"，无论何时何地何一领域，凡由一家一派之学，长期独尊独占，排斥不同观点，弊病极多，中医学自不例外。然叶派学说几乎主宰了中医对外感热病的研究，迄今已垂二百年。曾有人指出，由于叶派学说长期宰据医坛，时医习用轻清而不问治疗成绩，早在百余年前，就已相袭成风。也有人认为，时医误治屡屡，覆辙相寻，为叶派末流之弊。当然，叶天士对外感热病学作过开拓性贡献，不可否认，但平心而论，他的理论并不是中医学术的顶峰，其谬误之处确实不少，我们决不能把他作为偶像来崇拜。须知迷信权威，因循守旧，因执偏见，狂妄自大，此为我中医事业发展之巨大惰性力，它妨碍人们去探索真理，获得真知灼见。伟人不是圣人，经典亦非"天书"，事物

只能从变革中求发展，通过辩争，做到继承精华，发扬光大，剔除糟粕，开拓道路。就目前来说，亟宜注重继承发扬各家学派的学术见解，以期打破长期一派独尊，唯老调是唱、学术空气沉闷之现状，这是时代发展的要求，也是变革必行的趋势。现在的医刊上对叶派学说持异议的文章极少见，偶一发表，即舆论哗然。这种客观事实，难道不应当引起人们深思吗？

目前，世界技术革命的浪潮已经兴起，中医学的发展，必须跟上时代的步伐。笔者认为中医界欲发奋自强、振兴崛起，为大发展开创新局面，必先"诸子峰起，百家争鸣"，打破一家一派之学长期宰据医坛所造成的沉闷空气而后可！

（原载《湖南中医学院学报》1985 年第 2 期）

## 39. 剖析伤风谈寒温

"伤风"一症，习称感冒，临床中医家多分辨为伤寒与温病两大类。时逸人说："以恶寒轻而发热重，口渴者为温病。反之，恶寒重而发热轻，口不渴者为伤寒。"伤寒家说：由寒邪引起，故治疗主用辛温解表。温热家说是由温邪引起，故治疗主用辛凉解表。这样辨证论治，并未有误。但从病因学角度来看，说风寒感冒的病因是寒邪，说风热感冒的病因是温邪，这种认识，从果溯因，亦是欠妥和不统一的（如雷少逸就认为风温、春温等都是由寒邪所引起）。因伤风是外感病之一，它在临床中所以有寒热二型之表现，决定的因素主要是机体的素因。如时逸人所说："凡内热重之素因（体温增进），如受外感，必患温病，内热轻之素因（体温衰减），如受外感，必患伤寒，阅者勿易其言"（《中医伤寒与温病》）。

现代医学称伤风的病因是病毒，吴又可曾称为戾气。并认为一病自有一病的戾气，亦因为戾气的种类颇杂，故又称杂气。从吴氏的病因观点来看，伤风的病因，西医称为病毒，中医称戾气，中西医叫法不一，然名异而实同。故"寒、温俱非致病之源"（《伤寒质难》），唯有戾气才是真正的致病因子，因伤风每以冒风淋雨，受寒疲劳等为诱因，所以古时就难免把诱因当病因，归之为风邪、寒邪等外因。但《内经》曰："邪之所凑，其气必虚"（内因）。内外相合，其病乃作，故伤风治法除了辛温解表、辛凉解表，又有益气解表、滋阴解表等治法。这些治法之所以有效，是因为它通过对机体反应状况的分析而用药，并不是依赖能杀灭抑制寒邪、温邪的药物来取效。也正是因为这种审证求因，辨证论治用于实践同样有效，所以将外感病的病因，直接归结于寒、暑、燥、湿、风五气的失常，成了中医的传统认识。然论外感之病因，如只讲五气，不讲戾气，抽掉戾气致病这一重要的中间环节，就难免有误把诱因当病因之失。又五气失常素称六淫，六淫之中，原无温邪之说，但自叶氏倡言"温邪上受"，温邪之说，遂大行于世。这样六淫实际上是变成了七淫，如说温邪本不在六淫之外，即包括暑邪、火邪而言，则暑邪、火邪、温邪、热邪名目愈多，概念愈混，内涵重叠，定义淆乱。人体对正常的气候变化，自能适应，若非太热、太寒、太湿、太燥，一般不足于扰机体的调节及抗病能力，而给戾气致病造成有利条件。温暖的气候，于人体最适宜，故称温为邪，谓"春月受风，其气已温"，"温邪上受"，"温邪夹风"实比把风寒等诱因当病因说法更为欠妥。温热家所谓由温邪引起的温病，实际上是机体反抗戾气应激亢进之表现。故即所谓小风温，亦非真由温邪所引起，也非温邪夹风所致，而实是风载戾气，吸入口鼻，犯肺为病，它亦常由冒风受寒、疲劳等诱发。故雷少逸认为风温、春温是由寒邪所引起。

　　从临床实践来看，由于温热家视外感中机体应激亢进的热化症状，是由温邪引起，并非看做是戾气与内热重之素因互相作用的机体反应，故不但视麻、桂如蛇蝎（以为温邪化热最速，用之犯以温治温之戒），而且畏柴、葛如虎（以为温邪最易伤阴，用之犯劫竭阴津之戒）。这样势必自设藩篱、路子变窄。实际上麻、桂、柴、葛都是外感解表之要药，只要妥为配伍，原可扬长抑短（如麻杏石膏汤以麻黄配石膏，柴胡饮以柴胡配生地都可用以治温病），其宣郁热散外邪之力，远较桑叶、薄荷、豆豉、豆卷等为佳。另外如治阴虚患感，以柴胡配生地，可辟拘经限药之非；治应激亢进，以柴胡与知母、石膏同用（如柴胡饮），或温寒合剂，羌活与蒲公英同用（如羌蒡薄荷汤）等均是后世创制的经验之方。若拘泥伤正之说，将麻、桂、柴、葛等药置之门外，将桑菊饮、银翘散两方，作为一切温病初起之专方，必然有一定的局限性，临床实践证明此两方的效用，并没有麻、桂、柴、葛的配方疗效卓越。

就其病名来讲，伤风本为中医固有之病名，但后世一些论外感之专著，如《温病条辨》、《通俗伤寒论》等书中，反不见了伤风之病名，而全囊括于风温或伤寒中。叶天士所谓："温邪上受，首先犯肺"，"夹风加薄荷、牛蒡之属"的温病，吴瑭所谓："太阴风温，但咳，身不甚热，微渴者，辛凉轻剂桑菊饮主之"的风温，实际上即伤风感冒，吴瑭说这是小病。所以不是仲景书中的热病与风温。而笔者很赞同章太炎的主张："症状可复核，病名当统一"。所以伤寒家不应因伤风由受寒而诱发，即称其为伤寒，温热家也不应因伤风辨证属热，即称其为温病，或谓伤风之辨证属寒者，称为小伤寒，伤风之辨证属热者，可称为小风温。然凡病辨证，莫不有寒热之分，清后医家，仅因辨证之不同，遂使一病而变生数名，致生寒温之纷争，故欲息二派之争，应即从正名始。

（曾刊于《陕西中医》1985 年第 8 期）

# 40. 治外感不可偏执用攻法

或曰：外感病是外邪所致，客邪贵乎早逐，去之不速，留则生变，故子和谓今人以补剂治病，宜乎不效，可见内伤可言补，外感则否。余谓不然，盖凡病莫不有病原病体之二面，而治病之法，有针对病原用药者，有针对病体用药者，亦有同时针对病原病体二面用药者。针对病原而用攻，仅是疗法之一种，执一法而废众法，便是失之于偏执。中医治病，以辨证论治为原则，而"证"是病原、病体互相作用之表现，故治病必须顾及病原，同时也必须顾及病体，如就病体论，禀赋强而正未伤者，不妨单攻病原。如禀赋弱，或正已伤，便不可妄攻。现举名医治案数则析议之，以为偏主攻法者鉴：

## 一、正虚邪陷误攻而死案

缪仲淳曰，赵和济年六十患病，予以他事请见，延至中堂云，偶因劳倦体疲，正欲求教。为诊视，细按其六部，并察其形神，谓云，翁病属外邪，非劳发也，须着意珍重。时葛存诚在座，私谓云，此病是极重外感，邪气有内陷之兆，恐难挽回。别去三日，复邀看则神气已脱，脉无伦次，问所服何药？云石膏汤。曰，病证固重，服药又差，无汗发热，非阳明证，何得用石膏，此太阳证未经发汗，邪气传里，里虚水涸，不胜邪热，真气已脱，必不可救，时犹以予言为妄，不两日而毙矣（《续名医类案·伤寒》）。

按：外感病发热无汗，就病原论，非发汗解表不足以逐邪外出，郁火宜发，表闭者热纵使甚高，亦不当用石膏，误投难免凉遏。就病体论，患者年事以高，精气内亏，又加劳倦，非温补不足以固守根本，扶正以敌邪，治者计不及此，不知用峻补托散之法，反见证治证，用石膏汤清热，殊不知凉药抑制机体之抗能，使衰阳受戕，正气更虚，故正脱邪陷，终至不救，可见虚人攻邪，弊同落井下石，故许叔微伤寒偏死下虚人之说不可忽视。

此案若早用大温中饮，麻桂饮诸方更迭酌用，似可挽救，缪氏识证而不用药，想是患者未信其言耳。

## 二、舍证从脉扶正却邪案

朱丹溪治一人，因感寒倦怠不食，半月后发热恶寒，遍身痛，脉浮大，按之豁然，此虚极受寒，以人参为君，黄芪、归、芍为臣，苍术、陈皮、通草为使，大剂服五剂，大汗而愈（《续名医类案·温病》）。

按：丹溪此案，舍证从脉，针对病体而下药，正是"不表散而表自解，不攻邪而邪自退"之治，足见"医之为工，能扶正以却邪也"之说，确有至理。此案若偏执攻伐，擅施表散，恐亦死期立待矣！

## 三、内损外感温补托邪案

陆养愚治邱全谷，年方刚，九月间忽身微热，头微痛，心神恍惚，有时似梦非梦，自言自语，医谓轻伤寒也，当发散之。用解表二剂，汗不出，热反甚，妄言见鬼，前医因无汗欲再表，病家疑之，又延一医，因妄言见鬼，谓热已传里欲下之，而大便之去未久，不能决。陆脉之，轻按浮数而微，重按涩而弱微，数者阳气不足也，涩弱者阴血不足也，此阴阳俱虚之候，不可汗，尤不可下。主表者曰，汗既不出，何谓阳虚，曰此证虽有外邪，因内损甚，气馁不能迫邪外出而作汗，法当补其正气则汗自得，而邪自去矣，若再发之，徒竭其阳，而手足厥逆之证见矣。其主下者曰，仲景云，身热谵语者，有燥矢也，何不可下。曰：经谓谵语者，气虚独言也，此证初只自言自语，因发散重虚其阳，所以妄言见鬼，即《难》所谓脱阳者见鬼也。王海藏曰，伤寒之脉，浮之损小，沉之损小，或时悲笑，或时太息，语言错乱失次，世疑作谵语狂言者非也，神不守舍耳。遂用补中益气汤加附子姜枣煎服，一日二剂，至晚汗溅溅而来，清晨身竟凉，头不痛，第人事未甚省，此阳气少复，阴气未至耳，仍用前汤吞六味丸，旬日尤未精采，调理月余而愈，盖此人因房室之后，而继以劳也。(同上)

按：陆氏析证，如老吏断狱，此等佳案，颇堪玩味。外邪固宜汗解，但不可唯执辛温解表、辛凉解表二法以为用。俞根初尝归纳汗解法为十二种，曰：辛温发汗法，辛凉发汗法，益气发汗法，养血发汗法，滋阴发汗法，助阳发汗法，理气发汗法，和中发汗法，宣上发汗法，温下发汗法，化饮发汗法，蠲痰发汗法，不可不知。陆氏以补中益气加附、姜温托，属于助阳发汗法。补中益气汤本是补中有散之方，于气虚外感，用得其宜，有补托祛邪之效。此案前二医主散主下，偏执攻法，失在治病而忘人，何秀山尝有慨于此而叹曰："独怪近世医流，偏谓参苓助长邪气，弃而不用，专行群队升发，鼓激壮火飞腾，不知烁竭津液不已，良可慨焉。"

### 四、体虚感冒滋阴发汗案

吴孚先治魏司马夫人，感冒发热，头痛颈强，遍身拘急，脉浮紧，医用羌、防、芎、苏等发散，毫无汗意。曰，浮则紧矣，独不按其沉则涩乎，且左部尤甚，灼见阴虚血不足，不能作汗也。即以前方加当归、熟地血药，使云蒸而雨自降，一剂汗如雨，表证悉除。(同上)

按：苏羌达表汤（苏叶、羌活、防风、白芷、杏仁、橘红、生姜、浙苓皮）类方，用于风邪夹湿者较为适宜。但若素体阴虚，患感之后，其病易从燥化，此时投羌活、苍术之类，未免有劫液伤津之弊。此案病实人虚，阴血不足，汗泛化源，故单用发汗则无汗，加用地、归即透汗，足证"补阴最能发汗"之说，是从实践中得来。

# 41. "邪未去不可言补"质疑

"邪未去不可言补，补之适足以资寇。"这是张子和在《儒门事亲》中提出的一个重要论点。张氏认为："病之一物，非人身有之也。或自外而入，或由内而生，皆邪气也。邪气加诸身，速攻之可也，速去之可也，揽而留之何也。"此说对后世影响极大，如明·王讳说补药只能"养病而不能治病"，清·徐灵胎说："人唯有病死而无虚死"，《归砚录》中甚至说："富贵之家，有病不肯祛邪，惟喜立斋景岳之言，乐于补塞，岂知其害较克伐尤烈，其死乃在一朝半日，或旬月之间，较之吸鸦片烟为尤惨。"后人的这些说法，都系秉张氏之教，不无偏颇，但王孟英却说这是救世之药石，故现举名医验案以驳正其失。

## 一、病有宜先补后攻者

例案：乡人邱生者，病伤寒，发热头痛，烦渴，脉虽浮数而无力，尺以下迟而弱，许曰：虽麻黄证而尺迟弱，仲景曰：尺中迟者，营气不足，未可发汗，用建中汤加当归、黄芪，翌日脉尚尔，其家索发汗药，言几不逊，许忍之，但只用建中调营而已，至五日，尺部方应，遂投麻黄汤二服，发狂须臾，稍定略睡，已得汗矣，信乎医者当察其表里虚实，待其时日，若不循次第，取效暂时，亏损五脏，以促寿限，何足贵也（《宋元明清名医类案·许学士医案》）。

按：虚人患感，最忌单用发散，若攻邪而不顾正，摇动肾根，为祸不小。祝味菊云："伤寒为邪正格斗之局"，"为战之道，气盛则壮，气馁则怯，馁其气而使之战，是取败之道"。古谚有云："上工治病，必先固本"，许氏之治，正是属此。故虚人患感，小柴胡汤、参苏饮、补阴益气煎、补中益气汤等，俱为制剂得宜之良方，吾人斟酌取用，出入加减，或补虚以祛邪，或补虚为主佐以祛邪，或祛邪为主兼以补正、或先补虚后攻邪，此四者与祛邪以安正，俱为治外感病之要法，若惑于张氏之说，拘守一隅，见病而忘人，便是自限于狭隘。故"邪未去不可言补"之说，实有失之。

## 二、病有宜以补为攻者

例案：范中行感冒风寒，又过于房劳，发热昏闷，医以为伤寒，投羌活、柴胡不应。又以为阴证，投肉桂、木香热愈甚，饮食俱废，舌色如灰，八日不便。医正议下，高鼓峰诊之，脉细数而沉，曰，阴亏甚矣，胃气将绝，非温和甘润剂勿能救也。急以左归饮及滋水清肝等药，重加参、芪服之。他医以为不大便，不可进补；曰，子以为承气证也，误矣！第服药，必得便，至第四日果下黑矢升数，热退，舌亦红润……（《续名医类案》）。

按：《医家心法·伤寒》云"且勿论其是太阳，非真太阳，如遇粗工，发表、攻里过当，以致真阴耗竭，燥结不下者，一味养气补阴，宿物自下。须安慰病人，勿急于攻下，守之数日，自可奏效也。"此说与上案，正可互相印证。景岳尝云："如表邪不解，屡散之而汗不出者，中虚无力，阴气不能达也。"此案主以左归饮，不但增水可以行舟，而滋阴亦能作汗，复重加参、芪，正是内托之法，此不表散而表自解，不攻邪而邪自退之治也。此案治绩，即是得力于景岳之学。

### 三、病有宜攻补互施者

例案：钱顺所素有内伤，因劳力感寒，头痛发热，表散数剂，胸膈痞闷不安，以大黄下之，痞闷益甚，更一医用消克破气药，过伤胃气，遂厥逆昏愦，势渐危，脉六部微细如蛛丝，舌上焦黑，燥涸异常，此热伤阴血，不急下之，真阴立槁，救无及矣，因以生地黄连汤去黄芩、防风、加入人中黄、麦冬、酒大黄，另以生地黄一两，酒浸，捣汁和服，半夜下燥矢六七枚，天明复下一次，乃与生脉散二帖，以后竟不服药，日进糜粥调养，而大便数日不行，魄门进迫如火，令与导法通之，更与异功散调理而安。(同上)

按：有邪固当祛邪，正虚亦当扶正，祛邪扶正，并行不悖，相反适以相成，殊途可以同归，要在斟酌比例，调剂得宜。特医之好攻如张子和辈，每曰有邪者补正适足以补邪；医之好补如张景岳辈，每曰正虚者攻邪适足以伤正，一似攻补之药，如冰炭之反而不可合，实均非也。此案因正虚感寒，单用攻邪，伤损真阴，故病势渐危，此时脉细微，舌焦黑，燥涸异常，肾阴虚之象毕露，若再单攻其邪，有若竭泽而渔。但单补正亦不可，以实热之结未去而邪势亦尚盛也，故不可执急下存阴之说而单攻邪，亦不可拘执扶正祛邪之说而单补阴，方用清滋互施，攻不伤正，补不碍邪，恰合病情，故服下即效。

### 四、病有宜随攻随补者

例案：张意田治角江焦姓人，七月间患壮热，舌赤，少腹满闷，小便自利，目赤发狂，已三十余日，初服解散。继则攻下，俱得微汗而病总不解，诊之脉至沉微，重按疾急者，阴不胜其阳，则脉流转疾，并乃狂矣，此随经瘀血、结于少阴也，宜服抵当汤。乃自为制虻虫、水蛭，加桃仁、大黄煎服，服后下血无算，随用熟地一味，捣烂煎汁，时时饮之，以救真阴，候其通畅，用人参、附子、炙草，渐渐服之以固真元，共服熟地二斤余，人参半斤，附子四两，渐得平复。（同上）

按：证实人虚，随攻随补，亦是治虚实相兼者之一法。此案若偏执祛邪务尽，邪未去不可言补之说，专一用攻，则买虽去而阴更虚，即不骤脱，亦必变症百出。故医之善治者，必治病而不伤正，攻邪而兼治人，疗效方能巩固。

结语：或谓："稼茂田畴为螟蟘所害，唯能悉除螟蟘，则稼之秀可实。人身亦然。若不除螟蟘而望稼穑之实，决不可得。"此喻似是而实非。因正气与稼穑不同，稼穑纵茂不能制螟蟘故养之而不能实。正气犹军旅，虽为敌人所困，若鼓其士气，补其给养，使气馁者壮，疲羸者强，则战之可胜。补药补正者也，非补邪者也，若谓补药治病，只能补邪不能补正，亦偏之甚矣！

（曾刊于《天津中医学院学报》1985 年第 1 期）

## 42. "夏暑发自阳明"质疑

"夏暑发自阳明"是叶天士提出的著名论点，后世咸宗之，如《温病学》说："暑为火热之气，传变迅速，故其侵犯人体，多径入气分而无卫分过程，所以初起即见高热、烦渴、汗多等热盛阳明气分证候。叶天士说：'夏暑发自阳明'。即概括指出了本病的发病特点。"余谓此说以偏概全，值得商酌，现质疑如次。

### 一、与仲景学说相背

仲景论著，其一曰："太阳中热者，暍是也。其人汗出恶寒，身热而渴也。"其二曰："太阳中暍者，发热恶寒，身重而疼痛，其脉弦细芤迟，小便已，洒洒然毛耸，手足逆冷，小有劳身即热，口开，前板齿燥。若发汗则恶寒甚，加温针则发热甚，数下之则淋甚。"其三曰："太阳中暍者，身热疼重，而脉微弱，此亦夏月伤冷水，水行皮中所致也。"观此可知，仲景认为，暑邪伤人，从太阳始。后世注《伤寒论》者，观点大多同此，如张隐庵说："……三节，皆暍伤太阳；暍者暑也，暑为热邪，故云太阳中热者，暍是也。"沈明宗说："此言正暑病也。邪之伤人，无有不从皮毛而入，故曰太阳中热。"吴谦说："中暑热病，亦由太阳表入，故曰太阳中热者，暍是也。"他如成无己、方有执、程林等注家，其释亦不离乎太阳。叶氏可能因《金匮·痉湿暍病》篇中仲景治太阳中热，主以白虎加人参汤，遂有"夏暑发自阳明，古人以白虎汤为上方"之说，实则白虎为阳明病之主剂，并非阳明病之专药（此拟另作专文讨论），若不明此义，竟因此而遂谓仲景以夏暑发自阳明，则是置仲景论暑三条俱云太阳之明文于不顾了。显然，仲景以夏暑先伤太阳，叶氏以夏暑发自阳明，二说相背。

## 二、与诸家经验不合

不少医家认为：夏暑发自手少阴。如戴思恭说："暑先入心者，心属南方离火，暑气所入，各从其类也。"陈无择认为暑伤五脏证各不同，但伤心居多，他说："夫暑，在天为热，在地为火，在人脏为心，故暑喜归心。"王肯堂说："张氏曰：清邪中上，浊邪中下。其风寒湿者，皆地之气，系浊邪，所以俱中足经。唯暑乃天之气，系清邪，所以中手少阴心经也。"他如《澹寮方》、《医方大成》、《永类钤方》、《百病治法》、《济生方》等古籍中，亦均有"暑之中人，先著于心。"等论述。又因暑多夹湿，故一般主张；"治暑之法，清心利小便最好。"王孟英赞同上述观点，也说："暑是火邪，心为火脏，邪易入之，故治中暑者，必以清心之药为君"。

另有不少医家认为，夏暑发自手太阴，如陈修园说："暑伤气，初感即发，其邪在肺。"何廉臣说："暑气从鼻吸入，必先犯肺。"邵仙根说："暑从口鼻吸受，先入于肺。"吴鞠通认为："暑兼湿热，偏于暑之热者为暑温，多手太阴证而宜清；偏于暑之湿者为湿温，多足太阴证而宜温。"所以他标暑温之大纲说："形似伤寒，但右脉洪大而数，左脉反小于右，口渴甚，面赤，汗大出者，名曰暑温，在手太阴，白虎汤主之；脉芤甚者，白虎加人参汤主之"（此为白虎非阳明病专剂之一证）。此外，如秦笛桥等人，亦均有"暑之偏于热者，多手太阴证"之类的论述。

以上诸家，意见虽有分歧，但在暑邪先伤上焦这一点上，认识是一致的，而阳明属之中焦，即此可见叶说与诸家经验不合。

## 三、与临床实践不符

观历代名医医案，夏暑不但发于手太阴者不少，且有发于足厥阴等经者，发自阳明的，实仅为暑邪发病之一端，决不能概言是暑邪发病之大体，现举数案以证之。

1. 叶天士治龚六十案：暑必夹湿，二者皆伤气分，从鼻吸而受，必先犯肺，乃上焦病，治法以辛凉微苦，气分上焦廓清则愈，惜乎专以陶书六经看病，仍是与风寒先表后里之药，致邪在上漫延，结锢四十余日不解，非初受六经，不须再辨其谬。经云，病自上受者，治其上，援引经义以论治病，非邪僻也，宗河间法。杏仁、瓜蒌皮、半夏、姜汁、白蔻仁、石膏、知母、竹沥，花露水煎。

笔者按：从《临证指南医案》来看，叶氏治暑病，多有"暑热湿气，始由肺受"等等。其治案多属暑邪入中手太阴之证，此案是其一。此案暑邪久延，仍在上焦肺经，故以知母、石膏清手太阴之热；用竹沥、半夏化其夹杂之湿；并用杏仁、蔻仁宣展气机，以利于散郁火，化痰浊，药法理路较清晰。吴鞠通之标暑温大纲，即是从此等治案来。然不知叶氏何以于著书时偏云"夏暑发自阳明"，若云白虎为阳明经药，用白虎涤暑，必属之胃热已炽，则此案何以又云邪在上焦漫延。其理论与实践有矛盾，亦明矣！

2. 吴鞠通治王某案：暑伤二太阴，手太阴之证为多，一以化肺气为主。飞滑石八钱，连翘三钱，白通草一钱，杏仁泥五钱，金银花三钱，白扁豆花一枝，生米仁五钱，厚朴三钱，鲜荷叶（去蒂）一张，藿香叶一钱，白蔻仁（连皮）二钱。煮二杯，分二次服。今晚明早各一帖。

笔者按：吴氏认为暑邪先伤肺经，初病用药，忌犯中下，他说："若黄连甘草，纯然里药，暑病初起，且不必用，恐引邪深入，故易以连翘、银花。取其辛凉达肺经之表，纯从外走，不必走中也。"此案药法，正是这种治疗主张的反映。此等类案，古籍中俯拾皆是，说明夏暑发自手太阴者，确乎不少。

3. 何拯华治王姓妇中暑案：素因血虚肝热，外因猝中暑病，一起即头独摇，手足麻木，甚则瘛疭，不能站立，立即晕倒，脉弦小数，舌红兼紫，脉证合参，此暑风直中肝经，治从张畹香成方加减。鲜生地六钱，白归身一钱，宣木瓜一钱，白蒺藜二钱，碧玉散三钱（荷叶包，刺细孔），鲜荷叶梗七寸，连芽桑枝二尺。

笔者按：诸此类案，足证暑邪伤人，发自何经，每随人体质状况而异，故辨证决不可拘泥发自阳明之说。今人竟以暑入阴明为暑温之本病，则上述医案又当何解？即此观之，执暑入阳明之一端以概其全，是值得商榷的。

结语：①暑为六淫之一，其伤人为病，不外新感伏邪两种。新感者称暑温，伏邪者称伏暑，伏暑之发，医家并不以阳明一经局限之，而暑温一证，反好引"发自阳明"之说。殊不知此说不独与叶氏"温邪上受，首先犯肺"之说自相矛盾，且核稽治案，不切实际，故今予驳正之。②"中暑无问表里通宜白虎"之说，本不足以为训，若吾人学而不思，拾前人糟粕而张大其言，误以为夏暑必发自阳明，一概袭用成方，"但清其内，不解其外"，会贻误病情的。

（曾刊于《广西中医药》1986 年第 2 期）

# 43. "温病由温邪所致"质疑

"温病由温邪所致"是目前之通论，但笔者认为尚难这样定论，现特提出质疑如次：

## 一、伏气温病的远因并非均属温邪

温病分伏气、新感二大类，新感温病只有近因，没有远因；伏气温病或有近因，或无近因，但均有远因。伏气温病的远因，在古之医家，都认为是寒邪，其依据是《内经》中"冬伤于寒，春必病温"，"凡病伤寒而成热者，先夏至日为病温，后夏至日为病暑"的理论。例如王叔和在《伤寒例》中就说："冬令严寒，中而即病者，名曰伤寒，不即病而伏藏于肌肤，至春变为温病，至夏变为热病……春夏多温热病，皆由冬时触寒所致。"嗣后巢元方、朱丹溪、王安道等均宗其说。王安道更说得简明："夫伤寒温暑，其类虽殊，其所受之原，则不殊也。"就连叶天士也对伏寒化温的理论予以肯定，他在《三时伏气外感篇》说："寒邪深伏，已经化热……不与暴感门同法。"吴鞠通也同意伏气之说，他批评吴又可"不明伏气为病之理，以为何者为即病之伤寒，何者为不即病待春而发之温病，遂直断温热之原，非风寒所中，不责己之不明，反责经言之谬"。并指出温病有伏气为病，不因伏气乃司天时令现行之气，以及非其时而有其气等三种。王孟英《温热经纬》中也说"伤而即病者为伤寒，不即病者为温热"的伏气是温病病因之一种。总之，上述医家，都认为伏气温病的病因是寒邪，而现今流行的既承认温病有属伏气者，又谓一切温病均由温邪所引起的观点，决非温热派医家的意见，而实是近人之新说。

## 二、伏气温病的近因亦非全属温邪

在温病理论中，称先伏之因为远因，新感之邪为近因。故近人论春温等伏气温病的病因，有远因、近因之说。如柳宝诒在《温热逢源》中就曾说："新邪引动伏邪之证，随时皆有。"何廉臣在《重订广温热论》中亦说："温热，伏气病也，通称伏邪。病之作，往往因新感而发，所谓新邪引动伏邪者也。因风邪引动而发者曰风温，或曰风火。因寒邪引动而发者，曰冷温，或曰客寒冷包火。因暑邪引动而发者，曰湿温，或曰湿遏热伏。"从以上医家的意见来看，伏气温病的近因，既有温邪，也有寒邪，如果认为受寒只能诱发伤寒，不能诱发温病，这是不合临床实际的。今人谓春温等伏气温病的近因全为温邪，亦与上述医家之意见相异。笔者认为如果从六淫角度来论伏气温病的原因，则以何廉臣之说比较合理。即：论远因有伤寒、伤暑之不同；近因有风、寒、暑、湿、秽毒等数种。复参之陆九芝、柳宝诒等医家"温病伏气多、新感少，伏气重、新感轻"之意见，显然，温病的病因，尚难以"由温邪引起"定论。

### 三、新感温病的病因是否必属温邪

《温病条辨》说："仲景之书，专论伤寒，此六气中之一气耳"，并认为其余风、暑、湿、燥、火五气均可引起诸如风温、温热、温毒、暑温、湿温、秋燥、冬温、温疟等温病。而这五气并不都属于温邪。叶天士亦曾说："所谓六气，风寒暑湿燥火也，分其阴阳，暑统风火，阳也；寒统燥湿，阴也。"于此可见，引起温病的邪气，并非全属温热之邪。再就是吴鞠通列秋燥为温病之一种。但燥气的属性，吴氏称之为小寒，说是阴邪，那么就不能承认秋燥为温病。如果以燥之复气、标气化热而称为温病了吗？所以说新感温病的病因，亦并非全属温邪。

事实上，由于"温邪引起温病"说在说理着不少问题，帮对于外感热性病的病因，笔者主张宗吴又可、祝味菊诸家之说，认为寒温俱非致病之原，而外感病都由戾气所引起，如反应激亢，证从热化，即是所谓的温热病；反之，即是所谓的伤寒病。明乎此，则温病的发病学说是可以统一起来的。

（曾刊于《四川中医》1986 年第 10 期）

## 44. 对叶、吴温病学说若干问题的看法

叶桂、吴瑭创卫气营血及三焦之新径，于外感热病辨证自成一家，浸成一派。对该派学术之成就与历史功绩，应予高度评价。笔者认为其敢于革新之精神，尤属难能可贵。但其学术有欠精密，理论上疵漏甚多。故祝味菊"吾人当明辨其瑕瑜而不可盲从"之说，深得笔者同感。为了破除学术上迷信权威，因循守旧，兹将笔者已发表的对叶、吴温病学说若干问题之看法，摘其扼要条例于下，以与同仁共研讨。

### 一、叶氏学说值得商榷的问题

（一）将"十二字"为一切温病提纲是后人之发挥。《温热论》首文"温邪上受，首先犯肺，逆传心包"十二字，姜春华教授认为是指一病而言。后人中有以为是一切温病提纲者，如《温病学》言"本条为论证温病证治的总纲"即是一例。笔者曾作分析，指出"十二字决非温病之总纲"。但有人提出商榷，用"温度尚有病有肺的过程，况乎其他温病"等言，来论证凡是温病，都有首先犯肺之环节，并再次肯定它指出了温病发生发展的普遍规律。笔者认为此并非叶氏本意。因叶桂论温之作，有《温热论》、《三时伏气外感篇》等，此两书前者论新感温病，后者论伏气温病，《三时伏气外感篇》明文说春温是"冬寒内伏，藏于少阴，入春发于少阳，不与暴感门同法。"《临证指南》温热门中亦有诸如"口鼻吸受寒暄不正之气，过膜原，扰胃系"，"秽热由清窍入，直犯膜原"，"吸受秽邪，膜原先病"等说，后人不思求叶桂本旨，曲解其文以从我说。对此，笔者已作过批驳。笔者认为后人的这种发挥如合乎实际，自然无损于叶氏。但若不合实际，却又强加到叶氏头上，无疑会损害叶氏之学说。因为从现代医学知识来看，急性热病根本不存在必先犯肺的问题。

（二）舌生芒刺，决非"皆是上焦热极"。对《温热论》"又不拘何色，舌上生芒刺者，皆是上焦热极也，当用青布拭冷薄荷水揩之"一句，笔者曾撰文指出："从诸家经验来看，舌生芒刺，决非上焦热极一端，叶氏一见舌生芒刺，不辨舌苔之色，不察形体脉证，概认为是上焦热极，这是极为错误的。因为叶氏是一个临床经验丰富的医学家，而《温热论》竟有此瑕疵，所有有人怀疑这是顾景文之作"。《温病学》说："绝不可一见舌有芒刺，即认为是热盛所致。"笔者赞同此说，并认为芒刺舌以属中焦者居多，绝不可一见舌有芒刺，便责之病在上焦。

（三）营分受热，气药无须即撤。《温热论》"营分受热，则血液受劫，心神不定，夜甚无寐，或斑点隐隐，即撤去气药。如从风热陷入者，用犀角，竹叶之属，如从湿热陷入者，犀角、花露之品，参入凉血清热方中。"这段文字，理论上有自相矛盾之处，临床上亦很不符合实际，如不予辨析，未免令人滋生疑惑。因为叶氏一面戒人"即撤去气药"，一面又教人用竹叶、花露、人中黄等气药，其说无以自圆。从《临证指南》温热门有关医案来看，"邪初入营，仍以清气立法者"有之；"邪热入营，仍以治气为主者"有之；"营血伏邪，仍加气药开透者"有之；"气血两伤，立法气血兼顾者"亦有之。故营分受热，是无须即撤气药的。

（四）夏暑未必都发自阳明。"夏暑发自阳明"是叶天士提出的著名论点，后世从者很多，如《温病学》说："暑为火热之气，传变迅速，故其侵犯人体，多径入气分而无卫分过程，所以初起即见高热、烦渴、汗多等热盛阳明气分证候"。叶天士说："夏暑发自阳明"，即概括指出了本病的发病特点。余谓此说以偏概全，值得商酌。据历代医家之认识，暑邪伤人从太阳始者有之；暑先入心者有之；暑先入肺者有之；暑风直中肝经者亦有之，此均有医案可证。故"夏暑发自阳明"之说，应予驳正之（当然，夏暑发自明阳者亦有之，但不应举其一以概其余）。

（五）温病、伤寒治法只有小异。叶、吴诸家，主张温病与伤寒对立。《温热论》说温病"治法与伤寒大异"，就是这种主张的反映。但治法实际上只有小异，并无大异。伤寒家和温病家，对于外感病的认识，虽然有许多不同，然论治法，仅在初起时有所出入。吴鞠通认为寒温治法始终不同，这是错误的。金寿山等人认为："伤寒与温病治法之异，主要在初起见表证时，至于化热之后，都应该凉解，出入就不大了。"笔者赞同金氏的观点。

（六）温病之辨卫气营血与伤寒异。叶氏承认仲景也用卫气营血来辨外感，因此，叶氏只强调温病"治法与伤寒大异"说"辨卫气营血与伤寒同"。然而，这实际上又是一个明显的错误，因为叶氏"四层"的浅深层次是"卫之后方言气，营之后方言血"，而《伤寒论》卫气营血的浅深层次是营在气之前，营分病比气分病为轻。故仲景主以调和营卫之桂枝汤，吴瑭用以作为治温病初起恶风寒之首方，叶氏所说之营分病，绝对不能用桂枝汤治疗，其原因就是温病之辨"四层"有异于伤寒。

（七）温病亦多传变。叶氏既云"伤寒多有变证，温热既久，在一经不移，经此为辨，"又云"三焦不得从外解，必致成里结，里结于何，在阳明胃与肠也。"足以说明其自相矛盾之处了。何况按叶氏说法，温病初起在手太阴，逆传则入心包，顺传则入阳明，也可流传于三焦，虚则内陷入少阴（实则六经俱可涉及）。这说明温病并非不变不移。有人为之粉饰，说叶氏是说湿温病久在一经不移。然叶氏明文说是"温病"，并没有说是湿温。再若按十二字为一切温病提纲说，湿温病也必先犯肺，湿温病也久在手太阴一经不移吗？

（八）早用血分药亦非动手都错。按照叶氏"到气才可清气"之说，不用说表证用血药，既气药亦不可骤用。但实则不然，桂枝汤之桂、芍，都是血分药，吴氏竟以之为《温病条辨》之首方，这本身就说明了叶吴学说之矛盾。笔者认为叶氏此说不符合"见肝之病，知肝传脾，当先实脾"之原则既然见到卫分证而知道它将向气分、营分、血分步步深入，为什么必须"到气才可清气"呢？姜春华教授称叶氏的这种治法为尾随治疗，并提出与此相对的截断逆转疗法，是中医外感热病学上的一大进步，且已为实践所证实。叶氏学说中值得商榷的问题还有很多，如陆九芝认为该派疗法有轻描淡写、撤热不力之弊；谢诵穆认为叶氏混淆了温病之名实，祝味菊认为："湿胜阳微、法应清凉"存在着病机与治则上的不符；柳宝诒斥叶派学说中有废六经之谬等，笔者皆已通过介评前人医著表明了自己的观点，以上八点可商榷之处仅为举例而已，希能由此引起进一步讨论。

## 二、关于温病条辨的质疑

（一）论治上犯中药禁殊多矛盾。吴鞠通强调病初起在上焦，不得用芩、连、知母等中焦里药，以免治上犯中，引邪入里。然上焦篇方如银翘散、桑菊饮等都有甘草、知母也屡用。在他的医案中，芩、连等药也都用，治肺疟亦用黄芩。他还批吴又可达原饮治温疫用厚朴是治上犯中，而自己用厚朴治上焦病时又说厚朴是皮，肺主皮毛，以皮治皮，不算治上犯中，实不能使人信服，笔者已有专文论述，不多述赘。

（二）银翘散治温疫值得商榷。吴又可治温疫初起见脉数，发热，舌苔满布如积粉，胸闷等证者，主以达原饮，吴鞠通对此提出了批评，并认为应该用银翘散。究竟孰是孰非？对这一问题，笔者赞同章虚谷意见，认为"桂枝、银翘两方，均不可以治温疫，斯则鞠通辨证未清，立法不当，非又可之方不善也。"这也是从临床经验中得出的结论。时逸人说："温病中包括风温、温热、温疫、冬温，立一法以统治，亦觉尚待研究。"此说不可予以忽视。

（三）用桂枝汤治温病大谬不然。医界对吴鞠通用桂枝汤治温病的看法不尽一致，有加以批评者，有为之曲释者，说这是吴鞠通屈服于"当时因循守旧的压力"所造成的，辩护词之奇特，令人发笑。对此，笔者曾撰专文提出三点批评：1.捏造圣训，诬圣误世（因鞠通说"温病，桂枝汤主之"是《伤寒论》原文）。2. **擅改经方，淆乱名实**（因鞠能治温病之桂枝汤桂枝量倍于白芍）。3. **说理矛盾，不能自圆**（因鞠通批柯琴说中阳风不能用桂枝，又说温病最喜解肌，桂枝本为解肌，温病初起，原可用之）。

（四）论药失真宜抉谬。升麻、柴胡、葛根、穿山甲等凉性药，鞠通偏说性温；苏子、当归、防风等性润药，鞠通偏说性燥；水仙明明有毒，鞠通说它无毒；秫米并非高粱，鞠通说是一物。凡此之类，鞠通没有提出丝毫证据，来者当以通论为是，不可盲目尊信[4]。

（五）用药好奇不可取。清宫汤每味药都用心，连以块根入药的玄参也用心，还说参、芪、术、草之类及诸子诸仁莫不有心，宣扬诸药用心，便能"补心中生生不已之生气"。五汁饮每味药都用汁，不考虑麦冬等难以取汁的一些药是否有必须用汁之必要，甚至连枳实、木香这种药店不备鲜品，亦难以取汁的药都用汁。诸如此类，都是用药好奇之表现，因为它脱离实际，根本无此必要，故不足法、不可取，当予扬弃。至于专翁膏制从奇偶，化癥回生丹得四九之数等说，纯系玄学，凡此类内容，使阴阳五行学说多了一种神秘的色彩。这种色彩只能有损于中医声誉，别无它益。

（六）贬《伤寒论》未尝遍及于六淫。《温病条辨》汪序说："仲景之书专论伤寒，此六气中之一气耳。其中有兼言风者，亦有兼言温者，然所谓风者，寒中之风，所谓温者，寒中之温，以其书本论伤寒也。"本书说仲景书"惟有冬月正伤寒治法，而不及春夏秋三时之证，"又谓南方无真伤寒，全是温热，都在于说明《伤寒论》已经过时。这种观点，虽早已由陆九芝等作过驳斥，但迄今不乏信徒，实是不明《伤寒论》即汉代之外感热病学之故。恽铁樵对此已作过尖锐的批评。

（七）杏苏散治燥不避燥之误。鞠通说前人"非将寒燥混入一门，即混入湿门"，而笔者则仍以此责鞠通。对鞠通的所谓治燥，笔者曾提出过三点批评：1. 寒燥不分，名曰治燥，实是治寒。2. 湿燥不辨，名曰治燥，实是治湿。这二点可从杏苏散治凉燥中看出。试观杏苏散之组成药物，杏苏散中半夏、橘红、茯苓（加甘草即二陈汤）等性燥治湿之药居多，其加减法曰加羌活，加苍术，加厚朴，加白芷，加黄芩等，亦俱非润药。鞠通言此为尊《内经》"燥淫所胜，平以苦温"之旨。但不论温燥用苦，或凉燥用温，都是指用润药，不是指用燥药。故治温燥如知母、象贝等苦润品可用，黄芩类苦燥品则不可用；始凉燥如杏仁、苏子等温润品可用，半夏类温燥品则不可用。鞠通治凉燥用半夏、橘皮、羌活、苍术之类，仅仅用一杏仁，便说这是治燥法，这是很不妥当的。

（八）"寒温始终不同"的观点难以苟同。鞠通制加减复脉汤一方，减少大承气汤中厚朴之用量，其目的都是为了区别寒温之异治。这种做法。充分地反映了他"寒温始终不同"的观点，其实寒温治法上的不同仅在伤寒未化热之前，在外邪化热之后，就不存在寒温异治的问题。鞠通混伤寒中寒而不分，在到了同样用大承气汤的时候，仍寒温对勘，并减轻厚朴用量以示寒温之异治，这种做法，纯系人为，不合事实。

（九）以复脉为热邪劫阴之总司不妥当。复脉属阴柔滋腻之纯补法。纯补法在阴竭阳脱、元气将离散之际，复阴挽阳，留人治病，固为中医救治急证之一法。但在一般正邪分争，正未大虚的情况下，总以祛邪扶正，邪正兼顾为合适。然鞠通则否，他不但对误汗损伤津液者（这种情况大多发生在温病初期）主以复脉；对劳倦内伤而感温病者亦主以复脉；甚至对"脉尚躁盛，邪固不为药衰，正气亦尚能与邪气分争"者，亦"重予复脉"，这种认为只要扶正以敌邪，正胜邪自却的观点，正如赵晴初所说，是一种"君子满座，小人自无容身之地"的迂腐观点。

（十）不能泛用轻剂治大病。鞠通说一切温病初起都先犯肺，又说肺属上焦，治上焦如羽，非轻不举，故学他的人不论轻病小病，重病大病，初起以银翘、桑菊之类为套方，甚至有越轻灵越神奇之势。笔者认为辛凉轻剂，可立愈者，无非伤风、肺胀之属也。而必须早投苦泄，如葛根合芩、连之类，尚恐热胜蒸脑者，乃是暑痉、湿温之属也。病之轻重不同，用药肺胃有异，未可同日而语。《吴鞠通医案》伏暑门周姓案和冬温门张姓案即有"撤热不力，疲药塞责"之诮。清后不少医者，只知一味的学他捧他，致使中医治术上退化不少，这确是一个不容忽视的问题。

《温病条辩》瑕疵甚多，限于篇幅，只能作举隅之谈。

## 三、结语

叶派学说，是一定时代的产物，不可能完美无缺。以今日之眼光视之，事实上缺憾不少，加之末流之弊，自然会招致要求变革医家的不满。所以继陆九芝之后，站在叶派学说对立面来研究外感热病的名家，曾一度风起云涌，大不乏人。他们著书立说，树帜坛坫，与叶、吴诸家，各立门户，争相斗妍，从而掀起了著名的寒温之争。陆九芝、恽铁樵、祝味菊这一批被今人统隶于伤寒派的医家，和柳宝诒等温热派医家，在"医以叶说为宗，而举世同风"的历史条件下，不附和通论，不因循流俗，针对叶派学说，各抒己见，大大丰富了中医对外感热病之研究，也推动了百家争鸣的开展。这在中国近代医学史上，无疑起了积极作用。惜近三十年中，由于上述原因，该派学者，常被人诋为复古卫道，是影响中医学发展的守旧派。他们的学术思想，由于受到不同程度的歪曲，已不复为后来者真正所了解。中医界现在"后继乏人，后继乏术"的严重局面，与这一问题有否关系，实很值得我们深思。目前，改革已成为推动我国科学技术发展之巨大动力，中医学必须面对世界新技术革命浪潮的挑战，顺应历史潮流，与之同步；倘置身度外，在学术上依然固我，因循旧章，墨守成规，不许人们去触动前人之说，这是没有出路的。总之，叶、吴之说，有瑕有瑜，但三十余年中，颂瑜者指不胜屈，抉瑕者寥若晨星，若论较为全面深刻的扬粹去芜工作，迄今无人去做。在这种情况下，攻错抉谬，显然比随文敷衍有意义。但限于学识，笔者之努力，亦自知恐不及其十一，之所以即呈之于医界，除了抛砖引玉之目的，本为求救。故请识得孰禾孰稗者，将其扬稗鸿文，公之于世！予企望之。

（曾刊于《中国医药学报》1986 年第 3 期）

# 45. 叶天士温热学说存真

熟读《临证指南》可以看出，叶天士的温病理论有不少创新之处。可是后来有些从学于叶氏的医者，不能取其精华，去其糟粕，反而曲解其说，以致造成很多流弊。为了使叶氏的温热学说能够存真并发扬光大，本文拟就三个问题探讨如下：

## 一、治春温初起用黄芩汤苦寒直清里热，不尽为"辛凉轻清"

叶氏治新感温病常用辛凉轻清以解外，治伏气温病则主以苦寒直清里热。叶氏说："春夏通热之病，必自内而及外。"又说："春温一证，由冬令收藏未固，昔人以冬寒内伏，藏于少阴，入春发于少阳，以春木内应肝胆也，寒邪深伏，已经化热，昔贤以黄芩汤为主方，苦寒直清里热，热伏于阴，苦味坚阴，乃正治也。知温邪忌散，不与暴感门同法，"后人不顾这种明论，竟用银翘、桑菊辛凉轻清之剂统治一切温病初起，并托名叶氏，实大失叶氏之本旨。

叶案印证："先寒后热，是属伏邪，体质阴弱，未宜发表。伏邪者，乘虚伏于里也，当从里越之，春温篇中有黄芩汤可用。"

按：柳宝诒《温热逢源》论"伏气从少阴初发时证治"时曾对叶氏治春温用平凉法有批评，如谓："前人治温病之法，如千金用阳旦汤，则偏于太阳；陆九芝用葛根芩连汤，则偏于阳明；张石顽用小柴胡汤，则偏于少阳；至喻嘉言之麻附细辛，则过于猛悍矣；叶香岩之辛凉轻解，则失之肤浅矣。愚意不若用黄芩汤加豆豉、玄参，为至当不移之法，盖黄芩汤乃清泄里热之专剂。"柳氏根据伏邪从里发出和少阴先虚的认识，主张用黄芩汤再加豆豉透发，促使伏邪从里越出，并加玄参滋阴以顾护阴津，认为这样"一面泄热，一面透邪，凡温病初起，邪热未离少阴者，其治法不外是矣。"看似可补叶氏用辛凉法治温病之未备，但从《临证指南》暑门池案、王案等有关医案来看，实则叶氏在用芩、芍等药清热之际，每加入薄荷、竹叶之类促使伏邪从里越出，这与加豆豉的用意相同。由于后学者忽视了这些，因而说治温初起概用辛凉轻清法是肇自于叶氏。柳氏对此也未加详察，故以"失之肤浅"相责备。可见，用辛凉轻清法治一切温病初起，是后人的主张，后人为兜售这种主张免"托名叶氏以售欺"之诮。

## 二、论秽浊吸入有"过募原直行中道"者，非全是"首先犯肺"

叶氏论温邪传变，认为"首先犯肺"者有之，"过募原直行中道"者有之，"直犯募原"者亦有之。但后人偏执一端，竟说"首先犯肺"是一切温病的传变提纲，置"直走中道"、"直犯募原"诸说于不问，于是叶氏论温之旨遂晦而不明。

叶案印证："华五五，口鼻受寒暄不正之气，过募原，扰胃系，寒热已罢，犹不饥不饱，舌边赤，中心黄，余邪未清，食入变酸，乃邪热不胜谷，以温胆和之，半曲温胆去甘草、茯苓、枳实，加郁金、黑山栀。"

"某二三，秽暑吸入，内结募原，脘闷腹痛，便泄不爽，法宜芳香逐秽，以疏中焦为主，藿香梗、杏仁、厚朴、茯苓皮、半夏曲、广皮、香附、麦芽。"

按：叶氏游洞庭湖时对门人讲了一些有关温病的话，顾景文整理后曾在《吴医汇讲》上刊出，一般医家如章虚谷、何廉臣等看后，都认为这些话是就新感温病说的，王孟英同此观点，所以他将《温证论治》改名为《叶香岩外感温热篇》。实际上，叶氏论温，以伏气、新感为两大法门，伏气温病从内出外，不与新感同法，这在其《幼科要略》和有关医案中已说得很明白。至于新感温病的传变，也非"首先犯肺"，而是尚有"直行中道"和"直犯募原"等多种途径（以上二案可证）。若不知此，仅以"温邪上受，首先犯肺，逆传心包"作为一切外感温病的传变提纲，则叶氏论温之本旨就永无大白于世之日了。

### 三、倡"夏暑发自阳明"，但并不以此印定人之眼目

"夏暑发自阳明"系叶氏所言，"暑湿热气，始由肺受"也是叶氏所说，说明叶氏并不以一说印定人之眼目。事实上，夏暑先伤太阳，先伤阳明、始由肺受者有之，暑先入心及直中肝经者亦有之。若针对阳明证者说"发自阳明"，针对有手太阴证者说："肺先受病"，固不为误。可是后人却张扬一说，遗弃其它，谓"夏暑概发自阳明"；并曲解"上受犯肺"之说，谓"温邪初起，必先犯肺，治在上焦，药宜轻清。"竟忘暑亦温之类，阳明属中焦，石膏非轻药。如此顾此不及彼，把一个好端端的叶氏温热之学，弄得难以自圆。

叶案印证："陈四五，暑湿伤气，肺先受病，诸气皆瘁，当午后阳升，烦喘更加，夫无形气病，医以重药推消，多不见效，西瓜翠衣，活水芦根，杏仁，米仁。"

"龚六十，暑必夹湿，二者皆伤气分，从鼻吸而受，必先犯肺，乃上焦病，治法以辛凉微苦，气分上焦廓清则愈……宗河间法，杏仁、瓜蒌皮、半夏、姜汁、白蔻仁、石膏、知母、竹沥、秋露水煎。"

按：以上二案均说明夏暑先伤上焦肺心。《临证指南》暑门类似案很多，再如某二二案说："此暑邪内外袭于肺卫，当清上焦"；陈案说："此暑邪内中蒙闭清空……勿犯中下二焦"，王案说："暑风热气入肺"，凡此等等类案，均病在上焦，亦"温邪上受，首先犯肺"之类，故说温病初起首先犯肺者有之，不先犯肺者亦有之；说夏暑发自阳明者有之，不发自阳明者亦有之，如此则空灵活泼，既合事实，理亦圆通。然有些人却必以"首先犯肺"为一切温病之提纲，又必以"发自阳明"为夏者之特点，而对于叶氏暑邪"无伤肺卫"及秽热"直犯募原"等说概置而不论，这样，叶氏温热学说之真就难怪荡然无存了。所以，我认为研讨叶氏之学，一定要顾及

其整体，若顾此不顾彼地断章取义，各取所需地肢解叶氏之
学，就谈不上继承和发扬。

## 结语

叶氏学说要"批判地继承"，就必先还其本来面目，为叶
学存真。有些同道，恐怕扬叶学之稗会导致叶氏的历史地位被
否定，因而一面为维护其学说的尊严而竭力辩解，一面却继续
曲解其学，把自己的认识强加于叶氏，使叶氏完整的学说变得
支离破碎，圆通的理论变得处处矛盾。这是很难令人苟同的。

（曾刊于《国医论坛》1987 年第 1 期）

# 46. 叶天士用黄芩汤治温病之经验

柳宝诒在《温热逢源·伏温从少阴初发证治》中尝评前
人之治温病，谓诸家药法均有缺点，他认为伏温初发宜清泄里
热，而用黄芩汤加豆豉、玄参，实为至当不易之法，但又以
"辛凉清解，则失之肤浅"，责怪叶氏对黄芩汤治温病之经验
未予应有的重视。其实叶氏治伏温用黄芩汤与柳氏同，且加减
有法，运用灵活，对今之临床，不无借鉴，故特予发掘。

## 一、治春温原方可用

《幼科要略》说："春温皆冬季伏邪"。又说："春温一证，
由冬令收藏未固，昔人以冬寒内伏，藏于少阴，入春发于少
阳，以春木内应肝胆也。寒邪深伏，已经化热，昔贤以黄芩汤
为主方，苦寒直清里热，热伏于阴，苦味坚阴，乃正治也。知
温邪忌散，不与暴感门同法。"这说明黄芩汤是叶氏治春温之
主方。黄芩汤以芩、芍清里热为主药，但配以辛散之生姜，清
泄中不无透意，故春季伏气温病之不宜用辛温辛凉表散者，有
时径可取原方而用之。

例案：先寒后热，是属伏邪，体质阴弱，未宜发表。伏邪
者，乘虚伏于里也。当从里越之，春温篇中有黄芩汤可用。黄
芩汤（《未刻本叶氏医案》）。

按：邪之所凑，其气必虚，留而不去，其病则实。黄芩汤之坚阴，属以泻为补法，但着眼点是在泄热以存阴，故邵新甫说："冬伤于寒，春必病温者，重在冬不藏精也。盖烦劳多欲之人，阴精久耗，入春则里气大泄，木火内燃，阳强无制，燔燎之势，直从里发，始见必壮烈烦冤，口干舌燥之候矣。故主抬以存津液为第一，黄芩坚阴却邪，即此义也。"上案述症状不详，邵氏之说可以参考。陆九芝批评叶氏，说叶氏只知壮水以制阳，不知撤热以存阴，实亦是未知叶氏此药法。

## 二、治夏热宜多参化湿

《内经》说："凡病伤寒而成温者，先夏至日为病温，后夏至日为病暑。暑当与汗皆出，勿止。"可见伏温发于夏至前为温病（即春温），发于夏至后为暑病（即夏热），此二病虽发病时间上有不同，但伏温内发之病机则不异，故治暑病叶氏有时亦用黄芩汤，但叶氏认为"暑必夹湿"，故又每与竹叶、通草等化湿品合用。

例案：王，身热自汗，腹痛，大小便不利，脉虚，右大左小。暑热内闭，拟和表里法。薄荷、枳实、黄芩、白芍、竹叶心、黑山栀、通草、甘草（《临证指南医案·暑》）。

按：温为热之渐，暑为热之甚。本案以栀子配芩、芍，旨在加强清热之力量。前人说，治暑之法，清心利小便最好。本案之用竹叶心、通草，即含此意，其与前三味相合，有解暑化湿，清热利水之作用，此实为本方之主药。治暑热内闭，宜凉散不宜温散，然黄芩汤原方之生姜性温，故叶氏代之以薄荷，但因病本有汗，故徐灵胎批注说"有汗不宜用此"。究叶氏用意，似遵"暑当与汗皆出，勿止"之经旨。

## 三、治伏暑每兼轻透

何廉臣说："伏气有二：伤寒伏气，即春温夏热病也；伤暑伏气，即秋温冬温病也。"秋温即叶氏所称之伏暑，王孟英称为秋月伏暑证。近人说："伏暑证虽有暑湿，但都兼有表证，故其治疗步骤，一般都先解表邪，继清里热，或解表与清里并用。"然细究叶法，似重在轻清佐苦寒，以透达伏气外出。

例案：池，伏暑至深秋而发，头痛烦渴少寐，薄荷、淡竹叶、杏仁、连翘、黄芩、石膏、赤芍、木通。(同上)

按：伏暑之湿热内伏与夏热之夹湿内壅同，故本案之以芩、芍清热；以淡竹叶、木通利水，此与上案之药法大体一致。但治伏暑而用苦寒直清里热，宜防凉遏，故本案复用薄荷、连翘之轻解，配合石膏之辛凉，实具清而兼透之意义，此与柳宝诒用黄芩汤谓宜加豆豉之法，药虽有殊，而理实一贯，同为"一面泄热，一面透邪"之义。

### 四、治内壅则重理气

柳宝诒说："伏温之发，必从经气之虚处而出，初无一定路径。"故发于少阳，固可用黄芩汤原方；若壅于胃而炎及肺，气机钝而不灵，胸脘闷而不利，每兼见咳痰胸满等症，这时用黄芩汤撤热，就宜多加宣肺理气药，因肺主一身之气，肺气复其宣降，内壅得解，则伏邪自易透出。

例案：汪天植，脉数如浮，重按无力，发热自利，神识烦倦，咳呛痰声如嘶，渴喜热饮。此非足三阳实热之证。乃体属阴虚，冬月失藏，久伏寒邪，已经蕴遏化热，春令阳升，伏邪随气发泄而病，未及一旬即现虚靡不振之象，因津液先耗于未病时也，今宗春温下利治。淡黄芩、杏仁、枳壳、白芍、郁金汁、橘红（《清代名医医案大全·叶天士医案》）。

按：黄芩汤为治春温下利之正方，其作用主要在芩、芍二味。但本案伏温犯肺，邪热灼津为痰，痰热胶窒肺隧，肺气不利，内壅较甚，不利伏邪外出，故用杏仁、橘红化痰；枳壳、郁金理气。叶氏以此法治伏温，唯何廉臣独得三味，何氏说："邪伏既久，血气必伤，故治法与伤寒伤暑正法大异；且其气血亦钝而不灵，故灵其气机，清其血热，为治伏邪第一要义。"故本案用理气药较多，其目的不独在徙薪以救火（疏气机之滞，可使气血津液不因郁而化火），实在于灵其气机以拓扩伏邪透出之路。

结语：叶氏治伏温重在辨虚实，实证多用黄芩汤加减，虚证喜用复脉汤化裁，此为其大法。其以黄芩汤治伏温，是以清为主，常与轻透、化湿、理气等法相合以曲应病情，颇显其运用之灵活。鞠通著书时虽以叶法为宗，但于叶案未尝细参，故此种药法《温病条辨》中未备，吾人若欲为叶学存真以冀全面继承，自当再从叶案细究之。

（曾刊于《江苏中医》1989 年 9 期）

# 47. 叶天士四时伏温医案选评

叶氏在新感温病方面，固有其一定贡献，然其在温病学上之成就，尤足称道者，实为伏气温病方面的继承和发扬。徐洄溪评叶案时曾说：暑门"所列诸案，皆平素伏暑之症为多，其卒然受暑之病绝少。"实则温热门及《未刻本叶氏医案》等著作中，亦均不乏伏温证。可是自鞠通采叶氏部分新感医案为《条辨》以来，医者咸注意叶氏论新感温病之建树，而对其伏温治法每多忽视。究近人以叶氏为新感温病派代表之原因，亦即在此。因此，对叶氏伏温医案尚有进一步加以研究之必要。今择其四时伏温医案数则，略作评述，以就正于高明。

## 一、春　温

《幼科要略·伏气》说："春温一证，由冬令收藏未固。昔人以冬寒内伏，藏于少阴，入春发于少阳，以春木内应肝胆也。寒邪深伏，已经化热。昔贤以黄芩汤为主方，苦寒直清里热；热伏于阴，苦味坚阴，乃正治也。知温邪忌散，不与暴感门同法。"从这段文字，可以看出叶氏论温，是以辨伏气与新感为大纲。华岫云深谙此旨，故其注《温热论》"温邪上受，首先犯肺"条时指出："邪从口鼻而入，故曰上受，但春温冬时伏寒藏于少阴，遇春时温气而发，非必上受之邪也。则此所论温邪，乃是风温湿温之由于外感者也。"

例案1：先寒后热，是属伏邪，体质阴弱，未宜发表。伏邪者，乘虚伏于里也，当从里越之。春温篇中有黄芩汤可用。黄芩汤（《未刻本叶氏医案》）。

按：此案病机颇明，但述证不详，邵新甫论春温一段文字，可以参考："冬伤于寒，春必病温者，重在冬不藏精也。盖烦劳多欲之人，阴精久耗，入春则里气大泄，木火内燃，阳强无制，燔燎之势，直从里发，始必见壮热烦冤，口干舌燥之候矣。故主治以存津液为第一，黄芩汤坚阴却邪，即此义也。"叶案及邵论均重视阴弱、存津之一面，但主治则以黄芩汤，说明撤热存阴本为叶氏治春温之大法。陆九芝批评叶氏只知养阴敌阳，不知撤热存阴；柳宝诒论论伏温从少阴初发证治，主张用黄芩汤，但又以辛凉轻解责叶氏，均是未明叶氏用药之心法。

例案2：汪天植　脉数如浮，重按无力，发热自利，神识烦倦，咳呛痰声如嘶，渴喜热饮。此非足三阳实热之证，乃体属阴虚，冬月失藏，久伏寒邪，已经蕴遏化热，春令阳升，伏邪随气发泄而病。未及一旬，即现虚靡不振之象，因津液先暗耗于未病时也。今宗春温下利治。淡黄芩、杏仁、枳壳、白芍、郁金汁、橘红（《清代名医医案大全·叶天士医案》）。

按：柳宝诒说："伏邪在少阴，其由经气而外出者，则达于三阳；其化热而内壅者，则结于胃腑；此温热病之常也。""其或热壅于胃，上熏于膈，则热邪由胃而炎及于肺，更为病势所应有。"这说明入春发于少阳虽是春温之常，但毕竟仅是春温外发之一途。本案伏邪犯肺及肠，故见咳呛、自利等症，叶氏在用芩、芍清热之同时，加了理气化痰药，以疏展气机，开拓伏邪透出之路。此盖亦本案蕴义之所在。

例案3：某　春温，身热，六日不解，邪陷劫津，骨节痛，以甘寒息邪。竹叶心、知母、花粉、滑石、生甘草、梨皮（《临证指南医案·温热门》）。

按：春温以黄芩汤为正治，但撤热不局限于黄芩汤一法。本案伏邪不从外透而内陷，津液被劫，若立法苦寒，既须防其

遏邪，又当虑其化燥，故叶氏以知母、滑石清热，偕花粉、竹
叶，既可于清热中生津，又可于清滋中透邪，实属清轻透解
法。此一治法，是叶氏在继承基础上之发展，它体现了叶法之
特色。

## 二、夏　暑

《幼科要略》说："经以先夏至病温，后夏至病暑。温邪
前已申明：暑热一证，医者易眩。夏暑发自阳明，古人以白虎
汤为主方。"从《临证指南·暑门》来看，叶氏论新感暑病，
多有"暑湿热气，始由肺受"，"暑湿伤气，肺先受病"，"暑
邪外袭于肺卫"等说，这与《温热论》之"温邪上受，首先
犯肺"说相一致，故"夏暑发自阳明"说，是论伏气温病
无疑。

例案4：脉洪大，烦渴汗出，阳明中暍，的系白虎汤候
也。石膏、甘草、麦冬、知母、粳米（《清代名医医案大全·叶天士
医案》）。

按：叶氏论新感暑病，谓："暑必夹湿，二者皆伤气分，
从鼻吸而受，必先犯肺，乃上焦病，治法以辛凉微苦，气分上
焦廓清则愈。"如《临证指南·暑门·龚六十案》论伏气中
暍，则以其病自里而发，阴气先伤，故主用白虎涤热以保阴，
有时于白虎汤加竹叶以透邪，如《临证指南·温热门叶案》，
有时则参用麦冬以生津，而本案治法，即是属此。由此可见，
夏热亦有新感伏气之辨。例案5：杨　伏邪发热，烦渴，知饥
无寐，乃胃津受伤所致，拟进竹叶石膏汤加花粉（《临证指南
医案·温热门》）。

按：叶氏治伏温有燥湿之辨，春温夏热是伏寒化火，阴分
多伤，常用清、滋、透之法；秋温、冬温是伏暑所致，"暑必
夹湿"，常用清、化、疏之法。竹叶石膏汤为白虎之类方。有
清、滋、透之作用，叶氏用以治夏暑胃津受伤较甚者，如矢中
的。但清热力以白虎为强，故热较盛者，以白虎涤热为夏暑之
正治；胃津受伤较甚，则如本案之治法为妥当。

例案 6：王　身热自汗，腹痛，大小便不利，脉虚右大左小，暑热内闭，拟和表里法。薄荷、枳实、黄芩、生白芍、竹叶心、黑山栀、通草、甘草（《临证指南医案·暑门》）。

按：春温发自少阳，夏暑发自阳明，均是言其常，诚如柳宝诒所说："伏温之病，随经可发"，故叶氏治夏暑主以白虎而不限于白虎，但涤热之原则不移，如本案即以芩、芍、山栀清里热为主药。徐灵胎评本案谓"自汗不宜用此"（指薄荷）究叶氏用意，是宗《内经》"暑当与汗偕出，勿止"之旨，但亦含透邪之意。此案之用竹叶、通草，是宗"治暑之法，清心利小便最好"之说。

## 三、秋　温

何廉臣："伏气有二：伤寒伏气，即春温、夏热病也；伤暑伏气，即秋温、冬温病也。"何氏所说之秋温，叶氏称之为伏暑，叶氏治暑，最重化湿，故尝有"暑必夹湿"之说。究其治伏暑法，凡湿郁以致化热者，则重在化湿；凡热胜者则清热为主，但亦必化湿；若"湿热并等者两解之"。《温病条辨》上焦篇三五条，即是依准叶氏治伏暑药法而写成。

例案 7：伏暑蒸热，头痛身疼。霍香、杏仁、陈皮、厚朴、半夏、茯苓（《未刻本叶氏医案》）。

按：《未刻本叶氏医案》中类此之案颇多，如 178 页、191 页、215 页、245 页等之伏暑案，药法大致相似，故可以认为：凡湿郁蕴热之伏暑，叶氏重在化湿，而霍朴夏苓汤加减为其习用之法。

例案 8：丁　脉右数，左小弱，面明，夏秋伏暑，寒露后发，微寒多热，呕逆身痛。盖素有痰火，暑必夹湿，病自肺经而起，致气不宣化，不饥不食，频溺短缩，乃热在气分，当与温疟同例，忌葛柴足六经药。桂枝白虎汤加半夏（《临证指南医案·疟门》）。

按：桂枝白虎汤为治温疟之名方，此方于白虎中加入桂枝，有透邪外出之意。因本案以热为主而"素有痰火，暑必

夹湿"，故以本方加半夏，其治重点仍在于清热。同门胡案，
"伏暑内炽"，叶氏以滑石、黄芩、知母等清热；暑门池案，
"伏暑至深秋而发"，叶氏用黄芩、石膏、赤芍等清热。凡此
等案，均是热重者之治法。

　　例案9：张　舌白罩灰黑，胸脘痞闷，潮热呕恶，烦渴汗
出，自利，伏暑内发，三焦均受，然清理上中为要。杏仁、滑
石、黄芩、半夏、厚朴、橘红、黄连、郁金、通草（《临证指南
医案·暑门》）。

　　按：《温病条辨》中焦篇四二条，即由本案改写而成，鞠
通称本方为杏仁滑石汤，谓"热处湿中，湿蕴生热，湿热交
混，非偏寒偏热可治，故以杏仁、滑石、通草，先宣肺气，由
肺而达膀胱以利湿；厚朴苦温而泻湿满；芩、连清里而止湿热
之利；郁金芳香走窍而开闭结；橘、半强胃而宣湿化痰以止呕
恶，俾三焦混处之邪，各得分解矣。"较上两案以观，本案即
属"湿热并等者两解之"之治法。而以上三法，是叶氏治伏
暑之正法，至于暑门某案"初病伏暑"，后邪"逆走膻中"，
由气入血，而用犀、地、玄参之属；同门金案"伏暑已解"，
病伤元气，而用三才汤敛液补虚等治法，实均为叶氏治伏暑之
变法。

## 四、冬　　温

　　何廉臣说伤暑伏气即秋温冬温，偏重于伏气；今人说冬温
即冬月之风温，偏重于新感。究之叶法，于冬温亦有新感伏气
之辨。新感冬温"温热之气外入"，属"温邪上受，首先犯
肺"之类，叶氏习用麻杏甘石、越婢类方辛凉以解外，或用
轻清宣肺类方药；伏气冬温热自里发，治自不与暴感门同法，
叶氏治伏气冬温之实证则用苦寒撤热以坚阴，大法与治春温之
用黄芩汤同；若邪少虚多则用复脉汤减姜、桂、参救阴以托邪
为常法；而清透伏气、灵通气机之品，每参伍之。

　　例案10：冬温为病，乃正气不能藏固，热气自里而发，
齿板舌干唇燥，目微红，面油亮，语言不爽，呼吸似顺，邪伏

少阴，病发三焦皆受。仲景谓发热而渴者为温病，明示后人寒外郁则不渴饮，热内发斯必渴耳；治法清热存阴，勿令邪热焚劫津液，致瘛疭痉厥神昏谵狂诸证；故仲景复申治疗法云。一逆尚引日，再逆促命期，且忌汗忌下忌辛温。九日不解，议清膈热。飞滑石、连翘、淡黄芩、郁金汁、竹叶心、天花粉、橘红、苦杏仁（《清代名医案大全·叶天士医案》）。

按：本案以滑石、黄芩清热；以连翘、竹叶透邪；以花粉生津，以郁金合芩、石以清其血热；以橘、杏化痰理郁以灵其气机。诚如何廉臣所说："邪伏既久，血气必伤，故治法与伤寒伤暑正法大异；且其气血亦钝而不灵，故灵其气机，清其血热，为治伏邪第一要义。"本案药法，正是如此。

例案 11：积劳伏热，值初冬温暖，天地气不收降，伏邪因之而发，是为冬温，实非暴感，表散无谓。其痰喘气促，左胁刺痛，系身中左升不已，右降失职，高年五液已衰，炎上之威莫制；脉现左数右搏，尤属阴气先伤，烦劳兼以嗔怒，亦主七情动阳。从来内伤兼症，不与外感同法，苦辛劫燥胃津，阴液日就枯槁，故仲景凡于老人虚体，必以甘药调之。夫喘咳之来，固是肺热，以诊脉面色论之，为下虚不主摄纳，肾病何疑？即初起热利，亦是阴不固，拟用复脉汤。炙甘草、细生地、炒麦冬、生白芍、麻仁、蔗浆（《清代名医医案大全·叶天士医案》）。

按：从同书朱先生案"邪少虚多，阴液阳津并涸者，复脉汤主之"及《临证指南》温热门、吐血门用复脉汤诸案来看，养阴生津亦为叶氏治伏温之常法，此于冬温然，于春夏秋三时之伏温亦然，《温病条辨》下焦篇四至八条，即采类此叶案改写而成，但鞠通对"邪固不为药衰，正气亦尚能与邪气分争"者亦重与复脉，倡言复脉为热邪劫阴之总司，实是过于拘泥"养正邪自却"之说，不合于叶法。

结语：从叶案来看，属伏温者甚多，但因多数医案无春温、夏暑、冬温等字样，这使断其为何季之伏温带来了很大的困难。而本文仅着重从有春、夏、伏暑等字样之医案中选评数则，只能视为叶氏治四时伏温法之举隅，但已足说明叶天士之治伏温有异于吴鞠通之治。读《温病条辨》而以为叶氏温热学说本如是者，想从中不无启迪。

# 48. 叶天士对外感表证定位的贡献

六经辨证是中医分经定位的重要方法，明清前医家之论治外感，率多宗此。按这个辨证定位方法论表里，三阳为表，三阴为里；进一步言，太阳为表，阳明为里。诚以太阳为六经之表，故外感初起见表证者，历来医家，均从太阳入手论治。仲景创此法固具其巨大的功绩。但也无可否认，这个辨证方法，有它一定的局限性，最明显的事实是：手太阴肺经证在六经中的归属很不明确，虽张锡纯有六经包括十二经，足经原可统手经之说，但就实论之，要用足阳经以来统手阴经，于理不通；要以足太阴经来统手太阴经，查核原书，毫无证据，亦乏指导临床之意义。近代医界，对此众说纷纭，或谓手太阴经应统于足太阳经中，或谓应统于足太阴经中，这种纷争，正是肺经证在六经中归属不明之表现，也是六经辨证法在分经定位上具有缺憾之表现。叶桂通过临床实践，认为外感初起，伏气暴感攸分，春温发于少阳，夏暑发自阳明，伏温固"不与暴感门同法"。即新感而初见表证者，亦不能必其在足太阳经，他说："病自外感，治从阳分。若因口鼻受气，未必恰在足太阳经矣。大凡吸入之邪，首先犯肺，发热咳喘，口鼻均入之邪，先上继中，咳喘必兼呕逆膜胀。虽因外邪．亦是表中之里。设宗世医发散阳经，虽汗不解。"这就是说，风寒伤人，病自外感，邪在肌表，从足太阳论治，用辛温发汗以解表邪，自属正治。但若邪从口鼻而入，虽初有畏寒、脉浮等表证，未必恰在足太阳经。大凡吸入之邪，首先犯肺，恶寒发热等表证每与咳喘等呼吸系症状相兼；若兼有外邪从口而入，肺胃均受，则咳喘等呼吸系症状必与呕逆膜胀等中焦症状相兼。后二者虽初起均具表证，均因外邪，但亦是表中之里，如按一般医生用发散太阳经的药法治疗，虽得汗而病不解。这一经验之谈，在继承六经辨证基础上，使中医对外感表证的分经定位更趋入细，是其对外感表证定位之贡献。叶氏对世医一见表证，不知分经定位，概从太阳入手，混投发散解肌之药，以冀退热，甚至杂入消导，忽视肺病在上，治上犯中之弊屡加砭斥，是有所见而发的。我们只有从这一角度认识叶氏大倡温邪上受，首先犯肺；治上不可犯中等理论才能正确理解其对分经定位所作的贡献，并避免以偏概全，错误地把"上受犯肺"当作为一切外感病初起的必然（而实未必然）的规律。

（曾刊于《中国中医药报》1990 年 11 月 9 日）

# 49. 叶天士用经方治温病之经验

以前有些推崇叶氏的医家，错误地把叶氏学说和仲景学说对立起来，说《伤寒》方不可治温病，治温病宜宗叶氏法，实则叶氏治温病常宗仲景法，《伤寒》方亦正是叶天士治温病之一大武器，但昔人多注意叶氏在温病学上创新发展这一方面，而忽视其继承发扬方面，致使叶氏活用经方治温病之经验迄今未能很好地发掘，笔者有见于此，故特举例案析议发微，以冀有益于临床之借鉴。

## 一、运用麻杏甘石汤之经验

鞠通治温病初起，主以桂枝汤，宗之者谓外寒搏内热者原可用之，或以为此系叶法，实则叶氏治外寒内热之温病，习用麻杏甘石汤而不用桂枝汤，如失音门吴三六案、瘰疬瘕瘰门吴案、咳嗽门吴四一案等均属；张锡纯谓温病发表而用本方，宜以薄荷叶代麻黄，并谓合连翘能增强发汗之力，邵餐芝对此评价极高，谓其"超叶、吴而通寒温"，及观叶案，始知叶氏早创此法，如风温门秦六三案及吐血门某案，即系本方以薄荷代麻黄加连翘、桑叶而成，但张氏有关议论，若移为叶案作注，确可为叶氏此法烛幽。例案：

1. 某，风温上受，吐血，桑叶、薄荷、杏仁、连翘、石膏、生甘草。

按：内热而外不寒及风温上受之用本方，以薄荷代麻黄并加连翘，是叶氏之常法，桑叶能凉血并能解表，本案风温上受而吐血，加之甚合。

2. 吴，病在暴冷而发肌表，头面不透，是外蕴为寒，内伏为热，肺卫为病，卫气分两解为是。麻黄、石膏、牛蒡子、枳壳汁、杏仁、射干、桔梗、生甘草。

按：麻疹为伏气温病，本案因暴冷搏束，疹子不能顺利透发，故以本方加清热、解毒、疏利之品以透发之。

## 二、运用黄芩汤之经验

叶氏论温，以辨新感与伏气为大纲，新感风温用麻杏甘石汤，以薄荷叶代麻黄为常法；伏气温病，入春发于少阳（《幼科要略》有"春温皆冬季伏邪"之说），则以黄芩汤为主法，此在叶氏诸医书中不乏例案之印证。观叶氏之用本方，用原方者有之，但化裁用者尤多。例案：

1. 先寒后热，是属伏邪，体质阴弱，未宜发表。伏邪者，乘虚伏于里也，当从里越之，春温篇中有黄芩汤可用。黄芩汤

按：伏温初发，有虚实之辨，黄芩汤苦寒直清里热，为实证治法。

2. 王，身热自汗，腹痛，大小便不利，脉虚右大左小，暑热内闭，拟和表里法。薄荷、枳实、黄芩、生白芍、竹叶心、黑山栀、通草、甘草。

按：暑为热之甚，本案以黄芩汤加山栀去大枣以加强其清内热之力量，是本方之主药；竹叶、通草之用，即"治暑之法，清心利小便最好"之意；用枳实灵其气机，既是针对腹痛而设，亦利于伏邪之外透；有汗而仍用薄荷，是遵"暑当与汗偕出，勿止"之经旨。

### 三、运用炙甘草汤之经验

叶氏治伏温初发若邪少虚多而见心中温温液液，喉干口渴、燥咳暮甚、舌红、失血诸症，每用本方，但叶氏恐桂、姜性温，参亦阳药，于温病多有不宜，故其用本方，常去此三味而加入白芍、甘蔗汁之类，遂成为其治伏温虚证之常法。

例案：张，舌绛裂纹，面色枯槁，全无津泽，形象畏冷，心中热焚，邪深竟入厥阴，正气已经虚极，勉拟仲景复脉汤，合乎邪少虚多治法。复脉去人参、生姜，加甘蔗汁代水煎药。

又，热病误投表散消导，正气受伤，神昏舌强，热如燎原，前进复脉法，略有转机，宜遵前方，去桂加参，以扶正气为主。复脉汤去桂加入参，甘蔗汁代水煎药。（后诊略）

按：治温病尝有"留得一分津液，即存得一分性命"之说，在正气虚极的情况下，留人治病、扶正敌邪，正是中医处理急证之要法。但上案明言复脉为邪少虚多者之治法，故鞠通以复脉为热邪劫阴之总司，以复脉治病固不为药衰，而正气尚能与邪分争者，实未获叶氏用复脉之心法而有过泥"正胜邪自却"之失。

### 四、运用白虎汤之经验

经以先夏至日为病温，后夏至日为病暑。叶氏遵其旨而论温，谓伏寒入春发于少阳，以黄芩汤主之。又谓夏暑发自阳明，以白虎汤为主方。观其之运用本方，或加竹叶以透邪（如温热门叶案），或加麦冬以生津（如《清代名医医案大全·叶天士医案》暑喝门脉洪大案），或加生地以存阴（如温热门叶二八案），其理路药法十分清晰，均属可宗。至于用白虎汤之类方，如白虎加桂枝汤治温，亦习见应用，而大率以清气热为要。例案：

叶，热伤气分，用甘寒方，白虎汤加竹叶。

按：白虎为仲景治温病之要方，若气分热炽而口不大渴者用原方，若口大渴者加人参，此法后世遵而不失，每收良效。叶氏以伏温从内而达外，故加竹叶以透邪。一味之加，颇显其运用经方之灵活。

## 五、运用半夏泻心汤之经验

半夏泻心汤为痞证但满不痛者之主方。叶氏治湿热蕴郁中焦、气聚不散之证，每用本方之辛开苦降法，其加减法有三个特点：1. 是散结气必加枳实；2. 是因"中满者忌甘"每去甘草不用；3. 是温热暑湿诸证，属实者居多，大枣、人参每减去不用，即半夏（合参、枣能补胃阳）亦时减去。这说明叶氏之于泻心汤，"宗其法不拘其方"，颇显化裁之灵活，若是之用经方，值得借鉴。

例案：1. 蔡，阳虚夹湿，邪热内陷，所以神识如蒙，议用泻心法。人参，生干姜，黄芩，川连，枳实，生白芍。

按：半夏泻心汤、甘草泻心汤、生姜泻心汤三方，分别以半夏、甘草、生姜三味为君药，本案不用此三味而曰泻心，是宗法而不拘方。《温病条辨》中焦篇五四条，即据本案而写成。

例案：2. 某，误下热陷于里而成结胸，所以身不大热，但短气胸满烦躁，此皆邪热内燔，扰乱神明，内闭之象，棘手重恙，仿仲景泻心法，备参未议，再俟明眼定裁。川连、黄芩、半夏、泡淡干姜、生姜、枳实。

按：痰热聚脘，按之痛者为小陷胸，按之濡者为诸痞证。仲景治小陷胸，主以小陷胸，小陷胸以黄连、半夏之苦降辛开为主；治呕利痞证，主以半夏泻心三方，亦以黄连、半夏为主药。本案痰热蕴聚胸脘间，其证属实，故于半夏泻心汤去参、草、枣加枳实，系苦辛泄降、散结开闭法。

## 六、运用麦门冬汤之经验

对热伤胃阴之证，叶氏于白虎汤、竹叶石膏汤、麦门冬汤三方，常视热盛、阴伤孰甚而相机取用。如热势已杀，阴伤较甚，则用麦门冬汤。

例案：某，风温客邪化热，劫烁胃津，喉间燥痒呛咳，用滋养胃阴，是土旺生金意。金匮麦门冬汤。

按：外感咳嗽，不宜骤进麦冬，徐灵胎于叶氏治咳用麦冬，尝有批评，但若温邪延久，津液受伤，热邪势杀，燥痒呛咳，正可用此，如风温客邪未尽，则宜再加解表宣肺药以放邪出路。

结语：除上所述，叶氏于枳实栀豉汤、苇茎汤、猪肤汤等经方，治温病均尝取用，这至少已可说明，谓叶氏治温病不宗仲景法，实是一种误解。但承气、小柴胡诸方，考之叶案，确是罕见应用，其因有待进一步探究。

（曾刊于《浙江中医学院学报》1991 年第 4 期）

# 50. 评《幼科要略》之学术观

《幼科要略》，王孟英说是叶天士所手定，徐灵胎尝予很高评价，但医界未予应有的重视。孟英有鉴："大方家视为幼科治法，不过附庸，于此集皆不甚留意；而习幼科者，谓此书为大方之指南，更不过而问焉。"认为是书虽为小儿说法，大人岂有他殊。因而尝将内中有关温病的内容，采择编注为《三时伏气外感篇》，嗣后这方面内容引起了温病学界之注重。但因原书毕竟是为小儿说法，具有异于一般温病学著作之特性，故特归真返朴，再从小儿科角度，来评论其学术观，以冀发皇叶氏学说，用于指导临床。

## 一、小儿纯阳　热病最多

人身疾病，大别之不外外感、内伤两大类。外感以热证居多，故河间曰："六气皆从火化"，丹溪曰："阳常有余"，而钱乙又有"小儿纯阳"之说，这些理论，均为诸家治病之经验谈，亦均从临床实践来，未可厚非。小儿内伤之病少，外感之患多。《幼科要略》开宗明义，起首即曰："按襁褓小儿，体属纯阳，所患热病最多。"这既是继承了钱氏之学术观，亦是叶氏之经验谈。因《幼科要略》是着重论述小儿外感及痧痘惊疳等儿科常见病之书，故叶氏对此尝反复加以强调，说：

"小儿热病最多者，以体属纯阳，六气著人，气血皆化为热也；饮食不化，蕴蒸于里，亦从热化矣。"其论疟疾及痧疹，亦有"幼科纯阳，暑为热气，症必热多烦渴"，"稚年纯阳，纯刚之药忌用"等说。从临床实际来看，小儿一旦外感，每多即有发热；既然热病最多，故曰小儿纯阳，既然体属纯阳，自然刚药宜慎。叶氏的这一学术观，既是对小儿多热病原因的解释，也是对小儿外感热病病理的解释，故既有它的实用性，也有它的合理性。后鞠通对此提出质疑，认为小儿阳未充阴未长，另倡稚阴稚阳说，实则小儿纯阳是对热病病理的解释（简言之为小儿病理学说），而稚阴稚阳是对小儿生长发育特性的解释（简言之为小儿生理学说），两者不能混为一谈。

## 二、辨证论治　戒用套法

小儿外感热病的用药，大体上有一定的规律，叶氏论风温说；"初起咳嗽喘促，通行用：薄荷（汗多不用）、连翘、象贝、牛蒡、花粉、桔梗、沙参、木通、枳壳、橘红、桑皮（笔者按：必是桑叶之误，此考诸叶案便知）、甘草、山栀（泄泻不用）、苏子（泻不用，降气）；表解，热不清用：黄芩、连翘、桑皮、花粉、地骨皮、川贝、知母、山栀。"在《幼科要略》开头，叶氏对世医以通套之方药治外感，尝加痛砭。所谓通套方药，叶氏指出："初则发散解肌，用防风、荆芥、葛根、前胡、桔梗、木通、赤芍、卜子、厚朴、陈皮、山楂、麦芽、枳壳、神曲、钩藤、夏佐香薷，冬佐麻黄、羌活；两三日热不解，柴胡、前胡、黄连、黄芩、山栀、连翘、薄荷、桔梗、木通、钩藤、厚朴、枳实、瓜蒌实，丸剂必用大黄；四五日不解，但言食滞未尽，表里不和，总以柴芩小陷胸。若呕逆烦渴，用竹茹、黄连、半夏。若痰多喘促，即用葶苈、杏仁、苏子、卜子、胆星、贝母，甚者加牛黄。此皆套法，所当戒也。"徐灵胎对这很有意见，他批评说："录出诸品药，戒人不可轻用，及观后幅，所用之药，仍不出此诸味，则前后相背矣。要知此等药，总在用之得宜，不对症则用之有害，不必录出垂戒，反启后人之疑也。"其实，叶氏所痛砭的是缺乏辨证论治精神、不别外感内伤、不按四时论证、不分气血阴阳，但知见症施治的"套法"。其本意并非反对时医用套法治疗时的那些药物。叶氏对套法的反对，正是对辨证论治的强调，这并不矛盾。《幼科要略》是叶氏有鉴于世俗以通套之方药治小儿，"告毙甚多"，"不足取法"之时弊而作，当然要先将所砭之"套法"说清楚。"套法"与热病用药的大体规律并无共通之处。

## 三、表中有里　手足攸分

明清以前，时医治外感病，辨证咸宗仲景法。按仲景之六经分证言表里，六经以三阳主表，三阳以太阳主表。故外感初起见表证者，历来医家，均从足太阳经入手论治。但从临床实践来看，同具恶寒发热、脉浮之表证，而有的全身酸痛、精神倦怠等全身症状明显而并无咳喘等呼吸系症状或虽有而极轻微；有的鼻塞流涕、咳嗽气急、胸痛等呼吸系症状明显而全身症状很轻微或根本不伴呕吐、脘胀等胃肠系症状；有的既有咳喘等呼吸系症状，又兼呕逆膜胀等胃肠系症状而全身症状或轻微或不具。叶氏积其丰富之临证经验，认为上述诸证，不能因其同具表证而均定位于足太阳，所以他说："病自外感，治从阳分。若因口鼻受气，未必恰在足太阳经矣。大凡吸入之邪，首先犯肺，发热咳喘；口鼻均入之邪，先上继中，咳喘必兼呕逆膜胀，虽因外邪，亦是表中之里。"这就是说，同具恶寒、脉浮等表证，若风寒外感，邪在肤表，定位于足太阳，自当遵辛温解散之法；但外邪犯肺，定位于手太阴，宜当清宣上焦，不与伤寒六经同法；有外邪自口鼻而侵犯肺胃，则呕逆等症与咳喘等症兼见。后二种情况，虽因初起具有表证而实是表中之里（与足太阳经表证相对言），故为治不同。叶氏大倡温邪犯肺，手经不与足经同治诸说，原因就是在此。从分经定位角度来看，六经辨证法确有一定之局限性，最明显的事实就是手太阴肺经证在六经中的归属不够明确。叶氏提出表中有里，使手足经之表证攸分，就分经定位来说，是在继承六经辨证基础上的发展，有他一定的贡献。《幼科要略》中"深秋入冬，暴冷折阳，外感发热头痛身痛，呕恶，必从太阳。""风温春温忌汗，初病投剂，宜用辛凉，若杂入消导发散，不但与肺病无涉"等文字，俱当从此角度去理解。

## 四、伏气新感　四时异治

叶氏论四时外感。以伏气新感为大纲。《幼科要略》论春温特以"伏气"两字标题，是要人重视伏气治法与暴感之有不同。在春温条，叶氏明文指出伏温"不与暴感门同法"。因春温藏于少阴，发于少阳，故以"黄芩汤为主方，苦寒直清里热"为正治；而风温则"首用辛凉清肃上焦"，若不知肺病在上之旨，轻用苦寒，必致凉遏。论暑病，叶氏以夏热二字标题，也是要人重视夏时伏温治法与暴感之不同。在夏热条，叶氏先引经言："先夏至病温，后夏至病暑"，复继春温发自少阳之说，又谓："夏暑发自阳明，古人以白虎汤为主方"，这显然是就伏温说，参之叶氏暑门诸案，其论新感暑病，每有"暑湿热气，始由肺受"，"暑必夹湿，二者皆伤气分，从鼻吸而受，必先犯肺"等语，足见同是暑病，伏气之与新感，其发病及治疗方药，均有其区别。因《幼科要略》原非论温之专著，叶氏虽强调伏气暴感异治，但在论秋时外感时未及伏暑，只及秋燥，但诚如徐灵胎所说，《临证指南》暑门"所列诸案，皆平素伏暑之证为多，其卒然受暑之病绝少"。且疟疾、咳嗽诸门亦均有零星散在伏暑案。伏暑自是秋时伏气证，故叶氏论秋时外感，显然亦以伏气新感为大纲。至于冬时，冬寒条所论风伤卫、寒伤营、伤风肺病，均是指新感言；而"若涉表邪一二，里热必兼七八"之冬温，即是指伏气言。故"治法按症，必以里证为主，稍兼清散有诸，设投辛温，祸不旋踵。"此与《清代名医医案大全·叶天士医案》中"冬温为病，乃正气不能藏固，热气自里而发……邪伏少阴，病发三焦皆受"，"积劳伏热，值初冬温暖，天地气不收降，伏邪因之而发，是为冬温，实非暴感"，诸语互参自明。近人谓冬温即冬日之风温，实未明叶氏之论旨。因四时气候不同，新感之邪，伏气之发，各有特性，故叶氏不但有春温发自少阳、夏暑发自阳明、暑必夹湿以及"春月为病，犹冬藏固密之余；秋令感伤，恰值夏月发泄之后"等说，并多次强调："春温、夏热、秋凉、冬寒，四季中伤为病，当按时论治。"论外感而能如此朗若列眉，叶氏堪推温病学史上之第一人。

## 五、肺病在上　忌犯中下

叶氏明文指出："风温肺病，治在上焦"，不与伤寒同法，亦不得诛伐无辜，用苦寒消导攻下诸药伤其中下，叶氏说："春月受风，其气已温，经谓春气病在头，治在上焦，肺位最高，邪必先伤，此手太阴气分先病，失治则入手厥阴心包络，血分亦伤。盖足经顺传，如太阳传阳明，人皆知之。肺病失治，逆传心包络，幼科多不知者，俗医见身热咳喘，不知肺病在上之旨，妄投荆、防、柴、葛，加入枳、朴、杏、苏、卜子、楂、麦、广皮之属，辄云解肌消食，有见痰喘，便用大黄礞石滚痰丸，大便数行，上热愈结，幼稚谷少胃薄，表里其辛化燥，胃汁已伤，复用大黄大苦沉降丸药，致脾胃阳和伤极，陡变惊痫莫救者多矣。"因病在肺而反用苦辛化燥，或大苦沉降之药伤胃，谓之治上犯中。为免此弊，叶氏又有分三焦用药之论，谓"上焦药用辛凉，中焦药用苦辛寒，下焦药用咸寒。上焦药，气味宜以轻，肺主气，皮毛属肺之合，外邪宜辛胜，里甚宜苦胜，若不烦渴，病日多，邪郁不清，可淡渗以泄气分。中焦药，痧火在中，为阳明燥化，多气多血，用药气味苦寒为宜，若日多，胃津消铄，苦则助燥劫津，甘寒宜用。下焦药，咸苦为主，若热毒下注成痢，不必咸以软坚，但取苦味坚阴燥湿。"味其旨，亦是有上焦病不得妄用中下焦，药诛伐无辜之意。此旨甚为徐灵胎所推崇，徐氏谓："苦寒直下，已过病所"为"直属妙谈，须参之"，此确实亦为叶氏这创论。惜鞠通继承此说时，论药颇多失真，未免胶柱鼓瑟，反致未能较好地发扬。

热病最易伤阴，温病学中有留得一分津液，即存得一分性命之说，可见救阴在温热病治疗中的重要性。《幼科要略》所论以热病为主，对救阴护胃之法，十分重视。如苦寒直清里热之黄芩汤，叶氏亦从"苦味坚阴"着眼；其论温燥有"粗工亦知热病，与泻白散加芩、连之属，不知愈苦助燥，必增他变，当以辛凉甘润之方"之说，其批评亦从防苦燥之伤阴着眼，故有"慎勿用甘燥劫烁胃汁"之告诫；又在论疟时提出"柴胡劫肝阴，葛根竭胃汁"之说，在论暑时指出"暑必兼湿，暑伤气分，湿亦伤气，汗则耗气伤阴，胃汁大受劫烁"之特性等，这都是提醒医者用药治病要时时防止阴津胃汁受劫。因肺主卫气，胃为肺母，又为营卫生化之源，大凡外邪从口鼻而入，温热外邪最易劫伤肺津胃汁；而妄用温燥辛散，杂入消导，擅使苦降均可劫液伤胃；再禁食不当，不顾小儿谷少胃薄之特性，绝其乳食，亦"每致胃气索然，内风来乘"。故叶氏治热病，不但十分重视甘寒清养胃阴一法（热病后期运用尤多），而且明确指出，热病如痧疹之类，"阴伤为多，救阴必扶持胃汁。气衰者亦有之，急当益（胃）气。"究其这种既重阴津，又重胃气之学术观，似是受到东垣脾胃论、钱乙纯阳论、丹溪阳有余论等学术观之影响，此观其论中"内伤饮食治法，不宜混入表药……洁古、东垣已详悉，""小儿体属纯阳"，"幼稚阳常有余，阴未充长"等说自知。

# 51. 应为后学指迷　无为贤者讳失

《温病条辨》一书，近人推之为经典，余初学医时，信之亦笃，且颇为能背诵其条而自许。后读书渐多。看到前人之贬评（如王孟英说此书虽曰发明叶氏，实未得其精奥，采附各方，亦剪裁未善，去取亦未当。叶子雨说此书无非剽窃引《临证指南》，惟捏造方名，以为己撰欺世而已。孔遏如斥鞠通之学有通有不通，似通似不通，名通实不通，等等），渐眩惑不知所从，深感中医之学，"入之愈深，其进愈难"，当时抱着"路漫漫其修远兮，吾将上下而求索"的决心，对叶、吴温热之学，锲而不舍，发狠心下死功夫钻读了10余年，复通过近30年的临床，学识经验慢慢积累，终至明悟不惑，形成了自己的见解。

确实，当代研究《温病条辨》者颇众，其间多有饱学之名师，《温病释要》、《温病条辨自学指导》、《温病条辨白话解》等有关此书的专著，真是印了一本又一本！但所可怪者，竟绝无一人指出此书之缺点。医关人命，此书中有些缺点，是不宜随文生训、粉饰敷衍的。如中焦篇七十条，是抄《临证指南·疸门》张三两案为条时，因张案与蒋案紧紧相连，误抄了蒋案治方，造成了"张冠李戴"。又如同书湿门王六一案，鞠通先取案中诸语及方，演为中焦篇四九条，并造方名为附子理中汤去甘草加厚朴广皮汤。及至编下焦篇时，遗忘及此，故又取案中诸语及方，演为五七条，并造方名为术附汤，于是，案同而条竟不同，药同而法竟不同！医案为临证之实录，不能为著书之需而作如斯之篡改。又如下焦篇三十条之辨，全是抄邵新甫之文，但由于抄书粗疏，脱落了"当合乎和解。热轻而清药过投，气机致纯者"等17个字，竟成了"表邪未尽而表证仍兼者（作者按：17字本在此句之后），不妨借温通为使"。又如原病篇八条，所引经文，颇多错讹，字数或脱或错、或删或多，大失原貌，不可核稽。又如在上焦篇四、十八、一二四等条中，反复说芩、连、甘草、知母纯然里药，病初未至中焦，不得先用，故犯中焦。但在桂枝、银翘、桑菊、清络等治疗温病初起之在上焦者诸方中，均用甘草。在中焦第九九条又自辨说黄芩走中上，为手太阴经药，并屡用于治肺疟、手太阴暑温等上焦病。又说厚朴为中焦里药，对又可用厚朴治温病初起，斥以"治上犯中"，指摘很严。可忽而自己又用厚朴治暑温初起在手太阴者，并自辩说："厚朴皮也，虽走中焦，究竟肺主皮毛，以皮治皮，不为治上犯中。"类此矛盾，不一而是。又如下焦篇湿温，文虽有23条之多，但除掉寒湿、疟痢诸条，可属湿温病者实又一条，下焦湿温有名无实。真使人怀疑用三焦法类归叶案这合理性。他如论药失真、抄古方错讹、议病穿凿、贬前人不当等等，不可枚举。此所以余有《温病条辨笺正》一书之撰作，拙作在 1990 年、1991 年之《上虞医学》中选载片断后，多医辱书奖借，同道许为至言，但近今学术专著，乏人支持而不易求售。

余悲 10 余年潜心研究之所见，仅得撮其杂一为文发表于医刊，并认为近世深研该书之学者，学识经验之胜余者极多，彼等必亦目如分水之犀、洞若观火，而同样能识此书众多之瑕疵，然因"为贤者讳失"，素为长厚者之美德，故人皆缄口，如鸟之夜息，而唯余如蝙蝠之独飞。

《礼》云："事师无讳无隐"，对古之名医，我辈亦当如是，治学只能直道行，当为后学指迷津，而决不能因"为贤者讳失"，竟曲为粉饰，否则以其昏昏，使人昭昭，恐不免误人子弟，并影响中医理论研究之深入也。

（曾刊于《中国中医药报》1992 年 3 月 6 日）

# 52. 叶天士徙薪救焚治伏温

叶天士论四时温病，以新感伏气为大纲，其论新感温病，每有"风温上受"、"肺受热灼"，"暑湿伤气，肺先受病"，"秋暑燥气上受，先干于肺"，"冬温入肺，胶痰化热"等说，顾景文综其师说而以八字括之，曰"温邪上受，首先犯肺。"确是言简而意赅。其论伏气温病，则有春温发于少阳，夏暑发自阳明，伏暑病从里出，冬温热自内发等说，并常有春温"不与暴感门同法"，伏邪"冬温，实非暴感，表散无谓"之告诫。惜后世惑于鞠通之说，竟以《温热论》首文十二字为一切温病之提纲，致其伏温之论，未受重视，而伏温诸案，尤乏深究，故后之学者，于叶氏伏温案，见其多用疏气散血之药，率多不得其解，然类此叶案颇多，如：

《清代名医医案大全·叶天士医案》（下简称《清》）有一汪天植案，此案"乃体属阴虚，冬月失藏，久伏寒邪，已经蕴遏化热，春令阳升，伏邪随气发泄而病。"叶氏因病析机，据症发药，宗春温下痢治，用淡黄芩、杏仁、枳壳、白芍、郁金汁、橘红。或谓此案用杏仁、枳壳、郁金、橘红，是下痢必有后重，是宗"调气则后重自除"之旨，或谓是为"咳嗽痰声如嘶"一症而设，虽各有所见，功；含此义，然未明叶氏徙薪救焚之大旨。

又如《临证指南·暑门》有一张案，是"伏暑内发，三焦均受"，叶氏据症议方，谓以"清理中上为要"，药用杏仁、滑石、黄芩、半夏、厚朴、橘红、黄连、郁金、通草。此案用芩、连、滑石、半夏、通草，是叶氏基于"暑必夹湿"之学术观，从清热化湿以着眼，然用杏仁、厚朴、橘红、郁金疏理气血之滞，药味比例较多，难用治"胸脘痞闷"一症作解释。

又如《清》另一案，乃冬温"邪伏少阴"、"热气自里而发"之伏温症，叶氏从清热存阴立法，而药用飞滑石、连翘、淡黄芩、郁金汁、竹叶心、天花粉、橘红、苦杏仁。此案并无下痢后重及胸脘痞满等症，但亦用杏、橘、郁金。

又如同书另一案，乃劳倦伏邪，误散劫津之伏气冬温症，叶氏用药为瓜蒌皮、黑栀子、白杏仁、郁金、香豉、枳壳汁。此案除用栀豉汤治胸中懊憹外，其余四味，均是散血理气品。由是观之，郁金、杏仁、橘红、厚朴、枳壳确是叶氏治伏温之常用品，这一药法，叶氏之前诚属罕见，故具有叶法之特色，当予阐明。

乡先辈何廉臣，自幼服膺叶法，自号印岩，于这一药法蕴义，诚谓独得三味，何氏尝指出："邪伏既久，血气必伤，故治法与伤寒伤暑正法大异；且其气血亦钝而不灵，故灵其气机，清其血热，为治伏邪第一要义。"余谓叶氏此法，是承景岳徙薪饮方方义而来，徙薪饮在以芩、芍、黄柏清火之同时，配合陈皮理气，丹皮活血，茯苓利水，均取其流通之性，使气血水津不致因停滞而蕴郁化火，是即徙薪之义。伏气温病有其气血钝而不灵之一面，而气因郁而津化为痰，血因滞而留着为瘀，痰瘀与邪搏结，有如火中添薪，火因邪而生，因添薪而炽，邪火热毒，散于血中每发高热，留于局部腐肉成脓，若因高热而籍石膏、芩、连，若因肿疡而凭银、翘、甘草，虽是对症下药，尚非究本求源，而叶氏徙薪救焚之法，于温病之治，实可使人获拓扩用药思路之启迪。

（曾刊于《光明中医》1992 年第 1 期）

# 53. 白虎剂是否阳明病专药之我见

柯琴说："白虎所治，皆阳明燥证。"一般多同此观点。但笔者认为；白虎是阳明病主剂，不是阳明病专药。那种拘经限药，局限其使用范围的认识，是值得商讨的。

## 1. 《温病条辨》用治手太阴病

在《温病条辨·上焦篇》，吴鞠通明文指出，"太阴温病，脉浮洪，舌黄，渴甚，大汗，面赤，恶热者，辛凉重剂白虎汤主之。""太阴温病，脉浮大而芤，汗大出，微喘，甚至鼻孔扇者，白虎加人参汤主之。"按照温热学派的理论：肺合皮毛而主表，胃属中焦而主里。如果说白虎剂只有阳明里热才可用，吴氏之说就无以并存了。笔者认为：中医的表里概念是相对的。以阳明病的经证腑证言，应该是经证属表，腑证属里；但以手太阴温病的卫分证气分证言，则气分证就属里了。白虎是善清气分炽热之剂，故只要是气分之热已盛，无论是伤寒还是温病，无论是阳明温病还是太阴温病，均可使用。白虎剂清里热之"里"字，应相对看而不能绝对地看。吴氏不为"白虎所治。都是阳明病"的传统观念所局限，扩大了白虎剂的使用范围，使人很受启发。

## 2. 《伤寒论》用治三经病

白虎汤三见于《伤寒论》中，太阳篇治"伤寒，脉浮滑，表有热，里有寒。"阳明篇治"三阳合病，腹满身重，难于转侧，口不仁，面垢，谵语遗尿。"厥阴篇治"伤寒，脉滑而厥者，里有热。"太阳篇一条，一般认为是表里俱热证。如果按白虎剂所治都是阳明病理解，将此条说成是阳明里热为主，太阳表热次之，则此条文就应该归入阳明篇而不应归入太阳篇。今既在太阳篇，似是太阳热邪较甚。亦说明白虎以清热为主功。故只要热炽，就可使用本方（表寒外束引起者除外），不必拘经限药。厥阴篇一条，是热厥，热厥虽系里热盛所致，但厥阴亦自有表里，不能说里都是阳明，而因此就说这是阳明病不是厥阴病。否则寒厥系里寒盛所致，岂不也可混成是太阴病或少阴病？这样，说热厥寒厥都不是厥阴病，厥阴病就面目全非了。可见，白虎之治热厥，当做治厥阴病看，不能作治阳明病看。阳明篇一条，仲景明云治三阳合病，自然不宜作独治阳明理解。因此，《伤寒论》虽以白虎汤为阳明病主剂，但不局限于阳明一经。

### 3.《金匮要略》用治太阳中热

在《金匮要略·痉湿暍病篇》，仲景明文指出："太阳中热者，暍是也。汗出恶寒，身热而渴，白虎加人参汤主之。"近人受"白虎所治，皆阳明病"的影响，引用叶天士"夏暑发自阳明，古人以白虎汤为主方"的话来解释，然因仲景有太阳中热之明文，不便直称太阳中热为阳明病，于是又说："但因病在初起，所以称为太阳中热。"这样模糊其词，实有自相矛盾之嫌。我们要么否定其为病在太阳，要么承认其病在太阳。如果是病在阳明，即在初起也应称阳明病，没有理由因为是初起就可以称太阳病的。仲景对初起主用麻黄汤的阳明病都不称太阳病，决不可能反而称主用白虎剂的阳明病为太阳病。故上述释义，显然不符仲景原旨。笔者认为：仲景论太阳病，以六淫为病因。六淫伤人，都可从太阳始，故仲景之论太阳病，下有中风、伤寒、温病、痉病、湿病、暍病六个证型，用白虎加人参汤治疗太阳暍病，是针对暑邪伤人证候特点的一种病因疗法。

根据以上事实，余谓临床凡遇头痛、项强、脉浮滑、发热而渴不恶寒等太阳温病症状者，当考虑早用白虎剂积极撤热，不能泥于白虎只治阳明病之说，而谓太阳温病不能用。张锡纯认为《伤寒》之太阳温病以麻杏石甘汤为主方。但根据笔者经验，此方治肺系温病，确有效验。如不见咳喘等肺系症状，见有项强、头痛、热高，或兼有欲呕者，则当防脑系温病而不宜投此方。徐灵胎认为太阳病之诊断以头项强痛为据。太阳温病与太阴温病不同。但二者实均可酌用白虎剂。太阴温病之用白虎剂似乎已很少异议，太阳温病也不可谓只宜麻杏石甘汤反而排除了白虎剂之应用。

（曾刊于《成都中医学院学报》1988 年第 3 期）

# 54.《温病条辨》寻源评断

"寻源评断"是"圣经评断学"中的一个专有名词，所谓"评断"，是指不带丝毫成见，对文献典籍进行非常客观的研究与分析，把这种研究方法（即评断方法，亦称批判方法）用于《圣经》内容、成书过程等历史背景的考证，称为"寻源评断"；如用于《圣经》各种抄本、译本的详细分析，考证其文字的正误等方面，则称为"复原评断"，这种评断方法，用于对中医文献的研究，笔者以为具有重要的借鉴意义。特别是《温病条辨》，由于此书的条文、方剂和某些辨文，大都有其来源，我们通过寻源评断，便可别曲直，分皂白，知所遵循和扬弃。根据笔者的研读体会，认为此书寻源评断可从以下三方面入手。

## 一、文的寻源评断

该书有不少条文和某些辨文，鞠通自己已标明其来源，这些引文，寻源甚易，但须取原文查核，始可评断。

如《原病篇》第八条，标明文出《热病篇》，经查核，并无"太阳之脉色荣颧骨"以下一段。"未曾汗者，勿腠刺之"与"热在骨（原文无骨字）髓，死不可治"两句后，均有大段文字脱落，"热病七日八日动喘而弦者"，"动喘"前脱落"脉口"两字。又"五曰汗大出"，"大"为"不"字之讹。"太阳之脉色荣颧骨"以下一段，经寻源，知出《刺热篇》，但脱落"荣未交，曰今且得汗，待时而已"等数语，章楠认为："荣未交"等句乃此段经文之要语。这种刺言取义的引经方法，显然不妥。

又如《上焦篇》第四条辨文："按仲景《伤寒论》原文：'太阳病，但恶热，不恶寒，而渴者，名曰温病，桂枝汤主之'"。因《伤寒论》并无此文，亦无此旨，前人对此，抨击颇烈。但就寻源评断论，引文不实，此可明断，而疑其动机，视作作伪，似可不必，是否系转引第二手资料，未找原文查核所造成之错讹，亦须考虑。

又如《中焦篇》第五十一条，辨文中说是"采《金匮》原文，备录于此"理中汤方后又自注："悉照《金匮》原文"，实别《金匮》并无此文。经寻源，文与方俱出《伤寒论》，但文系采《伤寒论》385、386、387三条加以改写而成，非原文；理中汤方后引文中的"微自汗"，是"微自温"之误。又同篇第六十五条辨文说："《金匮》谓'经热则痹'"。《金匮》何来此文？经寻源，便知此系循叶氏引文之讹误（《临证指南·痹》某案："《金匮》云：'经热则痹，络热则痿'"）。

又如《下焦篇》第三十条辨文系引邵新甫文，经查核："表邪未尽而表证仍兼者，不妨借温通为使。"是"表邪未尽而表证仍兼者，当合乎和解。热轻而清药过投，气机致钝者，不妨借温通为使。"由于"当合乎和解"等十七字脱落，"温通为使"之一救误之法便成了表邪未尽者之治法，而今之注释该书之诸家，如《温病释要》（金寿山著）、《温病条辨白话解》（浙江中医学院著）等，均因循误文，随文生训，类此之失，均缘未能运用寻源评断方法研究此书所造成。

也有一些条文和辨文，鞠通没有标明其源，这些引文，寻源较难。但通过寻源研究，笔者发现：鞠通著该书，主要取《临证指南》、《内经》、《伤寒论》、《温疫论》，即《金匮》似亦未读，涉及面并不很广，因此，只要从以上四书中去寻源，所得便过大半。

如《下焦篇》第二十、二十一两条，寻其源，知其出之《温疫论·蓄血》。近之方剂著作，有说桃仁承气汤出于《温病条辨》者，彼若能运用寻源评断方法读"条辨"何来此误！

又如同篇第二十四、二十五、二十六以及前十一、二十二诸条，寻其源，均出之《伤寒论》，二十四条辨文说："此《伤寒论》原文。"原文则未必，大旨倒不差，诸条均冠"温病"两字，此为鞠通所加，这说明《伤寒论》中不乏温病治法，但远不止鞠通之所引，该书引仲景治温法所见甚狭，此皆缘鞠通认"仲景伤寒一书专为伤寒而设"之故耳。

## 二、案的寻源评断

该书没有标明来源的条文，大部分是《临证指南》中的一些医案，这些条文下之辨文，可看作是叶案之按语。按证是否得当？选案有否撷菁（叶案为临证之实录，有的可为矜式，有的未必足法）？抄写有否失误？这些问题，必须通过寻源，才可加以评断。

如《中焦篇》第七十条："夏秋疸病，湿热气蒸，外于时令，内蕴水谷。必以宣能气分为要，失治则为肿胀"数语，是抄自疸门张三二案之前半段（但语序颠倒、句子有删），叶氏以此案有其特殊性，故不但用归脾丸治疗，而且明文指出："不与疸证同例。"而鞠通不录全案，只取其前半，采用二金汤治疗。寻：二金汤之源，系疸门蒋案之治方，"由黄疸而肿胀者"一句，亦抄自蒋案。蒋、张两案紧紧连接，鞠通抄张案演为本条时，误抄蒋案治方，造成张冠李戴。叶案为临证实录，反映了叶氏治病之经验，其案获效与否，其法合理与否，其方药是否可宗，自具研究之价值。然一旦抄错，就被扭曲，无异捏适而成之假案，这样假案一般的条文，岂可作为临床之指导。

又如同篇第四十九条："阳明寒湿，舌白腐，肛坠痛。便不爽，不喜食，附子理中汤去甘草加广皮厚朴汤主之。"《下焦篇》第五十七条："湿浊久留，下注于肛，气闭肛门坠痛，胃不喜食，舌苔白腐，术附汤主之。"这两条看似不同，方名亦异，但经寻源，同出湿门王六一案，原案是"病人述，病中厚味无忌，肠胃滞虽下，而留湿未解，湿重浊，令气下坠于肛，肛坠痛不已，胃不喜食，阳明失阖，舌上有白腐形色，议劫肠胃之湿。生茅术、人参、厚朴、广皮、炮姜皮、生炒黑附子。"本案滞下、肛坠痛，应归痢疾门，编者因其"湿重浊"诸语而归入到湿门。此案徐灵胎认为有湿热，尝有"大肠有热不得用燥补之剂"之评。所可奇者，鞠通已认此案为阳明寒湿之中焦证，已演为中焦篇第四十九条，并撰一方名，何以编下焦篇时，竟又重取此案，又演为第五十七条，又造一方名？源鞠通之误，其于此案，认识无准的，编著中焦篇时，觉得此案象中焦病，故演为中焦篇之条；及至编写下焦篇时，又觉得此案象下焦病，且遗忘此案已改成为中焦第四十九条，故又演为下焦篇之条。于是，同样的一则医案，同样的一张治方，造出不同的方名，分置于中下焦两篇，并一云辛甘兼苦法，一云苦辛温法。案同而条不同，药同而法不同，若是著书，岂可反加推崇。

又如《下焦篇》第五十五条："湿温久羁，三焦弥漫，神昏窍阻，少腹硬满。大便不下，宜清导浊汤主之。"药用猪苓、茯苓、寒水石、晚蚕沙、皂荚子。鞠通在方后自注："以大便通快为度。"如所周知："利小便可以实大便"，但决无服淡渗利尿药可以通大便的道理。服此方如望不到"大便通快"，当如何？为什么大便不下、少腹硬满反要用二苓等药利尿？这些问题，通过寻源，立可冰释疑惑。原来此条源于湿门蔡案，为利评断，抄录原案于次："蔡，仲景云：'小便不利者，为无血也；小便利者，血证谛也。'此症是暑湿气蒸，三焦弥漫，以致神昏，乃诸窍阻塞之兆，至小腹硬满，大便不下，全是湿郁气结，彼劣医犹然以滋味呆钝滞药，与气分结邪，相反极矣，议用甘露饮法。猪苓、浙茯苓、寒水石、晚蚕沙、皂荚子去皮"，此案"小便不利"原是主症，"神昏"、"小腹硬满"、"大便不下"皆因"小便不利"而起，故叶氏抓住主症，引仲景文为据，作出了"全是湿郁气结"的判断，故用淡渗利水之甘露饮子法（原文云甘露饮法，有误，对照方药，是甘露饮子法无疑）。从辨病角度看，本案应属癃闭；湿门某案（指第8

案),具备呕逆、神昏，小水不通等症，应属关格（鞠通演为《中焦篇》第五十六条，俱作湿温病看，不知何所见而云然），这两个医案，对尿毒症的治疗，具有很好参考价值。鞠通以其案在湿门，案中有"暑湿"、"湿浊"字样，悉取而演为湿温病之条，殊不知湿门病种至广，有疸、有痹、有痢、有饮、有喉症、有疮痈，鞠通不讲辨病，将癃闭、关格、疟疾、痢疾诸病之病案，演成湿温病之条，近人宗其学，用其法，而且颂扬之声很高，我则认为这是"以治头痛之经验指导治脚疗"，实效实不可问！

　　类此例子，不胜枚举，为篇幅计，本文只能作举隅之谈，但寻源评断之于该书研究之重要性，已可概见。

### 三、方的寻源评断

　　该书之方，大体可分为两大部分，一是抄录叶案之后，随即造一方名。一是方秉乎古，但药味、药量多有改变。孟英尝有裁剪失法之批评，但何方裁剪失法，何方本系抄错，何方化裁得较好，这也须先寻源、后评断。

　　如首方桂枝汤，桂枝用六钱，芍药用三钱，这一比例，遂使桂枝汤有其名而无其实。原方桂枝、芍药各用三；若桂枝加二成五、芍药用三，仲景名桂枝加桂汤。就实定名。鞠通之桂枝汤当改称桂枝加桂汤（如改称桂枝倍桂汤更切）。今之为鞠通辨，说桂枝汤可以治温病者，当知论辨之实质为"桂枝加桂汤可否治温病？"

　　又如瓜蒂散，原方为瓜蒂、赤小豆各一分，为末和匀，每服一钱匕，取豆豉一合煮作稀糜，取汁和散顿服。鞠通用瓜蒂一钱，赤小豆、山栀各二钱，水二杯，煮取一杯，先服半杯，不吐再服。按这个用法，有散之名无散无实，似应称作瓜蒂汤（但与《金匮》一物瓜蒂汤也不同）。叶霖对此，曾提出批评："甜瓜蒂，本草言苦寒有毒，能上吐痰涎，下泻水湿，其性猛烈，故仲景《伤寒论》中瓜蒂炒黄，与赤小豆等分，每服一钱匕，二物合今秤数分，况以豆豉煮作稀粥调服，且一部《伤寒论》中用吐者，止二三证，复列医者吐之过者数条，盖吐则伤中焦之胃气，故不轻用也。《金匮》用以泻皮中水湿，一物瓜蒂汤，也只二七个，每个约重三厘，每剂也只四五分，先圣用药之权衡，其慎重如此。鞠通于仲景之书，想未细读，真属孟浪。"谢安之也说："仲景瓜蒂散，以瓜蒂、赤小豆各捣为散，复以香豉煎汁和服，而吴氏今去豉加栀，一同煎，大失制方之义。"两家之评，评得有理。

又如附子粳米汤，原方为附子、半夏、甘草、大枣、粳米五味。而该书之附子粳米汤，为人参、附子、甘草、粳米、干姜五味。后方"纯用守补"，其药味、立法接近四逆加人参汤（仅多粳米一味），故应称四逆加人参粳米汤，不应冒附子粳米汤之名，而寻致误之源，是循叶案之讹（此观痢门某案自知）。类此冒古方之名无古方之实之例甚多，如霹雳散、清燥汤等均属，此寻方源即知，不再赘述。

在药量方面，由于抄错、新定、或折为清时量、或沿用汉时量等原因，均须通过寻源评断，来衡其得失。如桃花汤，原方赤石脂一斤，干姜一两，鞠通方赤石脂仅用一两，炮姜用至五钱。又如白虎汤原方石膏用一斤，鞠通方石膏只用一两，且分温三服，是何等谨慎；但鹿茸动辄用三、五钱（如鹿附汤、扶阳汤、安肾汤），且直接入煎，这又何等孟浪。通过寻源，可以这样评断：这些剂量是鞠通所新定，但不得法，不可从。又如来复丹，原方元精石、硫黄、硝石各一两，橘红、青皮、五灵脂各二两，鞠通方前三味量不变，后三味各用二钱，此系抄错。而近之方剂学有循其误者，若按此制方，用于临床，后果殊难设想。又如黄土汤、小青龙汤等经方，黄土汤中诸药俱用三两（黄土用半斤），而小青龙汤中诸药只用二三钱（桂枝、半夏用五钱）其差异是在"有折有不折"。的漏抄和错抄，方名编造之失当等一些问题，这些问题，通过寻源，均可作出较公允的评断。

如《上焦篇》之宣痹汤，是抄呃门某案方；《中焦篇》之宣痹汤，是抄湿门徐案方，两案病不同、药亦不同，鞠通取名，理应不同，今同，这是取名之不当。《中焦篇》之青蒿鳖甲汤，与《下焦篇》之青蒿鳖甲汤，情况雷同。

又如银翘散有无玄参？前、后矛盾；杏苏散有无白芷，方、论不协。此及抄叶案处方，时有多一味少一味者，均属粗疏所造成，实无深究之必要。以前医界曾就银翘散有无玄参问题作辩争，此由崇信太过所造成。

结语：1. 寻源评断还可用于其他方面，如在银翘散方论中，鞠通批评又可三消饮加大黄、芒硝法不当，是"妄用下法"，经寻源查核，三消饮并无加芒硝之法，责非其责。又如在《杂说》中，鞠通专门作了一篇"吴又可温病禁黄连论"，经寻源查核，《温疫论》并无温病禁用黄连之说，诸此之类犹如听讼词，通过寻源，"兼听则明"，评断就可公允了。又如清宫汤玄参用心，并说："参、术、芪、草，以及诸仁诸子，莫不有心。"但处方上写玄参心、白术心固然可以，实际上无法配方怎么办？通过寻源，即可知其受叶氏"用药好奇"陋习之影响。

2. 该书采叶氏医案、前人医论，多不标明出外，（如《中焦篇》第六十九条辨文，后学误作鞠通言，实则全窃蒋氏论），这使寻源带来了一定的困难，但寻源是评断之前提，倘不寻源而即评断，无论褒贬，难期中肯。寻源不仅为破除迷信，而是进行客观研究之必须，故应提倡花大力气寻源，寻源功夫，往往反映出对此书研究之功力。

3. 评断不光是为了批判，而是通过批判似是而非之论，扬真实而弃糟粕，为撷菁取英，继承有益的内容打好基础。

（曾刊于《杏苑·中医文献杂志》1994 年第 1 期）

## 55.《临证指南》湿门医案之研究

湿门计 52 案 (57 诊)，吴鞠通编《温病条辨》采用达 29 案，说明他对该门特别重视。吴氏说："瑭所以三致意者，乃在湿温一证。"今人也认为："吴氏于湿温一证最有研究。"[①]故医者在临床中，常用该书之有关条文 (实即湿门案) 来指导湿温病的治疗。在《医界春秋》杂志上，熊寥笙老在致陈无咎书中，说，用这种药法治湿温，疗效不好。近则很少有人深入考察其实效。为了做好继承发扬，促使古为今用和提高临床疗效，我认为对湿门医案，亟须进行深入研究，为此，特抛砖引玉如次，并请高明教正。

## 一、湿门医案的辨病研究

中医重视辨证论治，也讲究辨病论治。从辨病论治角度来说，对某一病（如疟疾）的治疗经验，是不能用来作为对另一病（如腹泻）的用药指导的。叶子雨曾指出，湿门"非专指湿温言"，如用非湿温病之医案来作为治湿温病之指导。其合理性就值得怀疑。为说明这个问题，有必要对有关医案进行研究。

1. 某案（原文："吸受秽邪，募原先病，呕逆，邪气分布，营卫皆受，遂热蒸头胀，身痛经旬，神识昏迷，小水不通，上中下三焦交病，舌白，渴不多饮，是气分窒塞，当以芳香通神，淡渗宣窍，俾秽湿浊气，由此可以分消。苡仁、茯苓皮、猪苓、大腹皮、通草、淡竹叶、牛黄丸二丸"）之辨病研究。

按：此案"吸受秽邪"一语，是判断病因。而"募原先病"、"邪气分布，营卫皆受"、"三焦交病"、"气分窒塞"诸语，是分析病机。就辨病来说，病因病机，暂可不论，当以症状为据。如从呕逆，神识昏迷，小水不通等有关症状来分析，对本案作出关格（"关则不得小便，格则吐逆"，神识昏迷，渴不多饮亦为关格病所常见）之诊断，显然比作出湿温（"两胫逆冷，腹满叉胸，头目痛苦妄言。"）之诊断要合理。

2. 蔡案（原文："仲景云，小便不利者，为无血也；小住利者，血症谛也。此症是暑湿气蒸，三焦弥漫，以致神昏，乃诸窍阻塞之兆，至小腹硬满，大便不下，全是湿郁气结，彼劣医犹然以滋味呆钝滞药，与气分结邪，相反极矣，议用甘露饮法。猪苓、浙茯苓、寒水石、晚蚕沙、皂荚子"）之辨病研究。

按：此案有小便不利、且神昏等症均可由此引起，故此症实为本案之主症，也是辨证之眼目，故叶氏写案，一落笔即抓住此症，引"仲景云"作为辨证依据，作出为"全是湿郁气结"的判断，这一判断与"暑湿气蒸，三焦弥漫"，"诸窍阻塞"诸语，也是论病因病机。叶案颇简洁，无病名诊断的很多，且有的案述症不详，这对我们进行辨病研究，带来了一定的困难。从我们辨病研究之需来说，本案仅述四症，亦嫌欠详，但断为癃闭，可以成立，如断为湿温病，则证据不足。

又按：以上两案。对尿毒症的治疗，具有很好参考价值。但鞠通将某案演为中焦篇五十六条，将蔡案演为下焦篇五十五条，认其为湿温病，今人因之而作为治湿温病之指导，不用它来作尿毒症之指导，这种做法，值得反思。鞠通将某案之汤丸并行法改成先丸后汤法，这样擅改叶法，目的何在？妥当与否，亦滋人疑窦。对蔡案"小便不通"这一至关重要之症，因其不明白叶氏引经之意而竟不录，则尤为错误。叶氏说"议用甘露饮法"，观其方药，当属桂苓甘露饮加减，这是从"湿走气自和"的认识着眼，属"淡渗宣窍"、化浊清热法，鞠通改名宣清导浊汤，叫人"以大便通快为度"，我认为"利小便可实大便"，若用淡渗利尿药以冀"大便通快"，近似梦呓，不可曲解。

3. 庞案（原文："四四，食久脾阳消乏，中年未受子，肾真亦败，仿安肾丸，鹿茸、葫芦巴、附子、韭子、赤石脂、补骨脂、真茅术、茯苓、菟丝子、大茴香"）之辨病研究。

按：此案病机是"脾阳消乏"，"肾真亦败"，叶氏采用温补脾肾法治疗。若从药测证，断为虚寒，无可疑义（此案偏入湿门，未必妥当。如入虚劳门，亦无不可）。鞠通参考洄溪"湿伤脾肾"之眉批，把"食久"改为"湿久"（安知非"日久"之误），演为下焦篇寒湿四十四条，然是否湿邪引起虚寒、造成不育？实难定论。今从辨病角度看，此案据"中年未育子"一症，只能作出不育症之诊断，而阳衰不育，本属杂病，将此等案作为治外感湿之矜式，亦须商榷。

从辨病角度研究湿门医案，该门包含有湿阻、腹泻、黄疸、喉症、痢疾、痹证、湿疮、痰饮、胃痛等多种疾病，这些不同疾病，在"证"同时，有时虽功；可"异病同治"，但也不能忽视"异病异治"，如忽视异病异治，把不同疾病的医案，都当做湿温病看，改写成湿温病之条，并用这样的条（即篡改后之医案）去指导湿温病之治疗，这实际，上是极不妥当的。

## 二、湿门医案的辨证研究

湿、寒、暑各占六淫之一格，湿从寒化、或从热化时，对它进行寒热之辨是必要的：但在湿未化热、化寒以及未兼寒、兼暑时，叶氏只作病因辨证，而不胶柱鼓瑟，概分寒热，"湿为阴邪，不徒偏寒偏热已也"等论述，以及只取其用不取其性的用药法，均显示了叶氏辨证论治的灵活性，若此而不顾，对原无寒热可分的一些医案，必欲强分寒热，就难免产生失误，对此，亦应通过有关医案之研究来说明。

1. 张案（原文："六一，此湿蕴气中，足太阴之气，不为鼓运行行。试以痞结胸满，仲景列于太阴篇中，概可推求其理矣。半夏醋炒、茯苓、川连、厚朴、通草汤煎"）之辨证研究。

按：此案鞠通抄改为中焦篇四十四条，说是寒湿证。凭"痞结胸满"一症，难以作此判断。如结合方药分析，似觉相反。华岫云说，叶氏治湿，"兼寒者佐以温药，兼热者佐以清药"，又说其"用药总以辛苦寒治湿热，以苦辛温治寒湿"。读者如因川连性寒、半夏、厚朴性温而不知本案究属何法，只要参阅俞案（五五、酒湿郁伤，脘中食阻而痛，治以辛苦寒。小川连、半夏、姜汁、枳实、茯苓、香豉）观之自明。张、前两案，用药虽有小异，但以半夏、川连等从辛苦寒立法，并无二岐，且叶氏从不以川连治寒湿，这是鞠通辨证不清、叶法不明，我们不能循此讹误，拿了叶氏治湿热之案，当做吴氏经验，去指导寒湿证的治疗。

2. 严案（原文："三一，胸满不饥，是阳不运行，嗜酒必夹湿凝阻其气，久则三焦皆闭，用半硫丸，二便已通，议治上焦之阳。苓桂术甘汤"）之辨证研究。

　　按：下焦篇湿温五十六条，即本案截去头尾两句改篡，而成。苓桂术甘汤是否是治湿温证方姑不论。半硫丸之半夏性温，硫黄大热，以之治寒湿则可，以之治湿温，岂不犯以温治湿之戒？观叶氏之治痰饮，秉仲景"温药和之"之旨，有外饮治脾，内饮治肾之论，而用苓桂术甘汤及肾气丸等方"以理阳通阳，及固下益肾，转旋运脾"是常法。本案虽述症太简，但治法类此。先用半硫丸，继进苓桂术甘汤，这种药法，对脾肾阳不运行，寒湿凝聚为饮，上而胸满不饥，下而二便不利者，允推合推。故本案对寒湿饮证的治疗，原具有它一定的参考价值，鞠通辨证不清，用它来作为治疗下焦湿温之条，这真是导医者入歧路。

　　3. 某案（原文："五十，秽湿邪吸受，由募原分布三焦，升降失司，脘腹胀闷，大便不爽，当用正气散法。藿香梗、厚朴、杏仁、广皮白、茯苓皮、神曲、麦芽、绵茵陈"）之辨证研究。

　　按：此即中焦篇湿温五十八条之蓝本，查连续五条加减正气散方原案，不但从辨病角度看，觉得是否真是湿温病案，令人生疑；即从辨证角度看，觉得将本案及某十四案断为湿温，将张案及某二二案断为寒湿，亦是一己之见，未必合叶氏之原意。如本案，症无寒热之可判，叶氏但云"当用正气散法"，此散指藿香正气散，该方法即解表化湿、理气和中法，其方药偏辛温，叶氏遵其法、化裁其方，不离芳化湿浊，理气和中之旨，原方之法既不因茵陈一味之加而改变（此案用茵陈亦取其芳香化湿之用，非取其清热之性），更不为鞠通添加大腹皮一味而左右。若不明叶氏取用取性之义，因本案之茵陈、某十四案之木防己性凉，便逆推此两案为湿温，对湿门第二十七（某）案（药为厚朴、杏仁、广皮、茯苓、半夏、姜汁，案有"外受暑湿"、"热从湿下蒸迫"之明文）等案，就不好解释。因为湿邪未从热化寒化时，从寒热辨证角度来看，它们属于寒热两端的中间类型，叶氏对此，只辨其邪为湿，不从寒热分证．切合实际，显其辨证之灵活。对湿门中的此类医案，是否有重新别其偏寒偏热之必要？对此值得怀疑。而鞠通推测、判断湿门案之属寒属热，由于辨证不清，常有指鹿为马之失。

**结尾短评：**

1. 湿门包括了多种疾病，将关格等病之医案，改纂成湿温病之条，是辨病不清，循此讹误以治湿温，实效殊不可问。

2. 用三焦法归湿门案，殊觉牵强。《温病条辨·下焦篇》湿温，就辨病论，有名无实。

3. 湿邪为病，"不徒偏寒偏热已也"，对未兼寒、兼暑、化寒、化热者，不必强分寒热。

4. 湿邪伤人，募原先病者有之，由募原直走中道者有之，由募原分布三焦者尤多。湿温为胃系温病，不能纳入"首先犯肺"的主观想象中。

注：①黄煌，《中医临床传统流派》，中国医药科技出版社，1991 年第 1 期。

# 附：作者研究外感热病各家学说有关参考文献题录

1. 绍派伤寒学术思想略窥（刊于《浙江中医学院学报》1982 年第 2 期）

2. 从《伤寒质难》看祝味菊对仲景学说的独特见解（刊于《四川中医》1983 年第 5 期）

3. 太阳病为手太阴肺经证之质疑（刊于《绍兴中医药》1984 年第 1 期）（内部刊物）

4. 论外感治肾（刊于《中医药学报》1984 年第 1 期）

5. 从《温热逢源》看柳宝诒对温病学说的独特见解（刊于《贵阳中医学院学报》1995 年第 4 期）

6. 恽铁樵及其《温病明理》（刊于《湖南中医学院学报》1986 年第 1 期）

7. 谢诵穆与《温病论衡》（刊于《陕西中医学院学报》1986 年第 2 期）

8. 屏弃偏见　全面继承（刊于《健康报》1986 年 10 月 25 日）

9. 略评赵养葵之外感热病观（刊于《天津中医学院学报，1987 年第 1 期）

10. 张锡纯的汗法方药理论和经验（刊于《北京中医》1987 年第 4 期）

11. 略评王履之外感热病观（刊于《陕西中医学院学报》1987 年第 3 期）

12. 要重视张仲景治温病经验的发掘（刊于《河南中医函大》1987 年第 4 期）

13. 伤风误治案析（刊于《江西中医药》1988 年第 5 期）

14. 若干有关温病概念之我见（刊于《绍兴中医药》1988 年第 1 期）（内部刊物）

15.《温热辨惑》钩玄（刊于《杏苑·中医文献杂志》1989 年第 1 期）

16.《时病论》温病初治五法述评（刊于《河南中医函授》1989 年第 1 期）

17. 缪希雍用石膏医案选议（刊于《天津中医学院学报》1989 年第 1 期）

18. 评张锡纯之外感热病观（刊于《杏苑·中医文献杂志》1990 年第 1 期）

19. 烦、躁有别琐谈（刊于《吉林中医药》1990 年第 4 期）

20. 诸承气汤适应证之异同（刊于《河南中医函大》1989 年第 4 期）

21. 外感病治法研究（刊于《陕西中医》1990 年第 3 期）

22.《时病论》辛温解表法治温病之检讨（刊于《北京中医学院学报》1990 年第 3 期）

23. 柴胡治疟之争评议（刊于《北京中医》1987 年第 2 期）

24. 肺炎琐谈（刊于《四川中医》1990 年第 5 期）

25. 略谈桂枝汤、银翘散的服法（刊于《光明中医》1990年第3期）

26.《伤寒论》第200条释疑（刊于《河南中医》1982年第4期）

27. 吴又可运用下法之经验（刊于《杏苑·中医文献杂志》1993年第2期）

28. 阴暑阳暑辨（刊于《中国中医药报》1994年9月5口）

29. 评王孟英编《三时外感伏气篇》（刊于《中医文献杂志》1995年第1期。陆美华执笔，柴中元指导）

30. 外感性脑病（刊于《实用中医脑病学》学苑出版社1993年1版）

31. 叶天士治伏暑药法之探讨（刊于《绍兴医学·中医专辑》1991年第3期）

# 后　记

　　就中医事业的发展来说，目前形势，既严峻，也很好。之所以说"形势严峻"，是因为：自西学东渐之后，中、西医的发展速度、规模极不平衡，时至今日，以现代科学为强大后盾的西医、在新技术革命浪潮的推动下，正在加速其发展步伐；前不久，日本人凭藉其雄厚的经济实力和动用高科技先进设备研究中医药之优势，扬言说几年几十年之后，中医学水平要看他们的了；而国内振兴中医事业工作百废待兴，农村中医药事业趋于萎缩的势头尚未得到满意的逆转。一句话：中医学受到了新技术革命的挑战。

　　之所以说"形势很好"，是因为：中医学是我国医学的特色和优势，要在保持我国医学具有自己民族特色的态势中赶超世界各国，必须扬长避短，发挥自己独具的特色和优势，这已成为发展我国医学的战略性共识；我国政府和中央领导对发展中医事业历来十分重视，发展中医事业现已正式写入宪法；中医治病历来受到人们欢迎；目前社会对中、西医一视同仁，不少地方政府对发展中医事业采取了倾斜政策，予以扶植和支持。这也可以归结为一句话：中医事业的发展正处在备受政府关心重视的有利形势下。

　　严峻的挑战是很大的压力，但压力也可转化成为动力；政府的支持是很大的助力，但助力也可滋生出依赖思想而变成为惰性。而对发展中医事业来说，不管是压力还是助力，这毕竟是外部条件。外部条件是重要的，但按照辩证法的观点，对事物发展起决定性作用的根本原是在内部。因此，在目前形势下，可以断言：中医如再不积极从自身内部寻找发展缓慢原因并努力加以克服，就不可能早日走出学术低谷而大踏步前进。对此，我认为目前有这样四个方面问题亟须加以解决：1. 理论研究导向要针对临床；2. 经验总结水平要努力提高；3. 中

医科研方法要发扬传统；4. 神秘医学破释要积极参与。对第3
方面问题，我以"重视传统研究方法，积极开展中医科研"
为题，撰专文发表过刍议（文见1995年1月9日《中国中
医药报》第三版"岐黄论坛"），对2、4两个方面问题，因与本
书选题并无多大关联，拟在另文讨论，而第1个问题因与本书
选题不无关系，故再略述之以为本书之后记：

　　众所周知，中医之所以历千百年而不衰，就是靠实效以取
信于民众。在过去，中医之所以能战胜巫医而处主导地位，是
靠实效；在今后，中医要缩小与西医发展速度、规模不平衡所
造成的差距，以求得并驾齐驱地前进并超过之，仍要靠实效。
无可否认，中医对某些病治效很好，有胜于西医，但对某些病
治效不理想有逊于西医，如肠伤寒的治疗，西医用氯霉素，效
果不错，中医以《温病条辨》为指导，用三仁汤、正气散，
效果不及。原因何在？我认为，很关键的一点是：良好的治效
是基于正确理论的指导，而不好的治效实是为伪科学理论所
误，对此，我在有关专文和"笺正"中已详有论述，此不复
赘。总之，如果就总体来说，应该承认独具特色的中医理论是
科学的，正确的；但从某些局部来说，确也有一些伪科学的谬
误，伪科学谬误似是实非、害道极大，它是治效不佳的重要原
因，在治效不佳时，应吸取教训、反省理论上的不足之处。就
中医走出学术低谷来说，在理论研究中"激浊扬清、去伪存
真"，这一工作，目前已显得十分迫切，谚曰："玉不琢不成
器"，中医理论研究，也应像玉工治玉那样："着眼于瑕疵而
务去之"，这才是中医之福。若目视无关，终日肆言己长，因
循故我，抱残守缺，又谈何发展？若有稗不扬、见瑕疵不剔，
巧言讳失、曲饰谬误，竟奉糟粕作家珍，而实效殊不问（从
奉《温病条辨》为经典、推崇吴鞠通治湿温之法，说他对湿
温一证最有研究等来看，这种情况是存在的），恐将为历史所
淘汰。所以，从提高治效目的出发，中医理论研究的导向，一
定要针对那些与实践密切相关的理论性纷争，这就要提倡思
辨，勇于反省，敢于破旧，不人云亦云，不盲从旧论，不迷信

权威。若能牢牢抓住正在指导临床的伪科学理论，通过深入分析，澄清是非，揭假求真，这对促使中医走出学术低谷，实具有重大之意义。在"笺正"前言中，我早就说过，那些与临床密切相关的似是而非理论，必须紧抓不放，深入剖析，作为批判的重点，这已成为中医理论研究的当务之急；但从近几年的现实情况来看，中医界对此尚未予以足够的重视。如报刊所进行的某些学术探讨，与临床实践根本挂不起钩来，我认为，象《伤寒杂病论》之"杂"到底是"杂"还是"卒"等类此认识上的分歧，在言简理充，足可片言解纷时，作为一种短小精悍的医话，不无可取，但如就此类无关于用、无益于时、无涉治效、脱离临床的小题目作大文章，甚至再希望发动、开展争鸣，这对理论研究来说，不能不认为是对"紧密结合临床、着眼提高疗效"有所忽视之误导。在编《越医汇讲》时，我曾提出："文须有益于时，有益于用，凡无裨实用的烦琐考证，一概不取。"这是理论研究中必须注意的。至于叶吴温病学说，因为它是直接指导临床的实用之学，又存在着鱼目混珠，赋砆乱玉，精华糟粕，混而莫别的状况，故从求真着眼，拨乱笺正，撷菁新编、专文深论、剖析是非，使临床医生免入迷途，知所弃取，这不但对促使温病治效的提高将起很好的作用。

　　总之，理论研究对中医走出学术低谷来说，目前已显得非常重要和迫切，但一定要把握好导和，尽量地避免流于类似搞文字游戏的弊端，从而使之对指导临床和提高疗效，起到切实的作用。

柴中元

1996 年 3 月 23 日